护理管理与临床护理技术规范系列

临床护理技术规范:外科护理

主　编　王华芬　胡斌春　邵乐文

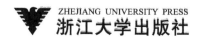

浙江大学出版社

图书在版编目(CIP)数据

临床护理技术规范. 外科护理 / 王华芬,胡斌春,
邵乐文主编. —杭州:浙江大学出版社,2022.7(2022.11重印)
　ISBN 978-7-308-22197-9

　Ⅰ. ①临… Ⅱ. ①王… ②胡… ③邵… Ⅲ. ①外科学
—护理学—技术操作规程 Ⅳ. ①R47-65

　中国版本图书馆 CIP 数据核字(2021)第278077号

临床护理技术规范:外科护理

主　编　王华芬　胡斌春　邵乐文

———————————————————————————————

责任编辑　殷晓彤(yinxiaotong@zju.edu.cn)
责任校对　潘晶晶
封面设计　续设计—黄晓意
出版发行　浙江大学出版社
　　　　　(杭州市天目山路148号　邮政编码310007)
　　　　　(网址:http://www.zjupress.com)
排　　版　杭州朝曦图文设计有限公司
印　　刷　浙江省邮电印刷股份有限公司
开　　本　889mm×1194mm　1/16
印　　张　26.25
字　　数　650千
版 印 次　2022年7月第1版　2022年11月第2次印刷
书　　号　ISBN 978-7-308-22197-9
定　　价　139.00元

———————————————————————————————

版权所有　翻印必究　印装差错　负责调换
浙江大学出版社市场运营中心联系方式:0571-88925591;http://zjdxcbs.tmall.com

《临床护理技术规范:外科护理》
编委会

主　编:王华芬　胡斌春　邵乐文

副主编:冯志仙　章梅云

编　　委(按姓氏音序排列):

前　言

护理工作是医疗卫生工作的重要组成部分,护理质量的好坏直接反映了医疗水平的高低。如果说医疗技术决定一家医院的高度,那么护理质量决定这家医院的厚度和温度。随着医学学科的理念和技术的不断更新,护理学科需要革故鼎新,不断探索,主动作为,积极探索具有人性化、专业化和规范化的护理工作模式。原来的护理常规内容已经不能满足临床护理工作的需要。因此,浙江省护理中心组织临床一线专家重新修改、编写护理常规。对原护理常规的整个框架结构进行调整,对护理评估、病情观察、健康教育、出院指导、康复锻炼、心理干预等方面予以更多的关注。

《临床护理技术规范:外科护理》是浙江省护理中心最新编撰的"护理管理与临床护理技术规范系列"之一。本书基于系统理论,根据临床一线护理专家丰富的工作经验和循证原则,结合最新专家共识、各项指南,对护理常规内容按层次进行共性问题的高度萃取,使护士在临床护理实际工作过程中能举一反三,融会贯通。

本书的撰写思路共分为三个层次。第一层次,即常见护理措施部分。该部分是所有护士必须掌握的基本内容,也是临床护理工作中各科护士普遍会遇到的问题。第二层次,即各个系统疾病的护理常规。该层次内容概括了本专科共性的护理内容,通过本内容的学习,护士对本系统的专科护理特色会有比较清晰的认识,有利于提高护士的专科护理水平。第三层次,即各个疾病在护理过程中需要关注的特殊部分,体现了各个疾病的护理特色。本书结合了临床护理工作中的实际工作流程、重点、难点问题,整个内容编排充分体现逻辑性、条理性。本书内容系统全面,层层深入,既方便临床护士学习、记忆,又利于护士分层培训的开展和落实,快速提高护士的专科护理水平,同时引领护士以系统、整体的思路来分析、解决临床护理中遇到的问题。

本书经过编写专家多轮讨论、反复修改而成。希望对各级各类医院护理工作者起到规范、指导临床护理实践行为的作用,不断提升护理质量,为患者提供更加优质的护理服务。

本书的编写得到了浙江大学医学院附属第一医院、浙江大学医学院附属第二医院、浙江大学医学院附属邵逸夫医院、浙江大学医学院附属妇产科医院、浙江大学医学院附属儿童医院、浙江省人民医院、浙江省立同德医院、浙江省肿瘤医院、浙江医院、杭州市第一人民医院等护理部的大力支持,在此一并致以真挚的感谢。

由于编者水平有限,书中难免有疏漏和不当之处,希望广大护理工作者批评指正,以便不断完善。

浙江省护理中心

2022 年 6 月

目　　录

第一章

常见护理措施

第一节　电解质与酸碱失衡的护理

一、低血钾的护理

（一）目　的

促进钾离子的平衡及预防血清钾离子过低引起的合并症。

（二）评估要点

1. 监测血电解质、肾功能和动脉血气分析。

2. 了解低血钾的原因。有无体内钾离子分布异常的情况,如碱中毒、过量使用胰岛素、β肾上腺活性增加、低钾性周期性瘫痪、血细胞生成明显增多、低温、钡中毒、氯喹中毒等;有无血清钾离子摄入减少的情况,如长期禁食或厌食、偏食等;有无钾离子排出增加的情况,如肾功能不全多尿期、长期或大量使用利尿剂、呕吐、腹泻、持续胃肠减压等;有无体液稀释的情况,如给予低渗溶液以及水潴留等。

3. 监测各系统症状。有无神经/运动症状和体征,如肌无力、四肢乏力、软瘫、意识改变、嗜睡、淡漠、记忆力减退等;有无心血管系统症状和体征,各种心律失常和传导阻滞,如T波变宽、双向或倒置,ST段降低,出现U波,心率加快及脉搏细弱、室早、室速或室颤等;有无泌尿系统症状和体征,如酸性尿、尿液渗透压减低、夜尿症、多尿及剧渴等;有无消化系统症状和体征,如厌食、恶心、呕吐、便秘及麻痹性肠阻塞等;有无呼吸系统症状和体征,如换气减少、呼吸无力等,以及氧分压降低、呼吸肌疲劳等呼吸衰竭的症状和体征。

（三）措　施

1. 心电监护。

2. 遵医嘱补钾。对于轻度低钾的患者,可鼓励多食含钾较多的食物,如马铃薯、南瓜、橘子、香蕉等。静脉补钾适用于不能口服药物的患者及急性严重低钾血症导致心律失常、肢体软瘫、横纹肌溶解等情况。

补钾原则:

(1)尽量选择中心静脉,合并代谢性酸中毒时先补钾后纠酸。

(2)补钾速度不宜过快,一般限制在10～20mmol/h。

（3）氯化钾浓度不宜过高，一般不超过40mmol/L。

（4）尿量在30～40ml/h或500ml/24h以上，才能补钾。

（5）剂量不宜过大，一般24h限制在80～100mmol，ICU患者可控制在200mmol以下。

3. 避免摄入碱性物质，如静脉输注碳酸氢钠或口服制酸剂等。

4. 遵医嘱记录24小时出入量。

5. 告知患者及其家属低血钾治疗的相关知识。

6. 促进胃肠功能恢复，并记录腹泻的频率、量及性状。少量多餐，避免高纤维饮食，勿摄入刺激肠蠕动的食物，必要时遵医嘱使用止泻药。

二、高血钾的护理

（一）目　的
促进钾离子的平衡及预防血清钾离子过高引起的合并症。

（二）评估要点
1. 监测血电解质、动脉血气分析及肾功能。

2. 了解高血钾的原因。有无体内钾离子分布异常的情况，如酸中毒、输注精氨酸、毒物、高钾性周期性瘫痪、溶血、高渗透压血症、严重挤压伤和烧伤等；有无进入体内的钾离子增多的情况，如大量输入库存血、服用含钾药物、青霉素钾等；有无钾离子排出减少的情况，如肾功能衰竭、盐皮质激素不足、使用保钾利尿药等。

3. 监测各系统症状有无神经系统症状和体征，如意识淡漠、肌肉酸痛、肢体软弱无力疲乏感及感觉异常等；有无心血管系统症状和体征，如心律不齐、心率减慢、T波高尖、PR间期延长、传导阻滞等。

（三）措　施
1. 立即停止摄入一切含钾药物和食物。

2. 心电监护。

3. 遵医嘱使用降低血清钾浓度的药物，如50%葡萄糖及胰岛素、碳酸氢钠、葡萄糖酸钙、呋塞米等；避免使用阻止钾离子排泄的药物，如螺内酯等。

4. 若患者必须接受输血，则使用最新鲜的血液制品。

5. 遵医嘱记录24小时出入量。

6. 协助医生做好透析治疗的准备，必要时尽快实施

7. 告知患者及其家属高血钾治疗的相关知识。

三、低血钠的护理

（一）目　的
促进钠离子的平衡及预防因血清钠离子过低引起的合并症。

（二）评估要点
1. 监测血电解质、动脉血气分析和肾功能。

2. 了解失钠的途径。非肾源性钠丢失：胃肠道消化液持续性丧失，如反复呕吐、腹泻、慢性肠梗阻等；皮肤失液，如大量出汗、大创面慢性渗液等；第三间隙积液、大量放胸腔积液、腹腔积液等。肾脏排钠增多：肾源性钠丢失包括使用利尿剂（呋塞米）、失盐性肾病、慢性肾衰、肾小管上皮细胞损伤、对醛固酮反应下降、钠重吸收下降、肾上腺皮质功能减退、肾小管性酸中毒、严重糖尿病时渗透性利尿等。

3. 监测各系统症状有无液体过多或潴留的征兆，如肺部湿啰音、中心静脉压升高、肺毛细血管/动脉楔压升高、组织水肿、颈静脉怒张、腹腔积液等。有无消化系统症状和体征，如厌食、恶心、呕吐、腹泻、腹部疼挛等；有无心血管系统症状和体征，如皮肤湿冷、脉搏细速、血压下降、脉压缩小等；有无神经/肌肉症状和体征，如颅内压升高、头痛、倦怠、意识不清、昏迷、肌肉疼挛、肌肉无力、腱反射减弱或消失等。

（三）措　施

1. 监测生命体征，必要时监测中心静脉压、平均动脉压、肺动脉压及肺毛细血管楔压等。

2. 监测体重变化。

3. 遵医嘱补钠，避免快速或过度矫正低血钠。

4. 鼓励患者摄取含钠高的食物，适当地限制水的摄取。

5. 遵医嘱记录24小时出入量。

6. 定期翻身，时常变换体位，保持皮肤黏膜完整。

7. 告知患者及其家属低血钠的相关知识。

四、高血钠的护理

（一）目　的

促进钠离子的平衡及预防血清钠离子过高引起的合并症。

（二）评估要点

1. 监测血电解质、动脉血气分析和肾功能。

2. 了解高血钠的原因。有无水分摄入不足的情况，如禁食、禁饮、危重患者补液不足、昏迷、拒食、消化道病变引起饮水困难、脑外伤及脑血管意外导致渴感中枢迟钝或渗透压感受器不敏感等；有无水分丧失过多的情况，如高热、腹泻、大量出汗、烧伤暴露疗法、糖尿病昏迷、过度换气、中枢性尿崩症、使用高渗性药物脱水等；有无水转入细胞内，如剧烈运动、抽搐、乳酸酸中毒；有无钠输入过多，如静脉滴注碳酸氢钠、过多输入高渗性氯化钠溶液；有无肾排钠减少，如肾前性少尿、肾性少尿、库欣综合征、原发性醛固酮增多症、使用排钾保钠类药物；有无特发性高钠血症。

3. 监测各系统症状有无脱水的征兆，如出汗减少、尿量减少、皮肤弹性降低或黏膜干燥等；有无心血管系统症状和体征，如心搏过速或体位性低血压等；有无神经/肌肉症状和体征，如肢体疲乏，尤以下肢偏重，昏睡、疲惫、抽搐、昏迷、肌肉强直、震颤及过度反射等。

（三）措　施

1. 监测生命体征，必要时监测中心静脉压、平均动脉压、肺动脉压及肺毛细血管楔压等。

2. 治疗原则为积极治疗原发病，控制钠摄入和不适当的钠输入。

3. 监测体重变化。

4. 遵医嘱经静脉、消化道补液，避免快速矫正高血钠。

5. 避免使用含钠高的药物，如碳酸氢钠、高渗生理盐水等。

6. 限制钠盐，避免含钠丰富的食物及药物，如罐头食品及某些制酸剂等。保持口腔清洁。

7. 遵医嘱记录24小时出入量。

8. 定期翻身，保持皮肤黏膜完整。

9. 告知患者及其家属高血钠的相关知识。

五、低血钙的护理

（一）目　的

促进钙离子的平衡及预防因血清钙离子过低引起的合并症。

（二）评估要点

1. 监测血电解质、肾功能。

2. 了解低血钙的原因，如维生素D代谢障碍、急性胰腺炎、坏死性筋膜炎、肾衰竭、胰瘘、小肠瘘、甲状旁腺受损、摄入治疗高血钙及骨吸收过多的药物。

3. 监测各系统症状。有无神经/肌肉症状和体征，如肌肉抽搐、强直、痉挛、深部肌腱反射改变等；有无消化系统症状和体征，如恶心、呕吐、便秘等；有无心血管系统症状和体征，如心率减慢、传导阻滞、QT间期延长等；有无中枢神经系统症状和体征，如情绪改变、焦虑、躁动、抑郁及认知能力减退等。

（三）措　施

1. 心电监护。

2. 若低血钙症状明显，如伴手足抽搐、喉头痉挛，则应立即处理，必要时给予紧急呼吸道处理。

3. 遵医嘱补充钙盐，如碳酸钙、氯化钙、枸橼酸钙、乳酸钙、葡萄糖酸钙等。避免使用可能降低血清钙离子的药物，如碳酸氢钠等。静脉补钙时，应观察心脏情况，以防止严重心律失常的发生。

4. 鼓励患者摄取含钙丰富的食物，如乳制品、海鲜、钙片等，适当补充维生素D。

5. 疼痛时提供缓解疼痛的措施。

6. 遵医嘱记录24小时出入量。

7. 告知患者及其家属低血钙的相关知识。

六、高血钙的护理

（一）目 的

促进钙离子的平衡及预防因血清钙离子过高引起的合并症。

（二）评估要点

1. 监测血电解质、肾功能。

2. 了解高血钙的原因。有无肠道钙吸收增加,如慢性肾脏病同时接受活性维生素 D 治疗、大量服用牛奶或碳酸钙引起的高钙血症、代谢性碱中毒、肾功能不全;有无骨钙吸收过多,如原发性甲状腺功能亢进、肢端肥大症、嗜铬细胞瘤以及某些肾上腺皮质功能不全、严重脱水、骨转移癌等。

3. 监测各系统症状。有无消化系统症状和体征,如厌食症、恶心、呕吐、腹痛、便秘等;有无神经/肌肉症状和体征,如疲乏无力失眠、肌肉痛、肌张力减弱、深腱反射减低等;有无心血管系统症状和体征,如 PR 间隔延长、T 波高尖、高血压及心跳停止等;有无中枢神经系统症状和体征,如头痛、精神不易集中、记忆力丧失、昏睡、昏迷等;有无由于钙质累积而导致肾结石的征象;有无骨骼系统症状和体征,如骨痛、畸形、病理性骨折、类似痛风的症状。

（三）措 施

1. 心电监护。

2. 遵医嘱补液及使用降钙药物,如降钙素、二磷酸盐、呋塞米、等渗盐水及肾上腺促糖皮质激素等。避免使用阻止肾脏排泄钙的药物,如碳酸锂等,避免使用促进肠道吸收钙的药物,如维生素 D 制剂等。对于肾功能下降或心功能不全患者使用低钙透析液进行透析。

3. 限制钙的摄取,如乳制品、海鲜、钙片等。鼓励患者多摄取水果以酸化尿液及减少结石的形成,如梅子、李子等。

4. 遵医嘱记录 24 小时出入量。

5. 告知患者及其家属高血钙的相关知识。

七、代谢性酸中毒的护理

（一）目 的

促进酸碱平衡和预防血清碳酸值过低引起的合并症。

（二）评估要点

1. 监测动脉血气分析、肾功能和血电解质。

2. 了解代谢性酸中毒的原因。有无腹泻、肠瘘等胃肠道碳酸氢盐流失的情况;有无肾衰竭、糖尿病酮症酸中毒、组织缺氧引起的乳酸性酸中毒、饥饿等致非挥发性酸积聚的情况;有无酸性物质摄入过多的情况;有无药物或毒物引起的,如大量服用水杨酸类,同时服用碱性药;有无慢性肾功能不全,如尿毒症性。

3. 监测各系统症状。血清 pH 从 7.4 降到 7.0 时,心血管系统表现为心率过快,若 pH 继续下降,则心率逐渐减慢,严重酸中毒可伴随心律失常,心肌收缩力降低,心排出量减少,微血管扩张;呼吸系统表现为呼吸增快加深,典型者为库氏莫尔呼吸;消化系统表现为轻微腹痛、腹泻、恶心、呕吐、胃纳下降;其他表现如意识障碍、精神状态改变等。有无代谢性酸中毒引起的电解质不平衡,如低钠血症、高或低钾血症、低钙血症、低磷血症和低镁血症等。

（三）措　施

1. 心电监护。

2. 保持呼吸道通畅,减少氧气的消耗量,如促进舒适、控制发热和减少焦虑等,必要时卧床休息。

3. 遵医嘱补液及使用碳酸氢钠等碱性药物,注意观察有无低血钙导致的手足抽搐,合并低钾时应先补钾后纠酸。

4. 流质或半流质饮食,保持口腔清洁。

5. 遵医嘱记录24小时出入量。

6. 协助医生做好透析治疗的准备。

7. 告知患者及其家属代谢性酸中毒的治疗方法。

八、代谢性碱中毒的护理

（一）目　的
促进酸碱平衡和预防血清碳酸值过高引起的合并症。

（二）评估要点

1. 监测动脉血气分析、肾功能和血电解质。

2. 了解代谢性碱中毒的原因。有无幽门、十二指肠梗阻和呕吐、腹泻、胃肠减压、先天性失氯性腹泻等胃肠道流失酸的情况;有无先天性醛固酮增多症、长期使用利尿剂、先天性肾上腺皮质增生或肿瘤等肾脏流失酸的情况;有无低钾血症、低氯血症、高碳酸血症等电解质紊乱情况;有无碱性物质摄入过多的情况。

3. 监测各系统症状。有无神经/肌肉症状和体征,如烦躁不安、精神错乱、谵妄等中枢神经系统兴奋的表现,神经肌肉应激性增高,表现为面部和肢体肌肉抽动、腱反射亢进及手足抽搐;有无心血管系统症状和体征,如血钾低可出现心律失常,血镁低可使细胞膜ATP活力下降,患者出现血压下降、心脏传导阻滞,甚至心搏暂停;有无呼吸系统症状和体征,如抑制呼吸中枢、换气量减少、PCO_2上升;有无消化系统症状和体征,如恶心、呕吐、腹泻。

（三）措　施

1. 遵医嘱补液,使用盐酸精氨酸等酸性药物和纠正低钾血症、低氯血症。

2. 避免给予含碱的物质,如静脉输入碳酸氢钠、口服或由鼻胃管给予制酸剂等。

3. 减少酸性物质的丢失,必要时遵医嘱暂停或减少胃肠减压。

4. 流质或半流质饮食,保持口腔清洁。

5. 遵医嘱记录24小时出入量。

6. 告知患者及其家属代谢性碱中毒的相关知识。

九、呼吸性酸中毒的护理

（一）目 的

促进酸碱平衡,预防血清二氧化碳分压过高引起的合并症。

（二）评估要点

1. 监测动脉血气分析和血电解质。

2. 了解呼吸性酸中毒的原因,如喉或支气管痉挛、肺气肿、慢性阻塞性肺病、重症肌无力、周期性瘫痪等急性发作、严重低钾低氯血症、脊髓灰质炎、肌萎缩侧束硬化症、严重黏液性水肿、严重胸廓畸形等。

3. 监测意识状态、精神状态、呼吸形态、呼吸频率、心率、辅助呼吸肌的使用及盗汗等情况;监测慢性呼吸性酸中毒的征象,如桶状胸、杵状指、噘嘴式呼吸、辅助呼吸肌的驱动情况等。

4. 评估胃肠道功能及胀气情况。

5. 评估有无呼吸衰竭的征象,如胸闷、气促、氧分压降低、经皮血氧饱和度下降等;有无神经系统症状和体征,如意识不清、头痛等。

6. 听诊呼吸音,评估咳嗽和排痰情况,观察痰液的颜色、性状、量、粘滞度等。

（三）措 施

1. 协助半卧位或床头抬高,促进换气。

2. 保持呼吸道通畅,协助翻身叩肺,必要时吸痰。

3. 遵医嘱持续低浓度吸氧或文丘里吸氧(合并氧分压下降时),危重患者还可使用低浓度高流量加温加湿给氧,必要时气管插管机械通气,监测通气量。

4. 遵医嘱给予低碳水化合物、高蛋白饮食,以减少二氧化碳的产生。保持大便通畅,保持口腔清洁。

5. 保证充分休息,集中护理操作,限制访客,协调会诊,以减少呼吸肌疲劳。

6. 指导患者做腹式和缩唇呼吸,及有效咳嗽,以排出体内过多的二氧化碳。

7. 告知患者及其家属呼吸性酸中毒的相关知识。

十、呼吸性碱中毒的护理

（一）目 的

促进酸碱平衡和预防血清二氧化碳分压过低引起的合并症。

（二）评估要点

1. 监测动脉血气分析和血电解质。

2. 了解呼吸性碱中毒的原因,如血氧分压过低(肺炎、肺梗死、支气管哮喘、间质性肺病、高原反应)、中枢神经受损(脑血管病变、脑炎、脑外伤、脑肿瘤)、新陈代谢过度、疼痛和压力过大、呼吸机使用不当等。

3. 监测意识状态、精神状态、呼吸形态、呼吸频率及有无胸闷、气促、氧分压降低、经皮血氧饱和度下降等呼吸衰竭的征象。

4. 有无呼吸性碱中毒引起的神经和肌肉病变,如眩晕、四肢及口周感觉异常、意识障碍、强直和痉挛等;有无呼吸性碱中毒引起的心肺并发症,如心律不齐、心率减慢、换气过度等。

(三)措 施

1. 保持呼吸道通畅。

2. 遵医嘱给氧,必要时机械通气。

3. 可用面罩罩住口鼻,增加呼吸道无效腔,减少二氧化碳排出。

4. 机械通气辅助呼吸患者,遵医嘱适当给予镇痛、镇静或肌松药物,监测是否存在过度通气。

5. 减少易致换气过度的因素,可采取促进舒适感、控制发热和减少不安等措施。

6. 遵医嘱给予流质或半流质、低脂饮食,保持口腔清洁。

7. 遵医嘱记录24小时出入量。

8. 保证充分休息,集中护理操作,限制访客,协调会诊,以减少呼吸肌疲劳。

9. 癔症患者行暗示疗法。

10. 告知患者及其家属呼吸性碱中毒的相关知识。

第二节　血糖异常的护理

一、低血糖的护理

(一)目 的
预防及处置血糖低于正常值的状况。

(二)评估要点

1. 监测血糖。

2. 了解低血糖的原因。常见的低血糖原因有:内分泌性低血糖,如胰岛素瘤、垂体功能减退症、肾上腺皮质功能减退症、生长激素缺乏、甲状腺功能减退等;肝源性低血糖,如严重弥漫性肝病、重度心功能衰竭伴肝脏淤血、肝糖原累积病、半乳糖血症、糖原合成酶缺乏症;血糖过度消耗或摄入不足,如妊娠、慢性腹泻、长期饥饿、过度饮酒、肾功能衰竭晚期、严重营养不良。

3. 有无低血糖表现,如脸色苍白、出汗、心悸、饥饿感、注意力无法集中、说话含糊不清、视觉模糊、意识改变、认知障碍、抽搐、昏迷。

(三)措 施

1. 对意识清醒者,协助进食糖水、糖果、糕点等或遵医嘱静脉注射葡萄糖液。

2. 卧床休息,保持呼吸道通畅。

3. 告知患者随时预备单糖类碳水化合物,以备不时之需。

4. 避免患者单独活动。

5. 告知患者及其家属有关低血糖症的预防及危害(低血糖昏迷6小时以上,脑细胞会受到不可逆损害,导致痴呆甚至死亡)、自我监测、判断及处置方法。

6. 评价低血糖处置效果。

二、高血糖的护理

(一)目 的

预防及处置血糖高于正常值的状况。

(二)评估要点

1. 监测血糖、尿糖、血酮体、尿酮体、血气分析、血电解质。

2. 了解高血糖的原因,如胰腺炎、应激状态、糖尿病病史、接受皮质醇激素治疗、肥胖、老年患者、肝硬化、全身感染、低温、低血氧、尿毒症、外科手术或肿瘤患者等。

3. 评估有无高血糖表现,如多饮、多尿、体重下降、口渴、虚弱、倦怠、视力模糊等。

(三)措 施

1. 遵医嘱补液及使用降糖药,鼓励患者经口摄取水分。

2. 协助患者制订饮食及运动计划,鼓励患者采取低热量、低糖饮食,禁烟、忌酒,严格控制体重。空腹血糖>16.7mmol/L时,禁忌运动,尤其在尿酮出现时。

3. 维持体液平衡,遵医嘱记录24小时出入量。

4. 保持口腔清洁。

5. 告知患者及其家属有关高血糖症的预防、自我监测、判断、处置以及低血糖的紧急应对方法。

6. 评价降糖效果。

第三节 出血的护理

一、出血的预防措施

(一)目 的

减少引起患者出血的高危因素。

(二)评估要点

1. 评估出血可能的诱因以及相关疾病。

2. 监测血常规、凝血功能常规等。

3. 密切监测患者的出血情况,有无持续性出血的征象。

(三)措 施

1. 监测生命体征、肢体活动及意识状态的变化。

2. 适当限制下床活动,避免遭受外伤,必要时卧床休息,更换体位时动作应缓慢,介入术后遵医嘱制动相应肢体。

3. 遵医嘱用药,如制酸剂、维生素 K_1、凝血酶原复合物、纤维蛋白原等,避免使用阿司匹林制剂或其他抗凝剂。

4. 必要时遵医嘱输血小板、新鲜冷冻血浆等血液制品。

5. 尽量避免侵入性操作,若必须执行,在超声引导下,实施辅助穿刺以提高穿刺成功率,拔管后延长局部按压时间,密切观察有无出血,合理调配侵入性治疗与输注血小板或新鲜冰冻血浆的时间。

6. 保持情绪稳定,避免剧烈咳嗽、用力解大便、提取重物等动作。

7. 鼓励进食富含维生素 K 的食物,门脉高压患者避免进食粗糙刺激性食物,禁烟酒。

8. 定时翻身、变换体位,使用气垫床,避免皮肤受损。

9. 穿棉质贴身衣物,避免褶皱擦伤,全身皮肤禁止用力擦洗,以免引起皮下出血。

10. 告知患者使用软毛牙刷和电动剃须刀。

11. 教会患者或家属观察出血的征象及出血时应采取的紧急措施,并嘱其及时告知医护人员。

12. 女性患者月经量增多或时间明显延长,请及时告知医务人员。

二、出血的控制

(一)目 的
及时发现出血情况,减少血液的流失量。

(二)评估要点
1. 监测血常规、凝血功能常规、网织红细胞等。

2. 确认出血的原因、部位及量。

3. 密切监测患者的全身情况。

(三)措 施
1. 根据不同的出血原因,对因处理。

2. 吸氧,保持呼吸道通畅。开通两条粗大静脉通路,必要时遵医嘱送实验室检验及交叉配血。

3. 遵医嘱禁食。

4. 维持静脉输液的通畅,遵医嘱用止血药、输血及配合应用其他止血措施。

5. 监测生命体征、经皮血氧饱和度,必要时监测中心静脉压、尿量、意识、毛细血管再充盈时间、口渴情况和末梢循环状况等。

6. 保持各引流管引流通畅,严密观察出血的速度、量、颜色、性状等。

7. 遵医嘱记录24小时出入量。

8. 教会患者有关活动上的限制。

9. 处理后观察止血效果,必要时做好术前准备。

10. 合理处理被血液污染的物品。

11. 教会患者或家属观察出血征兆及出血时应采取的适当措施,并嘱其及时告知护理人员。

第四节 休克的护理

一、低血容量性休克的护理

(一)目 的

增加血容量严重不足患者的有效循环血量与心排血量,提高组织器官灌注。

(二)评估要点

1. 了解低血容量性休克的原因,如严重创伤失血、上消化道大出血等。

2. 评估意识、生命体征、经皮血氧饱和度、尿量、毛细血管再充盈时间、口渴情况和末梢循环状况等,必要时监测中心静脉压、心排血量和每搏输出量等。

3. 评估有无组织缺氧、代谢性酸中毒、呼吸性酸中毒、心肌梗死、肾功能衰竭、脑水肿、败血症、成人型呼吸窘迫综合征、弥散性血管内凝血等并发症。

4. 监测动脉血气分析、血乳酸、混合静脉血氧饱和度、血常规、血电解质、凝血功能常规等。

(三)措 施

1. 迅速查明原因,控制出血,外伤患者可直接压迫伤处,必要时做好术前准备。

2. 取休克卧位,抬高头胸部 $10°\sim20°$,抬高下肢 $20°\sim30°$ 。

3. 保持呼吸道通畅,遵医嘱予以吸氧,必要时建立人工气道。

4. 维持血流动力学稳定,按医嘱维持目标血压。建立两条粗大静脉通路,遵医嘱补液、用药及备血,补液遵循"先快后慢,先晶后胶"的原则,必要时给予血管活性药物。

5. 维持水电解质和酸碱平衡。

6. 遵医嘱记录24小时出入量。

7. 监测补液治疗的效果,有无活动性出血。

二、心源性休克的护理

(一)目 的

增加心脏泵血功能障碍患者的有效组织灌注量。

(二)评估要点

1. 了解心源性休克的原因,如大面积急性心梗、心肌炎、严重心律失常等。

2. 评估患者意识、生命体征、经皮血氧饱和度、毛细血管再充盈时间、尿量及末梢循环状况等,必要时监测中心静脉压、肺毛细血管楔压、心排血量和每搏输出量等。

3. 评估有无心排血量减少的征象,如心律不齐、心率减慢等;有无冠状动脉灌注不足的征象,如心电图ST段改变、心绞痛等;肺部听诊有无杂音。

4. 评估患者有无肾功能衰竭、心功能衰竭、感染、肺水肿等并发症。

5. 监测动脉血气分析、血乳酸、心肌酶谱、心电图、超声心动图、血常规、血电解质、凝血功能常规等。

（三）措　施

1. 取休克卧位,绝对卧床休息,遵医嘱镇痛镇静。

2. 保持呼吸道通畅,遵医嘱予以吸氧,必要时无创通气或建立人工气道。

3. 建立两条粗大静脉通路,遵医嘱补液,严密控制输液量及速度。

4. 心电监护,遵医嘱使用强心、利尿、扩血管等药物。

5. 维持水电解质酸碱平衡。

6. 必要时配合医生施行主动脉内球囊反搏技术及做好外科手术准备。

7. 遵医嘱记录24小时出入量。

8. 监测抗休克治疗的效果。

三、感染性休克的护理

（一）目　的

控制感染,保证足够的组织灌注量。

（二）评估要点

1. 积极寻找感染的原因及部位。

2. 评估患者意识、生命体征、经皮血氧饱和度、毛细血管再充盈时间、尿量及末梢循环状况等,必要时监测中心静脉压、心排血量和每搏输出量等。

3. 评估有无肾功能衰竭、成人型呼吸窘迫综合征、弥散性血管内凝血等并发症发生。

4. 监测动脉/中心静脉血血气分析、血乳酸、血糖、血液/尿液/分泌物培养加药物敏感试验、血常规、血电解质、凝血功能常规、心肌酶谱、尿常规、肾功能等。

（三）措　施

1. 协助患者取休克卧位。

2. 保持呼吸道通畅,遵医嘱予以吸氧,必要时建立人工气道。

3. 建立两条粗大静脉通路,遵医嘱补液,根据血流动力学情况控制输液量和速度。

4. 确诊感染性休克后,1小时内开始使用抗生素,使用之前先留取血培养,进行动、静脉血气分析,必要时使用激素、血管活性药物等,维持水电解质酸碱平衡,补充营养。

5. 配合医生尽快发现并处理原发感染灶。

6. 急性肾功能损伤患者及时给予连续肾脏替代治疗。

7. 控制血糖,维持正常体温。体温过高时,积极给予对症处理,有效降温。

8. 遵医嘱记录24小时出入量。

9. 监测抗休克治疗的效果。重点监测每小时尿量、中心静脉压、血乳酸水平等。

四、过敏性休克的护理

（一）目　的

积极抗过敏,保证足够的有效组织灌注量。

（二）评估要点

1. 确认过敏源，去除致敏因素。

2. 监测过敏反应的早期征象，如哮喘、胸闷、呼吸困难、瘙痒、荨麻疹、风疹块、胃肠道不适、焦虑及坐立不安等。

3. 评估患者意识、生命体征、经皮血氧饱和度、毛细血管再充盈时间、尿量及末梢循环状况等，必要时监测中心静脉压、肺毛细血管楔压、心排血量和每搏输出量等。

4. 监测动脉血气分析、血常规、免疫功能全套、血电解质、凝血功能常规等，必要时行过敏源筛查实验。

（三）急救措施

1. 去除过敏源，停止一切可疑的过敏源或致敏药物进入体内。

2. 就地平卧，患者未脱离危险期前不宜搬动。

3. 立即肌内注射0.1%盐酸肾上腺素0.3～0.5mg。

4. 保持呼吸道通畅，遵医嘱予以吸氧，必要时建立人工气道。

5. 建立两条粗大静脉通路，遵医嘱纠正酸中毒及使用血管收缩剂、激素、抗组胺类药物等。

6. 持续心电监护，如发生心搏骤停，立即行心肺复苏。

7. 注意保暖。

8. 遵医嘱记录24小时出入量。

9. 监测抗休克治疗的效果。

五、神经原性休克的护理

（一）目　的

纠正因调节循环功能的自主神经受到刺激或破坏引起的低血压状态。

（二）评估要点

1. 监测动脉血气分析、心肌酶谱、血常规、血生化、凝血功能常规、心电图等。

2. 了解神经原性休克的原因，如脊髓损伤、头部外伤、剧痛、严重精神创伤等。

3. 评估患者意识、生命体征、经皮血氧饱和度、毛细血管再充盈时间、尿量及末梢循环状况等，必要时监测中心静脉压、肺动脉压及肺毛细血管楔压等。

4. 评估有无膀胱及肠道功能异常，如大小便失禁、腹胀、尿潴留等；有无受伤部位以下的运动、感觉、反射及自主神经系统功能缺失的情况。

5. 评估有无肾功能衰竭、心功能衰竭、成人型呼吸窘迫综合征、弥散性血管内凝血等并发症发生。

（三）措　施

1. 协助患者取平卧位，禁用头低仰卧位，脑水肿患者抬高床头20°～30°，取低斜坡卧位。

2. 教导患者保持安静，情绪稳定，必要时适当镇痛、镇静，如对精神紧张患者遵医嘱给予地西泮等药物。

3. 心电监护,维持血流动力学稳定,建立两条粗大静脉通路,当出现心动过缓时,遵医嘱给予阿托品。

4. 保持呼吸道通畅,遵医嘱予以吸氧,颈椎受损者应建立人工气道。

5. 减轻神经系统损伤,如遵医嘱使用皮质类固醇药物等。

6. 必要时留置导尿防止尿潴留。

7. 维持水电解质酸碱平衡。

8. 遵医嘱记录24小时出入量。

9. 对因治疗,如有可能,移除引发神经原性反应的刺激,如疼痛、环境刺激等。

10. 监测抗休克治疗的效果。

第五节　静脉麻醉的护理

静脉麻醉(intravenous anesthesia)是一种将麻醉药物注入静脉,通过血液循环作用于中枢神经系统而产生全身麻醉作用的方法。

一、麻醉前护理要点

(一)评估要点

1. 评估患者意识、精神状态和生命体征,心、肺、肝、肾等重要脏器及水电解质酸碱平衡状况。

2. 评估近期有无呼吸道及肺部感染。

(二)护理措施

1. 术前禁食、禁饮。成人固体食物8小时,易消化食物(如面包、牛奶等)6小时,透明液体(如清水、果汁等)2小时。小儿固体食物8小时,牛奶、配方奶6小时,母乳4小时,清饮料2小时。

2. 女性患者擦去指甲油、口红,去除指甲贴。

3. 取下义齿、手表、眼镜、饰品等,贵重物品交予家属或双人清点保管。

4. 准备各种抢救药及抢救设备,如心电监护仪、吸引器、喉镜、气管导管、加压面罩、呼吸皮囊等。

5. 送患者至手术室,与手术室护士交接并填写交接单。

二、麻醉后护理要点

(一)评估要点

1. 了解术中情况,如麻醉药种类和剂量,术中有无心跳呼吸骤停等异常情况发生。

2. 严密监测意识变化,有无异常兴奋、意识模糊、躁动、幻觉等。

3. 严密监测生命体征及血氧饱和度变化。

(二)护理措施

1. 保持呼吸道通畅。根据病情及手术方式采取合适体位。若患者有呕吐,则采取头侧向位防止误吸。一旦发生误吸,应立即采取头低位,用吸引器清除口鼻腔内残余呕吐物,保持呼吸道通畅。

2. 饮食管理。根据手术方式及医嘱选择进食时间和饮食种类。

第六节 全身麻醉的护理

全身麻醉(general anesthesia)是指麻醉药经呼吸道吸入、静脉或肌内注射,产生可逆性中枢神经系统抑制,使患者意识消失、痛觉消失、反射抑制和一定程度的肌肉松弛。

一、麻醉前护理要点

(一)评估要点

1. 评估患者意识、精神状态和生命体征,心、肺、肝、肾等重要脏器及水电解质酸碱平衡状况。

2. 评估近期有无呼吸道及肺部感染。

3. 检查有无牙齿缺少或松动,是否有义齿;评估患者张口度及颈部活动情况。

(二)护理措施

1. 术前禁食、禁饮。成人脂肪类固体食物8小时,淀粉类固体食物(如面包、面条、米饭等)和牛奶等液体乳制品6小时,清饮料(如清水、糖水、碳酸饮料、清茶、不加奶的黑咖啡、无渣果汁等,但不能含酒精)2小时。小儿脂肪类固体食物8小时,牛奶、配方奶6小时,母乳4小时,清饮料2小时。若有高血压、心脏病、癫痫等慢性疾病,可用少量温开水送服相关药物(禁服降血糖药)。

2. 术晨,测体温、脉搏、呼吸、血压,观察有无病情变化,发现异常及时汇报医生。

3. 男性患者剃须;女性患者擦去指甲油、口红,去除指甲贴。

4. 取下义齿、手表、眼镜、饰品等,贵重物品交予家属或双人清点保管。

5. 送患者至手术室,与手术室护士交接并填写交接单。

6. 病室及物品准备。按手术、麻醉方式备好术后用物,如麻醉床、吸氧装置、心电监护,必要时准备吸引器、拉舌钳、开口器、压舌板等。

二、麻醉后护理要点

(一)评估要点

1. 了解术中情况。麻醉方式、麻醉药种类和剂量、失血量、输血量和补液量;术中有无麻醉药的全身中毒反应或心跳呼吸骤停等异常情况发生。

2. 监测中枢神经系统情况。每10～15分钟评估患者意识、瞳孔大小及对光反射情况、运动反应及对疼痛的知觉等。

3. 监测呼吸系统情况：

（1）评估患者呼吸频率、节律、幅度。评估气管导管的刻度、固定情况等,肺部听诊判断气管导管是否移位,有无肺不张及气道分泌物积聚等情况。

（2）监测脉搏、血氧饱和度,以了解组织供氧情况。

4. 监测循环系统情况：

（1）监测心率、脉搏、心电图变化。

（2）监测血压,必要时监测中心静脉压、肺动脉压等,了解患者循环血容量。

（3）观察毛细血管再充盈时间,了解末梢循环情况。

（4）观察每小时尿量,了解循环灌注情况。

5. 监测消化系统情况。评估肠蠕动恢复情况,患者有无恶心、呕吐等。

6. 监测体温变化。

7. 镇静评分。

8. 监测导管情况。输液管道及各引流管是否通畅,评估引流液的颜色、量、性状等。

9. 监测伤口及伤口周围敷料情况。评估伤口有无红肿、疼痛,敷料有无渗血、渗液等。

10. 监测皮肤情况,如皮肤颜色及温度,有无发绀、肢端冰冷等。

（二）护理措施

1. 麻醉复苏期护理：

（1）保持呼吸道通畅。有效固定气管导管,根据肺部听诊情况及时吸痰,了解拔管指征,协助医生拔除气管导管,遵医嘱予以吸氧。若患者有呕吐,可用吸引器清除口鼻腔内残余呕吐物,保持呼吸道通畅。

（2）体位管理。根据病情及手术方式采取合适体位。

（3）维持循环稳定。注意保暖,保证输液通畅,合理控制输液速度。

（4）导管护理。保持各引流管引流通畅。

（5）安全护理。患者在苏醒过程中可能出现躁动不安或幻觉等,易发生意外伤害,应注意适当防护,必要时加以约束,防止坠床、意外拔管等情况发生。

2. 麻醉恢复期护理：

（1）体位管理。全麻清醒后,根据病情及手术方式采取合适体位,若患者有呕吐,应将头偏向一侧,防止误吸。一旦发生误吸,应立即采取头低位,使声门裂高于食管入口,让呕吐物流向鼻咽腔然后从口角流出,此时可用吸引器清除口鼻腔的残余呕吐物,保持呼吸道通畅。

（2）遵医嘱予以吸氧,做好呼吸道护理,防止舌后坠及呼吸道梗阻等。

（3）维持循环稳定。注意保暖,保证输液通畅,合理控制输液速度。

（4）导管护理。保持各引流管引流通畅。

（5）安全护理。患者苏醒过程中可出现躁动不安或幻觉等,易发生意外伤害等,应注意适当防护,必要时加以约束,防止坠床、意外拔管等情况发生。

（6）疼痛管理。麻醉作用消失后,患者若感到疼痛,应正确进行疼痛评分,并遵医嘱给予镇痛措施。使用PCA者,按PCA护理常规。

（7）饮食管理。根据手术方式及医嘱选择进食时间和饮食种类。

（三）并发症护理

1. 呼吸系统并发症主要有窒息、误吸、呼吸道梗阻、急性肺不张等。应立即清除呼吸道异物，保持呼吸道通畅，给氧，鼓励患者深呼吸和有效咳嗽，病情许可时鼓励患者早期下床活动。

2. 循环系统并发症主要有低血压、高血压、心律失常和心搏骤停等。密切监测血压、脉搏、心率变化，必要时监测中心静脉压、肺动脉压等，遵医嘱对症处理，必要时行心肺复苏。

3. 中枢神经系统并发症主要有体温异常、麻醉苏醒延迟或不醒等。应维持呼吸循环稳定，查明并纠正中枢神经系统缺血、缺氧的原因，积极进行脑复苏。监测体温变化，遵医嘱给予降温或保温等对症处理。

第七节　椎管内麻醉的护理

椎管内麻醉（intrathecal anesthesia）是将局麻药注入椎管的蛛网膜下隙或硬脊膜外间隙，从而使部分脊神经传导功能发生可逆性阻滞的麻醉方法。将局麻药注入蛛网膜下隙产生阻滞作用，称为蛛网膜下隙阻滞（简称"腰麻"）；将局麻药注入硬脊膜外间隙产生阻滞作用则称为硬脊膜外隙阻滞（简称"硬膜外麻醉"或"硬麻"）。

一、麻醉前护理

（一）评估要点

1. 评估患者的意识、精神状态和生命体征，心、肺、肝、肾等重要脏器及水电解质酸碱平衡状况，有无严重心脏病及休克未得到控制等情况。

2. 评估近期有无呼吸道及肺部感染，有无呼吸功能不全。

3. 评估有无中枢神经疾病，如脊髓或神经根疾病、外周神经感觉和运动异常。

4. 评估有无腰椎外伤或畸形、严重腰痛病或脊椎结核等。

5. 评估有无全身感染或穿刺部位感染。

6. 评估有无凝血功能障碍。

7. 评估患者合作程度。

（二）护理要点

1. 术前禁食、禁饮。成人脂肪类固体食物8小时，淀粉类固体食物（如面包、面条、米饭等）和牛奶等液体乳制品6小时，清饮料（如清水、糖水、碳酸饮料、清茶、不加奶的黑咖啡、无渣果汁等，但不能含酒精）2小时。小儿脂肪类固体食物8小时，牛奶、配方奶6小时，母乳4小时，清饮料2小时。若有高血压、心脏病、癫痫等慢性疾病，可用少量温开水送服相关药物（禁服降血糖药）。

2. 术晨测体温、脉搏、呼吸、血压，观察有无病情变化，发现异常及时汇报医生。

3. 男性患者剃须；女性患者擦去指甲油、口红，去除指甲贴。

4. 取下义齿、手表、眼镜、饰品等，贵重物品交予家属或双人清点保管。

5. 送患者至手术室,与手术室护士交接并填写交接单。

6. 病室及物品准备。按手术、麻醉方式备好术后用物,如麻醉床、吸氧装置、心电监护,必要时准备吸引器、拉舌钳、开口器、压舌板等。

二、麻醉后护理

(一)评估要点

1. 了解术中情况,如麻醉方式、麻醉药种类和剂量、失血量、输血量和补液量;术中有无麻醉药的全身中毒反应或心跳呼吸骤停等异常情况发生。

2. 评估意识状态、麻醉平面消退情况。

3. 监测生命体征及血氧饱和度情况。

4. 评估肠蠕动恢复情况,患者有无恶心、呕吐等。

5. 评估有无脊神经根损伤或受压情况,如局部麻木、刺痛、肢体活动障碍等。

6. 评估有无头痛、尿潴留、马尾神经综合征、脊神经根损伤、硬膜外血肿等并发症发生。

7. 评估输液管道及各引流管是否通畅,以及引流液的颜色、量、性状等。

8. 评估伤口有无红肿、疼痛,敷料有无渗血渗液等。

(二)护理措施

1. 硬麻术后平卧位6小时,腰麻术后去枕平卧位6小时,6小时后生命体征平稳视病情取舒适体位。感觉活动功能恢复前卧床休息。

2. 硬麻术后平卧位6小时后根据手术方式及医嘱选择进食时间和饮食种类。

(三)并发症护理

1. 蛛网膜下腔阻滞麻醉并发症护理:

(1)头痛一般出现在麻醉作用消失后6～24小时,抬头或坐起时加重,平卧时减轻,2～3天消失,一般不超过1周。保持患者平卧,轻度头痛者,2～3天自行消失;中度头痛者,每天补液或饮水2500～4000ml,应用小剂量镇痛或镇静药。

(2)尿潴留,可经针刺足三里、三阴交等穴位,或热敷、按摩下腹部、膀胱区的方法促进排尿,必要时进行导尿处理。

(3)马尾神经综合征表现为会阴区及下肢远端感觉和运动障碍,大小便失禁及尿道括约肌麻痹。遵医嘱使用营养神经的药物。如为穿刺损伤,则一般数周或数月后可自愈;如为化学性损伤,则神经功能较难恢复。

2. 硬膜外阻滞麻醉并发症护理:

(1)脊神经根损伤表现为受损神经分布区疼痛或麻木,典型症状为伴咳嗽、打喷嚏、用力憋气时疼痛或麻木加重等脑脊液冲击症。3天内神经根痛最为剧烈,一般2周内多能缓解或消失,但麻木感可遗留过数月,可行对症治疗。

(2)硬膜外血肿表现为术后剧烈背痛,硬膜外腔末次注药2小时后肢体运动、感觉及反射功能未恢复,呼吸困难伴大便失禁等。8小时内行椎板切开减压术,清除血肿,症状多可缓解或恢复。

第八节　患者自控镇痛的护理

患者自控镇痛(patient-controlled analgesia,PCA)是由医生根据患者个体情况事先设定药物、浓度、给药时间等各类参数,通过使用电子镇痛泵或输液泵由患者自我控制给药来镇痛的技术。按给药途径可分为静脉 PCA(PCIA)、硬膜外 PCA(PCEA)、皮下 PCA(PCSA)和外周神经根丛 PCA(PCNA)。

一、评估要点

1. PCA 的类型、镇痛方案、给药途径和速度。

2. PCA 导管固定情况及给药通道是否通畅。

3. 患者意识水平、呼吸频率、血压、脉搏等。

4. 穿刺部位局部情况。

5. PCA 的镇痛效果及不良反应。

6. 评估要求每4小时评估一次。在开始使用 PCA、更改方案、调整剂量、转科时,需立即评估。

二、护理要点

1. 认真交接。患者返回病房后,病房护士应与麻醉医生认真交接镇痛方案、给药途径和速度等,确认 PCA 泵给药装置运行正常,检查导管固定情况。

2. 有效固定。避免脱落、移位、牵拉、扭曲、断裂,加强巡视。PCEA 患者翻身时采用先侧后移的方法可延长硬膜外镇痛泵的留置时间,减少导管意外滑脱。对 PCIA 患者,注意观察静脉通路有无滑脱、阻塞,三通是否关闭等,治疗中需防止药液外渗和静脉炎的发生。

3. 开通给药通道。尽可能使用单独的静脉通道。

4. 防止感染。严格无菌操作,PCEA 导管留置时间一般不超过2周。

5. 健康宣教:

(1)实施 PCA 前,向患者及其家属解释 PCA 的相关知识,教会患者正确使用 PCA,提高患者对治疗的依从性。

(2)保持穿刺部位干燥,防止导管牵拉、滑脱、扭曲等,出现不适及时告知医护人员。

(3)自控键应由患者选定何时按压,家属和护士不得随意按压,除非患者要求帮助。

(4)使用 PCA 患者未经医生同意不得离开病房。

6. 不良反应的观察和处理:

(1)若镇痛效果不理想,则应检查止流夹是否打开、管道连接是否通畅、硬膜外腔导管有无滑出等,评估患者及其家属自控键按压方法是否正确。排除以上情况后,通知医生,必要时请麻醉科会诊。

(2)若发现患者感觉异常或运动异常、过度镇静、呼吸频率<10次/min、血氧饱和度<

90%,血压低于基础值20%时,则立即关闭止流夹,开放气道,刺激患者并报告医生,监测血氧饱和度和呼吸频率、呼吸幅度的变化,必要时请麻醉科会诊,使用药物对症处理。

（3）尿潴留发生于镇痛治疗后24～48小时内,表现为排尿困难、耻区胀满。

（4）排除其他原因引起的恶心和呕吐,可遵医嘱使用甲氧氯普胺等止吐药。

（5）对于皮肤瘙痒患者,护理上要注意保持皮肤清洁,使用中性肥皂,禁用碱性肥皂,修剪指甲,避免皮肤抓伤。必要时给予抗组胺类药物,可缓解症状,严重者停用。

第九节 呼吸道管理

呼吸道管理的目的是维持呼吸道通畅,保证有效的肺通气和换气功能,改善缺氧状况,避免并发症。

一、保持呼吸道通畅

1. 根据病情协助患者取去枕平卧位或半卧位。
2. 遵医嘱予以雾化吸入、高流量湿化氧疗,病情允许时鼓励患者多饮水。
3. 根据肺部听诊、咳嗽和排痰情况,定时协助翻身、拍背,帮助排痰。
4. 指导患者深呼吸、有效咳嗽,必要时经口、鼻行气道内吸痰。
5. 保持病室内适宜的温度与湿度。
6. 必要时使用口咽、鼻咽通气管或气管插管。

二、人工气道的建立与维持

1. 选择合适型号的气管导管及牙垫。
2. 遵医嘱给予镇痛、镇静,必要时给予肌松药物。
3. 协助医生实施气管插管或气管切开,及时吸净气道内痰液,正确有效固定导管,松紧适宜,记录插管深度(口插管记录导管尖端距门齿距离,鼻插管记录导管尖端距鼻尖距离),以专用气囊测压表定时监测气囊压力至适宜的范围。
4. 呼吸皮囊鼓肺情况下,观察胸廓起伏,听诊双肺呼吸音是否对称,以确定插管有效性。

三、人工气道护理

(一)经口气管插管护理

1. 每隔4小时监测气囊压力,维持气囊压25～30cmH$_2$O。
2. 定时检查插管位置、固定情况、口腔黏膜及周围皮肤状况,记录插管深度。如使用带声门下吸引的气管导管,按要求定时抽吸或持续低负压吸引。
3. 听诊双肺呼吸音性质、是否对称。
4. 根据肺部听诊情况,痰液颜色、性状、黏稠度以及咳嗽情况,决定翻身、拍背等气道护理频次,必要时行气道内吸引。

5. 使用含葡萄糖氯己定含漱液口腔护理至少每4~6小时一次。

6. 必要时更换牙垫。

7. 无禁忌证,保持头胸部抬高≥30°。

8. 遵医嘱使用镇痛、镇静或肌松药物,每2~4小时用重症监护疼痛观察工具(critical-care pain observation tool,CPOT)评估镇痛效果、用 Richmond 躁动-镇静评分(Richmond aqitation sedation scale,RASS)评估镇静深度。根据医嘱调整镇痛、镇静药物的剂量,达到镇痛镇静目标。根据需求选择合适的约束工具,定时评估,保证使用安全。

9. 加强人工气道的温、湿度管理。

10. 密切监测生命体征、经皮血氧饱和度、血气指标等。

11. 有效落实预防呼吸机相关性肺炎的措施。

12. 护理机械通气管道,调整合适的呼吸机万向支架高度,及时清理积水杯及呼吸管路内冷凝水。固定呼吸机管道时,应给患者头部预留足够的活动范围;患者翻身或移位时,应将呼吸机管道从固定架上取下,以免牵拉导管刺激患者呛咳或发生导管移位甚至意外拔管。

13. 每日评估气管插管的必要性,尽早脱机或拔管。

(二)气管切开护理

1. 每隔4小时监测气囊压力,维持气囊压25~30cmH₂O。

2. 定时检查气切导管固定的位置,评估气切口周围有无渗血、渗液、红肿等,及时换药。

3. 监测颈部皮肤受压情况,妥善固定气切套管,固定带松紧适宜,以能容纳两指为宜。

4. 听诊双肺呼吸音性质、是否对称。

5. 根据肺部听诊情况,痰液颜色、性状、黏稠度以及咳嗽情况决定翻身拍背等气道护理的内容与频次,必要时行气道内吸引。

6. 使用含葡萄糖氯己定含漱液口腔护理至少每4~6小时一次,可自主进食者增加餐后漱口或使用牙膏加软毛牙刷刷牙。

7. 遵医嘱尽早停用镇痛、镇静或肌松药物,加强沟通交流,增加床上、床边及床下活动,尽量满足患者需求,尽早去除约束具,关注患者夜间睡眠,必要时使用助眠药物,预防谵妄的发生。

8. 若无禁忌证,则保持头胸部抬高≥30°。喂食时亦可让患者保持坐姿。喂食前应检查气囊压力,如使用带声门下吸引的气管导管,间歇手动抽吸或持续低负压吸引(吸引负压-100mmHg左右),观察气囊上方引流液的状况。

9. 加强人工气道的温、湿度管理,未使用机械通气的患者,可以使用高流量、湿化器湿化或间歇雾化湿化,定时评估痰液黏滞度,保持气道引流通畅。

10. 密切监测生命体征、经皮血氧饱和度及血气指标等。

11. 有效落实预防呼吸机相关性肺炎的措施。

12. 护理机械通气管道,调整合适的呼吸机万向支架高度,及时清理接水器及呼吸管路内冷凝水。固定呼吸机管道时,应给患者头部预留足够的活动范围;翻身或移动时,应将呼吸机管道从固定架上取下,以免牵拉导管刺激患者呛咳或发生导管移位甚至意外拔管。

13. 每日评估气切导管的必要性,尽早脱机或拔管。

(三)气管导管拔除

1. 告知患者拔管的步骤和配合方法。

2. 抬高床头,拔管前予以高浓度吸氧和气管内吸痰。

3. 协助医生拔除气管导管。

4. 拔管后指导患者有效咳嗽咳痰,给予合适氧疗工具吸氧,并评估患者有无声音嘶哑、呼吸困难、吞咽疼痛等。

5. 做好口腔护理。

6. 告知患者拔管后4～6小时内禁食、禁饮。

四、氧疗护理

氧疗的目的是提高肺泡内氧分压,增加氧的弥散能力,提高动脉血氧分压和血氧饱和度,增加机体的可利用氧。

(一)氧疗分类

1. 根据氧浓度的控制程度:

(1)非控制性氧疗。

(2)控制性氧疗。

2. 根据吸入氧浓度的高低:

(1)低浓度氧疗(氧浓度＜40%)。

(2)中浓度氧疗(40%≤氧浓度≤60%)。

(3)高浓度氧疗(氧浓度＞60%)。

3. 根据氧流量的大小:

(1)低流量氧疗(氧流量＜4L/min)。

(2)高流量氧疗(氧流量≥4L/min)。

注:高流量与低流量并不等同于高浓度与低浓度,不同氧疗装置氧流量与氧浓度之间的关系不同。

(二)吸氧方式

1. 鼻导管吸氧,流量一般为1～3L/min。

2. 普通面罩吸氧,流量一般为5～8L/min。

3. 氧袋面罩吸氧,给氧浓度较高。流量一般为10L/min以上。

4. 文丘里面罩吸氧,可严格控制给氧浓度,减少体内二氧化碳蓄积的可能。流量根据医嘱进行调节。

5. 氧帐适用于婴幼儿。

(三)措　施

1. 吸氧前解释治疗的目的、方法、意义、配合要点及注意事项。

2. 按操作规程吸氧。

3. 操作鼻导管吸氧前先清洁患者鼻腔,观察有无鼻中隔扭曲和鼻黏膜出血、干燥等。

4. 保持气道通畅,氧流量＜5L/min者无需湿化,氧流量≥5L/min应做好气道湿化。如定时气道雾化,高流量湿化等。

5. 湿化者每天更换吸氧用具。

6. 观察氧疗的效果。呼吸困难减轻、呼吸频率减慢、经皮血氧饱和度上升、发绀缓解、生命体征平稳、血气分析示氧分压上升,提示氧疗有效。根据医嘱氧疗目标滴定调节吸入氧浓度。

7. 观察氧疗的不良反应。鼻黏膜出血、肺不张、氧中毒(在吸氧过程中出现胸骨后不适、鼻塞、咽喉痛、肺活量减少,提示可能出现氧中毒)等应及时报告医生。

第十节 疼痛管理

疼痛管理的目的是缓解或减轻疼痛至患者可以接受的程度。

一、评估要点

1. 评估疼痛的诱因、性质、部位、程度、持续时间、发生频率及有无伴随症状、加重和缓解。

2. 通过对生命体征、面部表情、躯体姿势、声音、情绪等方面的评估,客观地评价患者的疼痛。疼痛引起的生理反应,如心率加快、出汗等。观察患者不舒适的非语言暗示,尤其是无法进行有效沟通的患者。

3. 确认疼痛对生活品质所造成的影响,如睡眠、食欲、活动、认知、情绪、人际关系、工作表现及角色责任等。

4. 评估患者对疼痛的认知反应,如焦虑、恐惧、疼痛的危害性、应对方式等。

5. 评估患者以往与疼痛相关的经验,包括慢性疼痛的个人或家族史。

6. 评估患者过去曾使用过的有效的疼痛控制措施。

7. 评估文化因素对疼痛认知和疼痛反应的影响。

8. 评估疼痛治疗的效果及不良反应。

9. 评估患者对疼痛控制的目标。

二、疼痛评估工具

1. 对有自主交流能力的患者可采用0～10分数字评分法(numerical rating scale,NRS)、语言描述法(verbal rating scale,VRS)、视觉模拟法(visual analog scale,VAS)、脸谱法(faces pain scale,FPS)等评估工具。

2. 对于不具备自主交流能力的患者,可采用行为疼痛评估量表(face,leg,activity,cry and consolability pain assessment tool,FLACC)等评估工具。

3. 对于监护室内有人工气道的患者,可使用CPOT进行有效评估。

三、措　施

1. 提供疼痛相关的信息,解释疼痛的原因,有效预防和控制疼痛的重要性,告知患者应在疼痛发生时和当疼痛性质、程度发生改变时,告知医护人员。

2. 在执行可能造成疼痛的措施前、患者活动前、疼痛加剧前,考虑患者的参与意愿、参与能力、喜好、重要亲友对此方法的支持,以及禁忌证等。及时使用疼痛控制措施,如药物、非药物以及心理护理的方法,以有效缓解疼痛。非药物疼痛缓解方法包括催眠、冥想、放松、音乐疗法、转移注意力、游戏疗法、活动疗法、热疗法、冷疗法、针灸和按摩等,或配合其他疼痛缓解方法一同使用。根据患者的反应及时调整疼痛控制方法,监测患者疼痛控制效果。

3. 根据患者情况实施个性化的镇痛方案,与患者一起完成缓解疼痛的目标。遵医嘱及时使用止痛药及PCA,做好PCA护理以达到最佳镇痛效果。

4. 为患者提供安静、舒适的休息环境,给予舒适的体位,控制可能影响患者疼痛的环境因素,如室内温度、光线及噪声等。

5. 解除诱发或加重疼痛的因素,如焦虑、烦躁、紧张及认知缺失等。

6. 促使患者获得充足的休息和睡眠,以协助缓解疼痛。

7. 鼓励患者自我监测疼痛的情况,指导患者正确学会疼痛评估方法。向其进行宣教,不需要忍耐疼痛,若发生疼痛可以积极寻求帮助。

8. 预防和处理镇痛药物不良反应,并做好患者宣教。

第十一节　营养管理

一、管　饲

管饲的目的是经由胃(肠)管提供患者营养素及水分。

(一)评估要点

1. 评估胃(肠)管位置、留置深度。

2. 评估有无胃潴留及导管堵塞等情况。

3. 评估管饲液的种类、温度、浓度、剂量等。

4. 评估患者体液平衡情况。

5. 评估患者的肠鸣音情况,大便的次数、量、性状等,以及有无恶心、呕吐、腹胀感等不适。

6. 评估患者有无吸入性肺炎、急性腹膜炎、肠道感染等并发症发生。

7. 了解血常规、血生化、细胞免疫功能、血糖等检查结果。

(二)措　施

1. 遵循容量从少到多、速度从慢到快、浓度从低到高的原则。

2. 安全护理：

（1）有效固定胃（肠）管，做好标识。每次管饲前确认管道的位置。

（2）采用滴注法管饲时应单独悬挂营养液，醒目标识，与静脉输液通路严格区分。

（3）烦躁、精神症状等患者，遵医嘱使用镇静剂，适当约束，防止意外拔管。

（4）每24小时更换一次管饲用物，如注食器、输注管路等。

3. 注意事项：

（1）管饲（特别是经胃管饲）时，协助患者采取头高位或半卧位，最好达到上胸部抬高30°～45°，管饲结束后30～60分钟方可将床头摇低。

（2）管饲时应保持气管插管或气切导管的气囊压力适宜。同时观察气囊上方吸引的分泌物的颜色、性状和量。

（3）管饲液应复温至38～40℃或者室温。

（4）口服药管饲时需每种药品分别充分研碎，禁止与营养液相混，以免影响药效或堵塞管腔。

（5）连续管饲过程中每4～6小时冲洗胃（肠）管一次，管饲前后、灌入口服药前后均应使用温开水20～30ml冲洗胃（肠）管。

（6）若胃内残留食物量大于200ml，则暂时停止管饲。

（7）打开但未使用的营养制剂，放于冰箱2～6℃储存，保质期为24小时。正在使用的营养液，保质期为24小时，自制营养液保质期根据具体要求定。

4. 基础护理：

（1）保持口腔清洁。

（2）保持管饲导管周围皮肤清洁干燥。经鼻置管者，每天用油膏涂拭鼻腔黏膜。

（3）观察管饲导管固定处的皮肤，定时更换，防止器械相关性的压力性损伤。

5. 一旦发生不良反应或并发症，应减慢速度或停止管饲，通知医生并协助处理。

二、胃肠外营养护理

胃肠外营养的目的是经静脉途径提供患者所需要的营养素及水分。

（一）评估要点

1. 评估胃肠外营养液的种类、性状、渗透压等。

2. 评估静脉导管的位置、固定情况、管道是否通畅。对中心静脉导管，需评估导管深度。

3. 评估导管敷料有无渗血、渗液、潮湿、完整性受损等。

4. 评估患者体液平衡情况。

5. 评估患者意识，及有无恶心、呕吐、体温升高、头痛、面红、头晕眼花等不良反应。

6. 评估患者有无与感染、代谢相关的并发症发生。

7. 了解血常规、血生化、细胞免疫功能、血糖等检查结果。

（二）措　施

1. 监测生命体征，必要时监测中心静脉压、平均动脉压、肺动脉压及肺毛细血管楔压等。

2. 在配置及输入胃肠外营养液过程中,必须严格执行三查七对及无菌操作,注意配伍禁忌,遵守配置顺序。

3. 根据胃肠外营养液的种类、性状、渗透压等,选择合适的静脉通路,如预计输注胃肠外营养超过10~14天,建议采用CVC或PICC置管。

4. 合理安排输注顺序,调整输注速度,开始的输注速度<40ml/h,以后按20ml/(h·d)递增,直至达到所需速度,一般不超过120ml/h。单瓶输注脂肪乳剂时,开始10分钟控制在每分钟20滴以内,若无不适,可逐渐增加滴速,30分钟后稳定在每分钟30滴以内。

5. 营养液应现配现用,一般在24小时内均匀输注。对于单瓶输注的脂肪乳剂,应在12小时内完成输注。如果考虑到输液量较大而需要较多时间,那么应该在24小时内完成输注。

6. 在停止胃肠外营养液输注时,需用生理盐水或肝素盐水进行静脉管路的冲洗。

7. 每24小时更换输液管路,如疑有污染或当输液产品、输液系统的完整性受到破坏时,应立即更换。

8. 遵医嘱记录24小时出入量。

9. 一旦发生不良反应或并发症,应调整输液速度或停止输液,通知医生并协助处理。

第十二节 感染护理

一、切口感染护理

(一)目 的
控制切口感染。

(二)评估要点
1. 评估切口愈合情况、红肿程度及局部渗液及引流液情况,有无合并局部脓肿。
2. 监测体温变化。
3. 评估患者的营养状况。
4. 监测血常规、C反应蛋白(C-reactive protein,CRP)、切口分泌物培养加药物敏感试验等。

(三)措 施
1. 保持切口敷料清洁干燥,及时换药。
2. 遵医嘱使用抗生素。
3. 病情允许者,鼓励高蛋白、高维生素饮食,加强营养,或遵医嘱予静脉营养支持治疗。
4. 若切口已形成脓肿者,遵医嘱做好切开引流的准备。

二、肺部感染护理

（一）目　的

控制肺部感染,预防并发症。

（二）评估要点

1. 评估患者体温、呼吸频率、经皮血氧饱和度变化,严密观察有无胸闷、气促、氧分压降低、经皮血氧饱和度下降等呼吸衰竭的征象。

2. 评估患者咳嗽、咳痰能力及肺部听诊情况。

3. 监测血常规、痰液培养加药物敏感试验、肺部X线、肺部CT等。

4. 评估有无肺不张等并发症发生。

5. 评估患者痰液颜色、性状、量。

（三）措　施

1. 协助患者取半卧位。给予吸氧,监测患者呼吸状态和血气情况。

2. 根据肺部听诊情况翻身拍背。

3. 适当补充水分,遵医嘱予以雾化吸入。

4. 指导患者深呼吸及有效咳嗽。

5. 协助患者排痰,必要时经口鼻气道内吸痰。

6. 根据痰液培养加药物敏感试验结果,遵医嘱使用抗生素。

7. 保持合适的病室温度与湿度。

三、尿路感染护理

（一）目　的

控制尿路感染。

（二）评估要点

1. 评估患者尿频、尿急、尿痛情况。

2. 留置导尿患者,评估导尿管留置时间,尿液是否黄色澄清。

3. 监测血常规、尿常规、尿液培养加药物敏感试验等。

（三）措　施

1. 在病情允许情况下,鼓励患者多饮水,每天2000ml以上。

2. 根据尿液培养加药物敏感试验结果,遵医嘱使用抗生素。

3. 做好会阴护理,至少每天2次。定时更换引流袋。

4. 必要时遵医嘱膀胱冲洗。

5. 及时评估拔管指征,及早拔管。

第十三节　安全护理

一、约束的护理

约束的目的是使用合适的约束工具约束患者的身体或四肢,保障患者的安全,并确保治疗、护理措施顺利进行。

（一）评估要点

1. 评估患者使用约束工具的必要性。

2. 评估约束工具使用的有效性。

3. 约束后评估约束部位皮肤及血液循环情况,至少每2小时一次。

（二）措　施

1. 告知患者和(或)家属约束的必要性,签署知情同意书,取得配合。

2. 告知患者和(或)家属约束措施的实施步骤、目的及注意事项。

3. 选用合适的约束工具,约束松紧适宜,方法正确每2小时放松约束部位3～5分钟。正确使用各类约束用具,约束用具在紧急情况下应易于取下。

4. 为患者提供安静、安全、舒适的环境,有利于患者更有效地得到治疗。

5. 约束时,注意肢体的摆放位置,经常协助患者变换体位,做好皮肤护理预防压力性损伤的发生,做好相应的记录。

6. 观察患者对约束的反应,有需要随时呼叫护士。

7. 必要时遵医嘱使用药物以减少焦虑和躁动。

8. 给予患者心理上的支持与安慰。

9. 定期评估患者持续约束或终止约束的必要性,及时停止约束。

二、跌倒的护理

预防跌倒是指有效防范与减少患者跌倒事件的发生,保障患者诊疗过程安全,减少意外损伤。

（一）评估要点

1. 筛查门诊高跌倒风险患者和住院患者。

2. 根据医院不同的特点,选择合适的跌倒风险评估工具,准确评估患者跌倒风险。

3. 常用的跌倒风险评估量表有:

(1)成人:中文版约翰霍普金斯医院跌倒危险评定量表、Morse跌倒危险因素评估量表、Hendrich Ⅱ跌倒风险评估量表、托马斯跌倒风险评估表进行跌倒风险的评估并记录等。

(2)儿童:改良版 Humpty Dumpty 儿童跌倒风险量表等。

(3)门诊患者目测法:凡发现醉酒、步态不稳、使用助行器(非独立行走)视力受损、特殊诊疗后(手术、接受镇静和麻醉操作)、2岁以下儿科患者为高风险患者。

4. 跌倒风险的评估要求：

（1）门诊患者：对有跌倒风险的门诊患者进行评估并落实相应的预防措施。

（2）住院患者：住院患者入院8小时内首次评估，以后每日评估一次、患者转科、病情变化、手术或跌倒后需再次评估并记录。

（二）护理措施

1. 住院患者护理干预措施：

（1）低跌倒风险住院患者的干预措施：

1）保持病房和通道的通畅，移走多余的设备，保持床单位与卫生间之间的过道通畅。

2）保证病房照明充足，尤其是夜晚。

3）保证走廊、房间、卫生间和浴室有合适的栏杆和扶手；洗手间安装紧急呼叫装置。

4）及时处理病房内或走廊上的污渍，保持地面干燥；若不能（如下雨天时），则使用防滑垫，并及时放置警示标志。

5）保持患者呼叫系统和求救报警系统的有效性，妥善放置呼叫器，并将常用物品放在患者易取位置，及时应答患者呼叫。

6）嘱患者穿合适的衣裤和防滑拖鞋。

7）保持病床处于最低位置。

8）患者卧床时应将床栏拉起；行走时使用与行走能力相适应的辅助器具，如拐杖、步行器、轮椅。

9）妥善固定床单位、平车和轮椅。

10）灵活使用轮椅上的固定带和防滑效果较好的垫子，以保证坐姿安稳。过斜坡时要倒推轮椅。

11）向患者宣教病房环境，包括卫生间的位置、如何使用床单位和呼叫器。

12）鼓励患者及其家属在需要时寻求帮助。

（2）中跌倒风险住院患者的干预措施：

1）实施低危跌倒风险患者的干预措施。

2）在转运患者过程中，需交接患者跌倒风险情况。

3）患者床边坐起、个人卫生的清洁、步行或如厕时，在必要的情况下给予协助或监管。

（3）高跌倒住院风险患者的干预措施：

1）实施低跌倒风险患者的干预措施。

2）为中、高跌倒风险患者制订护理计划，并在患者腕带、床头卡/床头显示屏上做好标记，签署预防跌倒告知书。

3）在转运患者过程中，需交接患者跌倒风险情况。

4）患者床边坐起、清洁个人卫生、步行或如厕时，需有人陪同。

5）需在医务人员或经过培训的照护者的协助下完成患者转运。

6）需要24小时陪护。

2. 住院患儿跌倒的预防干预措施：

(1)低跌倒风险住院患儿的预防干预措施：

1)指导患儿和(或)照顾者熟悉环境、病床。

2)与家长签署预防跌倒告知书。

3)将病床放置在低位,使用双面床栏,任何时候保证制动。

4)根据年龄和诊断提供适合的床。

5)检查设施是否完好(如制动轮、安全带、床栏功能等)。

6)评估照顾者是否能正确使用床栏。

7)无人陪伴时,保证双面床栏处于拉起状态。

8)呼叫铃放在合适位置,教会患儿和(或)照顾者正确使用。

9)水杯、纸巾、毛巾、眼镜或助听器等常用物品必须放置在患儿或照顾者能够触及的范围内。

10)合理限制患儿活动,如禁止跳、跑、爬高。

11)嘱给会走动的患儿穿防滑鞋,着尺寸合适的衣裤,防止绊倒。

12)清除无用的设备和危险物品;保证通往卫生间的通道没有障碍,地面不滑。湿性拖地后放警示牌,避免不必要地走动。

(2)高跌倒风险住院患儿的预防干预措施：

1)执行低跌倒风险患儿预防措施。

2)床边挂预防跌倒警示标记。

3)任何时间均须有人陪伴,特别是走动或去卫生间时。

4)评估患儿和(或)照顾者的依从性,对低依从性的患儿和(或)照顾者再教育强调安全隐患。

5)必要时将患儿迁床至护士站附近。

6)因安置管道或设备需拉低床栏时,给予必要约束并加强观察。

7)转运时医务人员陪伴,系好安全带,拉起床栏。

8)根据病情给予约束。

3. 门诊患者跌倒的预防干预措施：

(1)保持光线充足、通道无障碍物、地面干净不潮湿;卫生间地面要放置警示标志。

(2)高跌倒风险患者在诊疗期间由家属陪同或者使用轮椅等转运措施。正确安全使用床、轮椅等转运设施,加强防护,预防跌倒。

(四)跌倒发生后的处理流程

患者不慎跌倒后应立即监测生命体征、评估损伤程度,同时妥善安置患者,通知医生,进行必要的检查(如X线检查等),遵医嘱进行处理,做好护理记录(时间、地点、患者情况和处理经过),并向上级部门汇报。

三、自我伤害的护理

（一）目　的

协助患者减少或停止自我伤害或自我虐待的行为。

（二）评估要点

1. 评估自我伤害行为的动机或原因。

2. 评估患者的认知能力、自我控制能力及预期行为和表现。

3. 评估患者所处环境的安全性。

（三）措　施

1. 观察患者是否有导致自杀等自我伤害行为的冲动和情绪。

2. 及时监测，告知家属加强陪护避免患者发生自我伤害行为。指导家属多与患者进行沟通，及早发现患者情绪的变化。

3. 将患者环境中的危险物品移除。

4. 提供适当的手套、约束带、头盔或其他约束来限制活动及行为，以减少自我伤害。

5. 遵医嘱给予适当的药物治疗以镇静情绪、减少焦虑和自我刺激，并监测药物使用的疗效。

6. 及时观察患者情绪变化，并报告相关部门。

7. 提供患者适当的应对策略，如语言表达训练，控制强迫性行为训练及促进肌肉放松等。

9. 指导患者有效的行为解决方式及适当地表达自我感受。

10. 指导患者在感受到自我伤害行为快要发生时，应及时告知家属。

11. 指导患者及其家属处理患者自我伤害行为的方法。

12. 告知患者及其家属有关疾病的知识。

第十四节　体温异常的护理

一、体温过高的护理

（一）目　的

预防并及时处置体温高于正常值的状况。

（二）评估要点

1. 监测体温变化规律，评估热型、热程及脉搏、呼吸、血压等。

2. 监测血常规、血电解质、血生化、C反应蛋白等。

3. 积极寻找体温过高的原因，如伤寒、感染等。

4. 评估有无伴随症状及体征，如畏寒、寒颤、出汗、皮疹、淋巴结肿大、咳嗽、咳痰、恶心、呕吐、腹痛、腹泻等。

（三）措　施

1. 高热患者代谢消耗多,但摄入少,应减少活动,保证充足的休息。

2. 以易消化的流质、半流质食物为主,少量多餐。

3. 遵医嘱物理降温或药物降温,评价降温效果。

4. 观察生命体征,定时测量体温,一般每日测量4次,高热时应每4小时测量1次,降温后30分钟测量体温评价降温效果待体温恢复正常3天后,改为每日测量2次。

5. 维持体液平衡,遵医嘱记录24小时出入量,特别是出汗量。

6. 保持皮肤清洁,及时更换衣裤。

7. 落实口腔护理。

8. 保持合适的环境温度和湿度。

9. 寒战高热时遵医嘱留取微生物培养,如血培养、痰培养、尿培养、引流液培养等。

二、体温过低的护理

（一）目　的

预防及积极处置体温低于正常值的状况。

（二）评估要点

1. 监测体温变化规律,了解体温过低的原因,如颅脑外伤、体外循环、长时间手术等。

2. 评估肢体末梢及皮肤黏膜颜色、温度。

3. 监测血常规、血电解质和血气分析。

（三）措　施

1. 监测生命体征变化,必要时监测心排量、肺毛细血管楔压、系统性循环血管阻力及右心房压等。

2. 将患者从低温处移至温暖的环境,去除患者身上的湿冷衣物。

3. 加盖棉被保暖,谨慎使用热水袋、电热毯升温,防止烫伤。必要时使用控温仪、热空气暖风装置升温。

4. 静脉输入的液体、血液制品提前复温,有条件时使用专用的加温设备加热。

5. 维持体液平衡,遵医嘱记录24小时出入量。

6. 指导及协助患者摄取温热的食物。

7. 告知患者到寒冷的环境时,必须穿着温暖及保护类的衣物。

8. 告知患者警惕体温过低的早期警示征象,如发冷、皮肤发绀等。

9. 监测体温,评价复温效果。

第十五节　排尿、排便异常的护理

一、尿失禁的护理

（一）目　的

协助促进排尿控制并维持会阴部皮肤的完整性。

（二）评估要点

1. 积极寻找尿失禁的原因,如骨盆骨折、前列腺疾病等。

2. 评估尿液气味、量、颜色、性状以及排尿频率、持续性等。

3. 定时评估会阴部皮肤的完整性。

（三）措　施

1. 调整衣物、用具及环境以方便患者随时如厕。

2. 患者排泄时保护其隐私。

3. 合理安排给予利尿剂的时间,以减少对患者生活的影响。

4. 定期清洁外阴部周围皮肤,勤换衣裤,保持床单和衣物清洁、干燥。

5. 必要时应用接尿装置引流尿液或者留置导尿。

6. 遵医嘱记录24小时尿量。

7. 如病情允许,告知患者每日白天摄入2000～3000ml的液体,睡前2～3小时适当地限制液体的摄取。

8. 指导患者循序渐进进行膀胱功能训练。合理安排排尿时间,定时使用便器,建立规则的排尿习惯。初始白天每隔1～2小时使用便器一次,夜间每隔4小时使用便器一次。以后逐渐延长间隔时间,以促进排尿功能恢复。使用便器时,用手按压膀胱,协助排尽尿液。

9. 指导患者进行盆底肌的锻炼。患者取立位、坐位或卧位,试做排尿动作,先慢慢收缩肛门,再收缩阴道、尿道,产生盆底肌上提的感觉,在肛门、阴道、尿道收缩时,大腿和腹部肌肉保持放松,每次缩紧不少于3秒,然后缓慢放松,每次10秒左右,连续10遍,以不觉疲乏为宜,每天进行5～10次。同时训练间断排尿,即在每次排尿时停顿或减缓尿流,以及在任何"尿失禁诱发动作"(如咳嗽、弯腰等)之前收缩盆底肌,从而减轻排尿紧迫感、频率和溢尿量。如病情许可,鼓励患者做抬腿运动或下床走动,以增强腹部肌肉张力。

二、尿潴留的护理

（一）目　的

协助患者及时解除膀胱的膨胀。

（二）评估要点

1. 了解尿潴留的原因,如活动受限、麻醉、手术、尿路感染、前列腺增生等。

2. 评估尿液气味、量、颜色和性状,排尿频率、持续性以及膀胱充盈程度。

（三）措　施

1. 调整衣物及环境以方便患者如厕。

2. 调整体位和姿势,尽可能使患者以习惯姿势排尿。

3. 对需绝对卧床休息或某些术后需要卧床的手术患者,术前训练床上排尿。

4. 患者排泄时保护其隐私。

5. 利用听流水声、马桶冲水声,用温水冲洗会阴部,冷敷和按摩腹部等方法促进排尿。

6. 遵医嘱给药,监测用药效果。

7. 必要时行导尿术,建议执行间歇性导尿。第一次引流尿液不要超过1000ml。

8. 对尿潴留需留置导尿的患者,指导并保持导尿管通畅,固定妥当,防止尿液反流。长期留置导尿的患者拔管前建议进行夹管训练,以利于膀胱功能恢复。

9. 遵医嘱记录24小时尿量。

10. 指导患者进行盆底肌锻炼(方法同前)。尿潴留患者不做提肛锻炼。

三、便秘的护理

（一）目　的

预防并减轻便秘的情况。

（二）评估要点

1. 了解便秘的原因,如肛门直肠病变、肠梗阻、腹腔或盆腔疾病及妊娠、精神因素、结肠运动功能紊乱、排便动力不足、肠道所受刺激不足、肠壁反应性减弱、药物不良反应、全身性疾病、不良生活习惯等。

2. 评估肠鸣音情况、排便次数、排便频率、排便难易度,以及大便性状、量及颜色,有无腹部饱胀感、残便感等。

3. 评估患者有无口臭、失眠、不安、注意力不集中、头重感等情况。

（三）措　施

1. 调整衣物,改善环境,以方便患者如厕。

2. 调整体位和姿势,尽可能使患者以习惯姿势排便。

3. 对需绝对卧床休息或某些术后需要卧床的手术患者,术前训练床上使用便盆。

4. 选择一天中较充裕的时间定时如厕,协助患者建立正常的排便习惯。

5. 患者排泄时保护其隐私。

6. 做适度的运动计划,建立规律的运动时间表。

7. 非功能性便秘患者多食蔬菜、水果等高纤维食物。如病情允许,每日液体摄入量不少于2000ml。

8. 为功能性便秘患者详细解释排便的生理机制,尤其强调"自我暗示法"。

9. 遵医嘱给予口服缓泻剂及通便剂,必要时遵医嘱灌肠。

10. 告知患者及其家属食物、运动、水分摄取与便秘之间的关系。

11. 若发现患者有过度使用腹压引起疲劳,特别是心脏病患者因用力排便感到不适,应立即扶其卧床休息,予以对症处理。

12. 病情允许可给予药物灌肠或大肠水疗法。

四、腹泻的护理

(一)目　的

预防及减轻腹泻的情况。

(二)评估要点

1. 了解腹泻的原因,如过敏性结肠、肠易激综合征、吸收不良、乳糖不耐受症、食物中毒、肠道感染、肠道炎症、肠道肿瘤、肠内营养、药物不良反应、化学物质重度、内分泌及代谢疾病、精神神经因素等。

2. 评估诱因及伴随症状。饮食不当,受凉、过劳、精神创伤等常诱发腹泻。伴随症状包括呕吐、腹痛、里急后重、发热、腹胀等。

3. 评估患者肠鸣音情况,有无腹痛、腹胀,评估排便次数、排便频率以及大便性状、量、气味、颜色。

4. 评估患者有无营养不良、食欲不振、发热、失眠、头晕、全身倦怠等情况。

5. 评估患者体液、酸碱、电解质平衡状况。

6. 评估患者肛周皮肤状况,特别是不能自行如厕或大便失禁的患者,评估有无发生失禁性皮炎。

(三)措　施

1. 监测生命体征,观察有无脱水。

2. 记录大便次数、量、性状,及时送检大便标本,监测电解质和酸碱情况,维持内环境稳定。

3. 调整衣物,改善环境,以方便患者如厕,注意腹部保暖。

4. 患者排泄时保护其隐私。

5. 鼓励患者多饮水,饮食宜清淡易消化,避免油腻、辛辣、刺激性食物,严重腹泻时可暂禁食。

6. 遵医嘱补液及用药。

7. 保持肛周皮肤清洁、干燥,必要时应用皮肤保护剂。

8. 向患者讲解有关腹泻的知识,指导患者注意饮食卫生习惯。

9. 一旦考虑艰难梭状杆菌感染,及时送检大便标本,注意做好隔离措施。

五、大便失禁的护理

(一)目　的

促进大便控制及保持肛门周围皮肤的完整性。

(二)评估要点

1. 了解大便失禁的原因。解剖学异常包括肛门撕裂、直肠脱垂、内痔脱出等;先天性异常包括直肠肛门发育不全、脊柱裂等;神经原性原因包括老年性痴呆脊柱损伤、多发性神经炎药物等;平滑肌功能异常包括放射性肠炎、炎性肠病等,骨骼肌疾病等。

2. 评估患者肠鸣音情况,有无腹痛、腹胀,评估排便次数、排便频率以及大便性状、量、气味、颜色。

3. 评估患者会阴部、尾骶部、肛周皮肤状况。

4. 评估患者精神心理状态。

(三)措　施

1. 改善环境,以方便患者如厕,注意腹部保暖。

2. 患者排泄时保护其隐私。

3. 了解患者排便规律,训练排便及如厕技巧。

4. 鼓励患者多饮水,饮食宜高热量、高蛋白、低纤维素、易消化。

5. 与医生沟通,采取营养管理、液体管理。遵医嘱药物治疗。

6. 保持肛周皮肤清洁、干燥,预防失禁相关性皮炎。应用结构化皮肤护理方案,如清洁、保湿、保护。建议至少每天1次或每次大便失禁之后用温水或中性洗剂清洁皮肤,合理选择润肤剂和保护剂。

7. 保持床垫、床单及衣裤清洁。

9. 指导患者进行肛门括约肌及骨盆底部肌肉的锻炼。

10. 评估肛门失禁原因,协助医生进行病因治疗。

第十六节　压力性损伤的护理

压力性损伤(pressure injury)是指发生于皮肤和(或)皮下组织的局限性损伤,通常发生在骨隆突处,或与医疗设备等接触相关,可表现为表皮完整或开放性溃疡,可能伴有疼痛。强烈和(或)长期的压力或压力联合剪切力可导致压力性损伤。软组织对压力和剪切力的耐受性受微环境、营养、灌注、合并症和软组织状态等的影响。

一、评　估

(一)风险因素

1. 内在因素,如感觉异常、移动和活动受限、营养不良、组织灌注状态差、高龄、肥胖、体温异常、大小便失禁等。

2. 外在因素,如压力、剪切力、摩擦力、潮湿。压力是最主要的因素。

(二)好发部位

压力性损伤好发于缺乏脂肪组织保护、无肌肉包裹或肌层较薄的骨突处及受压部位。

(三)皮肤评估

1. 评估内容包括全面的皮肤检查,特别关注骨突处、医疗器械直接接触部位、习惯性体位下的皮肤。查看受压部位皮肤是否有红斑、皮疹、损伤、瘢痕、局部过热、水肿、硬结,注意任何可能引起压力性损伤的疼痛信息,并记录下所有的评估内容。皮肤颜色较黑者,出现局部热感、水肿、受检组织相对周围组织硬度的改变是评估早期压力性损伤的重要指标。检查时按从头到脚的顺序,足跟处可借助镜子等工具。

2. 入院后尽快评估。当患者病情变化、手术、转科等情况时,及时评估。此后根据不同的危险程度确定再次评估的间隔时间。对于医疗器械下方和受压的皮肤,至少每天2次评估;对于局部或全身水肿的患者,在皮肤受压或器械接触区进行每天2次以上的皮肤评估。

(四)风险评估

1. 常用的评估工具有 Braden 和 Braden Q 评估表(见表1-16-1)、Norton 评估表、Waterlow 评估表等,Braden 评估表使用最广泛。

表1-16-1 成人压力性损伤风险评估 Braden 评估表

项目/评分	1分	2分	3分	4分
感觉	完全受限	非常受限	轻度受限	没有改变
潮湿	持续潮湿	非常潮湿	偶尔潮湿	很少潮湿
活动方式(身体活动程度)	卧床	轮椅	偶尔行走	经常行走
活动能力(控制或改变姿势的能力)	完全不能移动	重度受限	轻度受限	没有改变
营养	非常差	可能不足	充足	非常好
摩擦/剪切力	已存在问题	潜在问题	无明显问题	
评分标准:最高23分,最低6分,15～18低度危险,13～14分中度危险,10～12分高度危险,≤9分非常危险				

2. 入院后尽快评估。当患者病情变化、手术、转科等情况时,及时评估。此后根据不同的危险程度确定再次评估的间隔时间。再评估频率取决于护理程序环境。提供预防措施时,不可仅依赖风险评估工具的评估结果,临床仍需要进行全面的皮肤检查。

3. 其他风险评估,如脆弱的皮肤,现存的压力性损伤,已经愈合的压力性损伤,血管疾病、糖尿病引起的血流障碍等情况。

三、预防措施

(一)减压技术

1. 应用减压支撑面。理想的支撑工具应具备3个特征:有效缓解或减轻皮肤组织承受的压力,避免压力集中及持续受压;减轻剪切力及摩擦力;良好的透气和散热性能。

(1)局部减压支撑面:各类减压椅垫、枕垫、足跟垫等,根据使用的部位不同选择各种不同的形状。根据材质可分为气垫、凝胶垫、海绵垫、泡沫垫、凝胶海绵垫等。不建议使用以下器械来抬高足跟,如合成羊皮垫、纸板、环形或圈形器械、静脉输液袋、充水手套等。

（2）全身减压支撑面:静态减压床垫(非电力减压床垫)包括静态充气床垫、高密度泡沫床垫、硅胶床垫、充气或充水床垫;动态减压床垫(电力减压床垫)包括普通气垫床、交替式减压气垫床、喷气式减压气垫床、电动持续两侧翻身气垫床、空气悬浮床、液体流动床等。

2.变换体位减压法是实现间歇减压最简单有效的方法。

（1）制订体位管理计划:结合患者一般情况、治疗目标、活动和移动能力、总体医疗状况、减压设备以及舒适需求,制订体位管理计划。

（2）体位变换频率:传统频率为每2小时一次。临床结合病情、选择的减压支撑面、患者休息等情况,可延长患者的体位变换间隔时间。在每一次体位改变时,需要观察皮肤状况。若出现皮肤改变,则应缩短间隔时间。

（3）体位管理技巧:

1）所有体位均以患者舒适、安全为主旨。

2）在体位改变时,采用"抬起减压法"。

3）对不耐受经常更换体位的患者,考虑使用更为缓慢的速度逐步翻动,以保证生命体征平稳,让受压部位得到再灌注。

4）体位变换时需避免肢体压迫在医疗设备上,如管道、引流系统等。

5）体位摆放注意卧床患者床头抬高角度应限制于30°内(除非有医疗禁忌证)。抬高床头前,先将床尾抬高30°或者屈曲膝关节,将枕头等减压设备垫于双臂、小腿下及双膝关节间。侧卧位时采用30°卧位(右侧、仰卧、左侧交替进行)。体位改变后,要维持各关节正常的功能位置,抚平衣物及床单。

3.局部自我减压法(主动减压法),即有能力的患者采取一定的方式使局部受压处定期得到舒缓减压。如长期坐轮椅的患者,每15分钟用上臂支撑抬起臀部,每次坚持1～3分钟。

4.敷贴局部减压法,即将各类敷料应用于需要保护的部位,可分散剪切力、减少摩擦力、重新分布压力以及保持局部皮肤适宜的微环境。

（二）预防器械相关性压力性损伤

1.易导致压力性损伤的医疗设备包括各类氧疗工具、气管插管或气管切开固定装置、各类经鼻导管、外固定器材、各类监护导线及引流管道等。

2.器械相关压力性损伤预防:

（1）选择形状、大小合适和材质舒适的器械,以避免过度受压或固定不稳所致的损伤。

（2）每天至少观察2次与医疗器械相接触的皮肤情况。如果患者有水肿等问题,需要增加观察次数。条件允许的,可建议对其进行松动,更换器械使用位置、重置或去除。

（3）只要临床治疗允许,尽早去除可能引起压力性损伤的医疗器械。

（4）检查患者是否直接放置在管道及其他医疗设备或异物上,除非无法避免,体位改变前后都应重新调整和检查。有效固定设备,同时避免局部增加额外压力。

（5）使用合适的预防性敷料,但避免放置过多的敷料而增加皮肤与器械接触面的压力。

（6）保持器械接触的皮肤清洁干燥。

（7）检查并清除皮肤下不必要的物品。

（三）皮肤护理

1. 预防性皮肤护理：

（1）每天检查全身皮肤状况。

（2）个体化沐浴频率，选择性质温和的清洗剂，避免用力擦拭，禁止使用酒精溶液擦洗。

（3）干燥皮肤使用保湿剂，如润肤露或润肤油。禁止使用过油的油膏，因其容易堵塞皮肤毛孔。

（4）可使用设备来减少潮湿，考虑使用能够让气流在皮肤表面流动的装置，有利于皮肤表面液体的蒸发，如气垫床等。

（5）感觉障碍的患者禁用热水袋，慎用冰袋，防止烫伤或冻伤。

（6）避免将爽身粉、滑石粉拍到皮肤皱褶处。

（7）避免按摩有压力性损伤风险部位的皮肤，如骨突处、发红的皮肤及周边组织。

2. 失禁患者皮肤护理：

（1）为大小便失禁患者制订排便、排尿训练计划。

（2）保持患者处于干爽、干净的环境，避免尿液和粪便的刺激，大小便失禁时要及时用温水或弱酸性清洗剂清洁皮肤，并更换床单和衣裤。尿失禁患者可使用高吸收性的护理产品。

（3）使用皮肤屏障保护用品，局部使用防潮垫，使用隔离剂或皮肤保护霜剂、膏剂等。

（4）使用大小便引流装置。

（5）皮肤发生霉菌感染要及时使用抗霉菌药物。

（四）营养支持

1. 全面评估患者的营养状况和水分状况，给予合适的热量和蛋白质摄入。

2. 识别并纠正各种影响患者营养摄入的因素。

3. 营养缺乏者需营养师会诊。

4. 定期监测营养指标、肝肾功能等。

（五）健康教育

为长期卧床患者、脊髓损伤患者及老年人等压力性损伤的高危人群及其照护者，提供压力性损伤预防的健康资讯。对发生压力性损伤的患者及其照护者做好健康教育。

四、压力性损伤分类和处理

根据《压力性损伤的预防和治疗：临床实践指南》的分级系统将压力性损伤分为六期（类）。器械易导致相应部位黏膜出现压力性损伤，由于这些损伤组织的解剖特点，这一类损伤无法进行分期（类），在去除器械后，大部分损伤会非瘢痕性愈合。

（一）1期（类）压力性损伤

1. 临床表现为局部组织表皮完整，出现非苍白性发红；深色皮肤表现可能不同，感觉、皮温、硬度的改变可能比观察到的皮肤改变更先出现。此类的颜色改变不包括紫色或栗色变化。

2. 处理：①保护性使用敷料，可选用软聚硅酮泡沫、水胶体敷料等。②不要对发红部位进行按摩。

（二）2期（类）压力性损伤

1. 临床表现为部分皮层损伤伴随真皮层暴露。伤口床有活性、湿润、呈粉色或红色，也可表现为完整的或破损的浆液性水疱。脂肪及深部组织未暴露。无肉芽组织、腐肉、焦痂。

2. 处理：①水疱直径＜2cm，可自行吸收，局部透明薄膜保护皮肤。②水疱直径≥2cm，予以常规消毒，无菌针筒抽吸后使用透明薄膜、薄型水胶体敷料或泡沫敷料。③水疱破裂，用生理盐水或者创面清洁剂轻柔地清洗伤口，根据渗液情况选择合适的敷料和更换频次。

（三）3期（类）压力性损伤

1. 临床表现为全层皮肤缺失，常可见脂肪、肉芽组织和边缘内卷、腐肉和（或）焦痂。不同解剖部位的组织损伤深度存在差异，可能出现潜行或窦道。无筋膜、肌肉、肌腱韧带、软骨和（或）骨暴露。如果腐肉或焦痂掩盖组织缺损的深度，则为不可分类压力性损伤。

2. 处理：①清除坏死组织。②控制感染，行伤口分泌物培养，局部使用抗菌敷料，必要时全身抗感染。③渗液管理，选择合适的敷料。④存在潜行或窦道者，清除部分坏死组织，选择合适的敷料填充或引流。⑤必要时考虑辅助疗法。

（四）4期（类）压力性损伤

1. 临床表现为全层皮肤和组织缺失，伤口可见或可直接触及筋膜、肌肉、肌腱、韧带、软骨或骨，可见腐肉和（或）焦痂，常出现边缘内卷、窦道和（或）潜行。不同解剖位置的组织损伤深度存在差异。

2. 处理：同3期（类）压力性损伤处理。

（五）不可分期（类）压力性损伤

1. 临床表现为因腐肉和焦痂掩盖而不能确认组织缺损的程度。如果去除腐肉和（或）焦痂，就能揭示损伤是3期（类）还是4期（类）。缺血肢端或足跟的稳定型焦痂（表现为干燥、紧密黏附、完整无红斑和波动感）不应去除。

2. 处理：①对于肢体远端稳定的焦痂，应清洁伤口，保持其干燥，暂不去除。②若出现痂下渗液，则按3、4期（类）压力性损伤处理。

（六）深层组织损伤

1. 临床表现为完整或破损的局部皮肤出现持续指压不变白的深红色、栗色或紫色，或表皮分离呈现暗红色的伤口床或充血水疱。疼痛和温度变化通常先于颜色改变出现。深色皮肤的颜色表现可能不同。

2. 处理：①出现血水疱或紫水疱，同2期（类）水疱处理方案。②若焦痂局部干燥，则按干痂处理；若焦痂有渗液及坏死组织，则按3、4期（类）压力性损伤处理。

五、压力性损伤动态管理

在压力性损伤的处理过程中需要动态评估患者整体情况、伤口进展和影响其愈合的因素，及时调整护理方案。尤其关注合理减压、营养补充、失禁管理、基础疾病的治疗。

（一）减　压

预防压力性损伤发生的减压技术可用于压力性损伤患者。

（二）多学科联合诊疗

联合相关专科医生、营养师、康复理疗师、临床护士、伤口专科护士等多学科人员，共同参与压力性损伤治疗和护理方案的制订与实施。

（三）伤口处理

进行局部伤口处理，监测伤口愈合情况，1～2周评估一次，以调整处理方案。监测伤口愈合的方法包括使用压力性损伤愈合计分量表等。根据需要运用负压封闭辅助闭合技术，完善植皮或转皮瓣等外科手术术后伤口护理。

（四）健康教育

对压力性损伤患者及其照护者进行减压技术、皮肤护理、伤口处理、营养支持等方面的健康教育。

第十七节　引流管的护理

（一）目　的

保证引流安全有效，符合治疗要求。

（二）评估要点

1. 引流液的颜色、量、性状、特殊气味以及气体引流情况。

2. 引流管的留置时间，置管深度，有无扭曲、阻塞、移位、滑脱、受压等，连接处有无松动。

3. 局部有无脱出，有无发红、肿胀等感染征象，敷料有无渗血、渗液。

4. 生命体征及全身状态有无异常，有无不适主诉等。

5. 导管固定是否妥善，标识是否清晰。

（三）措　施

1. 根据管道放置的部位及风险程度做好相应的标识。

2. 有效固定引流管，严防患者活动时拉出或误拔。

3. 保持引流通畅，避免管道扭曲、折叠，定期挤捏。

4. 观察记录引流液颜色、性状、量，如有异常及时汇报医生。

5. 严格无菌操作。定期更换引流装置，普通非抗反流引流袋应避免引流袋位置高于插入口部位，防止逆行感染。

6. 保持引流管口敷料干燥，做好局部护理，如有液体渗出及时更换，必要时用氧化锌软膏保护周围皮肤。

7. 尽量把管道所接的引流装置放在同一侧的床边，以便于观察。

8. 了解拔管指征，注意观察拔管后有无不适主诉及局部有无渗出，发现异常及时处理。

9. 进行安全教育，告知患者翻身及活动时注意引流袋的位置，防止引流管扭曲滑脱，告知患者滑脱后的应急方法等。

10. 一旦发生导管脱出,应及时通知医生处理,按导管滑脱管理流程上报相关部门。

第十八节　下肢深静脉血栓形成的护理

(一)目　的

减少患者因下肢血液循环障碍引起的合并症。

(二)评估要点

1. 了解下肢深静脉血栓形成的原因,如盆腔术后、下肢制动、深静脉置管等。

2. 评估患肢深静脉血栓形成的类型,分为周围型、中央型、混合型。

3. 评估有无患肢疼痛、肿胀等情况。

4. 评估有无肺栓塞等并发症发生。

5. 了解多普勒血管超声检查、静脉造影术、凝血功能常规、血常规等检查结果。

(三)护理措施

1. 充分抗凝的情况下根据医嘱进行适当活动,活动时避免动作幅度过大,患肢严禁按摩、挤压、热敷,注意保暖,防止血栓脱落。

2. 患肢抬高高于心脏平面20~30cm,膝关节屈曲,使髂股静脉置于松弛不受压状态,有助于静脉回流。

3. 遵医嘱使用溶栓、抗凝、祛聚药,定期监测凝血功能全套,密切观察有无出血情况。一旦出现,及时通知医生,遵医嘱停药或减药。

4. 采取低脂、高纤维素饮食,病情允许的情况下每日饮水2000ml以上,保持大便通畅,吸烟者应戒烟。

5. 对股青肿和股白肿的患者行筋膜切开术的护理,术后创面持续负压吸引,做好引流管的护理,防止感染。抬高肿胀肢体,患肢置于功能位,防止足下垂。

6. 对行滤器植入术或血栓取出术的患者做好相应的术后护理。

7. 密切观察患者患肢疼痛部位、程度、动脉搏动、皮肤的温度、色泽和感觉等,每日测量、记录双下肢不同平面的周径。

8. 对患者进行健康教育,指导患者遵医嘱正确服用抗凝药,自我监测出血情况,正确穿戴医用弹力袜,避免长时间行走或站立,避免剧烈咳嗽等增加腹压的动作,防止血栓再发生。

9. 如患者突然出现胸痛、气急、咳嗽、咯血等肺栓塞表现,则立即通知医生,予高流量吸氧,开通静脉通路,遵医嘱使用溶栓、解痉药,并配合抢救。

第十九节 综合性医院常见临床心理问题及护理常规

一、一般心理护理常规

1. 建立良好的护患关系,如热情接待,主动介绍病房环境、相关制度,告知责任护士、经治医生姓名。

2. 耐心倾听患者的述说,理解患者担心、求助的心情,对患者的问题表现出接受、理解的态度,并用表情或言语给予反馈。

3. 安排适宜的治疗环境,帮助患者适应新的角色。

4. 提供适当的心理支持,以热情关怀的态度、真诚关注的表情、主动体贴的护理措施给患者提供心理援助。

5. 帮助患者获得家庭社会关系的支持,调动患者家属及社会关系成员给予关注和理解,减轻患者的心理压力,指导家属尊重患者的自理愿望,防止患者产生过分依赖心理。

6. 加强健康教育。通过医学相关知识的宣教,提高患者对疾病的认识,使其勇敢地接受患者角色,树立战胜疾病的信心,预防疾病的复发。

二、住院患者常见心理问题

(一)焦虑的心理护理

焦虑是患者面临不够明确的、模糊的或即将出现的威胁或危险时,所感受到的一种不愉快的情绪体验。

焦虑主要表现:①患者自述有忧虑、担心、紧张,对自己过分注意。②情绪行为反应,如害怕、激动易怒、坐立不安、自卑或自责、神经过敏、失控感等。③自主神经功能失衡,如出汗、口干、胸闷气短、呼吸加快、心悸、血压升高、手脚发冷、恶心呕吐、尿频尿急、头痛、眩晕、面部潮红、疲乏等。

1. 心理评估

(1)评估患者年龄、受教育程度、职业、宗教信仰

(2)采用观察、访谈等方法,必要时使用心理评定量表,评估患者的焦虑水平。

(3)评估患者对疾病、对治疗的态度、反应方式和行为表现。

2. 心理护理措施

(1)耐心倾听患者的诉说,分析焦虑的原因。探讨焦虑对身心健康和人际关系带来的不良影响。

(2)帮助患者降低现有的焦虑水平,如创造安静的环境,尽量减少不良环境刺激。有针对性地进行疏导或提供支持、知识、保证等。

(3)明确及时回答患者提出的问题。对患者的激动、自责等异常情绪予以理解、安慰。

(4)帮助患者了解当前的应对方式对焦虑的存在或消除的作用,指导患者以有效的应对

方式代替不良的应对方式,并及时提供反馈意见,对患者的合作与进步给予及时肯定与鼓励。

(5)进行健康教育和指导。及时提供正确的知识,用患者可以理解的方式讲解相关的医学知识。

(6)鼓励患者活动。在不影响患者生理功能情况下,鼓励患者参加力所能及的活动,如散步、下棋、看电视、聊天等。

(7)指导患者运用放松技巧,如深呼吸放松、渐进性肌肉放松等。

(8)对于焦虑情绪严重的患者,可配合医生使用一定量的抗焦虑药,并使患者明白药物只是辅助方法,关键是调整自己面对现实。

(二)恐惧的心理护理

恐惧是患者面临某种具体而明确的威胁或危险时所产生的一种心理体验。

恐惧主要表现:①患者自述有恐慌、惊恐、心神不宁。②情绪行为反应,如哭泣、逃避、疑问增多,注意力和警惕性增高,活动能力减低,挑衅性行为和冲动性行为增多。③自主神经功能失衡,如脉快、呼吸短促、血压升高、瞳孔散大、厌食等。

1. 心理评估

(1)评估患者年龄、受教育程度、职业、宗教信仰。

(2)评估患者的恐惧程度。采用观察、访谈的方法,必要时使用心理评定量表。

(3)评估患者对疾病、对治疗的态度、反应方式和行为表现。

2. 心理护理措施

(1)鼓励患者表达感受,耐心倾听患者述说原因。

(2)减少和消除引起患者恐惧的各种医源性相关因素,避免患者看到抢救过程或接触到危重抢救患者。

(3)讲解有关治疗、护理、康复知识,帮助患者正确面对现实与未来。

(4)指导患者学习增加舒适和松弛的方法(深呼吸、肌肉放松技巧)。

(5)提供书、报、电视、棋等文化娱乐活动条件,鼓励患者参与活动。

(6)对疾病晚期患者给予周到、细致的生活照顾,降低患者的无助感。

(三)哀伤的心理护理

哀伤是由分离、丧失和失败引起的情绪反应,包含沮丧、失望、气馁、意志消沉、孤独和孤立等情绪体验。

哀伤主要表现:①患者自述有失落、悲痛的心情,对自己的信仰、价值观出现怀疑,对生死特别关注,寻求精神上的寄托与慰藉。②情绪行为反应,如否认、自责、恐惧、愤怒、敌视,哭泣、忧伤、丧失生活兴趣,退缩行为或矛盾心态、注意力不集中、活动减少、行为退化等。③生理功能改变,如饮食习惯改变、睡眠障碍。

1. 心理评估

(1)评估患者年龄、受教育程度、职业、宗教信仰。

(2)评估患者的哀伤程度。采用观察、访谈或心理评定量表。

（3）评估因疾病的折磨与威胁,以及对患者生命意义、个人信仰、价值观造成的干扰程度。

2. 心理护理

（1）增加与患者沟通、接触的次数与时间,鼓励患者正视自己的情绪,用语言或非语言的方式表达自己哀伤的感受,说出忧虑的、害怕的事情。

（2）关心并协助患者安排日常生活起居与饮食情况,协助患者制订每天的生活计划,调整饮食、睡眠、活动、休息、娱乐和休闲等日常生活。

（3）与患者共同讨论面临的问题以及可能的解决方法,帮助患者改变对问题的认识,鼓励患者选择有效的应对方式、方法,面对客观现实,树立新的生活目标。

（4）协助患者及其家属寻找有效的支持力量（单位、社会、亲友）,建议亲友增加探视次数,必要时要求家人陪伴。

（5）讲解有关疾病的治疗、护理、康复知识和意义,帮助患者认识到自身的力量和资源,提高患者战胜困难的自信心,介绍康复期患者与其接触,现身说法提供信息与信心。

（6）提供适当的休闲娱乐条件与环境,鼓励参与群体活动。对患者在改善过程中的进步及时提供反馈和强化。

（7）注意识别患者的病理性哀伤反应,如自杀、抑郁症等。

（四）绝望的心理护理

绝望是患者面对所期望的事情或需要解决的问题,认为没有任何的机会或办法,无法实现目标时产生的一种消极的情绪状态。

绝望主要表现:①言语中流露出"不能""活着没意思""想死"等消极情绪。缺乏进取心和兴趣感,对以前非常重视或感兴趣的事情变得漠不关心。②情绪行为反应,如意志消沉、思维混乱、记忆减退、反应缓慢、行为退化、社交退缩、寡言少语、表情冷漠。③生理功能改变,如厌食、消瘦、活动减少、睡眠紊乱等。

1. 心理评估

（1）评估患者年龄、受教育程度、职业、宗教信仰。

（2）评估患者的绝望程度。采用观察、访谈等方法,必要时使用心理评定量表。

（3）评估患者情绪行为反应和生理功能改变情况。

2. 心理护理

（1）对处于否认期的患者,不可过早地勉强患者放弃他的否定去面对现实。对于失去理智的患者,多给予理解和照顾,并注意保护患者。

（2）鼓励患者表达出绝望情绪,正视自己的情绪,用语言或合适的方式宣泄情绪,说出忧虑的、害怕的事情。

（3）唤起患者的希望和求生的信念。与患者共同讨论面临的问题以及可能的解决方法,帮助患者改变对问题的认识,认识到自身的力量和资源。

（4）在进行各项治疗前,认真做好解释工作,使患者理解治疗的作用,简要步骤,可能出现的副作用,需要配合的事项,对患者在改善过程中的进步及时提供反馈和强化。

（5）增强社会支持系统,增加患者的人际交往,鼓励亲友多与患者进行情感交流,提供心理支持,鼓励患者主动与他人交往,积极建立自己的社会支持体系。

(6)鼓励患者承担力所能及的生活事项,尽可能下床活动,减少卧床时间,防止过早地卧床不起。

(7)给予必要的支持疗法,力求改善全身状况,减轻痛苦与不适。

(五)孤独的心理护理

孤独是患者感受到需要或希望与他人接触,但却无力实现这种状态而产生的一种消极的情绪。

孤独主要表现:①述说无用感、被遗弃感、无安全感等消极感受。希望与他人交往但又表现出退缩、胆怯。②情绪行为反应,如情绪低落、忧郁、焦虑,表情哀伤、呆滞,活动减少、注意力分散、无法做决定、易激惹。③生理功能改变,如睡眠紊乱、饮食改变。

1. 心理评估

(1)评估患者年龄、受教育程度、职业、宗教信仰。

(2)评估患者的孤独程度。采用观察、访谈方法。

(3)评估导致患者孤独的直接原因和促发因素。

2. 心理护理

(1)评估鼓励患者表达孤独的感受,宣泄内心的痛苦;与患者讨论产生孤独情绪的原因,如社交接触的障碍、社会支持资源的不足、近期生活的变化等。

(2)帮助患者认识到自身在孤独情绪的发生和缓解中所起的作用,与患者讨论改善孤独情绪的可能方法,寻找改善的资源。

(3)排除社交障碍,促进社会接触。指导患者消除阻碍社会接触的相关因素,改变对人际交往的认知,学习社会交往技巧。

(4)增加社会支持系统,鼓励患者与病友交往,主动参加社会活动;鼓励患者的家属、朋友、同事等增加与患者的接触和情感交流;鼓励患者发展适合自己的兴趣爱好,增大社会交往范围等。

三、围手术期心理护理

(一)术前心理护理

1. 心理评估

(1)评估患者年龄、受教育程度、职业、既往手术经历。

(2)评估患者的害怕、担心程度及相关内容。

(3)评估患者因害怕或担心而导致的情绪行为反应和生理功能改变,如饮食、睡眠。

2. 心理护理

(1)介绍手术医生和护士情况,树立手术医生的威信,以增加患者的安全感。

(2)介绍术前相关检查及意义、手术过程及术后可能会出现的情况及应对方法,减轻不可预知情况而加重心理负担。

(3)邀请已手术的患者介绍自己的亲身体验与有效应对经验。

（4）鼓励并倾听患者述说其内心的感受,注意强调患者本人在术中的有利条件。

（5）及时处理患者的睡眠、不适等问题。

（二）术后心理护理

1. 心理评估

（1）评估患者疼痛阈值、耐受能力和对疼痛的经验。

（2）评估患者疼痛、焦虑的程度及原因。

（3）评估患者因疼痛、焦虑而导致的情绪行为反应。

2. 心理护理

（1）及时告知手术效果,协助指导患者咳嗽排痰和适当的活动。

（2）帮助患者缓解疼痛,控制噪声、强光等环境因素,及时给予药物止痛,减轻患者的疼痛。注意在疼痛情形恶化前使用止痛药物。

（3）帮助患者克服抑郁反应,指导患者及时进行主动或被动活动,改善情绪。

（4）对术后效果不好、预后不良、躯体缺陷的患者主动关心和体贴,提供心理支持与鼓励,让他们勇敢地承认现实、接纳现实。

四、传染科患者的心理护理

1. 心理评估

（1）评估患者对传染性疾病的认知。

（2）评估患者有无自卑、孤独、恐惧、敌对和愤懑情绪。

（3）评估患者因疾病、认知等导致的情绪行为反应。

2. 心理护理

（1）针对患者的具体情况,讲解传染病具体知识和隔离的重要性,并耐心指导患者适应隔离生活。

（2）耐心细致地讲述所患传染病的病程规律,让患者安心住院。

（3）做某项处理时,注意讲清楚目的和意义,尽量消除患者的顾虑和猜疑。

（4）尊重患者,保护患者隐私,不可泄露涉及个人隐私的有关信息、资料。

（5）对严重抑郁或恐惧情绪、有自杀企图和言行的患者,关键是唤起患者的希望和求生的信念,用坚定的表情、不容置疑的语言和微小的病情改善事实,来帮助患者缓解不良的心理状态,提高患者的自我效能感。

五、肿瘤患者的心理护理

1. 心理评估

（1）评估患者的心理活动,如是否处于否认期、愤怒期、妥协期、抑郁期、接受期。

（2）评估患者有无忧郁、仇恨、悲观、绝望等心情。

（3）评估患者因疾病、认知等导致的情绪行为反应。

2. 心理护理

（1）关心体贴患者,告诉患者保持"一定能战胜疾病"的积极心态可提高机体免疫力,改善疾病的后果。

（2）及时了解患者的心理变化,对患者的职业、文化、家庭、配偶以及个人生活背景有所了解。

（3）了解患者心理活动处于哪一期,给予适当的护理。

（4）集体心理治疗,通过集中讲课,让恢复良好、预后较好的患者谈谈自己的体会,增加其他患者的康复信心。

六、临终患者的心理护理

1. 心理评估

（1）评估患者的心理活动,如是否处于否认期、愤怒期、妥协期、抑郁期、接受期。

（2）评估患者有无人格、情绪的改变。

（3）评估患者因疾病、认知等导致的情绪行为反应。

2. 心理护理

（1）对处于否认期的患者,劝说家属不可当着患者面表现出难过。

（2）对处于愤怒期的患者,谅解宽容患者,真诚相待,说服家属不要计较和难过,并与医护合作,帮助患者度过愤怒期。

（3）对处于妥协期的患者,安慰患者,为之解除疼痛,缓解症状,使之身心舒适。

（4）对处于抑郁期的患者,尽量满足患者的需求,允许亲人陪护和亲友探望,让患者同亲人在一起度过不可多得的时刻。嘱咐亲人要控制情感,不再增加患者的悲痛情绪。

（5）对处于接受期的患者,协助患者安详、肃穆地离开人世,不提及不利于患者心情的话题,不在患者面前耳语。

七、内科慢性疾病患者的心理护理

1. 心理评估

（1）评估患者疾病的病程、对疾病的认知以及对疾病治疗的信心。

（2）评估患者的主诉与体征是否相符。

（3）评估患者对患者角色是否习惯化,家属对患者的理解程度。

（4）评估因病情而导致的情绪行为反应。

2. 心理护理

（1）建立良好的护患关系,当疾病部分症状缓解时,要及时给予肯定,树立战胜疾病的信心。

（2）告知家属要耐性、热情地照顾,给予患者心理上的支持,要防止矛盾激化。

（3）内科慢性病病程长,常反复发作,药物疗效差,有的患者对疾病的恢复缺乏信心,有的患者甚至会产生轻生的念头,需要帮助患者正确和对待疾病。

（4）帮助患者树立回归社会的信心。

八、器官移植患者(受者)的心理护理

1. 心理评估

(1)评估患者有无生理或心理排斥反应。

(2)评估患者对器官移植的认知。

(3)评估患者因器官移植而导致的情绪行为反应。

(4)评估患者经济承受能力。

2. 心理护理

(1)术前患者对即将进行的移植手术,既抱有极大期望又存在各种担忧,要帮助患者以良好的心理状态面对术前的各项准备。为患者讲解器官移植相关知识。

(2)为术后患者讲解器官移植治疗原理、如何配合治疗与护理等知识,鼓励患者树立信心。

(3)邀请已器官移植的患者介绍亲身体验,讲解有效应对经验。

(4)根据移植术后生理、心理排斥反应的轻重以及个人的文化水平、个性特点,给予相应的处理。

(5)家庭成员的支持可以影响患者的行为,共同面对疾病,让患者体会到人间充满温情,消除绝望、悲观心理,重新塑造自我。

知 识 链 接

常用的放松技巧

1. 深呼吸放松 请选择一个舒适的姿势躺下,双腿不要交叉,双臂变得沉重,松散地摆在身体的两侧,让头有很好的支撑。用鼻子深吸气保持1秒,停顿,心里默数1-2-3,然后用嘴呼气(嘴保持吹口哨状),心里默数1-2-3-4-5。再用鼻子深吸气保持1秒,停顿,心里默数1-2-3,用嘴呼气,默数1-2-3-4-5,反复几次,同时想象不快、烦恼、压力都随着每一次的呼气慢慢地呼出了。这样身体越来越放松,心情平静了。

2. 渐进性肌肉放松 选择一个安静的环境,取最舒适的体位,集中注意想一个情景或物体,摒弃心中杂念。深吸气后缓缓地呼气,将身体分为15个部位,每次紧缩该部位的肌肉7秒,再尽量放松,依次做完15个部位(集中注意→肌肉紧张→保持紧张→解除紧张→肌肉放松)。15个部位的顺序:优势侧手及前臂→优势侧上臂→非优势手及前臂→非优势侧上臂→前额→颊及鼻→腭→唇和舌→颈→肩和背→胸→腹→大腿和臀→小腿→足。

如手臂的放松引导:伸出右手,紧握拳,使劲儿握,就好像要握碎什么东西一样,注意手臂紧张的感觉(集中注意和肌肉紧张)⋯⋯坚持一下⋯⋯再坚持一下(保持紧

张)……好,放松……现在感到手臂很放松了……(解除紧张和肌肉放松)。这种紧张和充分松弛的感觉交替进行,可有效减轻焦虑。

常用的心理评定量表及评分方法

表1 抑郁症筛查量表(PHQ-9)

姓名:_____ 性别:_____ 年龄:_____

填表日期:_____

指导语:根据过去两周的状况,请您回答是否存在下列描述的状况及频率,请看清楚问题后在符合您的选项前的数字上面画"√"

	完全不会	好几天	超过一周	几乎每天
1. 做事时提不起劲或没有兴趣	0	1	2	3
2. 感到心情低落、沮丧或绝望	0	1	2	3
3. 入睡困难、睡不安稳或睡眠过多	0	1	2	3
4. 感觉疲倦或没有活力	0	1	2	3
5. 食欲不振或吃太多	0	1	2	3
6. 觉得自己很糟——或觉得自己很失败,或让自己和家人失望	0	1	2	3
7. 对事物专注有困难,例如阅读报纸或看电视时	0	1	2	3
8. 动作或说话速度缓慢到别人已经察觉?或正相反—烦躁或坐立不安、动来动去的情况更胜于平常	0	1	2	3
9. 有不如死掉或用某种方式伤害自己的念头	0	1	2	3

表2 广泛性焦虑量表(GAD-7)

姓名:_____ 性别:_____ 年龄:_____

填表日期:_____

指导语:根据过去两周的状况,请您回答是否存在下列描述的状况及频率,请看清楚问题后在符合您的选项前的数字上面画"√"

	完全不会	好几天	超过一周	几乎每天
1. 感觉紧张,焦虑或急切	0	1	2	3
2. 不能够停止或控制担忧	0	1	2	3
3. 对各种各样的事情担忧过多	0	1	2	3
4. 很难放松下来	0	1	2	3
5. 由于不安而无法静坐	0	1	2	3

续表

6. 变得容易烦恼或急躁	0	1	2	3
7. 感到似乎将有可怕的事情发生而害怕	0	1	2	3

表3 抑郁自评量表(SDS)

姓名:_____　　　　性别:_____　　　　年龄:_____

评定日期:_____

填表注意事项:下面有二十条文字,请仔细阅读每一条,把意思弄明白,然后根据您最近一星期的实际感觉,在适当的方格里画一个"√",每一条文后有四个方格,没有或很少的时间,计1分;小部分时间,计2分;相当多时间,计3分;绝大部分或全部时间,计4分;*条目为反向计分条目。

	没有或很少时间	小部分时间	相当多时间	绝大部分或全部时间	工作人员评定
1.我觉得闷闷不乐,情绪低落	□	□	□	□	□
*2.我觉得一天之中早晨最好	□	□	□	□	□
3.我一阵阵哭出来或觉得想哭	□	□	□	□	□
4.我晚上睡眠不好	□	□	□	□	□
*5.我吃得跟平常一样多	□	□	□	□	□
*6.我与异性密切接触时和以往一样感到愉快	□	□	□	□	□
7.我发觉我的体重在下降	□	□	□	□	□
8.我有便秘的苦恼	□	□	□	□	□
9.我心跳比平时快	□	□	□	□	□
10.我无缘无故地感到疲乏	□	□	□	□	□
*11.我的头脑跟平常一样清楚	□	□	□	□	□
*12.我觉得经常做的事情并没有困难	□	□	□	□	□
13.我觉得不安而平静不下来	□	□	□	□	□
*14.我对将来抱有希望	□	□	□	□	□
15.我比平常容易生气激动	□	□	□	□	□
*16.我觉得作出决定是容易的	□	□	□	□	□
*17.我觉得自己是个有用的人,有人需要我	□	□	□	□	□
*18.我的生活过得很有意思	□	□	□	□	□
19.我认为如果我死了别人会生活得好些	□	□	□	□	□
*20.平常感兴趣的事我仍然照样感兴趣	□	□	□	□	□

总分:

表4　焦虑自评量表（SAS）

姓名：_____　　　　性别：_____　　　　年龄：_____

评定日期：_____

填表注意事项：下面有二十条文字，请仔细阅读每一条，把意思弄明白，然后根据您最近一星期的实际感觉，在适当的方格里划一个"√"，计4分；每一条文后有四个方格，没有或很少的时间，计1分；小部分时间，计2分；相当多时间，计3分；绝大部分或全部时间，计4分；*条目为反向计分条目。

	没有或很少时间	小部分时间	相当多时间	绝大部分或全部时间	工作人员评定
1.我觉得比平常容易紧张和着急	□	□	□	□	□
2.我无缘无故地感到害怕	□	□	□	□	□
3.我容易心里烦乱或觉得惊恐	□	□	□	□	□
4.我觉得我可能将要发疯	□	□	□	□	□
*5.我觉得一切都很好，也不会发生什么不幸	□	□	□	□	□
6.我手脚发抖打颤	□	□	□	□	□
7.我因为头痛、头颈痛和背痛而苦恼	□	□	□	□	□
8.我感觉容易衰弱和疲乏	□	□	□	□	□
*9.我觉得心平气和，并且容易安静坐着	□	□	□	□	□
10.我觉得心跳得很快	□	□	□	□	□
11.我因为一阵阵头晕而苦恼	□	□	□	□	□
12.我有晕倒发作，或觉得要晕倒似的	□	□	□	□	□
*13.我吸气呼气都感到容易	□	□	□	□	□
14.我的手脚麻木和刺痛	□	□	□	□	□
15.我因为胃痛和消化不良而苦恼	□	□	□	□	□
16.我常常要小便	□	□	□	□	□
*17.我的手常常是干燥温暖的	□	□	□	□	□
18.我脸红发热	□	□	□	□	□
*19.我容易入睡并且一夜睡得很好	□	□	□	□	□
20.我做噩梦	□	□	□	□	□

总分：

表5 社会支持评定量表

姓名：_____　　　　性别：_____　　　　年龄：_____

评定日期：_____

1. 您有多少关系密切,可以得到支持和帮助的朋友?(只选一项)
  (1)一个也没有　　　　　　　　　　　(2)1～2个
  (3)3～5个　　　　　　　　　　　　　(4)6个或6个以上
2. 近一年来您:(只选一项)
  (1)远离家人,且独居一室　　　　　　(2)住处经常变动,多数时间与陌生人住在一起
  (3)和同学、同事或朋友住在一起　　　(4)和家人住在一起
3. 您与邻居:(只选一项)
  (1)相互之间从不关心,只是点头之交　(2)遇到困难可能稍微关心
  (3)有些邻居很关心您　　　　　　　　(4)大多数邻居都很关心您
4. 您与同事:(只选一项)
  (1)相互之间从不关心,只是点头之交　(2)遇到困难可能稍微关心
  (3)有些同事很关心您　　　　　　　　(4)大多数同事都很关心您
5. 从家庭成员得到的支持和照顾(在合适的框内画"√")

	无	极少	一般	全力支持
A 夫妻(恋人)				
B 父母				
C 儿女				
D 兄弟姐妹				
E 其他成员				

6. 过去,在您遇到急难情况时,曾经得到的经济支持和解决实际问题的帮助的来源有:
  (1)无任何来源
  (2)下列来源(可选多项)
  A. 配偶　　　　　B. 其他家人　　　C. 亲戚　　　　　　　　　　　D. 同事
  E. 工作单位　　　F. 党团工会等　　G. 宗教、社会团体等非官方组织　H. 其他(请列出)
7. 过去,在您遇到急难情况时,曾经得到的安慰和关心的来源有:
  (1)无任何来源
  (2)下列来源(可选多项)
  A. 配偶　　　　　B. 其他家人　　　C. 亲戚　　　　　　　　　　　D. 同事
  E. 工作单位　　　F. 党团工会等　　G. 宗教、社会团体等非官方组织　H. 其他(请列出)
8. 遇到烦恼时的倾诉方式:(只选一项)
  (1)从不向任何人诉说　　　　　　　　(2)只向关系极为密切的1～2个人诉说
  (3)如果朋友主动询问您会说出来　　　(4)主动诉说自己的烦恼,以获得支持和理解
9. 遇到烦恼时的求助方式:(只选一项)
  (1)只靠自己,不接受别人帮助　　　　(2)很少请求别人帮助
  (3)有时请求别人帮助　　　　　　　　(4)有困难时经常向家人、亲友、组织求援
10. 对于团体(如党团组织、宗教组织、工会、学生会等)组织活动,您:(只选一项)
  (1)从不参加　　　　　　　　　　　　(2)偶尔参加
  (3)经常参加　　　　　　　　　　　　(4)主动参加并积极活动

总分:

表6 医院焦虑抑郁量表(HAD)

姓名：_____　　　　性别：_____　　　　年龄：_____

填表日期：_____

指导语：情绪在大多数疾病中起着重要作用，如果医生了解您的情绪变化，他们就给您更多的帮助。请您阅读以下各个项目，在其中最符合您上个月以来的情绪评分上画一个圈(O)。对这些问题的回答不要做过多的考虑，立即作出的回答会比考虑后再回答更切合实际。

问题	回答	评分
1. 我感到紧张(或痛苦)(A)		
	几乎所有时候	3
	大多数时候	2
	有时	1
	根本没有	0
2. 我对以往感兴趣的事情还是有兴趣(D)		
	肯定一样	0
	不像以前那样多	1
	只有一点儿	2
	基本上没有	3
3. 我感到有点害怕，好像预感到有什么可怕要发生(A)		
	非常肯定和十分严重	3
	是有，但并不太严重	2
	有一点，但并不使我苦恼	1
	根本没有	0
4. 我能够哈哈大笑，并看到事物好的一面 我经常这样(D)		
	现在已经不大这样了	1
	现在肯定是不太多了	2
	根本没有	3
5. 我的心中充满烦恼(A)		
	大多数时间	3
	常常如此	2
	时时，但并不经常	1
	偶然如此	0
6. 我感到愉快(D)		
	根本没有	3
	并不经常	2
	有时	1
	大多数	0
7. 我能够安闲而轻松地坐着(A)		
	肯定	0
	经常	1
	并不经常	2
	根本没有	3
8. 我对自己的仪容(打扮自己)失去兴趣(D)		
	肯定	3
	并不象我应该做到的那样关心	2
	我可能不是非常关心	1
	我仍像以往一样关心	0

9. 我有点坐立不安,好像感到非要活动不可(A)

确实非常多	3
是不少	2
并不很多	1
根本没有	0

10. 我对一切都是乐观地向前看(D)

差不多是这样做的	0
并不完全是这样做的	1
很少这样做	2
几乎从来不这样做	3

11. 我突然发现恐慌感(A)

确实很经常	3
时常	2
并非经常	1
根本没有	0

12. 我好像感到情绪在渐渐低落(D)

几乎所有的时间	0
很经常	3
有时	2
根本没有	1

13. 我感到有点害怕,好像某个内脏器官变坏了(A)

根本没有	0
有时	1
很经常	2
非常经常	3

14. 我能欣赏一本好书或一项好的广播或电视节目(D)

常常	0
有时	1
并非经常	2
很少	3

A 总评分:

D 总评分:

第二章

普通外科疾病护理常规

第一节　普通外科疾病护理常规概述

【入院护理】

1. 病区接到入院通知后,做好新患者入院准备。

2. 热情接待新患者,双人核对患者身份,为患者正确佩戴腕带,责任护士进行自我介绍。

3. 通知主管医生接诊新患者。

4. 进行入院护理评估,包括患者心理、生理及社会状况的评估,测量患者的生命体征、体重等,并按要求书写入院护理记录。

5. 给予患者入院指导,并进行安全告知。

6. 保持病房安静、安全、整洁、舒适。

【普通外科术前护理常规】

1. 病情观察

(1)全身情况,如评估意识、生命体征,心、肺、肝、肾等重要脏器的状况及水电解质和酸碱平衡、全身营养状况等。

(2)专科情况,如评估患者有无腹痛、腹胀、恶心、呕吐、便血等症状,有无腹部压痛、反跳痛、腹肌紧张等腹膜刺激征,听诊肠鸣音、振水音等,评估尿量及有无腹水,及时记录病情变化。

(3)辅助检查,如了解 B 超、CT、心电图、磁共振、胃镜、肠镜、血常规、血生化检查等阳性结果。

2. 健康教育　根据患者情况,结合病情进行多种形式的术前教育。

(1)简单介绍手术流程。

(2)与患者共同制订术后活动锻炼计划,说明术后早期活动的重要性。

(3)与患者沟通术后疼痛评估方法及疼痛的应对措施。

(4)告知患者术后体位、吸氧及引流管情况。

(5)指导患者学会深呼吸、有效咳嗽的方法,吸烟者应戒烟。

（6）指导患者练习床上大小便。

3. 心理护理 评估了解患者的心理变化和社会支持系统状况,鼓励患者积极应对疾病,配合治疗。

4. 胃肠道准备

（1）择期手术患者,一般术前禁食6～8小时;新生儿、婴幼儿禁母乳至少4小时;术前2小时可饮少量饮用水、无果肉果汁、苏打饮料等,不包括酒精饮料。摄食量过多或胃排空延长者,应适当延长禁食时间。根据手术部位和方式不同,术前禁食、禁水时间有所不同。

（2）幽门梗阻患者术前应洗胃。

（3）其他腹部手术遵医嘱进行肠道准备。

（4）急诊手术者禁忌灌肠。

5. 术前一日准备

（1）遵医嘱行药物敏感试验并做好记录和标识。

（2）遵医嘱配血。

（3）配合医生做好手术部位标记。

（4）核实麻醉科会诊是否落实。

（5）男性患者剃须,女性患者擦去指甲油、口红,去除指甲贴。

（6）术前晚可遵医嘱给安眠药,保证患者睡眠良好。

（7）发现有与疾病无关的体温升高、妇女月经来潮、血压升高、血糖异常等情况及时与医生取得联系。

6. 术晨准备

（1）备皮,更衣,取下义齿、手表、眼镜、饰品等,贵重物品交予家属或由双人清点保管。

（2）再次核对手术部位标识。

（3）检查肠道准备情况。

（4）测体温、脉搏、呼吸、血压,观察有无病情变化,发现异常及时汇报医生。

（5）遵医嘱术前用药。

（6）患者进手术室前排空尿液。

（7）备好病历、CT片、X片、术中用药等,送患者至手术室,与手术室护士交接,并填写交接单。

7. 病室及物品准备 按手术部位、麻醉方式备好术后用物,如:麻醉床、吸氧装置、心电监护仪、胃肠减压器、引流袋、吸引器、气管切开包等。

【普通外科术后护理常规】

1. 术后接待患者流程要求

（1）安全搬移患者至病床,安置合适卧位。

（2）评估患者意识及生命体征、感知觉恢复情况和四肢活动度。

（3）根据医嘱予以吸氧、心电监护。

（4）检查患者切口部位及敷料情况，有效固定引流管并观察引流液的颜色、量、性状，按要求做好标识。

（5）检查输液通路并调节滴速。

（6）与麻醉师或复苏室护士交接班并签字。

（7）告知患者及其家属注意事项。

（8）核对并执行术后医嘱。

（9）做好护理病情记录（重点记录患者返回病室的时间、麻醉方式及手术方式、麻醉清醒状态、生命体征、术后体位、切口敷料情况、引流情况、输液用药、氧疗、饮食、皮肤、跌倒评分等；术后主要医嘱执行情况及重要的告知等；镇痛药使用情况等。）

2. 病情观察　严密监测患者意识、生命体征、腹部体征、切口敷料、引流液和尿液等。

3. 体液管理

（1）严密监测患者的心率、心律、血压、脉搏，必要时监测中心静脉压。

（2）观察患者有无胸闷、心悸、出汗，观察末梢循环。

（3）遵医嘱记录24小时出入量。

（4）评估水电解质酸碱是否平衡。

（5）合理安排补液速度和顺序。

4. 呼吸道管理　术后遵医嘱予以吸氧，防止舌后坠和呼吸道梗阻，指导患者进行深呼吸和有效咳嗽排痰，咳嗽时用双手按压保护伤口处，减轻腹部张力。

5. 切口/皮肤黏膜护理

（1）评估切口部位及敷料情况。

（2）评估患者皮肤及口腔黏膜情况，根据病情做好皮肤黏膜护理。

6. 疼痛管理　术后及时对患者进行疼痛评估，并采取相应的镇痛措施，同时安慰患者，解释疼痛原因，采取合适体位。对于使用自控镇痛泵的患者，应注意将其妥善固定，以防打折、受压和脱落，并注意观察镇痛泵的效果和副作用。

7. 导管护理　正确连接各种导管，保持引流通畅，妥善固定；准确记录引流液的颜色、量及性状。

8. 卧位管理　全麻术后未清醒时，患者去枕平卧、头偏向一侧；麻醉清醒后可改为半卧位。硬膜外麻醉患者术后平卧6小时。

9. 活动与安全　鼓励患者早期活动，并根据病情循序渐进增加活动量。施行特殊固定、有制动要求、休克、心力衰竭、严重感染、出血等情况的患者不宜早期活动。加强护理安全防护措施，防止患者跌倒等。

10. 饮食管理　饮食恢复视手术方式和患者具体情况遵医嘱执行，做好饮食宣教，评估患者进食后反应。

11. 心理护理　鼓励患者表达内心感受，向患者和家属耐心说明术后恢复的过程和注意事项，帮助患者树立康复的信心。

12. 常见症状护理

（1）评估体温及术后天数，是否为外科手术破坏、组织分解及局部渗液、渗血吸收后引起的外科热，外科热患者体温一般不超过 38.5℃，无须特殊处理，术后 3～5 天即可自行恢复正常。向患者解释原因，安抚患者，及时擦干汗液，保持皮肤清洁干燥，鼓励能进食者多饮水。必要时遵医嘱予患者物理降温或药物降温。

（2）评估患者恶心、呕吐、腹胀原因及伴随症状体征，记录并汇报医生，配合辅助检查，遵医嘱对症处理。

（3）尿潴留发生于未留置导尿或拔除导尿管的患者，表现为排尿困难和耻区胀满。给予调整体位，利用听流水声、按摩腹部、用温水冲洗会阴部等方法促进患者排尿。必要时行导尿术。

13. 并发症护理

（1）出血可以发生在切口、空腔脏器及体腔内，表现为切口渗出血性液体，胃管或腹腔引流管短时间内引出较多血性液体，患者腹痛、腹胀、出现腹膜刺激征等，严重者可伴面色苍白、口干、心率加快、血压下降等低血容量表现。

（2）感染以细菌感染最为常见，常见感染部位为切口、肺部、胸腹腔和泌尿系统。

（3）评估切口裂开的程度，观察有无渗液、肠管暴露等。如有切口裂开，立即给患者平卧位，妥善包扎保护，稳定患者情绪，避免腹压增高，及时通知医生处理。

（4）胃肠瘘、胆瘘、胰瘘

1）胃肠瘘表现为发热、腹痛、腹部压痛、反跳痛、腹肌紧张等症状和体征，腹腔引流管或切口引出绿色浑浊液体。予以禁食，严密观察患者意识、生命体征和腹部体征，注意体温变化和血常规结果，保持腹腔引流管通畅，观察引流液颜色、量、性状，遵医嘱使用抗生素和生长抑素，加强静脉营养支持，保持水电解质酸碱平衡。切口有胃、肠液渗出者，应注意其皮肤护理。

2）胆瘘表现为发热、腹痛、腹部压痛、反跳痛、腹肌紧张等症状和体征，切口渗出黄色液体，腹腔引流管引出胆汁样液体。严密观察患者意识、生命体征和腹部体征，注意体温变化和血常规结果，保持腹腔引流管通畅，观察引流液颜色、量、性状。遵医嘱使用抗生素，必要时行引流液胆红素测定。切口有胆汁渗出者，应注意其皮肤护理。

3）胰瘘表现为发热、腹痛、腹部压痛、反跳痛、腹肌紧张等症状和体征，腹腔引流管引出无色清亮液体或呈浑浊液，诊断标准为术后 ≥3 天，引流液中淀粉酶浓度高于正常血清淀粉酶浓度上限 3 倍，同时伴有临床表现。严密观察患者意识、生命体征和腹部体征，注意体温变化和血常规结果，保持腹腔引流管通畅，观察引流液颜色、量、性状。遵医嘱使用抗生素及生长抑素，监测引流液淀粉酶浓度。

【出院指导】

向患者宣教自我监测、活动与休息、饮食、服药及复诊等注意事项。

第二节 甲状腺癌护理

【定义】

甲状腺癌(thyroid carcinoma)是头颈部较常见的恶性肿瘤,可分为乳头状癌、滤泡状癌、未分化癌、髓样癌四种病理类型。其中乳头状癌最多见且预后最好。局部转移多见于颈部淋巴结,远处转移多见于骨、肺。

【治疗原则】

手术切除是各型甲状腺癌(除未分化癌外)的基本治疗方法。根据患者情况再辅以内分泌治疗、放射性核素及放射外照射治疗等。

1. 手术治疗 包括甲状腺本身的切除及颈部淋巴结的清扫。甲状腺本身的切除主要有甲状腺全(近全)切除术和甲状腺腺叶加峡部切除术等方式。

2. 内分泌治疗 促甲状腺激素(thyroid stimulating hormone,TSH)抑制治疗。甲状腺癌作近全或全切除者应终身服用甲状腺素片或左甲状腺素,以预防甲状腺功能减退及抑制TSH。

3. 放射性核素治疗 ^{131}I治疗包括清除甲状腺癌术后残留甲状腺组织和治疗甲状腺癌转移病灶。清除残留甲状腺组织可降低复发及转移的可能性;残留甲状腺组织完全清除后,由于TSH升高可促使转移灶摄碘能力增强,有利于^{131}I显像发现及治疗转移灶。

【护理】

一、术前护理要点

(一)术前护理常规

按普通外科术前护理常规。

(二)与本病相关的其他护理

1. 评估要点

(1)健康史及相关因素

1)一般情况包括年龄、性别、文化程度等。

2)既往史,如了解有无结节性甲状腺肿或其他自身免疫性疾病史;有无放射性接触史;有无其他部位的肿块和手术治疗史。

3)了解家族中有无甲状腺相关疾病史。

(2)症状体征

1)甲状腺内发现肿块,质地硬而固定,表面不光滑,可有颈部淋巴结肿大。

2)晚期可出现声音嘶哑、呼吸困难、吞咽困难、Horner综合征(Horner syndrom)。Horner

综合征又称为颈交感神经麻痹综合征,是由于交感神经中枢至眼部的通路上受到任何压迫和破坏,引起患侧瞳孔缩小、眼球内陷、上眼睑下垂及患侧面部无汗的综合征。

3)颈丛浅支神经受侵犯时,患者可有耳、枕、肩等处疼痛。

(3)辅助检查,如了解甲状腺B超、颈部CT、X线检查、喉镜、甲状腺功能测定、血清降钙素、细针穿刺细胞学检查等结果。

(4)心理和社会支持状况,如了解患者有无紧张感;功能锻炼和早期活动是否配合;对出院后的继续治疗是否清楚。

2. 护理措施 术前准备采用颈丛麻醉者需教导患者练习术时体位:将软枕垫于肩部,保持头低、颈过伸位(全麻者不需要体位训练)。术日床边备氧气、负压吸引器、气管切开包等。

二、术后护理要点

(一)术后护理常规

按普通外科术后护理常规。

(二)与本病相关的其他护理

1. 评估要点 评估生命体征、血电解质及引流液颜色、量、性状,评估切口周围敷料有无渗血渗液,颈部有无肿胀,评估呼吸节律、频率和发音状况。评估有无呼吸困难和窒息、喉返神经损伤、喉上神经损伤、甲状旁腺损伤、乳糜漏等并发症发生。

2. 护理措施

(1)体位与活动。指导患者保持头颈部于舒适体位,避免颈部大幅度活动,在改变卧位、起身和咳嗽时可用手固定颈部以减少震动。术后第一天逐步下床活动。

(2)保持呼吸道通畅。有效固定切口引流管,保持有效负压及引流通畅。鼓励和协助患者进行深呼吸及有效咳嗽,必要时进行超声雾化吸入,使痰液稀释易于排出。告知患者勿用力剧烈咳嗽,咳嗽时可用手轻轻按压颈部伤口,以缓解因咳嗽引起的伤口疼痛,并防止伤口出血。

(3)饮食管理。术后清醒患者,可饮用少量温水,若无呛咳、误咽等不适,可逐步给予便于吞咽的温凉流质饮食,以免因食物过热引起手术部位的血管扩张,加重切口渗血。再逐步过渡到半流质和软食。

(4)伤口与导管护理。评估患者伤口敷料是否干燥,伤口引流管是否通畅,是否妥善固定,注意观察引流液的颜色、性状、量。

(5)甲状旁腺种植术后护理。甲状旁腺种植在肌肉里存活率高,常见的种植部位有:胸锁乳突肌、三角肌、前臂肌群等。术后一月复查甲状旁腺激素水平。

(6)功能锻炼。早期颈部功能锻炼,即指吞咽动作,术后第一天开始进行,每日保证小口分次饮水2000ml或每天5次,每次连续吞咽10分钟。

3. 并发症护理

(1)呼吸困难和窒息是最危急的并发症,多发生在术后48小时内。表现为进行性呼吸困难、烦躁、发绀,甚至窒息,可有颈部肿胀,切口渗出鲜血等。针对引起呼吸困难的不同原因,给予紧急处理。

1)出血、血肿压迫气管时,应立即拆开缝线、敞开伤口,清除血肿、彻底止血。

2)痰液堵塞,应立即吸除喉腔及气管内痰液。

3)喉头水肿,症状轻者使用激素治疗,严重者准备气管切开。

4)气管塌陷、双侧喉返神经损伤、严重低钙抽搐致呼吸肌麻痹,立即准备气管切开。

(2)喉返神经损伤。一侧喉返神经损伤引起的声音嘶哑,多为暂时性损伤,一般在3~6个月内可逐步恢复;双侧喉返神经损伤引起失音、呼吸困难,甚至窒息,需作气管切开。

(3)喉上神经损伤。喉上神经内支(感觉支)损伤引起误咽,饮水呛咳,发生呛咳时可坐起进食或进半流质、半固体饮食,少量缓慢吞咽;喉上神经外支(运动支)损伤引起音调降低。

(4)甲状旁腺损伤。轻症患者出现面部、唇部及手足部针刺样麻木感或强直感,口服乳酸钙或葡萄糖酸钙,适当限制肉类、乳品和蛋类等高磷食物;严重者可出现手足抽搐,抽搐发生时立即遵医嘱静脉补钙。

(5)乳糜漏。多发生于颈淋巴清扫术后2~3天。表现为引流液量突然增多,开始为淡黄色或粉红色血清样,继而为乳白色。予降低负压吸引或去负压吸引,颈根部加压包扎。素食饮食。

【出院指导】

1. 自我监测 告知患者颈部硬结一般会逐渐消退。教会患者自行检查颈部的方法,若发现结节、肿块或异常及时就诊。

2. 饮食指导 术后需行^{131}I治疗者治疗前后四周禁食含碘的食物。

3. 颈部功能锻炼 术后两周开始进行"米字操"锻炼,即颈部进行向上、下、左、右转动,防止瘢痕收缩。颈淋巴结清扫术者,应进行肩关节和颈部的功能锻炼,并随时保持患侧上肢高于健侧的体位,以防肩下垂。

4. 药物指导 遵医嘱坚持口服甲状腺素制剂,每日定时餐前服用。定期复查甲状腺功能。

5. 定期复诊 出院后定期复诊,检查颈部、肺部及甲状腺功能等。

第三节 甲状腺腺瘤护理

【定义】

甲状腺腺瘤(thyroid adenoma)是最常见的甲状腺良性肿瘤,根据病理学形态表现可分为滤泡状和乳头型滤泡性腺瘤两种,腺瘤具有完整的包膜。临床以前者为常见,且以40岁以下的女性多发。

【治疗原则】

所有甲状腺结节患者均应行颈部超声检查及检测血清TSH水平。对早期,无可疑癌变者不考虑手术,定期随访检查。少数情况下,可选择手术治疗、内分泌治疗、^{131}I治疗。有明显增大(直径＞2.5cm)或可疑癌变者行患侧甲状腺大部分切除术;且切除标本须即刻行病理学检查,以明确肿块病变性质。若为恶性病变,需按甲状腺癌治疗。

【护理】

一、术前护理要点

(一)术前护理常规

按普通外科术前护理常规。

(二)与本病相关的其他护理

1. 评估要点

(1)健康史及相关因素

1)一般情况包括年龄、性别、文化程度等,

2)既往史,如了解有无结节性甲状腺肿或其他自身免疫性疾病史;有无其他部位的肿块和手术治疗史。

3)了解家族中有无甲状腺相关疾病史。

(2)症状体征,如甲状腺肿块呈圆形或椭圆形结节,多为单发,表面光滑,边界清楚,包膜完整,无压痛,随吞咽上下移动。

(3)辅助检查,如了解甲状腺B超、甲状腺功能测定、喉镜检查、ECT等阳性结果。

(4)心理和社会支持状况,如评估患者心理情况,注意有无紧张、焦虑情绪。了解社会支持状况。

2. 护理措施　术前准备,参见第二章第二节甲状腺癌护理。

二、术后护理要点

(一)术后护理常规

按普通外科术后护理常规。

(二)与本病相关的其他护理

1. 评估要点　评估意识、生命体征、水电解质酸碱平衡情况及引流液颜色、量、性状、引流是否通畅,评估切口疼痛程度,切口周围敷料有无渗血渗液、颈部有无肿胀,评估呼吸节律、频率和发音状况。评估患者有无呼吸困难和窒息、喉返神经损伤、喉上神经损伤、甲状旁腺损伤、乳糜漏等并发症发生。未行颈部淋巴结清扫患者亦有可能出现乳糜漏。

2. 护理措施　参见第二章第二节甲状腺癌护理。

3. 并发症护理

(1)呼吸困难、窒息,参见第二章第二节甲状腺癌护理。

(2)喉返神经损伤,参见第二章第二节甲状腺癌护理。

(3)喉上神经损伤,参见第二章第二节甲状腺癌护理。

(4)甲状旁腺损伤,参见第二章第二节甲状腺癌护理。

(5)乳糜漏,参见第二章第二节甲状腺癌护理。

【出院指导】

1. 自我监测　告知患者颈部局部硬结一般会逐渐消退。教会患者自行检查颈部的方法,若发现结节、肿块或异常,及时就诊。

2. 颈部功能锻炼　术后15天开始行颈部功能锻炼。米字操:颈部进行向上、下、左、右转动,防止瘢痕收缩。

3. 药物指导　遵医嘱口服甲状腺素制剂,见第二章第二节甲状腺癌护理。

4. 定期复诊　定期监测甲状腺功能,首次检测时间为术后1个月。

第四节　甲状腺功能亢进护理

【定义】

甲状腺功能亢进症(hyperthyroidism),简称甲亢,是指由于血液循环中甲状腺激素分泌过多,引起以神经、循环、消化等系统兴奋性增高和代谢亢进为主要表现的一组临床综合征。其中由于甲状腺腺瘤功能亢进,合成和分泌甲状腺激素增加所导致的甲状腺毒症称为甲亢。外科常见甲亢有毒性弥漫性甲状腺肿(Gravers病)、高功能腺瘤、结节性毒性甲状腺肿三种。

【治疗原则】

1. 药物治疗　使用抗甲状腺药物。

2. 放射性核素治疗　^{131}I治疗。

3. 手术治疗　甲状腺全切或近全切除术。

【护理】

一、术前护理要点

(一)术前护理常规

按普通外科术前护理常规。

（二）与本病相关的其他护理

1. 评估要点

（1）健康史及相关因素

1）自身免疫机制因素包括长效甲状腺素和甲状腺刺激免疫球蛋白。

2）家族或遗传因素甲亢这种疾病有着明显的遗传因素。

3）环境或精神因素较大的精神压力会很大程度地干扰到体内激素的水平,容易导致甲亢的出现。

（2）症状体征

1）甲状腺激素分泌过多主要表现为交感神经兴奋增强和高代谢状态,归纳起来,特点如下:持续性心率增快,怕热,全身性多汗,食欲亢进易饥饿,手的细微快速震颤,好动多语易激动,大便次数增多或腹泻,收缩压升高,舒张压正常或稍低,脉压增大,可有心律失常、心房颤动,心脏扩大,甚至出现心力衰竭。体重减轻,消瘦明显。表现为纳亢易饥、怕热多汗、心悸、易激动、失眠等。

2）甲状腺肿大常是弥漫性肿大,可扪及震颤或能听到血管杂音。

3）眼病眼睑退缩,眼球突出或咽肌麻痹,可分为单纯性突眼和浸润性突眼。

（3）辅助检查,如了解基础代谢率、甲状腺摄 ^{131}I 率、甲状腺功能血清值、甲状腺 B 超及 ECT、喉镜检查等阳性结果。

（4）心理和社会支持状况,如评估有无易激惹、情绪波动较大等,了解社会支持状况。

2. 护理措施

（1）突眼护理。突眼者注意保护眼睛,不易或无法闭合眼睛时可涂抗生素眼膏,并覆盖纱布或使用眼罩,避免角膜过度暴露发生角膜炎。睡眠时头部抬高,以减轻眼部肿胀。

（2）饮食管理。高热量、高蛋白、高维生素、易消化饮食,给予足够的液体摄入。避免进食增加肠蠕动及易致腹泻的富含纤维素的食物,禁用浓茶、咖啡等刺激性饮料。戒烟酒。

（3）用药护理。遵医嘱正确服用硫脲类药物、碘剂及普萘洛尔,观察药物的疗效及不良反应,不可随意停药或增减药量。甲亢症状基本控制,表现为患者情绪稳定,睡眠好转,体重增加,食量稳定等。脉率稳定在 90 次/min 以下,脉压正常。基础代谢率＜20%,三碘甲状腺原氨酸（triiodothyronine,T_3）,四碘甲状腺原氨酸（thyroxine,T_4）,血清游离甲状腺素（free thyroxine,FT_4）,TSH 测定正常,抗甲状腺药物口服维持量阶段,方可进行手术。

（4）术前准备。采用颈丛麻醉者需教导患者练习术时体位:将软枕垫于肩部,保持头低、颈过伸位（全麻者不需要体位训练）。术日床边备氧气、负压吸引器、气管切开包等。

二、术后护理要点

（一）术后护理常规

按普通外科术后护理常规。

（二）与本病相关的其他护理

1. 评估要点 评估生命体征、水电解质酸碱平衡情况及引流液颜色、量、性状,评估切口周围敷料有无渗血渗液、颈部有无肿胀,评估呼吸节律、频率和发音状况及有无手足及脸面部有无抽搐情况。评估有无甲状腺危象、呼吸困难和窒息、喉返神经损伤、喉上神经损伤、甲状旁腺损伤等并发症发生。

2. 护理措施 参见第二章第二节甲状腺癌护理。

3. 并发症护理

(1)甲状腺危象多发生在术后12～48小时内。表现为高热(体温＞39℃),脉率快而弱(脉率＞120次/min)、烦躁不安、谵妄或意识淡漠、嗜睡,常伴有呕吐及水泻,严重者心力衰竭,休克及昏迷。一旦发生,绝对卧床休息,立即给氧,给予物理或药物降温,使体温＜38℃;遵医嘱迅速给予糖皮质激素、丙硫氧嘧啶、碘剂、普萘洛尔、镇静剂等药物治疗。

(2)呼吸困难、窒息,参见第二章第二节甲状腺癌护理。

(3)喉返神经损伤,参见第二章第二节甲状腺癌护理。

(4)喉上神经损伤,参见第二章第二节甲状腺癌护理。

(5)甲状旁腺损伤,参见第二章第二节甲状腺癌护理。

【出院指导】

1. 自我监测 告知患者颈部硬结一般2～3个月会逐渐消退。若出现心悸、手足震颤、抽搐等症状,及时就诊。

2. 饮食指导 给予高热量、高蛋白、高维生素、易消化饮食。

3. 颈部功能锻炼 术后半月开始做颈部康复操,防止瘢痕收缩。

4. 药物指导 告知患者术后继续服药的重要性,遵医嘱口服甲状腺素制剂,每日定时餐前服用。

5. 心理护理 鼓励患者合理控制自己情绪,保持良好心态。

6. 定期复诊 定期复查甲状腺功能。若出现心悸、手足震颤、抽搐等症状,及时就诊。

第五节 乳腺癌护理

【定义】

乳腺癌(breast cancer)是发生在乳腺上皮组织的恶性肿瘤,居女性恶性肿瘤的首位,好发于45～55岁。根据组织学病理类型可分为:非浸润性癌包括导管内癌、小叶原位癌及乳头湿疹样乳腺癌;浸润性特殊癌包括乳头状癌、髓样癌、小管癌、腺样囊性癌、黏液腺癌、顶泌汗腺样癌、鳞状细胞癌等;浸润性非特殊癌包括浸润性小叶癌、浸润性导管癌、硬癌、髓样癌、单纯癌、腺癌等。

【治疗原则】

手术治疗为主,辅以化学药物、内分泌、放射、生物等治疗措施。

一、手术治疗

1. 保留乳房的乳腺癌切除术（conservative surgery） 完整切除肿块及其周围1～2cm的组织。适合Ⅰ期、Ⅱ期患者。

2. 乳腺癌改良根治术（modified radical mastectomy） 有2种术式。一是保留胸大肌，切除胸小肌；二是保留胸大肌和胸小肌。该术式保留了胸肌，术后外观效果较好，适合Ⅰ期、Ⅱ期患者。

3. 乳腺癌根治术（radical mastectomy） 切除整个乳房，以及胸大、小肌、腋窝及锁骨下淋巴结。该术式现已少用。

4. 全乳房切除术（total mastectomy） 切除整个乳腺。适用于原位癌、微小癌和年迈体弱不宜做根治术者。

5. 前哨淋巴结活检术及腋淋巴结清扫术（sentinel lymph node biopsy and ill lymph node dissection） 对临床腋淋巴结阳性患者常规行腋淋巴结清扫术，阴性者应先行前哨淋巴结活检术。

二、非手术治疗

1. 化学治疗 浸润性乳腺癌伴腋淋巴结转移是应用辅助化学治疗的指征，可以改善生存率。

2. 内分泌治疗 肿瘤细胞中的雌激素受体（estrogen receptor，ER）含量高者，称为激素依赖性肿瘤，对内分泌治疗有效。

3. 放射治疗 在保留乳房的乳腺癌术后，应给予较高剂量放射治疗。

4. 生物治疗 临床上已推广使用的曲妥珠单抗注射液对人类表皮生长因子受体-2（human epidermal growth factor receptor 2，HER2）有过度表达的乳腺癌患者有一定疗效。

【护理】

一、术前护理要点

（一）术前护理常规

按普通外科术前护理常规。

（二）与本病相关的其他护理

1. 评估要点

（1）健康史及相关因素

1）一般情况包括年龄、性别、婚姻和职业、肥胖、饮食习惯、生活环境等。

2）既往史，如评估患者的月经史、婚育史、哺乳史等，以及既往是否患乳腺良性肿瘤。

3）家族史，如了解家庭中有无乳腺癌或其他肿瘤患者。

（2）乳腺癌的典型体征

1）乳房肿块，如80%的乳腺癌患者以乳房肿块首诊。患者常无意中发现乳房肿块，多为单发、质硬、边缘不规则，表面欠光滑。

2）非妊娠期从乳头流出血液、浆液、乳汁、脓液，或停止哺乳半年以上仍有乳汁流出者，称为乳头溢液。

3）皮肤改变皮肤表现为"酒窝征"或呈"橘皮样改变"及"皮肤卫星结节"。

4）乳头、乳晕异常，如乳头回缩，乳头湿疹样癌，即乳腺 Paget's 病，乳头皮肤瘙痒、糜烂、破溃、结痂脱屑伴灼痛，以致乳头回缩。

5）腋窝淋巴结肿大初期可出现同侧腋窝淋巴结肿大，肿大的淋巴结质硬、散在、可推动。随着病情的发展，淋巴结逐渐融合，并与皮肤和周围组织粘连、固定。晚期可在锁骨上和对侧腋窝摸到转移淋巴结。

（3）其他症状，如患者还可有消瘦、疲倦、乏力、低热、食欲差等表现。

（4）辅助检查，如了解乳腺超声学检查、乳腺钼靶X线检查、磁共振，乳房肿块的穿刺活检等阳性结果。

（5）心理和社会支持状况，如了解患者对于疾病的认知程度，对手术有何顾虑和思想负担；了解朋友及家属，尤其是配偶，对患者的关心、支持程度；了解家庭对手术的经济承受能力。

二、术后护理要点

（一）术后护理常规

按普通外科术后护理常规。

（二）与本病相关的其他护理

1. 评估要点　评估生命体征及引流液颜色、量、性状，切口及周围敷料情况。评估皮瓣、切口愈合及患侧上肢远端血液循环情况。评估有无出血、皮下积液、皮瓣坏死及患侧上肢淋巴水肿等并发症发生。

2. 护理措施

（1）体位与活动。血压平稳后改半卧位，术后第一天逐步下床活动。

（2）切口管理。评估绷带或胸带包扎松紧度及手术区域周围皮肤张力、颜色，不得擅自打开绷带或胸带。评估切口愈合情况及敷料有无渗血、渗液。评估患侧上肢远端血液循环情况，若手指发麻、皮肤发绀、皮温下降，动脉搏动不能扪及，提示腋部血管受压，立即通知医生，及时调整绷带的松紧度。告知患者绷带包扎期间不能自行松解绷带。

（3）导管护理。做好切口引流管护理，有效固定引流管，保持有效负压吸引。

（4）预防患侧上肢肿胀。行腋窝淋巴清扫术和（或）腋窝放疗导致患侧上肢肿胀的，要告知患者患侧肢体避免输液、测血压。平卧时患肢下方垫枕，抬高10°～15°，肘关节轻度屈曲。半卧位时屈肘90°放于胸腹部，避免患肢下垂过久。按摩患侧上肢或进行握拳、屈肘、伸肘运动，以促进淋巴回流。

(5)乳腺癌改良根治术后患侧肢体功能锻炼

1)伤口引流管拔除前,需限制患侧肩关节过度外展。

2)引流管拔除1周后,开始肩关节锻炼。

3)乳腺癌术后康复操分三个阶段,即早期康复操(术后2周内)、中期康复操(术后2周至3个月内)、后期康复操(术后3个月开始)。

3. 并发症护理

(1)出血表现为伤口引流管持续引出新鲜血液>200ml。伤口加压包扎,遵医嘱使用止血药,必要时做好手术准备。

(2)皮下积液范围小时表现为积液部位肿胀,皮瓣张力高,压迫时有囊性感或握雪感;皮下积液范围较大时,可使大面积的皮瓣浮起,波动感明显;腋窝积液多者,可伴有上肢水肿;皮下积液的处理应根据积液量的多少、积液面积的大小和性质分别对待,保持持续有效的负压引流。

(3)皮瓣坏死表现为局部缺血,皮肤苍白,逐步呈发绀、水肿,后期呈黑色。对已形成坏死者,可行局部清创。

(4)患侧上肢淋巴水肿表现为患肢肿胀麻木。出现水肿者,抬高患肢,鼓励握拳,行局部按摩并加以弹力绷带包扎,患肢禁测血压及输液。

(5)患肢功能障碍表现为患肢肩关节运动幅度受限、肌力下降。帮助患者制订康复训练计划,做好心理护理,必要时可请康复科协助治疗。

【出院指导】

1. 自我监测 教会乳房自检。每月检查一次,年轻者在月经周期的第7~10日,绝经后妇女宜在每月固定时间自查。方法:直立位或平卧位,上肢自然下垂或自然放于身体两侧,左乳采用顺时针的方式,右乳则采取逆时针的方式,用对侧指腹平触乳房有无肿块,检查乳头处有无溢液及凹陷,若有异常应及时来院就诊。

2. 切口及引流管的护理 切口未愈者保持切口敷料清洁、干燥,定时换药。带管出院者应保持引流管通畅,有效固定,防止滑脱,每日倾倒引流液。

3. 活动与休息 注意休息,术后近期避免用患肢搬动、提拉重物,继续肢体功能锻炼。

4. 饮食指导 高蛋白、高热量、高维生素、低脂肪饮食,避免长期服用蜂王浆等富含激素类食物。

5. 心理护理 可向患者提供改善自我形象的方法,如切口愈合可佩戴义乳,病情允许可择期行乳房重建术。

6. 生育指导 术后5年内避免妊娠。

7. 定期复诊 遵医嘱坚持治疗,定期复查。

第六节　胆石症护理

【定义】

胆石症(cholelithiasis)是指发生于胆囊和胆管内的结石,是胆管系统的常见病变。根据所在部位不同,可分为胆囊结石、肝外胆管结石和肝内胆管结石。

【治疗原则】

1. 胆囊结石　原则上以手术切除为主。如腹腔镜胆囊切除术、开腹胆囊切除术;胆囊结石伴胆囊炎急性发作,对于有严重心肺疾病,不能耐受急诊手术的患者,可先行胆囊造瘘术,待病情好转后再行胆囊切除术。

2. 肝外胆管结石　治疗原则主要为取尽结石、祛除病灶、解除狭窄和梗阻,通畅引流。手术治疗如内镜逆行胰胆管造影术下(endoscopic retrograde cholangiopancreatography,ERCP)取石术,胆肠吻合术,胆囊切除＋胆总管切开取石＋"T"管引流术,腹腔镜胆总管探查取石术。

3. 肝内胆管结石　治疗原则主要为取尽结石、解除梗阻、祛除病灶、通畅引流。手术治疗如肝部分切除术、高位胆管切开取石术、胆总管空肠 Roux-en-Y 吻合术。还可行中西医结合治疗和胆管残余结石处理(如经"T"管、窦道取石等)。

【护理】

一、术前护理要点

(一)术前护理常规

按普通外科术前护理常规。

(二)与本病相关的其他护理

1. 评估要点

(1)健康史及相关因素

1)有无胆管蛔虫病、血吸虫病、肝硬化、胰腺炎等病史。

2)有无进食高脂食物,是否长期胃肠外营养(total parenteral nutrition,TPN)。

3)是否多次妊娠。

4)是否多次胆管结石病史。

(2)症状体征

1)胆管痉挛表现为胆绞痛,主要表现为右上腹阵发性疼痛,常向右肩背部放射。

2)胆管感染表现主要有发热、畏寒等。

3)胆管梗阻主要表现为皮肤巩膜黄染、小便发黄、陶土便等。

4）消化系统主要表现为恶心、呕吐、食欲不振等。

5）Murphy 征阳性。

6）Charcot 三联征：腹痛、寒战高热、黄疸。

7）Reynold 五联征：腹痛、寒战高热、黄疸、意识障碍、感染性休克。

（3）辅助检查如了解血常规、肝功能、B 超、CT、磁共振胰胆管造影（magnetic resonance cholangiopancreatography，MRCP）、经 皮 肝 穿 刺 胆 管 造 影（percutaneous transhepatic cholangiography，PTC）、ERCP 检查等阳性结果。

（4）心理和社会支持状况，如评估了解心理变化和社会支持系统状况。

2. 护理措施

（1）营养支持。能进食者给予清淡、易消化、富含维生素、高蛋白、低脂饮食。

（2）疼痛管理。疼痛急性发作时，指导患者禁食、禁饮，避免诱发或加重疼痛，对疼痛剧烈的患者适当给予解痉镇痛药物，但禁用吗啡。

（3）发热护理。遵医嘱使用抗生素，及时进行血培养及药敏试验，根据结果调整抗生素。对症治疗，使用药物和（或）物理降温控制患者体温在正常范围。合并急性化脓性胆管炎时，可行 ERCP 或经皮肝穿刺胆管引流（percutaneous transhepatic cholangial drainage，PTCD）引流胆汁。

（4）皮肤护理。如黄疸患者出现皮肤瘙痒，应保持皮肤清洁，忌用碱性肥皂等刺激性强的清洁剂；切忌搔抓皮肤，可以用手拍打、用温水擦拭以缓解瘙痒；衣裤应松软；遵医嘱使用药物，如炉甘石洗剂等。

（5）并发症护理。胆囊结石伴急性胆管感染患者，如病情发展迅速，容易合并胆囊穿孔、坏疽，表现为发热、右上腹局限性肌紧张、Murphy 征阳性、血白细胞计数明显增高、肝功能受损等，需行急诊手术，不能耐受者行胆囊造瘘术。急性梗阻性化脓性胆管炎易并发感染性休克，参见第一章第四节休克的护理。

（6）心理护理。胆石症易反复发作，使患者可能对治疗失去信心，害怕再次手术，表现为情绪低落、不配合治疗等现象，护士及时评估患者心理，倾听患者主诉，耐心讲解疾病特点和治疗护理方法，鼓励患者积极面对疾病，排除不良情绪，以提高患者的心理承受能力。

二、术后护理要点

（一）术后护理常规

按普通外科术后护理常规。

（二）与本病相关的其他护理

1. 评估要点　评估生命体征、腹部体征、水电解质酸碱平衡情况、各引流管引流液颜色、量、性状，切口及周围敷料情况。评估有无腹腔出血、胆管出血、胆瘘、腹腔脓肿、胆管感染等并发症发生。

2. 护理措施

（1）饮食管理。胆囊切除术后禁食 6 小时，术后 24 小时内以无脂流质和半流质为主，逐步过渡到低脂饮食,少量多餐,避免饱胀。

(2)导管护理。做好腹腔引流管、胃管等导管的护理,放置"T"管患者按"T"管护理常规护理。

3. 并发症护理

(1)腹腔出血多发生在术后24～48小时,表现为切口渗出血性液体,腹腔引流管短时间内引出较多血性液体,患者腹痛、腹胀、出现腹膜刺激征等,严重者可伴面色苍白、口干、心率加快、血压下降等低血容量表现。

(2)胆管出血表现为"T"管内引流出血性液体,患者可出现腹痛、腹胀、发热、腹膜刺激征等,量少者仅有大便隐血试验阳性,量多者可有大量呕血、黑便。

(3)胆瘘参见第二章第一节普通外科疾病护理常规概述。

(4)腹腔脓肿主要表现为腹痛、寒战、高热等。观察患者体温变化、检验结果(如血常规、血沉、C反应蛋白、血培养等),遵医嘱使用抗生素,腹腔脓肿穿刺引流者做好引流管护理。

(5)胆管感染主要表现为 Charcot 三联征或 Reynold 五联征。观察患者体温变化及腹痛的部位、性质等,保持"T"管引流通畅,观察引流液的量、性状、颜色,遵医嘱使用抗生素。

【出院指导】

1. 自我监测 若出现发热、腹痛、尿色变黄等症状应及时就诊。

2. 饮食指导 清淡、易消化、富含维生素、低脂饮食,忌暴饮暴食。

3. 活动与休息 注意休息,合理安排活动,避免过度劳累。

4. 带"T"管出院患者护理

(1)向患者及其家属宣教"T"管留置的作用及重要性,不可自行拔管。

(2)有效固定"T"管,防止滑出;如有滑出,及时就诊。

(3)告知患者按时来院拔管。

5. 定期复诊 遵医嘱按时来院复诊,如有腹痛、发热、皮肤发黄等情况,及时纠正。

知识链接

腹腔镜胆囊切除术护理

【定义】

腹腔镜胆囊切除术(laparoscopic cholecystectomy,LC)是指在患者中上腹开3～4个直径为0.5～1cm的小切口,置入腹腔镜的器械,在电视监视下进行胆囊切除术。

【护理】

一、术前护理要点

(一)术前护理常规

按普通外科术前护理常规。

（二）与本病相关的其他护理

1. 评估要点 按"胆石症术前评估要点"。

2. 护理措施

（1）做好皮肤清洁，必要时去除手术部位的毛发，尤其注意做好脐部清洁。

（2）术前晚遵医嘱灌肠。

二、术后护理要点

（一）术后常规护理

按普通外科术后常规护理。

（二）与本病相关的其他护理

1. 评估要点 评估生命体征、腹部体征、水电解质酸碱平衡情况、腹腔引流管引流液颜色、量、性状，切口及周围敷料情况。评估有无出血、高碳酸血症、胆漏、皮下气肿等并发症发生。

2. 并发症护理

（1）腹腔出血表现为腹腔引流管短时间内引出较多血性液体，患者出现腹膜刺激征，伴面色苍白、口渴、心率加快、血压下降等症状和体征。

（2）高碳酸血症轻者主要表现为头痛、胸闷、气促、肩部酸痛、发绀等；重者主要表现为呼吸困难、血压下降、烦躁、谵妄甚至昏迷。LC术后低流量吸氧，鼓励患者深呼吸，有效咳嗽，促进机体内CO_2排出。肩部酸痛一般不需特殊处理，会自行缓解。

（3）胆瘘参见第二章第一节普通外科疾病护理常规概述。

（4）皮下气肿主要表现为触及腹部、前胸及肩部皮肤有捻发感。遵医嘱吸氧，注意观察皮下气肿范围。

第七节 原发性肝癌护理

【定义】

原发性肝癌（primary liver cancer）是原发于上皮组织的肝恶性肿瘤，为我国常见恶性肿瘤之一。按大体病理形态分为结节型、巨块型、弥漫型。按组织学分为肝细胞型、胆管细胞型、混合型。按肿瘤大小分为微小肝癌（直径≤2cm）、小肝癌（2cm<直径≤5cm）、大肝癌（5cm<直径≤10cm）、巨大肝癌（直径>10cm）。

【治疗原则】

以手术为主，结合肝动脉插管化疗栓塞术、射频消融、微波治疗、无水酒精注射、免疫治疗、基因治疗、中医治疗等。

1. 手术治疗 手术切除是首选和最有效的治疗方法,如肝段切除术、半肝切除术、扩大半肝切除术;肝脏移植术。

2. 非手术治疗 肝动脉插管化疗栓塞术、经皮肝穿刺射频消融术、微波治疗、无水酒精注射、纳米刀等介入治疗;免疫治疗、中医治疗、基因治疗等辅助治疗。

【护理】

一、术前护理要点

(一)术前护理常规

按普通外科术前护理常规。

(二)与本病相关的其他护理

1. 评估要点

(1)健康史及相关因素

1)饮食和生活习惯有无进食含黄曲霉素的食品,有无饮水污染等。

2)有无肝炎、肝硬化病史,有无其他部位肿瘤病史。

3)家族中有无肝癌或其他肿瘤病史。

(2)早期缺乏特异性症状,多数患者在体检或普查时发现,中晚期常见临床表现有:

1)肝区疼痛、腹胀、纳差、恶心、呕吐、腹泻等消化道症状。

2)乏力、消瘦、发热、恶病质等全身症状。

3)少数患者可能出现癌旁表现(低血糖、红细胞增多症、高胆固醇血症及高钙血症等),同时可出现肝大、黄疸、腹水等体征。

(3)辅助检查,如了解血清甲胎蛋白(alpha-fetoprotein,AFP)、异常凝血酶原(protein induced by vitamin kabsenceor antagonist-Ⅱ,PIVKA-Ⅱ)、B超、CT、MRI、数字减影血管造影(digital subtraction angiography,DSA)、肝脏穿刺检查等阳性结果。了解肝功能状况(Child分级及吲哚氰绿负荷试验)。

(4)营养评估,术前行营养风险筛查,对营养不良的患者行营养支持治疗。

(5)心理和社会支持状况,如评估了解心理变化和社会支持系统状况。

2. 护理措施

(1)营养支持。高热量、高蛋白、高维生素饮食。遵医嘱给予新鲜血浆、白蛋白等。

(2)避免出血诱因。肿瘤较大或位于肝包膜下、凝血功能差或伴有肝硬化的患者应避免剧烈活动,巨大肝癌绝对卧床休息,避免增加腹压的动作,如用力咳嗽、打喷嚏、用力解大便、提重物等。进食温凉软食,避免生、冷、硬、辣等食物。

3. 并发症护理

(1)肝癌破裂出血表现为剧烈腹痛伴腹膜刺激征状,出血量大时可出现周围循环衰竭表现,及时通知医生,积极配合抢救,做好急诊手术准备。

(2)上消化道出血如疑为食管胃底静脉曲张破裂出血,参见第二章第八节门静脉高压症护理。

　　（3）肝性脑病：

　　1）去除和避免诱发因素：清除胃肠内积血，减少氨的吸收。上消化道出血为最常见的诱因，可用生理盐水或弱酸性溶液灌肠，忌用肥皂水灌肠。避免使用催眠镇静药、麻醉剂等，以免掩盖病情，同时减少药物对肝脏的损害。遵医嘱使用抗生素，防止感染。禁止大量输液，过多液体可引起低血钾、稀释性低钠血症、脑水肿，可加重肝性脑病。避免快速利尿和大量放腹腔积液，防止水电解质乱和酸碱失衡。保持大便通畅，便秘者遵医嘱使用导泻剂。

　　2）饮食管理：给予高热量饮食，保证每天热量供应 5～6.7MJ（1200～1600kcal）。控制蛋白质的摄入，重点不在于限制蛋白质的摄入，而在于保持正氮平衡。①急性起病数日内禁食蛋白质（1、2 期肝性脑病可以限制在 20g/d 以内），意识清楚后从 20g/d 开始逐渐增加至 1g/（kg·d）。②慢性肝性脑病患者无禁食蛋白质必要。③植物和奶制品蛋白优于动物蛋白。不宜服用维生素 B_6。

　　3）安全护理：保持呼吸道通畅，避免舌根后坠、误吸。使用床栏，必要时使用约束带。

　　4）用药护理：遵医嘱用药，观察药物的疗效及不良反应。

　　（4）肝肾综合征又称功能性肾衰竭，表现为少尿或无尿、氮质血症、血肌酐升高、稀释性低钠血症、低尿钠等。但肾脏无实质性病变。遵医嘱监测肝、肾功能，使用血管活性药物，输注白蛋白等。

　　（5）肝功能衰竭：

　　1）休息及体位：绝对卧床休息，有腹水者取半卧位。集中治疗时间，使患者能充分休息。

　　2）饮食护理：应给予低脂、高热量、高碳水化合物。清淡易消化饮食。急性期给予无蛋白饮食；恢复期，逐渐增加蛋白质摄入量。戒烟酒，忌刺激性食物，少量多次；对于有腹水和肾功能不全的患者，应控制钠盐摄入量（≤1g/d）；有肝性脑病先兆者，应忌蛋白质，防止血氨水平升高而致昏迷；有消化道出血者应禁食。

　　3）加强各项监护和观察：①心血管系统：大部分患者因全身血管扩张而出现容量相对不足，需要补晶体液进行容量复苏。但是，过量的液体和持续液体正平衡会使静脉压力升高，加重组织水肿和微循环障碍，增高右心压力，不利于肝静脉回流，从而影响肝脏功能和肝细胞再生，增加患者的死亡率。容量不足和容量过多都对患者不利，持续低血压患者需要心电、血压监护；若患者有低血压，可使用去甲肾上腺素升高血压。②呼吸系统：对患者实行标准镇静和肺保护通气策略。对于伴有严重急性心力衰竭危重患者，建议使用高流量鼻导管，优于无创通气。如果存在高碳酸血症，建议使用无创正压通气或有创机械通气。对于合并呼吸窘迫综合征的患者，建议机械通气采用低潮气量策略，谨慎选择合适的呼气末正压通气。在机械通气期间，加强胸部物理治疗，抬高患者床头 30° 以上，维持气囊压力在 25～30cmH$_2$O，进行声门下吸引等，预防呼吸机相关性肺炎。③消化系统：鼓励经口饮食或早期进行肠内营养，降低消化道出血风险。对于有食道胃底静脉曲张的患者，避免使用鼻胃管鼻饲。在肠内营养期间，需要监测血氨水平，并尽早停用质子泵抑制剂。④代谢系统：观察患者有无低血糖表现，及时纠正，纠正时注意避免转变为高血糖，应将血钠维持在 135～

145mmol/L,监测乳酸水平,若患者乳酸水平升高,则提示预后不佳。连续性肾脏替代疗法可用于纠正酸中毒和代谢紊乱。⑤凝血功能:监测PT及INR;不常规使用新鲜血浆和其他凝血因子。⑥感染:造成急性肝功能衰竭死亡的主要原因。最常见的感染类型有肺炎、泌尿系统感染、导管相关性血流感染、自发性菌血症等。当患者出现感染的临床表现时,应尽早进行抗感染治疗。⑦神经系统:患者可表现为意识水平下降,还有头痛、呕吐、扑翼样震颤、激越、反射亢进和阵挛。当患者出现颅内压增高表现时,应将头部抬高30°,避免发热、低血糖或高血糖,控制血钠水平。遵医嘱应用脱水剂。

4)去除和避免诱发因素:保持大便通畅,可予以灌肠、导泻,保持肠内酸性环境,减少氨的产生和吸收。避免使用镇静安眠药、麻醉药等。避免快速利尿和大量放腹水。避免低血糖发生,注意葡萄糖的供给。

5)加强基础护理和心理护理:保持安静舒适的治疗环境,保持病室内空气新鲜,防止交叉感染。注意保暖,协助患者更换体位,防止压疮。做好口腔护理、会阴护理,保持皮肤清洁干燥。评估患者焦虑程度,鼓励患者建立战胜疾病的信心。

二、术后护理要点

(一)术后护理常规

按普通外科术后护理常规。

(二)与本病相关的其他护理

1. 评估要点

评估生命体征、腹部体征、水电解质酸碱平衡情况、各引流管引流液颜色、量、性状,切口及周围敷料情况。评估有无出血、胆瘘、膈下脓肿、胸腔积液、肝功能衰竭、肝肾综合征等并发症发生。

2. 护理措施

(1)保护肝脏。遵医嘱吸氧、使用护肝药物,慎用对肝脏有损害的药物。

(2)体位及活动。清醒且血压稳定后,改为半卧位;根据患者病情制定每日活动计划,鼓励患者早期下床活动。

(3)维持体液平衡。术后早期禁食,静脉高价营养治疗。之后视病情遵医嘱逐步给予流质、半流质饮食及普食。

(4)导管护理。做好腹腔引流管、胃管等导管的护理。

3. 并发症护理

(1)出血常见为腹腔内出血和上消化道出血。多发生在术后24～48小时,表现为面色苍白、口干、心率加快、血压下降等,胃管或腹腔引流管短时间内引出较多血性液体。

(2)胆瘘见普通外科术后并发症护理。

(3)膈下感染可出现寒战高热、呃逆、患侧下肺呼吸音减弱等表现。半卧位休息,观察患者体温变化、检验结果(如白细胞计数、红细胞沉降率、C反应蛋白、血培养等),遵医嘱使用抗生素,膈下积液穿刺引流者做好引流管护理,鼓励患者深呼吸和有效咳嗽。

（4）胸腔积液可出现胸闷、胸痛、呼吸困难、发热等症状。协助患者抬高床头、半卧位休息,观察患者呼吸音,遵医嘱监测动脉血气,观察人血白蛋白值的变化,协助做好肺部CT及B超检查。胸腔穿刺引流者做好引流管护理。

（5）肝功能衰竭,参见第二章第七节原发性肝癌护理。

（6）肝肾综合征,参见第二章第七节原发性肝癌护理。

【出院指导】

1. 自我监测　若出现水肿、体重减轻、出血倾向、黄疸和疲倦等症状,应及时就诊。

2. 饮食指导　高蛋白、低脂、富含维生素、清淡易消化饮食,忌辛辣、烈酒、浓茶等刺激性食物及烟熏、腌制、霉变食物,避免不洁饮水。若有腹水、水肿,应控制食盐的摄入量。

3. 活动与休息　避免劳累,注意劳逸结合。

4. 用药指导　遵医嘱用药,忌滥用药物(如中药土三七等),以免损伤肝功能。

5. 定期复诊　遵医嘱定期复诊。

第八节　门静脉高压症护理

【定义】

门静脉高压症(portal hypertension)是各种原因所致门静脉血流受阻、血液淤滞、门静脉系统压力升高所引起的一系列临床表现,继而引起脾大、脾亢、胃底食管下段静脉曲张破裂出血、腹水等一系列临床症状。门静脉正常压力为13~24cmH$_2$O,平均值18cmH$_2$O,门静脉高压症时,压力大都增至30~50cmH$_2$O。

【治疗原则】

主要是针对食管胃底静脉曲张破裂引起上消化道大出血的治疗。对于脾功能亢进及顽固腹水,经严格的内科保守治疗无效时,可考虑手术治疗。

1. 非手术治疗　一般处理,如保持呼吸道通畅、维持循环稳定、护肝治疗;止血治疗,如药物止血、三腔二囊管压迫止血、内镜治疗止血、介入治疗止血。

2. 手术治疗　如断流术、门体分流术、脾切除术、肝移植术。

【护理】

一、术前护理要点

（一）术前护理常规

按普通外科术前护理常规。

（二）与本病相关的其他护理

1. 评估要点

（1）健康史及相关因素

1）无慢性肝炎、血吸虫病、肝性脑病史。

2）发病是否与饮食有关，如进食粗糙刺激性食物，大量饮酒等。

3）是否有腹腔内压力骤然升高的因素，如剧烈咳嗽、呕吐、打喷嚏或用力排便等。

（2）症状体征，如脾大或脾功能亢进、呕血或黑便、腹水。

（3）辅助检查，如了解血常规、肝功能及肝脏储备功能、X线钡餐、超声检查、内窥镜检查、CT、门静脉造影及压力测定等阳性结果。血常规可显示血红蛋白、白细胞及血小板计数下降，X线钡餐可显示食管曲张静脉呈蚯蚓状、串珠状，曲张严重者可呈"虫蚀"状。

（4）心理和社会支持状况，如评估患者是否因长期、反复发病，工作和生活受到影响而感到焦虑、悲观、失望；家人是否提供心理和经济支持。

2. 护理措施

（1）营养支持。高热量、高维生素、适量蛋白、低脂、低渣或无渣饮食，肝功能损害较轻者，可摄取优质高蛋白食物，伴肝性脑病者应控制蛋白摄入。

（2）避免出血诱因。合理休息与适当活动。禁烟酒，少喝咖啡和浓茶。避免进食粗糙、坚硬、油炸及辛辣食物，饮食不宜过热。避免打喷嚏、剧烈咳嗽、呕吐、用力解大便、负重等增加腹内压的动作。

（3）腹水护理。限制液体和钠的摄入，少食含钠高的食物。定时测腹围和体重，记录出入量。遵医嘱应用利尿药物，并注意观察有无低钾、低钠血症等。保持皮肤清洁干燥，使用便器时避免摩擦，以防皮肤破损。

（4）肠道准备遵医嘱。术前灌肠，避免碱性液体灌肠，预防肝性脑病。

（5）自身防护。有出血倾向者用软毛刷刷牙，避免牙龈出血，防止外伤。血小板计数$<50\times10^9/L$，宜卧床休息，适当减少活动量；血小板计数$<20\times10^9/L$要绝对卧床休息。白细胞低者，预防感冒，做好保护性隔离。

（6）心理护理。耐心倾听患者主诉，鼓励患者以积极乐观的心态配合治疗护理。

3. 并发症护理

（1）食管胃底静脉曲张破裂出血患者出现呕血黑便、氮质血症、发热，出血量大时可出现周围循环衰竭表现。按消化道大出血护理。药物止血措施包括口服去甲肾上腺素，静脉使用H_2受体拮抗剂或质子泵抑制剂、血管升压素和生长抑素等。食管胃底静脉曲张破裂出血也可给予三腔二囊管压迫止血、内镜直视下喷洒止血药物和局部注射硬化剂或皮圈套扎曲张静脉等。颈静脉肝内门体支架分流术（transjugular intrahepatic portosystem stent-shunt，TIPSS）目前也常规运用于门脉高压消化道出血治疗反复无效者。

（2）肝性脑病，参见第二章第七节原发性肝癌护理。

（3）肝肾综合征，参见第二章第七节原发性肝癌护理。

二、术后护理要点

(一)术后护理常规

按普通外科术后护理常规。

(二)与本病相关的其他护理

1. 评估要点 评估生命体征、腹部体征、水电解质酸碱平衡情况、各引流管引流液颜色、量、性状,切口及周围敷料情况。评估有无出血、感染、胰瘘、肝性脑病、静脉血栓形成等并发症发生。

2. 护理措施

(1)保护肝脏。遵医嘱吸氧、使用护肝药物,慎用对肝脏有损害的药物。

(2)体位与活动。脾脏切除术患者血压平稳后取半卧位,鼓励早期活动。分流术后48小时内平卧位,避免过多活动,防止血管吻合口破裂,一般卧床1周。

(3)术后饮食管理。遵医嘱进食,逐步给予流质、半流质饮食及软食,避免过冷过热,以免再出血。有腹水者低盐饮食,肝功能严重障碍或分流术后,应限制蛋白质的摄入,保持大便通畅,促进氨由肠道排出,减少肝性脑病的发生。

(4)导管护理。做好腹腔引流管、胃管等导管的护理。

3. 并发症护理

(1)常见出血有消化道出血和腹腔内出血,多发生在术后48小时内。表现为患者面色苍白、口干、心率加快、血压下降等,胃管或脾窝引流管短时间内引出较多血性液体。患者术后出血部位不同,其护理观察的侧重点也随之不同。

(2)感染

1)肺部感染表现为发热、气道分泌物增多、痰液黄色或黄白色,听诊两肺啰音、一侧呼吸音低或消失,白细胞计数升高等。按肺部感染护理。

2)腹腔感染表现为发热、腹痛、白细胞升高,出现腹膜刺激征,腹腔引流管引出脓性液体等。根据腹腔引流液培养结果遵医嘱用药,保持腹腔引流管通畅,密切观察引流液的颜色、量、性状等。

3)尿路感染,参见第七章第一节泌尿外科疾病护理常规概述。

4)切口感染表现为切口局部红、肿、热、痛,切口迁延不愈且渗出脓性液体,伴体温升高、脉搏细速、白细胞计数增高等。按切口感染护理。

(3)胰瘘,参见第二章第一节普通外科疾病护理常规概述。

(4)肝性脑病,参见第二章第七节原发性肝癌护理。

(5)静脉血栓形成。观察足背动脉搏动情况,有无头痛、胸痛、四肢肿胀等异常情况,观察有无腹痛、腹胀和便血等肠系膜血栓形成的迹象。术后监测血小板计数,血小板高者遵医嘱给予抗血小板聚集的药物或行血小板分离术以防血栓形成,协助做好超声、CT等检查。血栓一旦形成,遵医嘱紧急行抗凝或溶栓治疗,必要时做好术前准备。

【出院指导】

1. **自我监测** 指导患者及其家属掌握出血先兆、基本观察方法和主要急救措施,告知紧急就诊的途径和方法。一旦出现眩晕、心慌、出冷汗、头痛、胸闷、胸痛、腹痛、肢体疼痛及肿胀等情况,及时来院就诊。

2. **饮食指导** 高热量、高维生素、适量蛋白、低脂、低渣或无渣饮食,戒烟酒,少喝咖啡、浓茶,避免进食粗糙、干硬、过热、辛辣食物,以免损伤食管和胃黏膜,诱发出血。分流术后遵医嘱食用植物性蛋白饮食或低蛋白饮食,观察有无意识改变,尽早发现肝性脑病症状及时就医。

3. **活动与休息** 避免劳累和过度活动,保证充分休息。注意自我保护,分流术后患者禁止执行注意力高度集中的工作,如驾驶、高空作业等。

4. **用药指导** 部分患者术后行抗凝治疗,出院后口服阿司匹林、华法林、双嘧达莫等药物,抗凝药物不可自行减量或停药,服药期间观察皮肤黏膜有无出血点,以及大便、尿颜色,并定期检查血常规、凝血功能和超声检查门脉系统等。

5. **心理护理** 保持乐观、稳定的心理状态,避免精神紧张及悲观等不良情绪,避免情绪波动诱发出血。

6. **定期复诊** 遵医嘱定期复查。

第九节 肝脏移植护理

【定义】

肝脏移植(liver transplantation)是指对于各种原因引起的终末期肝病患者,通过手术方式植入一个健康的肝脏,使患者肝功能得到良好恢复,以维持和重建机体生理功能。

【手术方式】

原位全肝肝移植(包括经典式和背驮式)、劈裂式肝移植、减体积式肝移植、活体部分肝移植、辅助性肝移植(包括原位和异位)。

【护理】

一、术前护理要点

(一)评估要点

(1)全身情况评估意识、生命体征,心、肺、肝、肾等重要脏器的状况及水电解质酸碱平衡、全身营养状况等。了解发病史和病情演变情况。

(2)专科情况评估患者有无出血、高热、肝性脑病、腹水、黄疸等症状。

(3)辅助检查了解血常规、肝肾功能、甲胎蛋白、凝血功能、B超、CT、MRCP检查等结果。

（4）心理社会支持状况。

（二）护理措施

（1）按原发疾病护理常规。

（2）按普通外科术前护理常规。

（3）术前准备

1）患者准备：①心理准备：进行个体化的术前访视和宣教，讲解术后护理要点及护理措施的必要性和重要性，取得家属和患者的配合，以积极乐观的心态配合术后护理。②胃肠道准备：a.术前每天评估记录患者排便情况，若患者存在便秘及时汇报医生，使用乳果糖口服液等缓泻药物；b.术前不建议常规进行肠道准备；c.无胃肠动力障碍者术前6小时禁固体食物，2小时禁流质（不禁药），若患者无糖尿病病史，术前2小时可服用仅含碳水化合物饮料400ml，可缓解患者饥饿不适感和胃肠道应激，改善患者焦虑情绪，并减低其术后胰岛素抵抗和高血糖的发生率。③皮肤准备：活动自如的患者行全身清洁沐浴，淋浴后予以2%的葡萄糖氯己定消毒巾擦拭全身，一巾一区域（脸部及会阴部除外）；行动不便、昏迷患者术前予行腹部手术部位清洁，待干燥后予2%葡萄糖氯己定湿巾擦拭（方法同前）。

2）病室准备：①根据空气净化与消毒相关法律、法规和标准的规定，结合医院实际情况，制定相应的空气净化管理制度，并组织实施。没有肝移植重症监护室的术后安排单间或双人间病房。②病房环境予以500mg/L含氯消毒液拖地及擦拭墙壁、床、床头柜、桌椅、仪器设备等，使用消毒湿巾进行物品表面的擦拭消毒。

3）物品准备：①根据病房设置要求准备好呼吸机、监护仪、中心吸引、中心供氧、除颤仪、抢救车等各种医疗抢救设备。②隔离衣裤、鞋套、帽子、口罩等消毒隔离物品。

4）工作人员准备：具有肝胆外科、肝移植和重症监护知识且责任心强、技术过硬的专科护理人员组成特别护理小组，拟订好护理计划。

二、术后护理要点

（一）术后护理常规

按普通外科术后护理常规。

（二）重症监护室或病房接待患者流程要求

（1）确认所有仪器、床单位处于备用状态。

（2）安全搬移患者至病床，安置合适卧位。

（3）连接监护导联线和有创测压装置，动态监测生命体征。

（4）检查气管插管的位置和固定情况，确认气道是否通畅，有气管插管者连接呼吸机予以机械通气。

（5）评估患者意识、生命体征、感知觉恢复情况、四肢活动度、皮肤黏膜情况等。

（6）检查并确认深静脉导管的位置，连接液体通路，核对调节液体和血管活性药物的输注速度。

（7）检查切口及敷料情况，有效固定引流管并按要求做好标识，观察引流液颜色、量、性状。

（8）与麻醉师和手术室护士及手术医生交接班。

（9）遵医嘱采集血、尿、引流液、分泌物等化验标本,并落实送检。

（10）床边 X 线摄片,了解气管导管及深静脉导管位置及肺部情况。

（11）做好病情护理记录。

（三）病情观察

（1）监测意识状态。

（2）监测血流动力学情况,包括心率、血压、脉搏、中心静脉压等,观察皮肤色泽和甲床颜色等。

（3）监测呼吸系统情况,包括呼吸频率、深度、节律、氧饱和度、血气分析等。

（4）监测肝功能情况,包括每日监测肝功能、B超检查肝脏血流情况。

（5）监测肾功能情况,遵医嘱记录 24 小时出入量,术后 24 小时内监测每小时尿量,每日监测肌酐、尿素氮等。

（6）监测消化系统情况,评估腹部体征、胃液性状,及有无消化道应激性溃疡、出血、穿孔等并发症。

（7）监测体温变化,必要时持续肛温监测。

（8）评估水电解质酸碱平衡情况、切口及敷料情况、各引流管引流液的颜色、量、性状等。

（四）体位与活动

全麻清醒后采取低半卧位。移植术后第一天床上适当活动,根据患者情况,制订每日活动计划,鼓励早期下床活动,预防深静脉血栓的发生。

（五）呼吸道管理

监测呼吸功能,维持有效呼吸。根据病情调整呼吸机的各项参数,保持呼吸道通畅,及时吸痰;气管插管拔除后注意观察呼吸情况,监测血氧饱和度及动脉血气分析等,并指导患者呼吸功能锻炼。

（六）体液管理

维持体液平衡,保持静脉通路通畅;遵医嘱补充晶体和胶体溶液等;根据血流动力学、水电解质监测结果合理安排各类液体的输注顺序与速度。

（七）饮食指导

饮食新鲜、清洁、清淡、均衡,以优质蛋白、低脂饮食为宜。避免油炸、过咸、发酵、腌制类食物,避免食用西柚(汁)等含柑橘素类水果及辛辣刺激性食物。食物需煮熟食用,水果需削皮,禁烟酒。

（八）导管护理

移植术后留置胃管、腹腔引流管、导尿管、动静脉测压管、输液管,护理人员掌握留置各种管道的意义和护理方法,病情允许时尽早拔除管道,减少感染的发生。

（九）静脉血栓栓塞的预防

进行静脉血栓栓塞风险评估。患者使用抗血栓弹力袜期间注意观察局部皮肤情况,遵医嘱予使用下肢气压泵,使用抗凝药物期间密切关注有无出血情况,根据病情鼓励患者早期下床活动。

（十）用药护理

肝移植术后遵医嘱服用免疫抑制剂，免疫抑制剂一般为终身服用。目前常用的免疫抑制剂有他克莫司(tacrolimus,TAC)、环孢素 A(cyclosporine A,CsA)、吗替麦考酚酯(mycophenolate mofetil,MMF)和西罗莫司(sirolimus)等。

（1）遵医嘱定时定量服药，每日两次服药时间间隔12小时，不可擅自调整。

（2）若意外错过服药时间4小时以内应及时补服，超过4小时无须补服，按原定时间服药即可。

（3）若发生服药后呕吐，谨遵医嘱处理，可按呕吐出现的时间给予不同处理：服药后0～10分钟，加服全量；服药后10～30分钟，加服1/2量；服药30～60分钟，加服1/4量；服药60分钟后，无需加服。若服药后腹泻，根据血药浓度调整剂量。

（4）定期监测药物浓度，根据血药浓度和肝肾功能情况调整免疫抑制剂剂量，血药浓度标本需在每日服药前采集。

（5）影响免疫抑制剂浓度的药物：五酯胶囊、地尔硫䓬、酮康唑、甲氧氯普胺等可提高他克莫司和环孢素的血药浓度；抗结核药等可降低其浓度。

（6）影响免疫抑制剂浓度的食物：西柚（汁）等含柑橘素类水果可提高他克莫司和环孢素的血药浓度，脂肪含量高的食物可降低其浓度。

（十一）预防感染

做好保护性隔离，设单间或双人间病房，床单位每日用以500mg/L含氯消毒液擦拭两次，每日两次予2%的葡萄糖氯己定消毒液或消毒巾擦身（除面部和会阴部皮肤外），协助患者按医嘱使用葡萄糖氯己定口腔含漱液，遵医嘱做好多重耐药菌的筛查，一旦发生多重耐药菌感染，积极做好相应的隔离措施。接触患者需穿戴隔离衣、鞋套、帽子、口罩，呼吸道感染者禁止进入。加强基础护理，接触患者前后做好手卫生。

（十二）并发症护理

1.肝脏原发性无功能 表现为发热、黄疸、腹痛、患者情绪极为激动或昏迷，胆汁分泌减少，尿量减少，实验室检查示：谷丙谷草转氨酶升高后下降，胆红素迅速上升，肌酐、尿素氮升高。一旦发生，立即遵医嘱做好再次肝脏移植的术前准备。

2.腹腔出血 参见第二章第一节普通外科疾病护理常规概述。

3.感染 肝移植患者术后免疫功能抑制，细菌、病毒、真菌均可感染，感染多见于肺部、腹腔、尿道、切口。

（1）肺部感染表现为高热、气道分泌物增多、痰液黄色或黄白色，听诊两肺啰音，一侧呼吸音低或消失，白细胞计数升高等。根据痰液细菌、真菌培养结果遵医嘱用药，加强胸部物理治疗，鼓励深呼吸和有效咳嗽，及时吸痰，使用呼吸机者遵医嘱予呼气末正压支持通气，肺不张持续存在可行纤维支气管镜检查。

（2）腹腔感染表现为发热、腹痛、白细胞升高，患者出现腹膜刺激征，腹腔引流管引出脓性液体等。根据腹腔引流液细菌和真菌培养结果遵医嘱用药，保持腹腔引流管通畅，密切观察引流液的颜色、量、性状。

（3）尿路感染,参见第七章第一节泌尿外科疾病护理常规概述。

（4）切口感染表现为切口局部红、肿、热、痛,切口迁延不愈且渗出脓性液体,伴体温升高、脉搏细速、白细胞计数增高等。根据切口分泌物细菌和真菌培养结果遵医嘱用药,加强切口换药,保持切口敷料清洁干燥。

4. 胆管并发症

（1）胆漏,参见第二章第一节普通外科疾病护理常规概述。

（2）胆管狭窄表现为低热、虚弱、皮肤巩膜黄染、轻微的腹部疼痛、尿色深黄或橙色、大便颜色变浅或呈陶土色,实验室检查示:谷丙转氨酶、谷草转氨酶及胆红素升高。一旦发生,遵医嘱行 ERCP、PTCD 治疗,必要时做好手术准备。

5. 血管并发症

（1）肝动脉血栓形成。急性肝动脉血栓形成表现为肝坏死、脓毒血症、膈下积液、转氨酶升高,移植肝功能衰竭和胆汁分泌中断等,一旦发生,应紧急行肝动脉取栓术或动脉重建术,必要时做好再次肝脏移植的准备。慢性肝动脉血栓形成主要表现为胆瘘、胆管狭窄、肝内胆管坏死及肝脓肿,少数无症状患者肝功能可正常或轻度酶学增高,应遵医嘱行溶栓治疗,必要时做好手术准备。

（2）门静脉血栓形成。急性或亚急性门静脉血栓形成表现为中重度腹痛或突发剧烈腹痛及门脉高压表现,严重者甚至出现肠坏死、消化道出血及肝性脑病等。慢性门静脉血栓形成早期可无症状或仅有轻微的缺乏特异性的临床表现,后期可出现门脉高压的表现。一旦发生,应遵医嘱对症及溶栓治疗、做好门静脉取栓术准备,必要时再次肝脏移植。

6. 排斥反应 肝穿刺活检是首选确诊方法。

（1）超急性排斥反应一般在移植物再灌注后数分钟至数小时内发生,主要表现为移植肝肿胀,色泽变暗,血流量减少。一旦发生,唯一治疗方法是立即再次进行肝脏移植术。

（2）急性排斥反应常见于肝脏移植术后3月内,表现为疲乏、食欲下降、发热、肝区不适、尿色加深、大便颜色变浅、皮肤巩膜黄染,谷丙谷草转氨酶迅速升高。一旦发生,应遵医嘱增加免疫抑制剂剂量及予以激素冲击疗法,严密监测肝功能变化。

（3）慢性排斥反应发生于肝脏移植术后数周、数月,甚至数年,又称胆管消失综合征,表现为进行性皮肤巩膜黄染,尿色加深、大便颜色变浅,血胆红素及碱性磷酸酶升高,移植肝常增大变硬。一旦发生往往无法逆转,需再次行肝脏移植术。

7. 移植物抗宿主病（graft versus-host disease,GVHD）

（1）急性移植物抗宿主病一般发生在肝脏移植术后3个月内,2～6周多见。表现为不明原因的发热、皮疹、腹泻及严重的中性粒细胞减少或全血细胞减少等,肝功能正常。目前尚无明确和统一的治疗方案,本病预后差,大多死于继发感染和多器官功能衰竭。

（2）慢性移植物抗宿主病发生于肝脏移植3个月以后,较罕见,主要表现为皮疹、结膜炎或长期的腹泻。可遵医嘱增加或减少免疫抑制剂的用量,配合激素治疗。

8. 精神并发症　术后2周内多见,主要表现为谵妄、妄想、焦虑、睡眠障碍等。主要是手术应激,免疫抑制剂的使用和监护室环境等原因导致。

（1）心理护理。耐心倾听患者主诉,对患者的合理需求给予帮助,操作前后做好解释宣教以增加其安全感。在病情允许的情况下,适当播放轻音乐,分散患者注意力,减轻其不安。

（2）安全护理。躁狂者给予必要的保护性约束并做好相关护理,如有镇静者同时做好镇静护理。

【出院指导】

1. 自我监测　若出现发热、疲乏、咳嗽、呕吐、切口红肿、腹痛、腹泻、下肢水肿、皮肤巩膜黄染等,应立即就诊。

2. 饮食指导　饮食新鲜、清洁、清淡、均衡,以优质蛋白、低脂饮食为宜。避免油炸、过咸、发酵、腌制类食物,避免食用西柚（汁）等含柑橘素类的水果。食物需煮熟食用,水果需削皮,禁烟酒。未经主管医生同意,不建议食用人参、灵芝、蜂王浆等补品（虫草除外）。

3. 用药指导　遵医嘱定时定量服用免疫抑制剂,不可擅自停药或随意调整剂量。定期监测药物浓度,血药浓度标本需在服排异药前采集。

4. 康复指导　康复进度因人而异,应按照个人体力,循序渐进增加运动量。6个月内避免负重和剧烈活动,可适当进行活动锻炼,如散步,打太极拳,以不感疲劳为宜。

5. 预防感染　居住环境清洁、通风,保持空气新鲜、流通,有条件者,可设专人房间,必要时装备紫外线灯定期进行空气消毒。餐具、日用品应保持清洁。注意保暖,尽量避免出入人群密集处。禁止养宠物。

6. 随访指导遵医嘱　定期来院复查各项实验室检查,以动态观察肝功能和免疫抑制剂浓度。

第十节　胰腺癌护理

【定义】

胰腺癌（pancreatic cancer）是消化系统常见的恶性肿瘤,早期诊断率不高,中晚期手术切除率低,预后差。胰头癌是最常见的一种。梗阻性黄疸是胰头癌的突出表现,常表现为持续性进行性加重,尿液呈浓茶色,大便呈陶土样,皮肤深黄色伴瘙痒等。

【治疗原则】

手术切除是最有效的方法,不能切除者行姑息性手术,辅以放疗或化疗等。

1. 根治性手术　如胰十二指肠切除术（pancreaticoduodenectomy,PD）、保留幽门的胰十二指肠切除术（pylorus-preserving pancreaticoduodenectomy,PPPD）、胰体尾及脾切除术。

2. 姑息性手术　胆囊空肠吻合术、胆总管十二指肠吻合术、胆总管空肠Roux-Y吻合术及胃空肠吻合术等。

3. 辅助治疗 放射疗法、化学疗法、物理疗法、免疫疗法、中药疗法等。

【护理】

一、术前护理要点

(一)术前护理常规

按普通外科术前护理常规。

(二)与本病相关的其他护理

1. 评估要点

(1)健康史及相关因素

1)有无长期吸烟、饮酒、高蛋白和高脂肪饮食。

2)是否长期接触污染环境和有毒物质。

3)有无糖尿病、慢性胰腺炎等病史。

4)家族中有无胰腺肿瘤或其他肿瘤病史。

(2)症状体征,如腹痛、黄疸、消化道症状、消瘦、乏力、腹水及腹部肿块等。

(3)辅助检查,如了解血生化检查,血肿瘤标志物(CA19-9)及B超、CT、MRCP、ERCP检查等阳性结果。

(4)心理社会支持状况,如评估了解心理变化和社会支持系统状况。

2. 护理措施

(1)营养支持。高蛋白、高热量、低脂肪和富含维生素饮食,遵医嘱予肠内、外营养支持。有黄疸者遵医嘱静脉补充维生素K。

(2)皮肤护理。如黄疸患者出现皮肤瘙痒,应保持皮肤清洁,忌用碱性肥皂等刺激性强的清洁剂;切忌搔抓皮肤,可以用手拍打、用温水擦拭以缓解瘙痒;衣裤应松软;遵医嘱使用炉甘石洗剂等止痒药物。若瘙痒难忍影响睡眠,可遵医嘱适当给予镇静药物。

(3)疼痛护理。肿瘤侵犯腹膜后神经组织可出现持续性剧烈疼痛,向腰背部放射,屈膝卧位可稍缓解,需按癌痛规范给予止痛治疗。

(4)肠道准备。遵医嘱灌肠。

(5)其他措施。血糖异常者,通过调节饮食和注射胰岛素控制血糖。合并恶性梗阻性黄疸时,术前行经内镜鼻胆管引流术(endoscopic nasobiliary drainage,ENBD)或经皮肝穿刺胆管引流术(PTCD)减轻黄疸。

二、术后护理要点

(一)术后护理常规

按普通外科术后护理常规。

（二）与本病相关的其他护理

1. 评估要点 评估生命体征、腹部体征、水电解质酸碱平衡情况、各引流管引流液颜色、量、性状，切口及周围敷料情况。监测血糖、尿糖变化，观察黄疸消退程度。评估有无出血、感染、吻合口瘘、胰腺炎等并发症发生。

2. 护理措施

（1）营养支持。术后禁食，胃肠减压期间静脉补充营养。肠蠕动恢复后，有空肠造瘘管或鼻空肠营养管者行肠内营养；拔除胃管后遵医嘱给予少量流质，再逐渐过渡到低脂饮食，血糖高者可予糖尿病饮食。遵医嘱补充适量的蛋白质和血浆。

（2）导管护理。做好腹腔引流管、空肠造瘘管和胃管等导管的护理。必要时遵医嘱行引流液淀粉酶、胆红素测定及乳糜定性检查。

3. 并发症护理

（1）出血常见有腹腔内出血和消化道出血，多发生在术后24～48小时，表现为面色苍白、口干、心率加快、血压下降等，胃管或腹腔引流管短时间内引出较多血性液体。

（2）感染见门静脉高压症术后并发症护理。

（3）吻合口瘘常见有胆瘘、胰瘘、肠瘘。参见第二章第一节普通外科疾病护理常规概述。

（4）胃排空延迟（胃瘫）。迄今为止术后胃瘫的确切机制尚未完全清楚。胃排空延迟的预后虽然良好，但个体差异大，短则1～2周，长则达3个月之久。胃瘫出现，尽早提供营养支持，帮助患者从全胃肠外营养（TPN）向肠内营养（EN）过渡，该类术后患者肠内营养不耐受发生率较高，空肠营养液输注要循序渐进，浓度要由低到高，速度从慢到快，用量逐渐增加，并密切观察患者有无恶心、呕吐、腹痛、腹胀和腹泻等情况，给予相应处理。

（5）继发血糖升高按糖尿病护理。

【出院指导】

1. 自我监测 教会患者和家属监测血糖的方法。若出现腹痛、发热、进行性消瘦、食欲减退、贫血、乏力等症状应及时就诊。部分消化瘘患者携带引流管出院，告知日常护理注意事项。嘱咐患者避免牵拉导管，导管滑脱及时就医。更换引流袋时注意无菌操作。引流口纱布有渗出或脱落及时换药，避免感染；记录引流液的量、颜色等，发现异常及时就医。

2. 饮食指导 术后注意三高一低饮食，即高蛋白、高维生素、高热量、低脂肪；少量多餐，定时定量；高血糖患者，根据糖尿病饮食和用药；戒酒戒烟，避免辛辣、刺激性及不易消化的食物。

3. 活动与休息 保证充分休息，避免劳累和过度活动。注意保护伤口，避免腹部撞击。

4. 定期复诊 遵医嘱定期复诊。

第十一节　胰岛素瘤护理

【定义】

胰岛素瘤(insulinoma)为胰腺内分泌肿瘤中发病率最高的一种类型。该瘤主要由胰岛β细胞组成,分泌大量胰岛素,引起以低血糖为主的一系列症状,具体包括一系列自主神经症状和中枢神经症状。自主神经症状包括肾上腺素能症状(如心悸、震颤等)和胆碱能症状(如出汗、饥饿、感觉异常等);中枢神经症状主要表现为意识模糊、焦虑、反应迟钝、视物模糊、癫痫发作、短暂意识丧失及低血糖昏迷等。胰岛素瘤较为典型的临床表现是"Whipple 三联征"。

【治疗原则】

最可靠的治疗方法是手术切除肿瘤。内科治疗只是一种对症的姑息性治疗,应用于术前的准备时期、找不到的隐匿性胰岛素瘤或切除不了的恶性胰岛素瘤。

1. 手术治疗　单纯肿瘤摘除术、胰体尾或远侧胰腺切除术、胰腺局部切除术、胰十二指肠切除术(PD)。

2. 内科治疗　饮食治疗及时进食,增加餐数(尤其是夜间),多吃含糖的食物。药物治疗常用药物有奥曲肽、激素类药物等。

【护理】

一、术前护理要点

(一)术前护理常规

按普通外科术前护理常规。

(二)与本病相关的其他护理

1. 评估要点

(1)健康史及相关因素,如发病有无规律性,与饮食、情绪有无关系。

(2)症状体征

1)低血糖表现一般在清晨空腹、劳累或情绪激动时发作,病程较长;典型者有Whipple三联征表现:①阵发性发作的低血糖或昏迷、精神神经症状。②发作时血糖低于2.8mmol/L。③口服或静脉注射葡萄糖后,症状立即消失。

2)神经症状可表现为嗜睡、恍惚、昏睡等,也可表现为反应迟钝、智力减退。

3)交感神经兴奋症状面色苍白、出冷汗、心悸、四肢发凉等。

4)严重者可出现精神病表现。

5)由于该疾病患者体内胰岛素含量高,容易引起肥胖。

（3）辅助检查，如了解患者空腹及发作时的血糖水平、血清胰岛素和C肽、B超、CT、MRI、选择性动脉造影检查等阳性结果。对于难以定位的胰岛素瘤和胃泌素瘤，推荐采用超声内镜检查。同时，超声引导下的细针穿刺活检对诊断具有重要意义。

（4）心理和社会支持状况，如准确了解患者的心理情况，配合程度以及是否有良好的社会支持情况。

2. 护理措施

（1）饮食管理。宜高热量、高蛋白饮食，定时进餐，增加餐数，要求2小时或3小时进食一次，于零点、凌晨四点各加餐一次。多食含糖食物，可食用吸收缓慢的糖类，如果酱包、糖馒头、山药、水果汁等。随身携带糖果，感到有发作前兆即刻食用。

（2）活动与安全。适当限制活动场所及控制远距离活动，避免患者独自外出。注意卧床休息，避免劳累，防止发生坠床/跌倒等意外伤害。

（3）低血糖护理。如出现面色苍白、出冷汗、心慌、头晕等症状，立即测血糖，遵医嘱口服葡萄糖或静脉推注50%葡萄糖液，加强观察，严密监测血糖。加强饮食指导，强调少食多餐的重要性，针对患者血糖变化，规律、定时提醒患者进食，夜间增加床边巡视次数（特别是凌晨和术前晚），准备好应急抢救用物。术前晚监测血糖，术前12小时遵医嘱静脉输注葡萄糖液，维持正常血糖水平。

（4）心理护理。随时关注患者心理状态及情绪，加强医护患沟通，了解患者真实感受，有针对性地进行健康指导，争取患者配合，促进患者早期康复。

二、术后护理要点

（一）术后护理常规

按普通外科术后护理常规。

（二）与本病相关的其他护理

1. 评估要点 评估生命体征、腹部体征、水电解质酸碱平衡情况、各引流管引流液颜色、量、性状，切口及周围敷料情况。严密监测血糖变化。评估有无腹腔出血、反跳性高血糖、胰瘘（生化性胰瘘）、胰腺炎等并发症发生。

2. 护理措施

（1）饮食管理。根据患者情况，遵医嘱尽早进食清流质饮食，根据血糖值调整饮食种类。

（2）导管护理。做好腹腔引流管、胃管等导管的护理。

3. 并发症护理

（1）腹腔出血多发生在术后24～48小时，表现为切口渗出血性液体，腹腔引流管短时间内引出较多血性液体，患者腹痛、腹胀、出现腹膜刺激征等，严重者可伴面色苍白、口干、心率加快、血压下降等低血容量表现。

（2）反跳性高血糖术后出现高血糖表现（由于血中胰岛素水平急剧下降，正常胰岛细胞的分泌尚未及时恢复及手术刺激）。监测血糖，根据血糖值遵医嘱调节测血糖间隔时间及胰岛素用量，使胰岛细胞恢复和血糖变化处于平稳状态。

（3）胰瘘,参见第二章第一节普通外科疾病护理常规概述。

（4）胰腺炎按胰腺炎护理。

【出院指导】

1. 自我监测 定期监测血糖,掌握低血糖的表现,发作时口服糖块或含糖食物。如有腹痛、发热或出现大汗淋漓、意识淡漠等严重低血糖症状应及时就诊。

2. 饮食指导 合理饮食,少食含糖高的食物,避免暴饮暴食。戒烟戒酒。保持口腔清洁。

3. 活动与休息 劳逸结合,避免劳累。

4. 定期复诊 对胰岛素瘤等恶性程度较低的肿瘤,可适当延长 随访和复查时间可间隔至12～24个月。通常建议血液指标检查及B超,CT等影像学检查。

第十二节　肝功能特殊检查和介入治疗护理

Child Pugh改良分级法分三级(见表2-12-1):A级为5～6分,手术危险度小;B级为7～9分,手术危险度中等;C级为10～15分,手术危险度大。

表2-12-1　Child Pugh肝脏疾病严重程度记分与分级

指标	异常程度记分		
	1	2	3
肝性脑病	无	轻度	中度以上
腹水	无	少量、易控制	中度量、难控制
血清胆红素(μmol/L)	<34.2	34.2～51.3	>51.3
血浆清蛋白(g/L)	>35	28～35	<28
凝血酶原延长时间(秒)	1～3	4～6	>6

吲哚菁绿负荷试验护理

【定义】

吲哚菁绿负荷试验(indocyanine green,ICG)是主要反映肝血流的肝功能定量试验,是诊断代偿期肝硬化比较敏感的指标。吲哚菁绿静脉注入后90%以上能与血中白蛋白结合而被肝细胞特异性摄取,并以其原型在胆汁中排泄,其在血液中的排泄速度与肝细胞总量、肝功能、肝细胞的有效血流灌注量有关。现临床一般行吲哚菁绿清除试验评估肝储备功能,通过测定15分钟吲哚菁绿滞留率,为能否耐受手术及肝脏手术切除范围提供依据。

【临床意义】

1. 15分钟吲哚菁绿滞留率(ICGR)正常值＜10%。

2. Child Pugh A级前提下：

①ICGR＜10%：可耐受半肝甚至扩大半肝切除。

②ICGR 10%～19%：只能耐受2个肝段的切除。

③ICGR 20%～29%：只能耐受1个肝段或亚肝段切除。

④ICGR 30%～39%：只能耐受局部剜除术。

⑤ICGR≥40%：不能做任何形式的肝切除,可行微波固化治疗。

Child Pugh B级前提下：ICGR＜10%,最多只能耐受2个肝段的切除。

Child Pugh C级：一般不适宜手术治疗。

【护理】

一、检查前护理要点

(1)告知检查的目的,简述检查方法。

(2)用物准备：吲哚菁绿2支,0.9%氯化钠注射液100ml。

(3)过敏试验：碘过敏患者禁做该检查,有其他过敏史或过敏性体质患者需做吲哚菁绿原液过敏试验。

(4)在检查单上填写：身高、体重、血红蛋白值。

(5)检查前禁食4小时,禁饮2小时,避免剧烈活动,排空大小便,关闭手机等无线设备。

(6)检查环境、器械、急救器材和物品准备,遵医嘱备好所需药物。

二、检查中护理要点

1. 评估要点

(1)监测经皮氧饱和度及心率。

(2)观察吲哚菁绿注射液有无外渗,患者有无药物过敏。

2. 检查中配合

(1)完成患者核查。

(2)协助患者取平卧位,解除患者紧张情绪。

(3)按操作流程进行检查。

三、检查后护理要点

检查结束安全转运患者回病房。

肝动脉插管化疗栓塞护理

【定义】

肝动脉插管化疗栓塞(transcatheterarterial chemoembolization,TACE)是选择性肝血管造影时经导管注入化学治疗药物和(或)置入吸收性明胶海绵、超化碘油等栓塞材料,使肿瘤局部区域化疗药物浓度较高,栓塞后阻断肿瘤的血供的介入治疗方法。对原发性肝癌患者采用TACE可导致肿瘤组织坏死、肿瘤体积缩小,是治疗肝癌有效手段之一。

【护理】

一、术前护理要点

1. 评估要点

(1)评估患者全身情况,包括有无感染性疾病、胃肠道疾病等。

(2)评估生命体征,尤其是基础心率和基础血压,了解有无心动过缓病史。

(3)评估双侧足背动脉搏动情况。

(4)评估肿瘤的大小、生长部位。

(5)评估凝血酶原时间、血常规、肝肾功能等情况。

2. 护理措施

(1)宣教TACE的目的及相关注意事项,简述过程及方法,告知术后可能出现的反应。

(2)术前禁食禁水4～6小时。

(3)屏气训练:指导患者进行屏气练习,深吸一口气10～15秒,然后缓慢呼出,以便术中造影时的需要。

(4)清洁会阴部皮肤,必要时备皮。

(5)练习床上大小便,术前排空膀胱。

(6)手术环境、器械、急救物品、药品准备,遵医嘱备好术中用药。

二、术中护理要点

1. 评估要点

(1)评估患者意识状态及生命体征。

(2)评估患者有无腹痛、恶心、呕吐等情况。

(3)注意可能出现的并发症,如血管迷走反应、异位栓塞、出血等。

2. 术中配合

(1)完成患者核查,告知患者术中注意事项。

(2)做好术中辐射防护工作。

（3）配合医生完成手术。

（4）术毕完成记录并安全转运患者回病区。

三、术后护理要点

1. 评估要点

（1）评估生命体征和腹部体征。

（2）评估股动脉穿刺处有无出血、血肿，观察穿刺侧肢体皮肤颜色、温度、足背动脉搏动情况。

（3）评估有无栓塞综合征：发热、胃肠道反应、腹部疼痛（肝区、胃区）、呃逆。

（4）评估肝功能、血常规、凝血功能等情况。

（5）注意可能出现的并发症，如血管迷走反应、异位栓塞、肝功能衰竭、上消化道出血、股动脉栓塞及动脉夹层、骨髓抑制、肝脓肿形成等。

2. 护理措施

（1）按普外科术后护理常规。

（2）遵医嘱吸氧，必要时心电监护。

（3）禁食禁饮4～6小时后进食清淡、易消化食物，鼓励多饮水，减轻化疗药物对肾脏的毒副作用。

（4）术后平卧位休息，弹力绷带加压包扎，沙袋压迫穿刺点6小时，穿刺侧下肢制动6～8小时，如无明显出血征象6小时后可自取卧位，建议术后1天可床边活动。凝血功能异常或有局部出血者，延长穿刺点压迫时间。

（5）遵医嘱给予保肝、止吐、镇痛等对症治疗。

（6）若发生心动过缓，可遵医嘱给予阿托品治疗。

肝脏无水酒精注射护理

【定义】

肝脏无水酒精注射（percutaneous ethanol injection，PEI）是在超声引导下将穿刺针置入肝内病灶注射无水酒精使肝癌细胞脱水凝固性坏死，在原位使癌组织灭活至完全溶解吸收或纤维化，并最终由周围正常肝实质所修复。

【护理】

一、术前护理要点

1. 评估要点

（1）评估患者全身情况。

(2)评估肿瘤的大小、生长部位。

(3)评估凝血酶原时间、血常规、肝肾功能等情况。

(4)评估患者有无酒精过敏史。

2. 护理措施

(1)宣教肝脏无水酒精注射的目的及相关注意事项。

(2)术前禁食6小时,禁水4小时。

(3)清洁穿刺部位皮肤。

(4)练习床上大小便。

(5)手术环境、器械、急救物品、药品准备,遵医嘱备好术中用药,如盐酸利多卡因注射液等。

二、术中护理要点

1. 评估要点

(1)评估患者意识状态、生命体征及腹部体征。

(2)注意可能出现的并发症,如出血、气胸等。

2. 术中配合

(1)完成患者核查,告知患者术中注意事项。

(2)协助患者取平卧或左侧卧位。

(3)遵医嘱吸氧。

(4)配合医生完成手术。

(5)术毕完成记录并安全转运患者回病区。

三、术后护理要点

1. 评估要点

(1)评估生命体征和腹部体征。

(2)评估穿刺处敷料是否干燥。

(3)评估肝功能、血常规、凝血功能等情况。

(4)注意可能出现的并发症及不良反应,如出血、发热、肝区疼痛、颈面部灼热感等。

2. 护理措施

(1)按普外科术后护理常规。

(2)禁食禁饮6~8小时。

(3)绝对平卧休息4~6小时。

经皮肝穿刺射频消融护理

【定义】

经皮肝穿刺射频消融(radio frequency ablation,RFA)是在超声引导下经皮肝穿刺射频热凝,以热传导的方式使肿瘤组织发生凝固性坏死,达到治疗肝癌的目的,是肝脏肿瘤综合治疗的重要组成部分。

【护理】

一、术前护理要点

1. 评估要点

(1)评估患者全身情况,包括有无腹水等。

(2)评估肿瘤的大小、生长部位。

(3)评估凝血酶原时间、血常规、肝肾功能等情况。

2. 护理措施

(1)向患者宣教经皮肝穿刺射频消融的目的及相关注意事项。

(2)患者禁食6小时,禁饮4小时。

(3)清洁患者穿刺部位皮肤。

(4)指导患者练习床上大小便。

(5)手术环境、器械、急救物品、药品准备,遵医嘱备好术中用药,如盐酸利多卡因注射液、六氟化硫微泡等。

二、术中护理要点

1. 评估要点

(1)评估患者意识状态、生命体征及腹部体征。

(2)注意可能出现的并发症,如出血、迷走神经反射、烧伤皮肤等。

2. 术中配合

(1)完成患者核查,告知患者术中注意事项。

(2)协助患者取平卧位或左侧卧位。

(3)遵医嘱吸氧。

(4)将电极片贴于患者腰背部或大腿部。

(5)配合医生完成手术。

(6)注意患者有无恶心呕吐,防止误吸。

(7)静脉麻醉患者,术毕待患者麻醉清醒,完成记录后安全转运患者回病区。

三、术后护理要点

1. 评估要点

（1）评估生命体征和腹部体征。

（2）评估穿刺处敷料是否干燥。

（3）评估肝功能、血常规、凝血功能等情况。

（4）注意可能出现的并发症及不良反应，如出血、皮肤烧伤、腹痛、发热、胃肠道反应等。

2. 护理措施

（1）按普外科术后护理常规。

（2）禁食禁饮6小时。

（3）卧床休息24小时。

经内窥镜逆行性胰胆管造影术和经内窥镜十二指肠乳头切开术护理

【定义】

经内镜逆行性胰胆管造影术（endoscopic retrograde cholangio pancreatography，ERCP）是纤维十二指肠镜直视下通过十二指肠乳头将导管插入胆管和（或）胰管内，注入造影剂，显示胰管、胆总管、胆囊的形态，协助诊断十二指肠、胰腺、胆管疾病的方法。

经内窥镜十二指肠乳头切开术（endoscopic sphincterotomy，EST）是指在内窥镜下用高频电刀切开乳头括约肌胆总管的末端部分，以利于结石取出，是在ERCP诊断技术的基础上发展起来的一种内镜治疗方法。

【护理】

一、术前护理要点

1. 评估要点

（1）评估患者全身情况，包括腹痛部位、黄疸情况、有无感染性疾病、胃肠道疾病等。

（2）评估凝血酶原时间、血常规、术前四项、肝肾功能、血淀粉酶、尿淀粉酶等情况。

（3）钡餐检查者3～5天后方可行ERCP。

2. 护理措施

（1）宣教经内窥镜逆行性胰胆管造影术和（或）经内镜十二指肠乳头切开术的目的及相关注意事项，告知患者术前去除假牙、金属饰物以配合术中摄片的需要。

（2）禁食6小时，禁饮4小时。

（3）练习床上大小便。

（4）手术环境、器械、急救物品、药品准备，遵医嘱备好术中用药。

二、术中护理要点

1．评估要点

（1）评估患者意识状态及生命体征。

（2）评估患者有无腹痛、恶心、呕吐等情况。

（3）注意患者术中有无造影剂过敏及可能出现的并发症，如术野出血、胃肠道穿孔、窒息等。

2．术中配合

（1）完成患者核查，告知患者术中注意事项。

（2）协助患者取侧卧位或俯卧位。

（3）遵医嘱术前用药和吸氧。

（4）做好辐射防护工作。

（5）配合医生完成手术。

（6）术毕完成记录并安全转运患者回病区。

三、术后护理要点

1．评估要点

（1）评估生命体征和腹部体征，有无腹痛、腹胀、恶心、呕吐、发热等不适，及黄疸的消退情况。

（2）评估患者有无黑便。

（3）术后3小时和次日晨检测血、尿淀粉酶及血常规等情况。

（4）注意可能出现的并发症，如出血、急性胰腺炎、胃肠道穿孔、胆管炎等。

2．护理措施

（1）按普外科术后护理常规。

（2）遵医嘱吸氧。

（3）卧床休息6小时。

（4）术后通常禁食禁饮1天，根据淀粉酶检测结果遵医嘱进食。若无腹痛、发热、血淀粉酶升高，无消化道出血则进食流质、低脂少渣半流质，逐步过渡到低脂软食。

（5）遵医嘱监测血、尿淀粉酶及血常规。

（6）遵医嘱给予抗炎、止血、制酸、护肝治疗。

（7）对行鼻胆管引流术者，做好引流管护理。

经皮肝穿刺胆管置管引流术护理

【定义】

经皮肝穿刺胆管置管引流术(percutaneous transhepatic cholangiodrainage,PTCD)是在X线或超声引导下,经皮穿刺将导管置入肝内胆管引流胆汁、减轻梗阻的方法。

【护理】

一、术前护理要点

1. 评估要点

(1)评估患者全身情况,包括黄疸情况等。

(2)评估凝血酶原时间、血常规、肝肾功能等情况。

2. 护理措施

(1)宣教PTCD的目的及相关注意事项。

(2)禁食禁饮6~8小时。

(3)清洁右季肋区皮肤。

(4)练习床上大小便。

(5)手术环境、器械、急救物品、药品准备,遵医嘱备好术中用药,如盐酸利多卡因注射液、0.9%氯化钠注射液等。

二、术中护理要点

1. 评估要点

(1)评估意识状态及生命体征。

(2)评估患者有无腹痛、胸闷等情况。

(3)注意可能出现的并发症,如出血、气胸等。

2. 术中配合

(1)完成患者核查,告知患者术中注意事项。

(2)协助患者取平卧位或左侧卧位。

(3)配合医生完成手术。

(4)术毕完成记录并安全转运患者回病区。

三、术后护理要点

1. 评估要点

(1)评估生命体征及腹部体征。

（2）评估有无穿刺处疼痛不适。

（3）评估术后肝功能、血常规及黄疸消退情况。

（4）注意可能出现的并发症,如出血、胆漏、气胸、急性胆管炎等。

2. 护理措施

（1）按普外科术后护理常规。

（2）遵医嘱吸氧。

（3）禁食禁饮6～8小时。

（4）卧床休息24小时。

（5）做好管道护理。

（6）遵医嘱给予补液、抗炎、止血、护肝治疗。

胰腺穿刺活检术

【定义】

胰腺穿刺活检术是胰腺肿块针吸细胞学检查及组织学活检,应用于胰腺癌的早期诊断和囊肿性质的鉴别诊断。

【护理】

一、术前护理要点

1. 评估要点

（1）评估全身情况,包括肿块的大小、生长部位,有无腹水、急性胰腺炎或慢性胰腺炎急性发作等。

（2）评估凝血酶原时间、血淀粉酶、血常规、肝肾功能等情况。

2. 护理措施

（1）宣教胰腺穿刺活检术的目的及相关注意事项。

（2）禁食禁饮6～8小时。

（3）清洁穿刺部位皮肤。

（4）练习床上大小便。

（5）手术环境、器械、标本固定液、急救物品、药品准备,遵医嘱备好术中用药,如利多卡因针等。

二、术中护理要点

1. 评估要点

（1）评估患者生命体征和腹部体征。

（2）注意可能出现的并发症,如出血等。

2. 术中配合

（1）完成患者核查,告知术中注意事项。

（2）协助患者取仰卧位。

（3）配合医生完成手术。

（4）落实标本送检。

（5）术毕完成记录并安全转运患者回病区。

三、术后护理要点

1. 评估要点

（1）评估生命体征及腹部体征。

（2）评估穿刺处敷料是否干燥。

（3）评估血、尿淀粉酶及血常规、凝血功能等情况。

（4）注意可能出现的并发症,如出血、胰腺炎等。

2. 护理措施

（1）按普外科术后护理常规。

（2）禁食禁饮6～8小时,部分患者需禁食1天,待术后3小时和次日晨抽血淀粉酶指标正常方可进食。

（3）平卧4～6小时,卧床休息24小时。

肝脏穿刺活检术护理

【定义】

超声引导下经皮肝脏穿刺术是经过皮肤,通过插入穿刺针取出部分肝脏病变组织,进行病理检验,以明确肝脏疾病诊断,或了解肝病演变过程,观察治疗效果以及判断预后。

【护理】

一、术前护理要点

1. 评估要点

（1）评估患者全身情况,包括有无腹水、肺气肿、胸膜增厚等。

（2）评估肿瘤的大小、生长部位。

（3）评估凝血酶原时间、血常规、肝肾功能等情况。

2. 护理措施

（1）宣教经皮肝穿刺活检术的目的及相关注意事项。

（2）禁食禁饮6～8小时。

（3）清洁穿刺部位皮肤。

（4）练习床上大小便、屏息呼吸方法（深吸气、呼气、屏气片刻）。

（5）手术环境、器械、标本固定液、急救物品、药品准备,遵医嘱备好术中用药,如利多卡因针等。

二、术中护理要点

1. 评估要点

（1）评估患者意识状态、生命体征及腹部体征。

（2）注意可能出现的并发症,如出血等。

2. 术中配合

（1）完成患者核查,告知患者术中注意事项。

（2）协助患者取仰卧位,身体右侧靠近床沿,并将右手置于枕后,保持固定的体位。

（3）遵医嘱吸氧。

（4）配合医生完成手术。

（5）落实标本送检。

（6）术毕完成记录后安全转运患者回病区。

三、术后护理要点

1. 评估要点

（1）评估生命体征和腹部体征。

（2）评估穿刺处敷料是否干燥。

（3）评估肝功能、血常规、凝血功能等情况。

（4）注意可能出现的并发症及不良反应,如出血、气胸、胸膜休克或胆汁性腹膜炎等。

2. 护理措施

（1）按普外科术后护理常规。

（2）禁食禁饮6小时。

（3）卧床休息24小时。

肝静脉压力梯度测定护理

【定义】

肝静脉压力梯度（hepatic venous pressure gradient,HVPG）是肝静脉楔压和肝静脉自由压之间的差值,反映了门静脉和腹内腔静脉之间的压力差,与肝静脉楔压相比,消除了腹腔内压力对测量结果的影响,更好地反映门静脉压力。它是目前公认的评估门静脉高压的金标准,是评估肝硬化发展程度和患者预后的重要指标,并可用于评价药物降低门脉压力效果(见表 2-12-2)。

【临床意义】

HVPG 的正常值范围为 3～5mmHg;当 HVPG＞5mmHg 时,提示存在肝硬化门静脉高压(见表 2-12-3)。

表 2-12-2　HPVG 与药物疗效评估

肝静脉压力梯度	临床意义
下降至≤12mmHg	首次静脉曲张出血和再出血风险减少
下降≥基线水平的 10%	静脉曲张发展的风险降低
下降≥基线水平的 12%	患者自发性细菌性腹膜炎的发生率降低
下降≥基线水平的 20%	静脉曲张首次出血、再出血、腹水和并发症的风险降低
下降≥基线水平的 10%～12%(静脉内给予普萘洛尔后)	首次静脉曲张出血、再出血和死亡风险降低

表 2-12-3　HPVG 对门脉高压程度评估

肝静脉压力梯度	临床意义
6～9mmHg	亚临床型门静脉高压症,此时一般无可观察的临床症状
≥10mmHg	临床型门静脉高压症,出现静脉曲张、腹水、临床失代偿和原发性肝癌的风险增高
≥12mmHg	易发生静脉曲张破裂出血
≥16mmHg	患者死亡风险升高
≥20mmHg	急性静脉曲张出血治疗失败率升高

【护理】

一、检查前护理要点

1. 告知检查的目的,简述检查方法。与患者充分沟通,消除紧张情绪。

2. 评估患者能否平卧。

3. 评估凝血功能、心、肺、肾功能情况。

4. 评估麻醉药品和碘剂过敏史,建议做碘过敏试验。

5. 禁食禁饮 2 小时,静息 10～20 分钟。

6. 检查环境、仪器及测量图纸、器械、急救器材和物品准备。做好测压前校零准备,检查球囊导管的完整性。

二、检查中护理要点

1. 完成患者核查。

2. 协助患者取平卧位,关注患者感受,避免患者情绪紧张影响测量的准确性。

3. 严格执行无菌操作,防止血源性感染。

4. 每次测压前应检查零点位置,防止偏移。

5. 在安静状态、平稳呼吸时,进行压力测试。如患者发生咳嗽、体位改变等情况,应在压力记录纸上说明。

三、检查后护理要点

1. 测量结束后,拔除导管及导管鞘,及时用无菌纱布加压包扎,按压穿刺点至少10分钟,指导患者颈部不要过度活动,避免穿刺点出血或血肿,如凝血功能差或穿刺误入动脉应适当延长按压时间。

2. 术后应减少穿刺部位活动,严密观察患者生命体征及穿刺点情况,注意有无渗血渗液和皮下血肿,并注意保持局部干燥。

3. 观察有无不适反应,嘱患者进流质饮食并鼓励多饮水,逐步过渡到术前正常饮食。

4. 根据患者自理能力指导其活动,一般术后2小时可下床活动。

第十三节　胃癌护理常规

【定义】

胃癌(gastric carcinoma)在我国是最常见的恶性肿瘤之一,病死率居恶性肿瘤第二位。按世界卫生组织学分类法,将胃癌分为:①腺癌(肠型和弥漫型);②乳头状腺癌;③管状腺癌;④黏液腺癌;⑤印戒细胞癌;⑥腺鳞癌;⑦鳞状细胞癌;⑧小细胞癌;⑨未分化癌;⑩其他。胃癌可分为早期胃癌(病变仅限于黏膜和黏膜下层,而不论病变的范围和有无淋巴结转移)、进展期胃癌(病变深度已超过黏膜下层的胃癌)。

【治疗原则】

手术治疗是首选方法。对中晚期胃癌,积极辅以化疗、放疗以及免疫治疗等综合治疗以提高疗效。

1. 手术治疗　包括内镜下胃黏膜剥脱术或内镜下黏膜下剥离术、胃癌根治术和姑息性切除术。

2. 化疗　早期胃癌根治术后原则上不必辅助化疗;而进展期胃癌根治术后无论有无淋巴结转移均需化疗。

3. 其他治疗 包括放疗、热疗、免疫治疗和靶向治疗等。

【护理】

一、术前护理要点

(一)护理常规

按普通外科术前护理常规。

(二)与本病相关的其他护理

1. 评估要点

(1)健康史及相关因素

1)了解患者饮食喜好、生活习惯和工作、生活环境。

2)有无吸烟史。

3)家族中有无胃癌或其他肿瘤病史。

4)既往有无慢性萎缩性胃炎、胃溃疡、胃息肉、幽门螺旋杆菌感染等病史。

(2)症状体征

1)早期多无明显症状。部分患者可有上腹不适、嗳气、反酸、食欲减退等消化道症状。

2)随病情进展,症状加重,可有上腹疼痛加重、恶心、呕吐、乏力、消瘦等。

3)其他可有进食哽咽感(贲门胃底癌)、呕吐宿食(幽门部癌)、呕血、黑便等不同部位胃癌的表现。

4)晚期可扪及上腹部肿块,甚至出现远处转移的迹象,如左锁骨上淋巴结肿大或黄疸、腹水等。

(3)辅助检查,如了解胃镜、胃肠钡餐、CT、磁共振、血常规、肝功能、肿瘤标志物检查等阳性结果。

(4)心理和社会支持状况,如了解患者对疾病的认知程度、对手术有何顾虑、有何思想负担。评估亲属对患者的关心程度、支持程度及家庭对手术的经济承受能力等。

2. 护理措施

(1)饮食管理。合理膳食,规律进食,改善患者营养状况。给予高热量、高蛋白、高维生素、低脂肪、柔软易消化和少渣的食物,避免生、硬、冷、刺激性食物等。对不能进食者,遵医嘱给予营养支持。

(2)体位与活动。严重贫血或伴呕血患者需绝对卧床休息。

(3)肠道准备。遵医嘱给予全肠道灌洗。

3. 并发症护理

(1)出血主要表现为呕血及黑便。多数患者只有黑便而无呕血,迅猛的出血则表现为大量呕血与排紫黑色血便。应禁食、胃肠减压,遵医嘱合理应用止血药物和抗生素,一旦发生休克征象:烦躁不安、出冷汗、脉搏细速、呼吸急促、血压下降、四肢湿冷等,积极配合医生进行抗休克治疗,并做好急诊手术的准备。

（2）幽门梗阻表现为上腹部胀痛、胀满、嗳气和反酸，尤其在饭后更明显；而呕吐则多在夜间发生，可以吐出隔日或隔夜的食物残渣，且有酸腐味，一般无胆汁。呕吐量大，可达1L以上。呕吐后腹胀和腹痛可以减轻或暂时缓解，症状反复出现，严重时可引起水、电解质和酸碱平衡紊乱。应禁食、胃肠减压，排空胃内潴留物，并遵医嘱予以温生理盐水洗胃，以减轻胃壁水肿和炎症。

（3）胃穿孔表现为突发性上腹部刀割样剧痛，并迅速波及全腹。患者疼痛难忍，并有面色苍白、出冷汗、脉搏细速、血压下降、四肢厥冷等表现。常伴恶心、呕吐。应禁食、胃肠减压，遵医嘱合理应用抗生素、合理安排补液，维持水、电解质和酸碱平衡，并做好急诊手术的准备。

二、术后护理要点

（一）护理常规
按普通外科术后护理常规。

（二）与本病相关的其他护理

1. 评估要点　评估生命体征、腹部体征、水电解质酸碱平衡情况，各引流管引流液颜色、量、性状，切口及周围敷料情况。评估有无出血、十二指肠残端破裂、吻合口瘘、胃瘫、术后梗阻、倾倒综合征等并发症发生。

2. 护理措施

（1）饮食管理。根据病情尽早拔除胃管，视病情遵医嘱进食。进食第一天少量开水（200ml），第二天半量流质，第三天全量流质；若进食后无腹痛、腹胀等不适主诉，第四天可进食半流饮食，如稀饭；术后1个月，逐步过渡到软食。进食原则：遵循少量多餐，开始时每日5～6餐，以后逐渐减少进食次数，并增加每次进餐量，逐渐恢复正常饮食。食物宜温、软、易于消化，忌生、冷、硬和刺激性食物。

（2）鼓励早期活动。患者活动量根据个体差异而定，早期活动可促进肠蠕动恢复，预防术后肠粘连和下肢深静脉血栓等并发症的发生。

（3）引流管护理。护理时应注意：①妥善固定，避免脱出，一旦脱出后不可自行插回；②保持引流通畅，防止受压、扭曲、折叠等，经常挤压各引流管以防堵塞；③观察并记录引流液的颜色、性状和量等。

（4）营养支持

1）肠外营养支持。术后及时输液补充患者所需的水、电解质和营养素，必要时输血或人血白蛋白，以改善患者营养状况，促进切口愈合。

2）肠内营养支持。根据患者的个体状况，合理制定营养支持方案。护理时应注意：①妥善固定喂养管；②保持喂养管的通畅；③控制营养液的温度、浓度和速度；④观察有无恶心、呕吐、腹痛、腹胀、腹泻和水电解质紊乱等并发症的发生。

3. 并发症护理

（1）胃出血表现为术后短期内从胃管引流出大量鲜血，甚至出现呕血和黑便，严重者可伴面色苍白、口干、心率加快、血压下降等低血容量表现。护理：①严密观察患者生命体征和意识变化；②加强对胃肠减压引流液的观察，如有异常，及时报告医生处理；③遵医嘱应用止血药物；④若经非手术治疗不能有效止血时，积极完善术前准备。

（2）十二指肠残端破裂多发生在术后24～48小时，表现为上腹突发剧痛和局部明显压痛、腹肌紧张等急性弥漫性腹膜炎症状，发热，白细胞计数升高，腹腔穿刺可抽得胆汁样液体。一旦发生，立即进行手术治疗的术前准备。

（3）吻合口破裂或吻合口瘘多发生在术后1周内，患者出现高热、脉速等全身中毒症状，腹膜炎以及腹腔引流管引流出含肠内容物的混浊液体。如发生较晚，多形成局部脓肿或外瘘。护理：①出现弥漫性腹膜炎的吻合口破裂患者须立即手术，做好急诊手术准备；②形成局部脓肿、外瘘或无弥漫性腹膜炎的患者，进行局部引流，注意瘘口周围皮肤的护理；③禁食、胃肠减压；④合理应用抗生素和肠外营养支持，纠正水、电解质紊乱和酸碱失衡。一般数周后能自行愈合，若经久不愈需再次手术。

（4）胃瘫一般发生在术后4～10天，患者进食后发生上腹饱胀和呕吐，呕吐物含食物和胆汁。消化道造影显示残胃扩张、无张力，蠕动波少而弱，且通过胃肠吻合口不畅。应暂禁食、胃肠减压，遵医嘱使用促进胃动力药、生长抑素，肠内、肠外营养支持等。

（5）术后梗阻根据梗阻部位分为输入袢梗阻、输出袢梗阻和吻合口梗阻。表现为术后短期内再次出现恶心、呕吐、腹胀甚至腹痛。予禁食、胃肠减压，维持水电解质、酸碱平衡，给予肠外营养等，必要时做好急诊手术准备。

（6）倾倒综合征根据症状出现的时间分为早期和晚期两种。

1）早期倾倒综合征多发生在进食后半小时内，表现为心悸、心动过速、出汗、头晕、全身无力、面色苍白和恶心呕吐、腹部绞痛、腹泻等。多数患者经调整饮食后，症状可减轻或消失。即少量多餐，避免过甜、过咸、过浓流质，宜进低碳水化合物、高蛋白饮食，用餐时限制饮水，进餐后平卧10～20分钟。极少数症状严重而持久者，应考虑手术治疗。

2）晚期倾倒综合征又称低血糖综合征，多发生于餐后2～4小时，患者出现头晕、心慌、出冷汗、脉搏细速甚至虚脱等表现。饮食中减少碳水化合物含量，增加蛋白质比例，少量多餐，可防止其发生；出现症状时稍进饮食，尤其是糖类，即可缓解。

【出院指导】

1. 自我监测 胃癌患者须定期门诊随访，检查肝功能、血常规等，注意预防感染。术后3年内每3～6个月复查1次，3～5年每半年复查1次，5年后每年1次。内镜检查每年1次。若有腹部不适、腹胀、肝区肿胀、锁骨上淋巴结肿大等表现时，应随时复查。

2. 饮食指导 饮食规律，少量多餐，忌暴饮暴食，术后一月内每日5～6餐，富营养、易消化、无刺激性、少渣半流质饮食，以后逐渐过渡到正常饮食。饮食宜低碳水化合物、高蛋白，禁忌生硬、油炸、浓茶、糯米等食物。

3. 活动与休息 注意休息，适当活动。根据恢复情况从事轻便工作。

第十四节　肠梗阻护理

【定义】

肠梗阻(intestinal obstruction)是指肠内容物由于各种原因导致正常运行发生障碍,不能顺利通过肠道的病变,是常见的外科急腹症之一。根据肠梗阻发生的基本原因分类:机械性肠梗阻、动力性肠梗阻、血运性肠梗阻;根据肠壁血运有无障碍分类:单纯性肠梗阻、绞窄性肠梗阻;根据梗阻部位高低分类:高位小肠(空肠)梗阻、低位小肠(回肠)梗阻和结肠梗阻,结肠梗阻又称"闭袢性肠梗阻";根据肠梗阻的程度分类:完全性肠梗阻、不完全性肠梗阻。

【治疗原则】

尽快解除梗阻,纠正因梗阻引起的全身性生理紊乱。

1. 非手术治疗　措施包括:①禁食、胃肠减压或肠梗阻导管置入术;②纠正水、电解质紊乱和酸碱失衡;③防治感染和中毒;④对症支持治疗:质子泵抑制剂及生长抑素使用等;⑤病因治疗。

2. 手术治疗　对于非手术治疗不能缓解的肠梗阻患者,在最短的时间内运用最简单的方法解除梗阻或恢复肠腔通畅。包括单纯解除梗阻的手术(如粘连松解术、肠扭转复位术等),肠切除肠吻合术,肠短路吻合术和肠造口或肠外置术等。

【护理】

一、术前护理要点

(一)护理常规

按普通外科术前护理常规。

(二)与本病相关的其他护理

1. 评估要点

(1)健康史及相关因素

1)发病前有无体位及饮食不当、饱餐后剧烈活动等诱因。

2)既往有无腹部手术史、外伤史以及各种急慢性肠道疾病等。

3)个人卫生史。

(2)症状体征

1)腹部症状和体征:①腹痛、腹胀、呕吐、排气排便停止;②腹部不对称、胀满,可出现肠型及腹膜刺激征。

2)全身情况:肠梗阻初期,患者全身情况可无明显变化。梗阻晚期或绞窄性肠梗阻患者可出现脱水、全身中毒或休克征象。

（3）辅助检查，如了解腹部X线平片、腹部CT、血常规、血气分析、血生化检查等阳性结果。必要时诊断性腹穿。

（4）心理和社会支持状况，如评估患者的心理情况、有无过度焦虑或恐惧、是否了解围术期的相关知识；了解患者的家庭、社会支持情况，包括家属对患者心理和经济的支持情况等。

2. 护理措施

（1）缓解疼痛与腹胀。采取低半卧位，减轻腹肌紧张；禁食、胃肠减压；遵医嘱使用解痉剂。胃肠减压期间保持管道通畅和减压装置有效的负压；密切观察引流液的颜色、性状和量，并正确记录；若引流出血性液体，应高度怀疑绞窄性肠梗阻的可能，立即报告医生。

（2）维持体液与营养平衡。禁食、胃肠减压期间遵医嘱给予肠外营养支持，合理安排补液，准确记录出入量。若经非手术治疗后肠梗阻解除，肠蠕动恢复正常，遵医嘱进食流质饮食，逐步过渡为半流质饮食和普食。

（3）呕吐护理。呕吐时坐起或头偏向一侧，及时清除口腔内呕吐物，以免误吸。呕吐后漱口，保持口腔清洁。观察和记录呕吐物颜色、性状和量。

二、术后护理要点

（一）护理常规

按普通外科术后护理常规。

（二）与本病相关的其他护理

1. 评估要点　评估生命体征、腹部体征、水电解质酸碱平衡情况，各引流管引流液颜色、量、性状，切口及周围敷料情况。评估患者肠蠕动恢复情况。评估有无腹腔感染及肠瘘、肠粘连等并发症发生。

2. 护理措施

（1）饮食管理。待肠蠕动恢复胃管拔除后，遵医嘱逐渐恢复饮食。饮食宜高热量、高蛋白、高维生素、柔软易消化。

（2）活动与休息。强调早期活动，以促进机体和胃肠道功能的恢复、减少肠粘连的发生。

3. 并发症护理

（1）腹腔感染及肠瘘表现为患者腹部切口、引流管有肠内容物流出，同时出现局部或弥漫性腹膜炎的表现。应禁食，保持腹腔引流管引流通畅，遵医嘱抗炎、补液和肠外营养支持治疗等。

（2）肠粘连表现为腹部阵发性疼痛、腹胀、呕吐等，应采取禁食，胃肠减压，纠正水、电解质及酸碱失衡，防治感染，一般多可缓解。

【出院指导】

1. 自我监测　若出现腹痛、腹胀、呕吐、排便停止等，应及时就诊。

2. 饮食指导　饮食规律，营养丰富、易消化，少食辛辣刺激性食物。避免暴饮暴食，饭后忌剧烈活动。

3. 活动与休息　坚持适当的体能锻炼,保证充足的睡眠和休息。

4. 保持排便通畅　便秘者应注意通过调整饮食、腹部按摩等方法保持大便通畅,无效者可遵医嘱使用缓泻剂,避免用力排便。

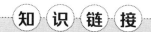

经鼻型肠梗阻导管

　　经鼻型肠梗阻导管是硅橡胶材质,不透X线,长3米,外径18Fr,由内、外管和气囊构成,共分为两囊三腔。肠梗阻导管在治疗肠梗阻方面较胃肠减压有明显的优势,其可利用前端水囊重力作用及肠管蠕动进入肠管低位,减压范围广,从而持续有效地对肠管减压,改善肠管血运,缓解肠壁充血、水肿。肠梗阻导管不仅有治疗作用而且有诊断作用,通过造影可明确肠梗阻的部位及原因。

肠梗阻导管的护理

　　1. 置管前护理　进行置管前,需向患者及其家属详细解释实施该操作的意义、方法、步骤以及注意事项,告知如何更好地配合以更顺利地将肠梗阻导管置入体内。做好口腔护理,取出假牙。

　　2. 置管后护理

　　(1)基础护理。肠梗阻导管放置期间要注意口腔清洁,定期口腔护理,含漱口液漱口,涂甘油等润唇剂,以减轻口渴及口唇干燥。

　　(2)休息与活动。健康状态良好的患者最好采用半卧位,可下床适当活动,每次15~20分钟,每日4~6次。活动可促进肠蠕动,有利于导管借助前端的重力而通过梗阻部位。

　　(3)导管固定。导管置管长度为100~130cm,每日下滑5~50cm,最终滑入长度210~280cm。将导管用胶布固定于耳郭,鼻孔与耳郭间要留有足够长度(10~20cm),每日在靠近鼻部导管处滴少量液体石蜡,利于肠梗阻导管随肠蠕动向下滑动;外接负压球时及时倾倒引流液,防止引流液过多使导管脱出。

　　(4)保持导管引流通畅。需密切关注患者导管的引流情况,时刻保持负压吸引,避免导管弯曲、打折,每天观察导管与鼻翼之间的刻度变化,在对导管进行操作过程中避免引起气囊的移位甚至破裂,同时及时对导管进行抽吸,防止导管因肠管内容物或造影剂导致堵塞等。

　　(5)并发症护理。在进行肠梗阻导管的治疗过程中,会有肠穿孔、出血和腹腔感染等并发症的出现。应密切观察引流液的颜色、性状、量,必要时测量腹围、听诊肠鸣音。

　　(6)拔管护理。患者临床症状缓解,恢复肛门排气后1周,关闭负压引流腔停止减压,并继续观察1~2周,如无肠梗阻症状出现,腹部X线检查肠管无积液、积气现象,可抽空前水囊后予以拔管。拔管时嘱患者深呼吸,导管余留20cm左右时在患者呼气时拔出,以防误吸。

绞窄性肠梗阻

绞窄性肠梗阻可发生肠坏死、穿孔与腹膜炎,应及早确诊并行手术治疗。绞窄性肠梗阻的特点:①腹痛发作急骤且迅速加重,腹痛持续、剧烈;②呕吐出现早、剧烈而频繁;③腹胀不对称,腹部有局限性隆起或触痛性肿块;④出现腹膜刺激征;⑤体温升高、脉搏加快、白细胞计数升高;⑥早期出现休克;⑦呕吐物、胃肠减压液、肛门排出物为血性,或腹腔穿刺抽出血性液体;⑧腹部X线检查见孤立、突出胀大的肠袢;⑨非手术治疗后症状体征无明显改变。

第十五节　急性腹膜炎护理

【定义】

急性腹膜炎(acute peritonitis)是发生于腹膜腔壁腹膜与脏腹膜的炎症,可由细菌、化学性(如胃液、胆汁、血液)或物理性等因素引起。按发病机制可分为原发性和继发性;按病因可分为细菌性和非细菌性;按累及范围可分为弥漫性和局限性。临床所称急性腹膜炎多指继发性的化脓性腹膜炎,是一种常见的外科急腹症。

【治疗原则】

积极处理原发病灶,控制腹腔感染和预防感染复发。

1. 非手术治疗　对病情较轻或病程较长已超过24小时、腹部体征已减轻或炎症已有局限化趋势以及原发性腹膜炎者可行非手术治疗,非手术治疗也可作为术前准备。措施包括:①一般取半卧位,休克患者取平卧位或休克体位;②禁食、胃肠减压;③纠正水、电解质紊乱及酸碱失衡;④合理应用抗生素以控制感染;⑤补充热量和营养支持;⑥镇静、镇痛、吸氧等对症治疗。

2. 手术治疗　绝大多数继发性腹膜炎需手术治疗。手术目的:处理原发灶,彻底清洁腹腔,充分引流。

【护理】

一、术前护理要点

（一）护理常规

按普通外科术前护理常规。

（二）与本病相关的其他护理

1. 评估要点

（1）健康史及相关因素

1）有无胃、十二指肠溃疡病史，慢性阑尾炎发作史。

2）有无其他腹腔内脏器疾病和手术史。

3）近期有无腹部外伤史。

4）近期有无呼吸道、泌尿道感染病史。

5）有无营养不良或其他导致抵抗力下降的情况。

（2）症状体征

1）腹部症状和体征：腹痛是最主要的临床表现；腹部压痛、反跳痛、腹肌紧张是腹膜炎的典型体征。

2）全身情况可出现感染性中毒反应，如寒战高热、脉速、呼吸浅快、大汗、口干等；如病情进一步发展，可出现重度缺水、代谢性酸中毒及感染性休克等表现。

（3）辅助检查，如了解血常规、血尿淀粉酶、腹部X线、B超、CT及腹腔穿刺检查等阳性结果。

（4）心理和社会支持状况，如了解患者的心理反应、询问患者及其家属对本病的认知程度和心理承受能力、评估患者对治疗的合作情况等。

2. 护理措施

（1）体位与活动。患者取半卧位，休克患者取平卧位或中凹卧位。

（2）营养支持。禁食、胃肠减压，遵医嘱给予肠外营养支持。

（3）液体管理。合理安排输液顺序，根据医嘱记录24小时出入量。遵医嘱使用抗生素、生长抑素、制酸剂。治疗休克，纠正水、电解质紊乱及酸碱失衡。

（4）疼痛管理。对已经明确诊断的患者，可遵医嘱使用止痛剂，减轻患者的痛苦。对于诊断不明或需要病情观察者，慎用止痛剂，以免掩盖病情。

3. 并发症护理

感染性休克表现为患者出现烦躁不安或意识淡漠、面色苍白、口唇发绀、皮肤湿冷、血压下降等，应积极配合医生进行抗休克治疗，迅速补充血容量、改善组织灌注、维持有效气体交换、维持正常体温，同时控制感染。

二、术后护理要点

(一)护理常规

按普通外科术后护理常规。

(二)与本病相关的其他护理

1. 评估要点 评估生命体征、腹部体征、水电解质酸碱平衡情况,各引流管引流液颜色、量、性状,切口及周围敷料情况。评估肠蠕动的恢复情况。评估有无切口感染、肠粘连、继发腹腔脓肿形成等并发症发生。

2. 护理措施

(1)体位和活动。卧床休息,以半卧位为主。视病情和患者体力鼓励早期下床活动。

(2)禁食、胃肠减压。术后禁食、胃肠减压,待肠蠕动恢复后,拔除胃管,逐步恢复经口进食。

(3)补液与营养支持。遵医嘱合理补充水、电解质和维生素,必要时输血,维持水、电解质、酸碱平衡及有效循环血量;根据患者的营养状况,及时给予肠内、肠外营养支持。

3. 并发症护理 重点预防腹腔脓肿和切口感染的发生。①遵医嘱使用有效抗生素预防和控制感染。②腹腔引流管的护理:妥善固定,有效引流,注意观察,及时拔管。③切口护理:观察切口敷料是否干燥,有渗血或渗液时,及时更换敷料;观察切口愈合情况,及早发现切口感染征象。

【出院指导】

1. 自我监测 术后定期门诊复诊。若出现腹痛、腹胀、恶心、呕吐或原有消化系统症状加重时,应及时就诊。

2. 饮食指导 高热量、高蛋白、高维生素易消化饮食,增强机体抵抗力。保持大便通畅,防止便秘。

3. 活动与休息 逐步适当活动,防止肠粘连。

第十六节 急性阑尾炎护理

【定义】

急性阑尾炎(acute appendicitis)是指由于阑尾管腔阻塞、细菌入侵等引起的发生在阑尾的急性炎症反应,是外科常见的急腹症之一。根据其病理生理变化及临床过程,分为急性单纯性阑尾炎、急性化脓性阑尾炎、坏疽性及穿孔性阑尾炎、阑尾周围脓肿四种病理类型。

【治疗原则】

绝大多数急性阑尾炎应及时手术治疗;非手术治疗适用于不愿意手术的单纯性阑尾炎、

病程已超过72小时、炎性肿块和(或)阑尾周围脓肿已形成等有手术禁忌者。

1. 非手术治疗 主要措施包括选择有效的抗生素和补液治疗。

2. 手术治疗 包括开腹阑尾切除术和腹腔镜下阑尾切除术。

【护理】

一、术前护理要点

(一)护理常规

按普通外科术前护理常规。

(二)与本病相关的其他护理

1. 评估要点

(1)健康史及相关因素

1)有无不洁饮食史,有无经常进食高脂肪、高糖、低纤维食物。

2)有无急性阑尾炎发作、胃十二指肠溃疡穿孔、急性胆囊炎或妇科病史,有无手术治疗史。

(2)症状体征

1)典型腹痛表现为转移性右下腹痛,疼痛发作多始于上腹部,逐渐移向脐周,位置不固定,6～8小时后疼痛转移并局限于右下腹。

2)腹膜刺激征,包括腹肌紧张、压痛、反跳痛。

3)胃肠道症状,如恶心、呕吐、腹泻等。

4)全身表现,如早期乏力、低热等。

(3)辅助检查,如了解腹部B超、CT检查及血常规检查等阳性结果。

(4)心理和社会支持状况,如了解患者及其家属对急性腹痛和阑尾炎的认知、心理承受能力及对手术的认知。

2. 护理措施

(1)饮食管理。禁食,必要时给予胃肠减压。

(2)疼痛护理。诊断明确、疼痛剧烈患者,遵医嘱给予解痉或止痛药物。

3. 并发症护理

(1)腹腔脓肿。阑尾炎未经及时治疗,阑尾周围脓肿最常见。临床表现有麻痹性肠梗阻所致的腹胀、压痛性肿块和全身感染中毒症状。脓肿小的可遵医嘱应用单纯抗生素治疗,大的可穿刺引流,治愈3个月左右择期手术切除阑尾。

(2)内、外瘘形成。阑尾周围脓肿如未及时引流,少数病例脓肿可向小肠或大肠内穿破,亦可向膀胱、阴道或者腹壁穿破,形成各种内瘘或外瘘,此时脓液可经瘘管排出。一旦发生,应协助医生了解瘘管走行,从而选择相应的治疗方法。

(3)门静脉炎。表现为寒战、高热、轻度黄疸、肝大、剑突下压痛等,如病情加重会导致全身性感染,治疗延误可发展为细菌性肝脓肿。一旦发现,应立即做好手术的准备,并遵医嘱大剂量应用抗生素治疗。

二、术后护理要点

(一)护理常规

按普通外科术后护理常规。

(二)与本病相关的其他护理

1. 评估要点 评估生命体征、腹部体征、水电解质酸碱平衡、切口情况。评估有无切口感染、腹腔脓肿等并发症发生。

2. 护理措施

(1)体位与活动。血压平稳后取半卧位,鼓励患者早期下床活动。

(2)饮食管理。肠蠕动恢复前暂禁食,予以肠外营养。肛门排气后,逐步恢复饮食。

3. 并发症护理

(1)出血主要表现为腹痛、腹胀、失血性休克等;一旦发生,应立即遵医嘱输血、补液,并做好紧急手术止血的准备。

(2)切口感染一般发生在术后2~3天,切口部位出现红、肿、压痛、波动感,且伴有体温升高。一旦出现切口感染,应配合医生做好穿刺抽出脓液,或拆除缝线引流脓液等;定期更换敷料,保持切口敷料的清洁和干燥;加强观察,遵医嘱使用抗生素。

(3)粘连性肠梗阻:术后应鼓励患者早期下床活动。不完全性肠梗阻者行胃肠减压;完全性肠梗阻者,应协助医生进行术前准备。

(4)阑尾残株炎:阑尾残端保留过长(>1cm)时,术后可发生残端炎症,表现为阑尾炎的症状。

(5)粪瘘少见,多发生于坏疽性阑尾炎、阑尾根部穿孔或盲肠病变严重者。发生时如已局限化,很少发生弥漫性腹膜炎,类似阑尾周围脓肿的临床表现,可非手术治疗,多可自行闭合,仅少数需手术治疗。

【出院指导】

1.自我监测 出现腹痛、腹胀等不适时应及时就诊。

2.活动与休息 注意休息,避免劳累。

3.饮食 改变高脂肪、高糖、低膳食纤维的饮食习惯,注意饮食卫生。

第十七节 腹股沟疝护理

【定义】

发生在腹股沟区的腹外疝,统称为腹股沟疝。常见的腹股沟疝包括腹股沟斜疝(indirect inguinal hernia)和腹股沟直疝(direct inguinal hernia),其中以斜疝最多见,占全部腹外疝的 75%～90%。疝囊经过腹壁下动脉外侧的腹股沟管内环突出,向内、向下、向前斜行经过腹股沟管,再穿出腹股沟管浅环,并可进入阴囊,称为腹股沟斜疝。疝囊经腹壁下动脉内侧的直疝三角区直接由后向前突出,不经过内环,也不进入阴囊,称为腹股沟直疝。

【治疗原则】

腹股沟疝一般均应尽早实施手术治疗。

1. 非手术治疗　局部用医用疝带压迫或托起。

2. 手术治疗　手术修补是治疗腹股沟疝的最有效方法。手术方法可归纳为 3 类:①传统疝修补术:基本原则是高位结扎疝囊、加强或修补腹股沟管管壁;②无张力疝修补术;③经腹腔镜疝修补术。

【护理】

一、术前护理要点

(一)护理常规

按普通外科术前护理常规。

(二)与本病相关的其他护理

1. 评估要点

(1)健康史及相关因素

1)有无慢性咳嗽、慢性便秘、排尿困难、妊娠、腹水、婴儿经常啼哭等腹内压增高的情况。

2)既往有无疝手术史,手术方式。

3)有无其他伴随疾病,如心血管疾病、糖尿病等。

(2)症状体征

1)易复性斜疝指疝内容物很容易回纳入腹腔。腹股沟区有肿块、偶有胀痛。

2)难复性斜疝指疝内容物不能回纳或不能完全回纳入腹腔内,但并不引起严重症状者。滑动性斜疝也属于难复性斜疝,除胀痛稍重外,疝块不能完全回纳,尚有消化不良和便秘等症状。

3)嵌顿性斜疝指疝门小而腹内压突然增高时,疝内容物可强行扩张囊颈而进入疝囊,随后因囊颈的弹性收缩,又将内容物卡住,使其不能回纳。表现为疝块突然增大,并伴有明显疼痛,平卧或者用手推送不能使肿块回纳。肿块紧张发硬,且有明显触痛。

4)绞窄性斜疝指嵌顿如不能及时解除,肠管及其系膜受压情况不断加重可使动脉血流减少,最后导致完全阻断。临床症状多较严重。但在肠袢坏死穿孔时,疼痛可因疝块压力骤减而暂时有所缓解。绞窄时间长者可引起急性炎症;严重者可发生脓毒血症。

5)腹股沟直疝常见于年老体弱者。疝内容物由直疝三角突出,不进阴囊,不伴有疼痛或其他症状。平卧后多能自行回纳,极少发生嵌顿。

(3)辅助检查,如了解腹股沟区 B 超、CT 检查等阳性结果。

（4）心理和社会支持状况,如评估患者有无因疝块长期反复突出影响工作和生活而感到焦虑不安、对手术治疗有无思想顾虑。了解患者及其家属对预防腹内压增高等相关知识的掌握程度。

2. 护理措施

（1）预防腹内压增高。注意是否存在腹内压升高的因素,如咳嗽、便秘、排尿困难或腹水等,应先期处理。注意保暖,预防感冒,戒烟,多饮水,多吃蔬菜等粗纤维食物,保持大便通畅。

（2）活动与休息。疝块较大者减少活动,多卧床休息;离床活动时使用疝带压住疝环口,避免腹腔内容物脱出而造成疝嵌顿。

（3）肠道准备。便秘者,术前晚遵医嘱灌肠。

（4）嵌顿性或绞窄性疝的护理。一旦发生,立即通知医生及时处理。如出现腹膜炎或肠梗阻的表现,应予禁食、胃肠减压、纠正水电解质及酸碱失衡、抗感染等,同时做好急诊手术准备。

二、术后护理要点

（一）护理常规

按普通外科术后护理常规。

（二）与本病相关的其他护理

1. 评估要点 评估生命体征、水电解质酸碱平衡、切口情况,评估下肢皮肤温度、色泽,评估有无腹内压增高因素。评估有无阴囊水肿、切口感染等并发症发生。

2. 护理措施

（1）活动与休息。可以早期离床活动。年老体弱或复发性疝、巨大疝等患者可适当延迟下床活动的时间。

（2）饮食管理。如术后6小时无恶心呕吐即可进食半流质,次日进食普食。

（3）避免腹内压增高的因素。注意保暖,防止剧烈咳嗽;保持大便通畅,避免用力排便;积极处理尿潴留。

（4）切口护理。观察切口有无红、肿、疼痛;保持切口敷料清洁干燥,若敷料脱落或被污染,及时更换;有切口血肿时应予沙袋适当加压。

3. 并发症护理

（1）阴囊水肿可用丁字带将阴囊托起,并密切观察阴囊肿胀情况。

（2）切口感染预防措施包括:①病情观察:注意体温和脉搏的变化;观察阴囊部有无出血、血肿;②切口护理;③合理应用抗生素。一旦发生切口感染征象,应尽早处理。

【出院指导】

1. 自我监测 注意腹股沟区域或外阴部有无隆起的肿块,若疝复发,应及早就诊。

2. 活动与休息 患者出院后逐渐增加活动量,3个月内应避免体力劳动或提举重物。

3. **预防腹内压增高**　避免腹内压升高的因素,如剧烈咳嗽、用力排便等。

4. **饮食指导**　调整饮食习惯,保持排便通畅。

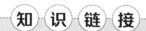

^{131}I治疗

【机制】

^{131}I衰变时释放的放射线中99%为β射线。分化型甲状腺癌(differentiated thyroid carcinoma,DTC)术后残留的甲状腺组织(包括残留的癌组织)、DTC的复发灶或转移灶不仅都能摄取^{131}I,而且几乎全部吸收,从而杀死相应部位的甲状腺细胞和癌细胞,达到治疗的目的。分化型甲状腺癌包括甲状腺乳头状癌和滤泡性癌。

【适应证】

分化型甲状腺癌术后辅助治疗。时间一般为手术完全切除甲状腺后约4～6周。对不能切除的原发灶、复发或转移灶也可行^{131}I治疗。

【治疗前准备】

1. 忌碘饮食四周。食用无碘盐,禁含碘食物(海带,紫菜等)及含碘药物(胺碘酮,甲状腺素片等)。

2. 治疗前后遵医嘱使用糖皮质激素。

【治疗后注意事项】

1. 患者一般需住院隔离1周。

2. 治疗后1～2天观察患者有无头痛、无力、纳差、腹胀等不适。症状明显时对症处理。密切观察患者的呼吸,注意有无颈前区疼痛、水肿,防止引起气急甚至窒息。

3. 治疗后4周内忌碘饮食;治疗后4天,遵医嘱服用甲状腺素片。

4. 告知患者1周内口腔经常含酸性食物或咀嚼口香糖,促进唾液分泌,预防唾液腺炎发生。

5. 告知患者多饮水,及时排空大小便,每天至少排大便一次。便后及时、反复冲洗坐便器。

6. 治疗后4周内单独居住,避免接触儿童。女性1年内、男性半年内应避孕。

7. 出院后定期复查以观察治疗效果。

基础代谢率测定护理

【定义】

基础代谢率(basal metabolic rate,BMR)是指人体在身心处于安静的基础状态下,每小时每平方米体表面积所产生的热量。可由基础代谢仪测定或简易计算法推算。此法可判断甲状腺功能状态。

【检查方法】

禁食12小时,在清晨空腹静卧条件下,通过基础代谢仪,测出患者的基础代谢率。或测量血压与脉搏,通过简易公式计算,一般需连续测算3天。

简易计算公式(Gale法):BMR(%)=(脉率/min+脉压)-111

检查前数日起停服影响甲状腺功能的药物。

【临床意义】

BMR在±10%之间为正常范围。影响BMR测定结果的因素较多,其结果往往不能反映真实的代谢状态,仅作参考。

1. 基础代谢率增高 甲亢时BMR增高,20%~30%为轻度甲亢,30%~60%为中度甲亢,60%以上为重度甲亢。

2. 基础代谢率减低 甲状腺功能减退与营养不良时,BMR可低于-60%~-30%。

"T"管护理

【目的】

支撑胆管;引流胆汁;防止胆瘘;促进胆管愈合。

【护理】

1. 评估要点

(1)评估胆汁的颜色、量和性状:肝脏正常每天分泌胆汁800~1200ml,黄绿色、清亮、无沉渣、有一定黏度,术后24小时内引流量约300~500ml,恢复饮食后可增至每日600~700ml,以后逐步减少至每日200ml左右,如胆汁过多,提示胆管下端有梗阻可能。如胆汁浑浊,应考虑结石残留或胆管炎症未被控制。

(2)观察患者的腹部体征、体温变化、食欲、黄疸消退情况及大便颜色等。

2. 护理措施

(1)有效固定,做好标识。严防患者活动时拉出或误拔"T"管。如有脱出及时通知医生,观察腹膜炎体征,并按导管滑脱管理流程处理。

(2)记录24小时胆汁量、颜色和性状。

(3)保持引流通畅。避免管道扭曲、折叠,定期挤捏,保持引流通畅。引流期间引流袋的位置应低于患者插管口的平面。

(4)定期更换。按无菌操作要求定期更换引流袋,引流液超过引流袋的2/3应及时倾倒以防逆行感染。保持引流管口敷料干燥,如有胆汁样液体渗出应及时更换,必要时用氧化锌软膏保护周围皮肤。

(5)拔管护理

1)一般术后10~14天遵医嘱进行夹管,观察患者有无腹痛、腹胀、发热等不适。

2)"T"管行胆管造影,造影后持续开放"T"管24小时以上充分引流造影剂,观察有无腹痛、腹胀、发热等情况。

　　3）"T"管拔管指征："T"管一般放置1~3个月，夹管后患者无发热、腹痛、黄疸，大便颜色正常。拔管前行"T"管造影显示胆管通畅无狭窄、无残余结石。

　　4）拔管后残留窦道用凡士林纱布填塞，1~2天可自行闭合，观察患者有无腹痛、腹部压痛、反跳痛等腹膜炎症状和体征，如果出现上述症状及时通知医生。

第三章

结直肠外科疾病护理常规

第一节　结直肠外科疾病护理常规概述

【入院护理】

1. 病区接到入院通知后,做好新患者入院准备。

2. 热情接待新患者,双人核对患者身份,正确佩戴腕带,责任护士进行自我介绍。

3. 通知主管医生接诊新患者。

4. 进行入院护理评估,包括患者心理、生理及社会状况的评估,测量生命体征、体重等,并按要求书写入院护理记录。

5. 给予入院指导,并进行安全告知。

6. 保持病房安静、整洁、舒适、安全。

【结直肠外科术前护理常规】

1. 病情观察

(1)评估患者心、肺、肝、肾等重要脏器的状况及水电解质和酸碱平衡、全身营养状况等。

(2)评估患者有无腹痛、腹胀、恶心、呕吐、便血等症状,有无腹部压痛、反跳痛、腹肌紧张等腹膜刺激征,评估排便习惯、粪便性状、肛门疼痛、脱垂、瘙痒、肛周流脓等情况。

(3)辅助检查,了解直肠指检、肛门镜检查、纤维结肠镜检查、直肠肿块活检、血肿瘤标志物全套、X线检查、B超、CT、MRI检查等阳性结果。

2. 健康教育　根据患者情况,结合病情进行多种形式的术前教育。

(1)简单介绍手术流程。

(2)说明术后早期活动的重要性,共同制订术后活动锻炼计划。

(3)与患者沟通术后疼痛评估方法及疼痛的应对措施。

(4)告知术后体位、吸氧及引流管情况。

(5)指导患者学会深呼吸、有效咳嗽的方法,吸烟者应戒烟。

(6)练习床上大小便。

(7)告知肠造口患者相关知识及注意事项。

3. 心理护理　评估患者对疾病的认知程度,了解心理变化,对即将进行的手术及可能出现的并发症、排便方式的改变有无足够的心理承受能力,家庭的经济承受能力和对患者的支持程度,制定个性化的心理干预措施。

4. 胃肠道准备

(1)术前禁食8～12小时,禁饮4～8小时。加速康复外科理念下术前禁食6小时,禁饮2～4小时。

(2)痔、瘘或经肛手术术晨遵医嘱灌肠。结肠、直肠等手术患者术前一日全肠道灌洗。

(3)完全肠梗阻患者、急诊手术禁忌全肠道灌洗。

5. 术前一日准备

(1)遵医嘱行药物敏感试验并做好记录和标识。

(2)遵医嘱备血。

(3)清洁术区皮肤

(4)配合医生做好造口定位标记。

(5)核实麻醉科会诊是否落实。

(6)男性患者剃须,女性患者擦去指甲油、口红,去除指甲贴。

(7)术前晚遵医嘱给安眠药,保证患者良好睡眠。

(8)发现体温升高、妇女月经来潮、血压升高、血糖异常等情况及时与医生取得联系。

6. 术晨准备

(1)清洁术区皮肤,更衣,取下假牙、手表、眼镜、饰品等,贵重物品交予家属或双人清点保管。

(2)再次核对造口定位标记。

(3)核查胃肠道准备情况。

(4)测体温、脉搏、呼吸、血压,观察有无病情变化,发现异常及时汇报医生。

(5)遵医嘱术前用药。

(6)进手术室前排空尿液。

(7)备好病历、CT片、X线片等特殊用物和药物,填写手术患者交接单,送患者至手术室,做好交接。

7. 病室准备　按手术部位、麻醉方式备好术后用物,如:麻醉床、吸氧装置、心电监护仪等。

【结直肠外科术后护理常规】

1. 术后接待患者流程要求

(1)安全搬移患者至病床,安置合适卧位。

(2)评估患者意识、生命体征、感知觉恢复情况和四肢活动度。

(3)根据医嘱吸氧、心电监护,做好记录。

(4)检查切口部位及敷料情况,观察造口黏膜颜色,妥善固定引流管并观察引流液颜色、量、性状,做好标识。

(5)检查输液通路并调节滴速。

(6)与麻醉师或复苏室护士交接班并签字。

(7)告知患者及其家属注意事项。

(8)核对并执行术后医嘱。

(9)做好护理病情记录。重点记录患者返回病室时间、麻醉方式及手术方式、麻醉清醒状态、生命体征、术后体位、切口敷料情况、引流液情况、造口黏膜颜色、输液用药、氧疗、饮食、皮肤、跌倒/坠床和疼痛评分等;术后医嘱执行情况及自控式镇痛泵药物的使用情况等。

2. 病情观察 监测意识、生命体征、腹部体征、造口及肠功能恢复等情况。

3. 体液管理

(1)及时评估患者生命体征,观察末梢循环,必要时监测中心静脉压。

(2)评估水电解质酸碱是否平衡。

(3)遵医嘱记录24小时尿量或出入量。

(4)合理安排补液速度和顺序。

(5)遵医嘱选择营养支持方法(肠外营养与肠内营养)。

4. 呼吸道管理

(1)练习深呼吸,有效咳嗽、咳痰,增加肺活量,排出呼吸道分泌物,预防肺部感染。

(2)使用雾化吸入,进行消炎、化痰。

5. 疼痛管理 常规应用自控式镇痛泵至术后72小时,使用疼痛评分表进行评估,根据评估结果给予止痛处理。

6. 导管护理 做好胃肠减压、盆腔引流管、腹腔引流管及导尿管等导管护理,视病情遵医嘱尽早拔除。

7. 卧位管理 病情稳定后,根据麻醉方式、患者的全身情况、术式、疾病性质和医嘱选择合适的卧位。

8. 活动与安全 根据患者的病情循序渐进增加活动量,鼓励患者早期活动。有休克、心力衰竭、严重感染、出血等情况的患者不宜早期活动。加强护理安全防护措施,防止坠床/跌倒等。

9. 饮食管理 术后饮食恢复视手术方式和患者具体情况遵医嘱执行,遵循循序渐进原则,做好饮食宣教,评估进食后反应。

10. 切口/皮肤黏膜护理

(1)评估切口部位及敷料情况。

(2)评估患者皮肤及黏膜情况,根据病情做好皮肤及黏膜护理。

11. 心理护理

评估患者手术前后的心理变化,对疾病治疗的配合程度及肠造口患者对造口相关知识的掌握程度,对术后康复及未来的生活是否充满信心,并制定个性化的心理干预措施。

12. 术后常见症状护理

（1）发热护理。评估体温及术后天数,是否为外科热,外科热患者体温一般不超过38℃,无须特殊处理,术后3～5天即可自行恢复正常。向患者解释原因,安抚患者,能进食者鼓励多饮水,及时擦干汗液,保持皮肤清洁干燥。超过38℃者,协助医生查明原因,遵医嘱选择物理降温或药物降温。

（2）恶心、呕吐、腹胀处理。评估恶心、呕吐、腹胀原因及伴随症状体征,记录并汇报医生,配合辅助检查,遵医嘱对症处理。

（3）尿潴留护理。诱导自主排尿,必要时留置导尿。

13. 并发症的护理

（1）出血。评估出血情况,出血可以发生在切口、空腔脏器及体腔内,表现为切口渗出血性液体,胃管或腹腔引流管短时间内引出较多血性液体,肛门或造口内排出血性液体。患者腹痛、腹胀、出现腹膜刺激征等,严重者可伴面色苍白、口干、心率加快、血压下降等低血容量表现。遵医嘱局部止血,使用止血药物,加快补液,必要时做好急诊手术准备等。

（2）感染。感染以细菌感染最为常见,常见感染部位为切口、肺部、胸腹腔和泌尿系统。协助留取细菌培养标本,遵医嘱抗感染治疗。

（3）切口裂开。评估切口裂开的程度,观察有无渗液、肠管暴露等。立即给患者平卧位、妥善包扎保护,稳定患者情绪,避免腹压增高因素,及时汇报医生处理。

（4）吻合口漏。发生吻合口漏时,评估生命体征、意识、腹部体征、体温、血常规等,保持引流管通畅,观察记录引流液的颜色、量及性状,遵医嘱进行相应的处理。

（5）肠造口相关并发症护理,参见第三章第七节肠造口护理。

【出院指导】

宣教自我监测、活动与休息、饮食、服药及复诊等注意事项。

第二节　直肠癌护理

【定义】

直肠癌(carcinoma of rectum)是指发生于乙状结肠直肠交界处至齿线之间的恶性肿瘤。

【治疗原则】

1. 手术治疗　①早期直肠癌手术治疗,如经肛门内镜手术(transanal endoscopic microsurgery TEM),经肛门局部切除术,经骶部切除术,经肛门括约肌切除术。②进展期直肠癌手术治疗,如经腹腔直肠癌切除术(Dixon),Dixon＋预防保护性造口术,经腹会阴联合直肠癌切除术(Miles术),经腹直肠癌切除、近端造口、远端封闭术(Hartmann),腹腔镜下直肠癌切除术(1apamscopic colorectal resection,LCR),经腹经肛门直肠切除吻合术(Parks),后盆腔脏器清扫、全盆腔脏器清扫。

2.非手术治疗 放射治疗、化学治疗及其他辅助治疗。

【护理】

一、术前护理要点

（一）护理常规

按结直肠外科术前护理常规

（二）与本病相关的其他护理

1. 评估要点

（1）健康史及相关因素,如年龄、饮食习惯、家族史,以及既往有无直肠慢性炎症、息肉等病史。

（2）症状体征

1）排便习惯与粪便性状的改变,如排便次数增多、排便费力、肛门坠胀、里急后重、便意不尽、血便、黏液便、大便变细等。

2）肠梗阻症状,如腹痛、腹胀、腹部不适、排便困难、排气排便停止等。

3）晚期可出现低热、消瘦、乏力、贫血、转移症状等。

（3）辅助检查,如了解直肠指诊、纤维结肠镜检查、直肠肿块活检、全腹CT、MRI检查、实验室检查等阳性结果。

（4）心理和社会支持状况,如评估患者对所患疾病的认知程度,有无出现过度焦虑、恐惧等影响康复的心理反应;能否接受制定的治疗护理方案,对康复及未来的生活是否充满信心;对手术前后配合及肠造口相关知识的掌握程度;对即将进行的手术及可能出现的并发症、排便方式的改变有无足够的心理承受能力;家庭的经济承受能力和对患者的支持程度。

2. 护理措施

（1）营养支持:①宜高热量、高蛋白、高维生素易消化少渣饮食。②不全性梗阻患者进流质饮食。③完全梗阻的患者予以禁食、胃肠减压、肠外营养治疗。④贫血患者必要时遵医嘱输红细胞。

（2）控制基础疾病:①按医嘱治疗,改善心功能,控制高血压患者的血压。②按医嘱调整糖尿病患者的血糖,空腹血糖低于7.8mmol/L,餐后2小时血糖低于10mmol/L。③戒烟,按医嘱治疗肺部感染,进行呼吸和咳嗽锻炼,改善肺功能。

（3）肠道准备:①术前一天进半流质饮食,完成全肠道灌洗。②完全梗阻患者禁忌全肠道灌洗。不全性梗阻患者遵医嘱予生理盐水大量不保留灌肠。高位直肠癌禁忌高压灌肠。

（4）拟行造口手术的患者做好造口定位,告知相关注意事项,试戴造口袋。

二、术后护理要点

（一）护理常规

按结直肠外科术后护理常规。

（二）与本病相关的其他护理

1. 评估要点　评估生命体征、腹部体征、水电解质酸碱平衡情况，各引流管引流液颜色、量、性状，切口及周围敷料情况。评估有无出血、吻合口漏、造口相关并发症、肠梗阻等并发症发生。

2. 护理措施

（1）体位与活动。经腹手术者垫枕平卧6小时后改低半卧位（小于30°）。视患者的承受能力，建议术后第一天室内活动1～2小时（搀扶行走为主），第二天室内活动2～3小时（自主扶行为主）。经肛手术者平卧6小时后可自由卧位和活动。

（2）导管护理。做好胃肠减压、盆腔引流管、腹腔引流管及导尿管等导管护理。视病情遵医嘱尽早拔管。

（3）饮食和营养管理。肛门或造口排气后，根据医嘱进流质，少量多餐，无腹痛腹胀等情况，再过渡到半流质，进食量根据胃肠耐受量逐渐增加，循序渐进，忌烟酒及辛辣、油腻、刺激性食物，少食易产气食物。经口进食量不足者，由肠外补充营养。

（4）造口护理，参见第三章第七节肠造口护理。

（5）切口护理，无菌换药，观察有无出血、感染等情况，如有感染，充分引流。

3. 并发症护理

（1）常见出血有腹腔内和肠腔内出血。多发生在术后24～48小时，主要表现为面色苍白、出冷汗、脉细速、血压下降、口干、腹胀、肠鸣音亢进及便意感，引流管内短时间引出较多的血性液体或肛门/造口排出大量新鲜血块。立即汇报医生，按出血处理。

（2）吻合口漏，多发生于术后3～10天。主要表现为：①术后体温正常后再次升高，或术后持续高热；②腹痛、腹胀等腹膜刺激征表现；③术后3～10天引流液增多且性状改变，出现浑浊或粪性液体等；④实验室检查，如白细胞总数、中性粒细胞明显升高；⑤全身中毒症状，如意识淡漠、寒战、高热或体温不升、脉搏细速、血压下降等。若发现以上情况，应严密观察病情，遵医嘱进行相应处理，必要时做好术前准备。

（3）肠梗阻表现为腹痛、腹胀、排气排便不畅、恶心呕吐等情况，护理措施见肠梗阻护理常规。

（4）肠造口相关并发症护理，参见第三章第七节肠造口护理。

【出院指导】

1. 自我监测　如出现腹痛、腹胀、排便不畅、大便变细、便血等情况应及时就诊。

2. 日常生活指导　合理安排饮食，忌辛辣、油腻、腌制饮食，忌烟酒。保持大便通畅，积极预防和治疗便秘。注意劳逸结合，参加适量活动，避免重体力劳动，保持心情舒畅。

3. 肠造口指导 参见第三章第七节肠造口护理。

4. 定期复诊 结直肠癌治疗后一律推荐规律随访。

(1)出院后1周复诊,根据伤口愈合情况及病理报告制定后续治疗方案。

(2)每3~6个月定期门诊复查。行放化疗者,定期检查血常规,出现白细胞计数明显减少时,应及时就诊。

第三节　结肠癌护理

【定义】

结肠癌(colon cancer)是指回盲部至乙状结肠直肠交界处的恶性肿瘤。

【治疗原则】

1. 手术治疗 左半结肠切除术、右半结肠切除术、横结肠癌根治术、乙状结肠癌根治术、结肠癌并发急性肠梗阻时行造口术。

2. 非手术治疗 放射治疗、化学治疗、其他辅助治疗。

【护理】

一、术前护理要点

(一)护理常规

按结直肠外科术前护理常规。

(二)与本病相关的其他护理

1. 评估要点

(1)健康史及相关因素,如年龄,有无不良饮食习惯,有无结肠慢性炎症、息肉史,有无家族史。

(2)症状体征,如排便习惯与粪便性状的改变,排便次数增加、血便、黏液血便或脓血便、腹泻、便秘;腹痛;腹部肿块;肠梗阻症状;晚期可出现乏力、低热、消瘦、贫血等症状。

(3)辅助检查,如了解直肠指诊、结肠造影、纤维结肠镜检查、结肠肿块活检、CT、MRI、实验室检查等阳性结果。

(4)心理和社会支持状况,参见第三章第二节直肠癌护理。

2. 护理措施 参见第三章第二节直肠癌护理。

3. 并发症护理

(1)肠穿孔表现为腹痛、腹胀等腹膜刺激征、体温升高、感染性休克表现等。遵医嘱禁食、胃肠减压、肠外营养支持、抗感染治疗,禁忌灌肠,做好术前准备。

(2)肠梗阻表现为便秘、腹胀,有时伴腹部胀痛或阵发性绞痛,进食后症状加重。完全性梗阻时,症状加剧,可出现呕吐,呕吐物含有粪渣等。禁食、胃肠减压、肠外营养支持治疗。完全梗阻者禁忌全肠道灌洗,做好术前准备。

二、术后护理要点

（一）护理常规

按结直肠外科术后护理常规

（二）与本病相关的其他护理

1. 评估要点　评估生命体征,引流管是否通畅,引流液的颜色、性状、量及切口情况。评估有无出血、吻合口漏、造口相关并发症、肠梗阻等并发症发生。

2. 护理措施

（1）体位与活动。平卧6小时后改低半卧位,视患者的承受能力,建议经腹术后第一天床边坐起或站立,术后第二天起室内扶行。

（2）导管护理。做好胃肠减压、盆腔引流管、腹腔引流管及导尿管等导管护理,遵医嘱尽早拔管。

（3）饮食和营养管理,参见第三章第二节直肠癌护理。

（4）肠造口护理,参见第三章第七节肠造口护理。

（5）切口护理,参见第三章第二节直肠癌护理。

3. 并发症护理　参加第三章第二节直肠癌护理。

【出院指导】

参加第三章第二节直肠癌护理。

第四节　痔护理

【定义】

痔(hemorrhoids)是肛垫病理性肥大、移位及肛周皮下血管丛血流瘀滞形成的团块,按解剖部位分内痔、外痔、混合痔。

【治疗原则】

1. 非手术治疗　多饮水,增加纤维性食物,养成定时排便习惯;便后温水坐浴,温度控制在43～46℃;局部消炎、镇痛药物治疗;注射疗法,使用注射硬化剂治疗;胶圈套扎疗法;物理治疗,局部热敷或予以手法痔块回纳。

2. 手术治疗　如内痔结扎术、血栓外痔剥离术、外剥内扎术、吻合器痔上黏膜环切术(procedure for prolapse and hemorrhoids,PPH)。

【护理】

一、术前护理要点

（一）护理常规

按结直肠外科术前护理常规。

（二）与本病相关的其他护理

1. 评估要点

（1）健康史及相关因素，如有无不良生活习惯，如排便不定时，久站、久坐、久蹲等。了解有无饮酒、吃辛辣刺激性食物、劳累、大便干结等诱因。

（2）症状体征，如便血、肛门疼痛、肛缘突起、肛门瘙痒、肿物脱出、嵌顿。

（3）辅助检查，如肛门镜检查、直肠指诊等阳性结果。

（4）心理和社会支持状况，向患者详细讲解痔的相关知识，鼓励患者克服因惧怕疼痛而不敢排便的情绪，配合治疗。

2. 护理措施

（1）避免诱因，保持大便通畅。合理休息，适当活动，避免久站、久坐、久蹲等，避免剧烈咳嗽、用力排便等增加腹压的动作。忌烟、酒，避免油炸、辛辣刺激性食物，多饮水，多吃蔬菜水果，进食低脂、粗纤维饮食。生活规律，养成定时排便的习惯。

（2）坐浴，如便后温水（43～46℃）或中药坐浴20～30分钟。

（3）便血护理，如观察便血量、性状、颜色和血红蛋白变化。出血量大时：肛门部加压包扎；卧床休息；遵医嘱予止血药治疗，必要时输注红细胞；遵医嘱予去甲肾上腺素纱布填塞或小量保留灌肠止血，必要时做好手术止血准备；严重者按出血性休克处理；保持大便通畅。

3. 并发症护理 痔核嵌顿表现为肛门疼痛，痔核脱垂、水肿，瘀血，坏死。协助医生进行痔核回纳，使用丁字带扶托。卧床休息，避免增加腹压的动作。

二、术后护理要点

（一）护理常规

按结直肠外科术后护理常规。

（二）与本病相关的其他护理

1. 评估要点 评估有无肛门疼痛，有无肛门出血、尿潴留、肛门狭窄、大便失禁等并发症发生。

2. 护理措施

（1）肛门疼痛护理，如评估肛门疼痛原因、性质、程度，患者可表现为锐痛、痉挛性疼痛伴坠胀感，坐立不安。考虑敷料填塞过紧所致的疼痛，可由医生放松填塞过紧的敷料。告知患者勿用力排便，以免引起疼痛。遵医嘱口服缓泻剂或开塞露塞肛，必要时遵医嘱使用止痛剂。

（2）饮食管理，如术后六小时进无渣或少渣流质饮食，术后1～2天可过渡到无渣半流质饮食。三天后进普食，告知患者多食蔬菜水果，多饮水，忌辛辣、刺激性饮食，忌烟酒。

（3）排便指导，如术后3天内饮食控制下尽量不排便，利于手术切口愈合。3天后便秘者，遵医嘱口服缓泻剂，注意合理饮食，保持大便通畅。

（4）温水坐浴，如每次排便后先坐浴再换药（PPH术后无须换药，每天坐浴一次）。

3. 并发症护理

（1）出血多发生于术后24～48小时内，主要表现为患者肛门有大量血块排出，血色鲜红，严重者伴有出血性休克表现。处理见本节术前便血护理。

（2）尿潴留，如术后8小时仍未排尿，且诱导排尿无效者，应导尿。术后不能自行排尿或虽可以排出尿液，但膀胱内的尿液残余量＞100ml，予留置导尿。

（3）肛门狭窄表现为排便困难、大便变细等现象。术后5～10天起可用食指扩肛，每日一次。保守治疗无效需手术治疗。

（4）切口感染，应保持肛周皮肤清洁，便后温水坐浴；切口定时换药，充分引流。

【出院指导】

1. 自我监测　观察排便情况，若出现排便困难、出血、疼痛等异常，及时就诊。

2. 坐浴指导　保持肛门周围皮肤清洁，建议患者便后温水或中药坐浴，促进伤口愈合，避免复发。

3. 控制诱因　避免久站、久蹲、久坐、久负重。养成良好的排便习惯，避免长时间憋气使劲。多吃蔬菜水果及粗纤维饮食，忌辛辣饮食，忌饮酒，防治便秘。及时治疗使腹压增高的慢性疾病，如前列腺肥大、慢性咳嗽等。

4. 定期复诊　术后每周门诊复查1次，连续4周，后续复查时间根据伤口的恢复情况确定，若出现术后出血、切口感染、排便困难及粪便变细等并发症，应及时就诊。

第五节　肛瘘护理

【定义】

肛瘘（anal fistula）是肛管或直肠与肛周皮肤相通的肉芽肿性管道，由内口、瘘管、外口三部分组成。经久不愈或间歇反复发作为其特点。

【治疗原则】

肛瘘不能自愈，必须及时手术治疗以避免反复发作，如瘘管切开术（fistulotomy）、肛瘘切除术（fistulectomy）、挂线疗法（seton therapy）等。

【护理】

一、术前护理要点

(一)护理常规

按结直肠外科术前护理常规。

(二)本病相关的其他护理

1. 评估要点

(1)健康史及相关因素,如患者生活习惯,个人卫生情况,了解有无吃辛辣、刺激性食物,大便干结情况等;有无肛门直肠周围脓肿病史;有无特异性感染病史,如克罗恩病、结核病、溃疡性结肠炎等;有无其他直肠肛管疾病等。

(2)症状体征,如肛旁硬结、疼痛;肛旁流脓、瘙痒;外口封闭时局部出现红、肿、热、痛等炎症表现,也可出现发热、寒战等全身症状;指检触及条索状物,肛周皮肤可见单个或多个外口,直肠内可触及内口。

(3)辅助检查,如了解直肠指诊、肛门镜检查、碘剂瘘管造影、探针检查、直肠内超声、亚甲蓝标记内口、CT和MRI检查等阳性结果;当发生直肠肛管周围脓肿时,血常规检查可出现白细胞计数及中性粒细胞比值增高。

(4)心理和社会支持状况,如向患者讲解肛瘘的相关知识,鼓励患者克服因惧怕疼痛而不敢排便的情绪,配合治疗。

2. 护理措施

(1)避免诱因,保持大便通畅,如进清淡饮食,多食新鲜蔬菜水果,多饮水,避免油炸、辛辣食物,忌烟酒;养成良好的排便习惯,有便意时应及时排便;必要时使用缓泻剂;及时治疗肛周疾病。

(2)肛周皮肤护理,如保持肛周皮肤清洁干燥;皮肤瘙痒时不可用指甲抓搔,避免皮肤损伤感染;便后温水坐浴促进肿胀消退。

3. 并发症护理

(1)肛周湿疹表现为肛周皮肤红疹、红斑、糜烂、渗出、瘙痒等。应保持局部皮肤清洁、干燥;遵医嘱使用外用药,止痒。

(2)直肠肛管周围脓肿表现为肛瘘外口闭合,脓液积存,再次形成脓肿。应保持局部皮肤清洁、瘘口引流通畅,协助医生切开引流。

二、术后护理要点

(一)护理常规

按结直肠外科术后护理常规。

(二)与本病相关的其他护理

1. 评估要点 评估有无出血、尿潴留、感染、大便失禁、肛门狭窄、肛瘘复发等并发症发生。

2. 护理措施　参见第三章第四节痔护理。切口护理,如便后坐浴;切口换药,保证切口底小口大,切口内置敷料,防止假性愈合;加强切口冲洗、充分引流。

3. 并发症护理

(1)出血,参见第三章第四节痔护理。

(2)感染,常见切口感染,加强切口换药、冲洗、充分引流。

(3)尿潴留,参见第三章第四节痔护理。

(4)大便失禁,肛门括约肌松弛,术后3日开始进行提肛运动。

(5)肛门狭窄,参见第三章第四节痔护理。

(6)肛瘘复发,如术后再次出现肛旁硬结、疼痛、发热、流脓等情况考虑复发,根据不同原因进行处理,必要时手术治疗。

【出院指导】

1. 自我监测　反复疼痛伴流脓考虑复发;注意排便情况,若出现排便困难、出血等异常,应及时就诊。

2. 坐浴指导　保持肛门周围皮肤清洁,建议患者便后温水或中药坐浴,促进伤口愈合,避免复发。

3. 饮食指导　多吃蔬菜水果,忌辛辣饮食,忌饮酒,防止便秘。

4. 活动与休息　避免久站、久蹲、久坐、久负重、长期行走。

5. 定期复诊

(1)换药,收紧药线。嘱患者定期门诊换药并每5~7天收紧药线,直到药线脱落,脱线后继续创面换药,以促进伤口愈合。

(2)扩肛或提肛运动。为防止肛门狭窄,术后5~10天内可用食指扩肛1次/日。肛门括约肌松弛者,术后3天起可指导患者进行提肛运动。

第六节　肛裂护理

【定义】

肛裂(anal fissure)是指齿状线以下肛管皮肤全层破裂形成的慢性溃疡。方向与肛管纵轴平行,呈梭形或椭圆形,常引起肛周剧烈疼痛,多见于青中年人。

【治疗原则】

止痛、解痉、通便、中断肛裂的恶性循环,促进创面愈合。经久不愈、保守治疗无效、且症状较重者可采用手术治疗。

1. 保守治疗　通便、温水坐浴、解痉止痛、局封、扩肛。

2. 手术治疗　肛裂切除术、肛管内括约肌切断术、肛裂切除＋肛管"Y-V"皮瓣成形术。

【护理】

一、术前护理要点

(一)护理常规

按结直肠外科术前护理常规。

(二)与本病相关的其他护理

1. 评估要点

(1)健康史及相关因素,如有无慢性便秘史,大便是否干结等;有无反复腹泻;有无不良生活习惯,如吃辛辣、刺激性食物,饮食中缺乏粗纤维素等。

(2)症状体征,如便秘、便血、疼痛、瘙痒、潮湿、有分泌物。

(3)辅助检查,如已确诊者,一般不宜行直肠指检或肛门镜检查,避免增加患者痛苦。可以取活组织做病理检查,以明确诊断。

(4)心理和社会支持状况,如向患者详细讲解肛裂的相关知识,鼓励患者克服因惧怕疼痛而不敢排便的情绪,配合治疗。

2. 护理措施

(1)避免诱因,如避免用力排便、反复腹泻。忌烟酒,避免油炸、辛辣食物。

(2)坐浴,如便后温水坐浴,保持局部清洁。

(3)保持大便通畅,如进食高纤维素食物;养成良好排便习惯,有便意及时排便;口服缓泻剂或液体石蜡,必要时开塞露通便。

3. 并发症护理

(1)肛周脓肿表现为肛旁硬结、疼痛。一旦发生,汇报医生及时处理。

(2)皮下肛瘘表现为肛瘘外口反复流脓、肛周湿疹、瘙痒等。一旦发生,参见第三章第五节肛瘘护理。

(3)肛门失禁表现为不自主地排气、肛周潮湿、内裤粪污及完全不能控制排气排便等。一旦发生,立即通知医生。

二、术后护理要点

参见第三章第四节痔护理。

【出院指导】

1. 自我监测　观察排便情况,若出现排便困难、出血、疼痛等异常,及时就诊。

2. 坐浴指导　保持肛门周围皮肤清洁,建议患者便后温水或中药坐浴,促进伤口愈合,避免复发。

3. 控制诱因　养成良好的排便习惯,有便意及时排便。排便时避免长时间憋气使劲。

多吃蔬菜水果及粗纤维饮食,忌辛辣饮食,忌饮酒,防治便秘和慢性腹泻。及时治疗使腹压增高的慢性疾病,如前列腺肥大、慢性咳嗽等。

4. 定期复诊　伤口未愈者,每5～7天至伤口门诊换药。术后7～10天门诊复查。如遇便后大量出血,立即急诊就诊。

第七节　肠造口护理

【定义】

肠造口(Intestinal stomas)是将一段肠管拉出并将开口缝合于腹壁形成一人工通道以排泄粪便。

【护理】

一、术前护理要点

1. 评估要点　评估患者拟行的手术方式、身体和精神状况、腹部皮肤情况、职业和生活习惯、经济状况、沟通能力、视力、手灵活度、照护者情况等。

2. 护理措施

(1)健康教育,如鼓励患者和家属共同参与。介绍手术方式,讲解造口的重要性及造口管理等相关注意事项,针对心理问题进行指导。

(2)造口定位,如根据疾病、手术方式和个体差异而定。理想的造口位置应具备以下特点:①患者能自我看见,便于自我护理;②有足够平坦的位置粘贴造口袋,减少渗漏情况;③不影响生活习惯及正常活动;④位于腹直肌上,位置区域为脐、左右髂前上棘和耻骨联合形成的菱形中,以脐与髂前上棘连线中上1/3交界为预计造口位置,以防止造口旁疝的发生;⑤造口应避开手术切口、陈旧瘢痕、皮肤皱褶、髂骨、慢性皮肤病等部位。

(3)试戴造口袋。模拟造口袋的佩戴和更换过程,提前让患者及其家属了解造口袋的安置技巧和护理知识技能。让患者感受预计造口位置是否合适,如有不适,可在允许范围内将预计造口位置进行调整,最终确定理想的造口位置。

二、术后护理要点

1. 评估要点

(1)造口类型和模式,如确认手术方式和造口类型,如结肠造口、回肠造口等。造口模式是根据造口的形成结构来描述,如单腔造口、袢式造口、双腔造口、自闭性插管造口等。

(2)造口位置,如一般乙状结肠或降结肠造口在左下腹,横结肠造口位于上腹部,升结肠造口在右上腹,盲肠造口、回肠造口在右下腹。

(3)造口活力,如正常的造口呈牛肉红或粉红色,表面平滑、湿润、有光泽;若造口颜色苍白或紫红、暗红,则提示有缺血情况,应严密观察,及时报告医生。术后早期,肠造口水肿是正常现象,表现为造口肿胀、发亮、水润饱满,一般无须特殊处理。

(4)造口高度、形状和大小,如一般肠造口高度是高出腹壁1～2cm,一般单腔造口呈圆形或椭圆形,襻式、双腔造口呈椭圆形。造口的大小可用尺子测量。

(5)黏膜与皮肤连接处,如观察造口黏膜与皮肤缝合处是否有感染、缝线是否松脱,有否出现皮肤黏膜分离或局部出血等情况。

(6)造口支撑棒,如支撑棒常用于襻式造口,一般10～14天拔除,观察支撑棒是否松动或固定太紧而损伤造口黏膜及造口周围皮肤,观察有无支撑棒引起的并发症等。

(7)造口周围皮肤,如有无红肿、疼痛、渗液、破溃,甚至感染出血。评估造口周围是否有切口,观察切口渗出、愈合情况,避免感染。

(8)造口排泄,如观察造口开始排气、排便的时间,造口袋内排泄物的颜色、量和性状。

(9)全身状况,如评估患者病情、意识、自理能力、合作程度、心理状态。

(10)患者/家属配合状况,如了解患者/家属对造口护理方法、知识的掌握程度,以及对患者的支持力度。

(11)并发症评估,如有无造口缺血坏死、造口出血、造口水肿、造口皮肤黏膜分离、造口周围皮肤问题、造口狭窄、造口脱垂、造口旁疝、造口回缩或内陷等并发症的发生。

2. 护理措施

(1)饮食护理,如造口有排气排便,开始进食。

1)遵循循序渐进原则进食,以易消化、高热量、高蛋白、丰富维生素的少渣食物为主。

2)调节饮食结构,少食洋葱、豆类、碳酸饮料、油炸食物等可产生刺激性气味或胀气的食物,避免辛辣刺激性强的饮食。

3)避免食用可致便秘或腹泻的食物,如芹菜、韭菜等。

(2)造口袋的选择。术后早期粘贴一件式透明开口造口袋,便于观察造口活力、形态、排泄物。后期可根据具体情况选用造口袋。

(3)指导造口袋的更换,鼓励患者和家属积极参与造口护理。

1)备齐更换造口袋用物至患者床边,注意保护患者隐私。核对患者信息,解释操作目的,取得配合。

2)一手固定造口周围皮肤,一手由上向下揭除造口袋。

3)温水清洗造口周围皮肤,拭干。

4)评估患者腹部形态、造口黏膜颜色、造口周围皮肤情况、造口底盘腐蚀情况。

5)测量造口大小,修剪造口袋底盘,修剪的开口与造口黏膜之间保持1～2mm的空隙。

6)一件式造口袋自下而上粘贴,夹闭造口袋开口。两件式造口袋先粘贴底盘,再安装袋体。必要时使用护肤粉、皮肤保护膜、防漏膏。粘贴后患者手捂造口袋处5～10分钟。

7)当造口袋内充满1/3容量排泄物或气体时,及时排放或更换造口袋。

(4)并发症预防

1)更换造口袋时,动作轻柔,注意使用柔软的纸巾或毛巾,避免造口摩擦损伤。

2)必要时术后胃肠减压,防止腹部膨胀,避免咳嗽,扎紧腹带,防止造口脱出。

3)酌情扩张造口预防狭窄,方法是用食指戴指套涂润滑剂后缓慢插入造口,在内停留5分钟,每天一次。操作时要慢,切忌粗暴。

4)术后避免增加腹压的动作,防止造口旁疝。

3. 并发症护理

(1)造口缺血坏死是肠造口术后最严重的并发症,多发生在术后24～48小时。造口黏膜由粉红色变成暗紫或黑色提示局部缺血。局部缺血且局限于黏膜者,则逐步清除脱落的坏死组织。短时间内造口完全变黑,立即汇报医生,行再次手术准备。

(2)造口出血多发生在术后72小时内。表现为肠造口黏膜与皮肤连接处渗血;或造口袋内可见较多的鲜红色血性液体。少量渗血者,用棉球或纱布稍加压迫。若出血较多,汇报医生,可遵医嘱用去甲肾上腺素溶液纱布压迫。

(3)肠造口水肿,可给予3%高渗盐水或50%硫酸镁浸湿纱布局部湿敷,在湿敷过程中注意评估造口血运,同时在饮食上加强营养。如水肿持续性加重且经上述治疗后未见好转或水肿影响排便功能,应及时联系专业医护人员以指导就诊。

(4)造口皮肤黏膜分离表现为造口黏膜与皮肤脱开,出现大小不等的腔隙。予清创换药,选择合适敷料填充腔隙。用水胶体敷料覆盖,防漏膏遮挡,贴上造口袋。积极治疗引起造口皮肤黏膜分离的诱因,如控制血糖水平,加强营养等。

(5)造口周围皮肤损伤为造口最常见并发症,皮肤出现发红、瘙痒、皮疹、溃疡、疼痛等。选择适合个人的造口护理用品。指导患者正确更换造口袋技术,合理选择并正确使用造口相关产品及附件。调节饮食,忌刺激性及易腹泻食物。适当使用药物改变粪便性状。过敏者可更换产品,或不使用造口袋,采取结肠灌洗法(小肠造口除外)。

(6)造口狭窄表现为大便变细、排便困难,指检时肠管周围组织紧缩,手指难以进入。造口狭窄且尚能容纳小指时,可每日用食指扩张。若狭窄严重不能再扩张或扩张无效,引起肠梗阻时,则需要手术治疗。粪便排出不畅时,可用灌肠法、软化剂、泻药。

(7)造口脱垂是指肠管由造口内向外脱出,会引起水肿、出血、溃疡、梗阻或缺血坏死。建议选择正确尺寸的一件式造口袋,可容纳脱垂的肠管。轻微脱垂先行回纳,腹带加压包扎,防止再次脱垂。造口脱垂严重者,必要时行造口重建术。

(8)造口旁疝是指一部分肠管经筋膜缺口穿出至皮下组织,患者有局部坠胀不适感。选择特软底盘。情况较轻者,可通过加强腹部肌肉锻炼,佩用腹带托扶。严重者,需行造口旁疝修补术。

(9)造口回缩是指造口低于周围皮肤平面,形状可发生改变,导致造口袋粘贴困难,易发生造口周围皮肤问题。使用凸面底盘,加造口腰带固定,必要时使用防漏膏。减轻并控制体重。

【出院指导】

1. 自我监测 患者学会造口自我护理,如出现造口皮肤发红、瘙痒、皮疹、溃疡、疼痛或大便变细排便困难等异常情况,及时来院就诊。

2. 日常生活指导 术后3个月内适当活动,避免腹内压增加的动作,如持重物等。淋浴时局部可用保鲜膜保护。鼓励着宽松服装,男性避免皮带压迫造口,以免影响排气排便。

3. 饮食指导 进食易消化食物,避免进食产气或刺激性食物,注意饮食卫生,控制体重。

4. 排便训练 如为降结肠或乙状结肠造口者,可使用结肠造口灌洗法进行训练,养成定时排便习惯。

5. 运用社会支持系统 鼓励融入正常人的生活和社交。建议患者加入造口联谊会,学习交流彼此的经验和体会,学习新的控便方式,获得自信。

6. 定期复诊 建议出院1周、1个月、3个月、6个月慢性伤口造口护理门诊随访,以预防并发症的发生。

第八节 纤维结肠镜检查护理

【定义】

纤维结肠镜检查(endoscopic examination)是从肛门插入内窥镜检查大肠黏膜状态的方法,此方法可用于活检及治疗。无痛纤维结肠镜检查是在使用镇静药和镇痛药的基础上施行的。

【检查前护理要点】

1. 检查前评估

(1)评估被检查者平时排便情况,确认既往肠道手术史、过敏史、高血压高、心脏病史、药物使用史等。

(2)评估传染性疾病(乙肝、丙肝、梅毒、艾滋病等)。

(3)施行息肉摘除的患者评估出凝血时间、血常规等。

(4)妇女询问有无月经来潮或妊娠。

(5)评估意识、生命体征、排除肠穿孔、腹膜炎、严重心肺功能不全等禁忌证。

2. 检查前准备

(1)检查前遵医嘱行全肠道灌洗,直至大便变为浅黄色透明水样为止。灌洗期间出现恶心、呕吐、腹痛等症状,汇报医生。

(2)肠道准备后告知患者禁食不禁水。若行无痛纤维结肠镜,检查前禁水4小时。

(3)无痛纤维结肠镜检查前请麻醉科会诊并遵医嘱备好麻醉用药,建立静脉通路。

(4)诊室、器械、急救物品、药品等准备。

【检查过程配合】

1. 保护患者隐私。

2. 协助患者取左侧卧位,双膝屈曲,必要时协助调整体位以适应检查。

3. 指导患者全身放松,感到腹部胀迫感及有便意时,告知其做深呼吸放松。

4. 观察患者的意识、面色和表情,以及腹部体征、生命体征、血氧饱和度等。

5. 配合医生完成检查,落实标本送检。

【检查后护理要点】

1. 根据病情遵医嘱选定进食时间和进食种类。

2. 告知患者检查后略有腹胀不适,数小时后可通过呃逆和排气,症状会逐渐消失。如有腹痛、便血、发热等情况及时就诊。

3. 无痛纤维结肠镜检查者卧床休息1~2小时。施行息肉摘除或取活组织检查后告知患者注意休息,饮食遵医嘱,3天内避免剧烈运动,不行钡灌肠检查。

第四章

神经外科疾病护理常规

第一节 神经外科疾病护理常规概述

【入院护理】

1. 病区接到入院通知后,做好新患者入院准备。

2. 热情接待新患者,双人核对患者身份,正确佩戴腕带,责任护士进行自我介绍。

3. 通知主管医生接诊新患者。

4. 进行入院护理评估,包括生理评估、健康史评估和心理、社会评估、测量生命体征、体重等,并按要求书写入院护理记录。

5. 给予入院指导,并进行安全告知。

6. 保持病房安静、整洁、舒适、安全、通风。

【神经外科术前护理常规】

1. 病情观察

(1)全身情况,如评估患者心、肺、肝、肾等重要脏器的状况及水电解质和酸碱平衡、全身营养状况。

(2)专科情况

1)意识的观察(见表4-1-1)。

表4-1-1 格拉斯哥评分表

运动反应	计分	语言反应	计分	睁眼反应	计分
按吩咐动作	6	回答正确	5	自动睁眼	4
刺痛定位	5	回答错误	4	呼唤睁眼	3
刺痛躲避	4	胡言乱语	3	刺痛睁眼	2
刺痛屈曲	3	只能发音	2	不能睁眼	1
刺痛强直	2	不能发音	1		
刺痛无反应	1				

注:GCS评分3～8分提示预后不良。评分时不仅要报告总分,还要包括3个分项的各自得分。

2）观察瞳孔。正常成人瞳孔大小2～4mm,等大等圆,直接对光反射和间接对光反射灵敏。应观察瞳孔的大小、形状、对光反应。如发现两侧瞳孔大小发生变化、对光反射迟钝或消失,常提示病情变化,应立即通知医生并进行应急处理。

3）评估是否有颅内压增高的症状。正常颅内压成人为70～180mmH$_2$O(相当于5～15mmHg或0.7～2.0kPa),儿童为50～100mmH$_2$O(4～7.5mmHg,0.5～1.0kPa)。在病理情况下,成人颅内压超过180mmH$_2$O时(儿童超过100mmH$_2$O),即为颅内压增高。典型表现为头痛、恶心呕吐、视神经乳头水肿(颅内压增高"三主症")。①头痛多位于前额及颞部,为持续性头痛,并有阵发性加剧,常以晨起和晚间头痛更重,咳嗽、低头、用力时加剧。②头痛剧烈时,常伴恶心、呕吐,呈喷射性。③视神经乳头水肿表现为视乳头充血,边缘模糊,中央凹陷消失,眼底静脉怒张,严重者可见出血。

4）评估肌力、肌张力、语言功能、脑神经功能、精神状态,及时记录病情变化。

（3）辅助检查,如了解X线、CT、MRI、CTA、DSA、腰穿检查等阳性结果。

2. 健康教育　根据患者情况,结合病情,对不同手术部位、手术方式进行针对性的术前教育。

（1）简单介绍手术流程,对术后有可能出现的情况做适当解释。

（2）要求患者戒烟、戒酒,指导患者学会深呼吸,有效咳嗽。

（3）与患者沟通术后疼痛评估方法及疼痛的应对措施。

（4）告知患者术后体位、吸氧及引流管放置等配合注意事项。

（5）与患者共同制订术后活动锻炼计划等。

（6）告知患者术后饮食计划。

（7）指导患者练习床上大小便。

（8）指导患者如何配合术后神经功能的检查。

3. 心理护理　向患者介绍治疗方案,使他们能正确对待疾病,并给予患者心理支持,消除其恐惧心理,使患者处于最佳心理状态,有利于疾病恢复。

4. 胃肠道准备　全麻患者术前6小时禁食固体食物,2小时禁水。

5. 术前一日

（1）遵医嘱做好药物敏感试验并做好记录和标识。

（2）遵医嘱备血。

（3）核实麻醉科会诊是否落实。

（4）按医嘱及手术部位、方式做好手术区皮肤的准备(垂体瘤经蝶入路的患者术前剪去鼻毛,男性患者要剃胡须),剃发后消毒头皮并戴一次性手术帽。

（5）配合医生做好手术部位标记。

（6）术前晚可遵医嘱予以安眠药,保证患者良好睡眠。

（7）发现有体温升高、妇女月经来潮、血压升高等情况及时与医生取得联系。

（8）必要时遵医嘱通便。

6. 术晨准备

（1）更衣,取下活动性义齿、手表、眼镜、饰品等,贵重物品交予家属或双人清点保管。

（2）再次核对手术部位标识,检查手术野皮肤准备情况,常规消毒,戴手术帽。

（3）评估意识、瞳孔、肌力,测量体温、脉搏、呼吸、血压,发现异常及时通知医生。

（4）遵医嘱术前用药。

（5）观察患者情绪、精神状态,核实禁食禁饮情况。

（6）进手术室前排空膀胱。

（7）填写手术患者交接单,备好病历,胸片、CT、MRI等胶片及手术用药。(对患者做好正确评估,选择合适的转运工具送患者至手术室,与手术室护士交班)。

7. 病室准备　按不同术式、麻醉方式备好术后用物,如麻醉床、氧气、心电监护仪、呼吸皮囊、呼吸机、吸引器、压舌板等。

8. 并发症的预防护理

（1）颅内压增高

1）密切观察患者意识、瞳孔、体温、血压、脉搏、呼吸及肢体活动变化,如有异常及时告知医生处理。

2）卧床休息,避免剧烈活动,病情许可予抬高床头 $15°\sim30°$。

3）合理的氧疗,保持呼吸道通畅,机械通气者可适当过度通气。

4）按医嘱正确给予脱水剂、激素、白蛋白等药物,并注意观察药物反应。

5）记录24小时出入量,保持大小便通畅,必要时缓泻剂通便,尿潴留者及时导尿,禁止按压膀胱。

6）高热者及时降温,癫痫者遵医嘱控制癫痫发作,躁动者遵医嘱适当镇静,注意安全防范措施的落实。

7）防止颅内压增高的诱因:告诫患者注意保暖防止感冒,保持大便通畅及情绪稳定等,避免用力咳嗽、用力排便,避免过度曲颈等。

8）重视患者主诉,注意脑疝前期症状如头痛加重、剧烈呕吐、烦躁不安、血压升高、脉搏缓慢洪大、呼吸深慢等,应及时通知医生,警惕颅高压危象的发生。

（2）癫痫

1）预防发作、健康教育。①保持病室内光线柔和、安静。②床栏保护,移除床边危险物品。床边备吸引器、氧气和压舌板。③按医嘱正确给予抗癫痫药物,并做好用药指导。④健康指导,如定时、定量、定品种服药,不可随意更改服药品种或停止服药,服药期间监测血药浓度、血常规及肝功能变化;保持心情愉悦、情绪稳定,避免各种不良刺激;避免患者单独活动;指导患者家属的居家应急处理。⑤给予易消化、富营养软食,多吃蔬菜、水果,避免辛辣刺激性食物,少量多餐,不宜过饱。⑥密切观察患者有无癫痫发作、发作类型、持续时间等,发作时按癫痫的急救护理。

2）癫痫急救护理。①立即使患者平卧,解开衣领裤带,口腔内有食物或分泌物时,予以消除并取侧卧位,必要时负压吸出。②将包有纱布的压舌板放入上下臼齿之间,以免舌咬伤。(如一时没有压舌板,可用布类包裹调羹、筷子等物置于患者上下臼齿之间。)③吸氧。④根据医嘱予地西泮静脉推注,观察患者呼吸变化,防止窒息。⑤抽搐时可以适度扶住患者的手脚以防患者自伤或碰伤,不可用力按压患者的肢体,以防骨折。⑥发作时不可喂药喂食,防止误吸的发生。⑦密切观察生命体征变化,记录癫痫发作的类型、发作持续时间、发作时的其他表现,为治疗提供依据。

【神经外科术后护理常规】

1. 术后接待患者流程要求

(1)安全搬移患者至病床,安置合适的卧位。

(2)评估患者生命体征、意识、瞳孔、肌力、肌张力、语言、精神状态、脑神经功能及有无头痛、恶心、呕吐等颅内压增高的症状。

(3)根据医嘱吸氧、心电监护,做好护理记录。

(4)检查伤口敷料情况,妥善固定引流管并观察引流液颜色、量、性状,按要求做好标识。

(5)检查输液通路并调节滴速。

(6)与麻醉师或复苏室护士交接班并签字,填写好手术交接单。

(7)告知患者及其家属注意事项。

(8)核对并执行术后医嘱。

(9)做好护理病情记录。重点记录患者返回病室时间、麻醉方式及手术方式、意识、瞳孔、生命体征、肌力、肌张力、术后体位、伤口敷料情况、引流情况、输液用药、氧疗、饮食、皮肤、跌倒/坠床评分、ADL(日常生活能力量表)评分、营养与康复评估等;术后主要医嘱执行情况及重要的告知等;镇痛药使用情况等。

2. 监测意识、生命体征等

严密监测患者的意识状态(GCS评分)、瞳孔、四肢肌力、肌张力、语言功能,脑神经功能,监测体温、血压、心率、呼吸、血氧饱和度,并做好护理记录,有异常及时通知医生并处理。

3. 体液管理

(1)及时评估患者生命体征,观察末梢循环,必要时监测中心静脉压。

(2)评估水电解质酸碱是否平衡。

(3)按医嘱记录24小时出入量,必要时记录每小时尿量。

(4)合理安排补液速度和顺序。

(5)按医嘱选择营养支持方法(胃肠外营养与胃肠内营养)。

4. 呼吸道管理 保持呼吸道通畅,及时给予氧气吸入,以减少、预防呼吸道并发症,保持脑的血氧供应,深度昏迷的患者应尽早行气管切开,必要时行机械通气并加强呼吸机应用的护理。

5. 导管护理 妥善固定各种引流管,防止意外拔管,翻身时避免引流管的牵拉、扭曲;脑室外、腰大池引流管注意观察引流液的颜色、性状和量,引流管内液面波动说明引流通畅,如发现引流不畅应及时通知医生。

6. 卧位管理 病情稳定后,根据麻醉方式、患者的全身情况、术式、疾病性质和医嘱选择合适的卧位。病情允许头部抬高15°～30°,以利颅内静脉回流,减轻脑水肿。

7. 活动与安全 活动方式视病情及身体耐受程度逐步进行,对有肢体功能障碍者,患肢保持功能位,可行被动活动,也可行器械、针灸、生物电刺激等康复治疗。加强护理安全防护措施,防止坠床跌倒等。

8. 饮食管理 饮食视手术方式和患者的意识状态及吞咽功能的情况按医嘱执行,做好饮食宣教,评估进食后反应。有意识障碍、吞咽功能障碍者遵医嘱予管饲,进行肠内营养。恶心呕吐严重者暂禁食。

9. 伤口/皮肤黏膜护理

(1)评估患者切口部位及敷料情况。

(2)评估患者皮肤及口腔黏膜情况,根据病情做好皮肤黏膜护理。

(3)卧床患者定期予压力性损伤评分,做好皮肤护理,预防压力性损伤的发生。

(4)禁食、鼻饲、意识障碍患者口腔护理或口腔冲洗至少每天2次。

(5)有眼睑闭合不全者使用眼罩和抗生素眼膏,必要时配合医生做眼睑缝合。

10. 意识障碍护理 意识障碍是指人对外界环境刺激缺乏正确反应的一种状态。表现为觉醒度改变(嗜睡、昏睡、浅昏迷、中昏迷、深昏迷)、意识内容改变(意识模糊、谵妄状态)、意识范围改变(朦胧状态和漫游性自动症)和特殊类型的意识障碍(最低意识状态、去大脑皮质状态)。神经外科手术患者意识障碍多以觉醒度的改变为主。

(1)评估患者意识障碍程度(GCS评分),密切监测生命体征变化,有异常及时报告医生处理。

(2)观察神经系统症状:瞳孔大小、对光反应、肌力、肌张力、是否有病理征、脑膜刺激征、语言功能异常等症状。

(3)保持呼吸道的通畅,及时清除口鼻腔分泌物,必要时吸痰;遵医嘱选择合适的氧疗方式。

(4)控制体温,中枢性高热者予物理降温,必要时可置冰毯辅助降温或使用亚低温治疗。

(5)做好基础护理,预防肺部感染、尿路感染、下肢深静脉血栓、压力性损伤等并发症的发生。

(6)安全护理:专人陪护,烦躁不安者床栏保护,适当进行肢体约束,防止坠床、跌倒、非计划拔管等不良事件发生;吞咽功能障碍的患者要预防吸入性肺炎的发生;正确佩戴腕带,双人核对患者所有治疗信息,有条件的医院使用PDA;防止烫伤。

11. 心理护理 术后患者若发生肢体运动障碍、失语、面瘫等神经功能缺失症状,易产生焦虑、紧张、烦躁等情绪。护士应与患者多交流,进行心理疏导,争取患者积极配合治疗。

12. 并发症的护理

(1)脑疝。若患者出现头痛加剧,频繁呕吐,一侧瞳孔进行性散大,意识进行性障碍,肌力进行性下降,可能发生了小脑幕切迹疝;血压升高、呼吸深慢、脉洪大或突发呼吸暂停、意识丧失,可能发生了枕骨大孔疝。应立即处理。脑疝的急救护理:①立即采取正确卧位。如患者为小脑幕切迹疝,可抬高床头15°～30°;如患者发生枕骨大孔疝影响呼吸,应立即使患者平卧并开放气道,保持呼吸道通畅。②立即使用脱水剂。20%甘露醇250ml快速静脉滴注,呋塞米20～40mg静脉推注。③氧疗。若出现呼吸变化或呼吸停止时立即用加压面罩给氧,并行气管插管、机械通气,必要时过度通气($PaCO_2$降至30mmHg最佳,不低于25mmHg)。④其他途径减少脑脊液,降颅内压。有脑室外引流患者放低引流袋加速引流。⑤病因检查和治疗准备。做好CT检查的准备,必须由医生护士陪同,备齐抢救药品、设备。并做好急诊手术的准备工作,送手术室。

(2)颅内出血。患者出现意识、瞳孔、肌力、生命体征的改变,或引流管内引出鲜红色的血性液体,提示有颅内出血的可能,应立即通知医生处理。护士严密监测生命体征和神经系统体征变化,注意引流液的颜色、量及性状,保持引流通畅,防止颅内压急剧增高产生脑疝。血压稳定者可抬高床头15°～30°,保持患者情绪稳定,避免用力排便。需手术者做好急诊手术的准备。

(3)颅内感染。如出现高热,伴有头痛、呕吐、意识障碍,甚至出现谵妄和抽搐、脑膜刺激征阳性,腰穿脑脊液混浊等常提示颅内感染发生。高热者做好降温处理。引流管保持引流通畅,保持伤口敷料清洁干燥。必要时留取脑脊液做细菌培养和药敏试验。按医嘱使用抗生素。

(4)中枢性高热是指下丘脑的体温调节中枢受损后造成体温调节功能紊乱,散热过程障碍而引起的体温明显增高,体温在39℃以上,可无感染征象,躯干温度高于肢体温度,躯体不出汗。对中枢性高热的患者,应密切监测体温变化并记录;降低环境温度,实施温水擦浴、冰袋等物理降温,必要时可置冰毯辅助降温或进行亚低温治疗。

(5)神经功能缺失

1)周围性面瘫表现为面神经受损侧额纹消失,眼睑闭合不全,鼻唇沟变浅,口角歪斜,口角留涎,进食时,患侧腮内存留食物。①外貌改变明显者给予心理支持。②注意眼部保护:休息时可使用纱布或眼罩覆盖患者眼睛,外出时佩戴深色太阳眼镜,眼睑闭合不全严重者可暂时缝合上下眼睑。伴有结膜炎或角膜炎的患者可使用抗生素眼膏,润眼剂滴眼保持角膜湿润。③饮食指导:饮食宜清淡,指导健侧进食,速度缓慢,量从少到多,可用小汤匙将食物从健侧嘴角放入,待患者完全吞咽后再进行下一次喂食。进食后及时进行口腔护理,根据医嘱选择合适的漱口水。④对于进食少、胃纳欠佳患者遵医嘱使用静脉营养支持。⑤根据医嘱使用神经营养药物,激素冲击治疗减轻面神经水肿,予按摩、被动/主动功能锻炼、中医针灸、理疗等康复护理,必要时高压氧治疗。

2)后组脑神经一旦受损可出现声音嘶哑、呛咳、吞咽困难,咳嗽无力、主动排痰困难等症状,易造成呼吸道阻塞和肺部感染等并发症。①评估吞咽功能及伴随症状来决定进食的种类和途径。吞咽困难、呛咳明显者建议肠内营养或静脉营养。②取半坐卧位或坐位进食,并从健侧进食,进食后保持该体位30分钟以上。③食物应调制成易于吞咽的状态,如稠厚的、糊状的。④用勺把食物放在健侧的颊部或舌后部,有利于食物的吞咽。⑤给予合适的进食速度,观察患者前一口食物吞咽完成后再开始下一次进食动作。⑥进食后应及时口腔护理。

根据医嘱选择合适的漱口水。⑦术后床旁备吸引器。

（6）脑脊液漏是因为颅骨骨折的同时撕破了硬脑膜和蛛网膜,以致脑脊液由骨折缝裂口经鼻腔、外耳道或开放伤口流出,使颅腔与外界交通,形成漏孔。

1）绝对卧床休息。

2）脑脊液鼻漏的患者取半坐卧位,耳漏者取半坐卧位或患侧卧位。

3）及时清除鼻部、外耳道血迹及污垢,不可冲洗,防止液体逆流。

4）避免抠挖鼻腔、擤鼻涕、用力咳嗽、屏气等动作。

5）鼻漏者避免经鼻插鼻饲管、吸痰,向鼻腔内滴药等。

6）饮食清淡,保持大便通畅。

7）注意外漏脑脊液的颜色、性状、量,多时可在鼻腔外周放置无菌棉球,计数了解脑脊液漏出量。

8）注意监测患者体温,合理使用抗生素,防止颅内感染。

9）长期不愈合者,配合医生行腰大池置管引流颅内减压或行硬脑膜修补术。

10）心理护理。

（7）尿崩是指在不使用脱水剂的情况下,每小时尿量＞300ml或24小时尿量＞4000ml,尿比重＜1.005。

1）观察记录每小时尿量和24小时尿总量,按时留取尿标本、测定尿比重和尿电解质。

2）观察患者有无脱水症状,注意保持液体总量进出平衡,鼓励患者多饮盐开水,以补充丢失的钠盐。监测水电解质变化如低钾、低钠等。

3）按医嘱使用醋酸去氨加压素、鞣酸加压素、垂体后叶素等抗利尿剂药物,控制尿崩。

4）给予患者一定的心理支持。

5）慢性尿崩者指导患者正确记录尿量,按医嘱服用药物。

（8）肢体运动功能障碍表现为瘫痪、僵硬、不随意运动及共济失调等。

1）评估肢体的肌力、肌张力、走路的姿势和步态及伴随症状（意识、感觉、认知、反射等）;是否有肌肉萎缩或反射改变,是否继发损伤等。评估日常生活的影响程度。了解血液生化及CT、MRI、肌电图检查等阳性结果。

2）保持肢体功能位,预防关节拘缩畸形。

3）鼓励患者健侧肢体自主运动,患肢给予被动运动,预防肢体失用综合征。

4）康复治疗护理,如CPM机、生物反馈治疗仪,针灸治疗等。

5）勤翻身,拍背,指导深呼吸,有效咳嗽咳痰,预防坠积性肺炎及压力性损伤的发生。

6）患肢如出现主动活动,应开始做助力及主动运动练习。

7）运动障碍的患者要防止跌倒,确保安全。床铺要有护栏;走廊、厕所要装扶手;地面要保持平整干燥,防湿、防滑;呼叫器应置于床头患者随手可取处。患者最好穿软橡胶底鞋。

（9）视力视野障碍是指各种原因导致双眼视力障碍或视野缩小,而难以做到一般人所能从事的工作、学习或其他活动。

1）术后回病房时护士必须仔细检查患者视力视野情况,并将检查结果如实记录。

2)术前有视力视野障碍者,术后多数患者症状得以改善,但有少数未恢复者,要做好患者的心理安慰及解释工作,消除其恐惧心理,增加患者战胜疾病的信心。

3)做好患者的生活护理,严重视力视野障碍者必须由专人陪护,将物品放置在患者视力好的一侧,并详细告知患者,以方便其取拿,防止碰伤/跌倒。

4)做好眼部护理,根据医嘱予以抗生素眼药水、眼膏或润眼液滴眼。

(10)失语指优势半球受损导致的语言交流能力障碍,包括各种语言符号(口语、文字等)表达或理解能力受损或丧失。常见有运动性失语、感觉性失语、命名性失语、传导性失语、观念性失语、失读症、失写症等。

1)评估失语的类型、程度及其伴随症状(意识、精神状态、认知等)。

2)沟通护理。借助卡片、笔、本、图片、表情或手势等沟通方式,鼓励患者采取任何方式向医护人员或家属表达自己的需要;与患者沟通时说话速度要慢,给予足够的时间做出反应。

3)语言康复护理。在专业语言治疗师指导下,协助患者进行床旁训练。①肌群运动训练:进行缩唇、叩齿、伸舌、卷舌、鼓腮、吹气、咳嗽等训练。②发音训练:从简单的唇音(a、o、u)发音训练,循序渐进到发单音节音(pa、da、ka)训练,当能够完成单音节发音后,让患者复诵简单句,如"早—早上—早上好"。③命名训练 让患者说出常用物品的名称及说出家人的姓名等。

(11)肺部感染表现为咳嗽、咳痰、呼吸困难,发热,听诊两肺啰音,胸部X线检查可有肺部感染。加强呼吸道管理,指导有效咳嗽,保持呼吸道通畅,及时氧疗。气切患者加强呼吸道湿化、翻身拍背,必要时吸痰。

(12)下肢深静脉血栓形成。加强观察,评估患者危险因素,认真听取患者主诉,对比双下肢颜色、温度、肿胀程度和感觉运动情况。监测患者血常规、凝血功能、血管超声等检查结果,促进血液回流,避免血管内膜的损伤。防止血液的高凝状态。指导患者避免可能增加静脉血液瘀滞的行为,指导患者正确穿抗血栓弹力袜。改善生活方式,戒烟戒酒,监测血糖。

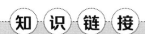

腰椎穿刺护理

【定义】

腰椎穿刺(lumbar puncture)是通过脊髓蛛网膜下腔穿刺测定颅内压、获取脑脊液标本化验、诊断的一种技术手段,还可以通过腰椎穿刺在腰大池置管持续引流脑脊液或灌注药物治疗。

【护理】

一、检查前护理要点

1. 评估要点

(1)患者生命体征。

(2)CT或MRI的结果、凝血功能。

(3)有无腰椎穿刺的禁忌证。

(4)患者及其家属对疾病的认知程度,有无焦虑、恐惧,能否配合穿刺。

2. 护理措施

(1)向患者解释腰椎穿刺的目的和意义,穿刺时需配合的事宜。

(2)穿刺前嘱患者排空膀胱。

二、检查过程配合

1. 评估要点　观察患者穿刺过程中的情况,如生命体征、意识、瞳孔、肢体感觉等。

2. 护理措施

(1)穿刺过程中,注意保护隐私。

(2)协助患者取侧卧位,头和双下肢尽量屈曲,呈"虾米"状,穿刺部位为第3~4或4~5腰椎间隙。

(3)协助医生穿刺。

三、检查后护理要点

1. 评估要点

(1)生命体征、意识、瞳孔、肌力、肌张力等。

(2)穿刺处敷料有无渗液。

(3)有无头痛、医源性脑疝等并发症发生。

2. 护理措施

(1)去枕平卧4~6小时。

(2)记录腰椎穿刺所测得压力,脑脊液的颜色、性状等。

(3)腰穿后如有头痛、呕吐等情况及时通知医生。

(4)指导患者平卧位情况下进食,以避免呛咳。

(5)观察穿刺处敷料是否干燥。

脑室外引流的护理

【目的】

急性脑积水、脑室出血时通过侧脑室穿刺引流脑脊液,以降低颅内压力,缓解颅高压危象;也可通过引流血性脑脊液减轻脑室反应及防止脑室系统阻塞,或向脑室内注入药物进行治疗。

【护理】

1. 评估要点

(1)评估脑室外引流管留置日期、高度、固定情况。

(2)评估引流液的颜色、性状及量。

(3)评估引流是否通畅,若引流管不断有脑脊液流出、管内的液面随患者的呼吸、脉搏等上下波动表明引流管通畅。

(4)评估有无出血、感染、低颅压等并发症发生。

2. 护理措施

(1)保持引流通畅。避免引流管折叠、扭曲。引流管内的液面可见有水柱波动即表明引流通畅,24小时的引流量＜500ml,具体应根据医嘱控制脑脊液每日的引流量,若引出鲜红色血性液或浑浊液均应及时通知医生处理。

(2)有效固定、防止滑脱。引流管的高度为悬吊最高点需高于外耳道假想连线15～20cm或高于穿刺点10～15cm。向患者及其家属宣教脑室外引流管的作用及重要性,不可自行拔管,不能随意抬高床头或更改卧位,不能随意更改引流瓶的悬吊高度,以免影响引流量甚至引起逆流,活动时避免意外拔管。如有脱出,应立即通知医生处理,观察病情,并按导管滑脱管理流程处理。外出检查,必须由医生放空引流瓶内液体,并妥善固定引流瓶,夹管后再由医务人员陪同检查。

(3)预防感染,更换引流装置严格无菌操作,保持伤口敷料干燥。

(4)拔管护理

1)拔管指征,引流液颜色逐渐转清、脑脊液理化性质正常、患者颅内高压症状缓解,可考虑拔管。

2)拔管前一天应夹管,建议抬高床头15°～30°,观察有无颅内压再次升高的表现、有无体温升高,复查CT了解颅内情况等。

3)拔管后应缝合引流口皮肤,注意有无脑脊液漏,如有脑脊液漏应及时通知医生处理。

3. 并发症护理

(1)出血表现为短时间内引流量增加,引流液呈鲜红色血性,应及时通知医生。密切监测意识、瞳孔、肌力、生命体征等,遵医嘱处理。

(2)感染表现为引流液混浊、有絮状物或呈脓性,常伴有发热、头痛、脑膜刺激征,应立即报告医生并遵医嘱处理。

(3)低颅压表现为每日引流量超过500ml,患者出现头痛、恶心、呕吐的症状,应立即报告医生,遵医嘱处理。

腰大池引流护理

【目的】

(1)引流血性脑脊液,减轻脑膜刺激征,改善症状。如蛛网膜下腔出血。

(2)引流感染性脑脊液,进行脑脊液置换。如颅内感染、脑膜炎等。

(3)经腰大池引流管进行蛛网膜下腔药物治疗。

(4)留取脑脊液标本避免反复穿刺。

(5)持续引流脑脊液降低颅内压,促进颅底脑膜愈合。

【护理】

1. 评估要点

(1)评估腰大池引流管留置日期、高度、固定情况。

(2)评估引流液的颜色、性状及量。

(3)评估引流是否通畅。

(4)评估有无感染、低颅压等并发症发生。

2. 护理措施

(1)保持引流通畅。避免引流管折叠、扭曲。24小时的引流量<500ml,具体应根据医嘱控制脑脊液每日的引流量。若短时间内引流量增加或引流液性状改变,应及时通知医生。

(2)有效固定、防止滑脱。引流管的高度由主管医生根据病情决定。引流管有效固定,向患者及其家属宣教腰大池引流管的作用及重要性,不可自行拔管,不能随意抬高床头或床尾,不能随意更改引流袋的悬吊高度,以免影响引流甚至引起逆流,护理时避免拉出。如有脱出立即通知医生处理,观察病情,并按导管滑脱管理流程处理。外出检查,必须由医生放空引流瓶内液体,并妥善固定引流瓶,夹管后再由医务人员陪同检查。

(3)预防感染。更换引流装置严格无菌操作,保持背部敷料干燥。

(4)拔管护理

1)引流液颜色逐渐转清、脑脊液理化性质正常,可考虑拔管。

2)拔管前一天应夹管,观察有无颅内压再次升高的表现、有无体温升高,复查CT了解颅内情况等。

3)拔管后应缝合引流口皮肤,注意有无脑脊液漏,如有脑脊液漏应及时通知医生处理。

第二节 颅底骨折护理

【定义】

颅底骨折(basilar fractures)是指外力作用于颅底引起的骨折,按部位分为颅前窝骨折、颅中窝骨折、颅后窝骨折。颅底骨折的临床表现主要为脑脊液漏,脑神经损伤,皮下或黏膜下瘀血斑。

【治疗原则】

1. **非手术治疗** 脑脊液漏的治疗和预防颅内感染的治疗
2. **手术治疗** 脑脊液漏脑膜修补术

【护理】

一、术前护理要点

(一)护理常规

按神经外科术前护理常规。

(二)与本病相关的其他护理

1. 评估要点

(1)健康史及相关因素

1)详细了解受伤过程,如外力大小、方向、性质,着力点。

2)了解受伤原因,如直接外力、晕厥跌倒等。

(2)症状体征

1)颅前窝骨折表现:①熊猫眼征;②脑脊液鼻漏;③嗅神经、视神经的损伤。

2)颅中窝骨折表现:①迟发性的耳后瘀斑,Battle征;②脑脊液鼻漏或耳漏;③面神经、听神经损伤也可累及动眼神经、滑车神经、三叉神经、外展神经

3)颅后窝骨折表现:①咽后壁黏膜下瘀斑;②后组脑神经损伤。

(3)辅助检查,如了解头颅X线平片、CT检查等阳性结果。

(4)心理社会支持状况,了解患者的心理状态,向患者详细讲解疾病知识,使其术后可能出现的并发症有一定认识,使其保持乐观,稳定的心理状态,避免悲观、自卑。

2. 护理措施

(1)病情观察。严密观察意识、瞳孔、生命体征、语言、肌力、肌张力,颅后窝骨折者应注意观察呼吸的变化,防止继发颅内血肿的发生。

(2)体位与活动。绝对卧床休息,颅前窝、颅中窝骨折给予半卧位或患侧卧位,颅后窝骨折者累及枕骨大孔或颅颈交界处关节脱位及骨折时给予平卧位。有文献报道维持特定的体

位至脑脊液漏停止后3~7天。

（3）饮食管理。进食富含高蛋白、高维生素、高纤维素的食物。不宜进食刺激性或坚硬的食物。

（4）脑脊液漏护理，见神经外科术后并发症护理。

（5）神经功能缺失护理，见神经外科术后并发症护理。

（6）心理护理。向患者介绍治疗方案，使他们能正确对待疾病，并给予患者心理支持，消除其恐惧心理，使患者处于最佳心理状态，有利于疾病恢复。

3. 并发症护理 颅内感染见神经外科术后并发症护理。

二、术后护理要点

（一）护理常规

按神经外科术后护理常规。

（二）与本病相关的其他护理

1. 评估要点 评估意识、瞳孔、生命体征、肌力、肌张力、语言功能、电解质酸碱平衡等。评估各引流管引流液的颜色、量、性状，切口及周围敷料渗出情况。评估有无脑脊液鼻漏、耳漏、颅内感染等并发症的发生。

2. 护理措施

（1）体位管理。根据医嘱取合适的体位，一般取平卧位、侧卧位，避免头部抬高，直至确认无脑脊液漏1~2周。

（2）饮食管理。术后6小时后由流质逐渐过渡到普食，进食富含高蛋白、高维生素、高纤维素的食物。不宜进食刺激性或坚硬的食物。

3. 并发症护理

（1）颅内感染，参见第四章第一节神经外科疾病护理常规概述。

（2）脑脊液漏，参见第四章第一节神经外科疾病护理常规概述。

【出院指导】

1. 自我监测 若出现剧烈头痛、频繁呕吐、发热、意识模糊，及脑脊液鼻漏、耳漏等应及时就诊。

2. 饮食指导 进食高蛋白、高维生素易消化的食物，不宜进食刺激性或坚硬的食物，保持大便通畅。

3. 活动与休息 劳逸结合，避免过度劳累；合并神经功能缺损者应继续坚持康复训练。

4. 定期复诊 遵医嘱定期门诊复查CT、MRI等，如有不适症状及时入院就诊。

第三节　脑挫裂伤护理

【定义】

脑挫裂伤(contusion and laceration of the brain)是由于外力造成的原发性脑器质性损伤,为脑挫伤和脑裂伤的统称,可发生于着力部位,也可在对冲部位。

【治疗原则】

脑挫裂伤的治疗以非手术治疗为主,如颅内有继发性血肿或有难以控制的颅内压增高需手术治疗。

1. 非手术治疗　防治脑水肿,降低颅内压;严重脑挫裂伤中枢性高热者行亚低温治疗;脑功能恢复治疗,目的是减少伤残率,提高生活质量。早期即针对瘫痪、失语等并发症进行积极的干预,包括理疗、针灸、被动或主动的运动训练。

2. 手术治疗　颅内血肿清除术,脑挫裂伤伴颅内血肿30ml以上,非手术治疗效果不佳者应及时施行开颅手术清除血肿;内、外减压术包括颞肌下减压和去骨瓣减压;脑室外引流术,脑挫裂伤后期并发脑积水时,应行脑室引流。

【护理】

一、术前护理要点

(一)护理常规
按神经外科术前护理常规。

(二)与本病相关的其他护理
1. 评估要点
(1)健康史及相关因素

1)详细了解受伤过程,如外力大小、方向、性质,着力点。

2)了解受伤原因,如直接外力、晕厥跌倒等。

(2)症状体征

1)意识障碍是脑挫裂伤最突出的临床表现之一,伤后多立即昏迷,昏迷时间长短不一,由数分钟至数小时、数日乃至迁延性昏迷,与脑损伤轻重有关。

2)颅内压增高的症状:①头痛、恶心、呕吐。②生命体征,如严重的脑挫裂伤因颅内压增高出现血压升高,脉搏徐缓,呼吸深慢,体温升高的表现。③脑膜刺激症状,如头痛、颈项强直、克氏征、布氏征阳性。④局灶症状,如瘫痪、失语、视野缺损、感觉障碍以及局灶性癫痫等征象。

(3)辅助检查,如了解X线、CT、MRI以及腰椎穿刺检查等阳性结果。

（4）心理社会支持状况,了解患者的心理状态,向患者详细讲解疾病知识,使其对术后可能出现的并发症有一定认识,保持乐观、稳定的心理状态,避免悲观、自卑。

2. 护理措施

（1）活动与安全。卧床休息,病情许可予抬高床头 15°～30°。偏瘫肢体保持功能位并早期进行功能锻炼、预防压力性损伤。躁动患者加强防护,床周去除危险物品,床栏保护,必要时予约束工具约束,防止跌倒/坠床等意外事件的发生。

（2）饮食管理。进食富含高蛋白、高维生素、高纤维素易消化的食物。不宜进食刺激性或坚硬的食物。

（3）呼吸道管理,参见第四章第一节神经外科疾病护理常规概述。

（4）颅内高压护理,参见第四章第一节神经外科疾病护理常规概述。

3. 并发症护理

（1）脑疝,参见第四章第一节神经外科疾病护理常规概述。

（2）癫痫,参见第四章第一节神经外科疾病护理常规概述。

（3）中枢性高热,参见第四章第一节神经外科疾病护理常规概述。

（4）应激性溃疡表现为呕吐咖啡色胃内容物,伴呃逆、腹胀、黑便等情况,应及时处理,予禁食、胃肠减压,观察胃液的颜色、性状和量,及时补液止血治疗。出血停止4～6小时后,可试喂少量流质,如无继续出血,逐渐增加饮食量及次数。

（5）肺部感染,参见第四章第一节神经外科疾病护理常规概述。

（6）下肢深静脉血栓形成,参见第四章第一节神经外科疾病护理常规概述。

二、术后护理要点

(一)护理常规

按神经外科术后护理常规。

(二)与本病相关的其他护理

1. 评估要点　评估意识、瞳孔、生命体征、肌力、肌张力、语言功能、电解质酸碱平衡等。评估各引流管引流液的颜色、量、性状,切口及周围敷料渗出情况。评估有无脑疝、癫痫、应激性溃疡、肺部感染、肢体运动功能障碍、下肢深静脉血栓形成等并发症的发生。

2. 护理措施

（1）呼吸道管理,参见第四章第一节神经外科疾病护理常规概述。

（2）伤口的护理。观察敷料有无渗血、渗液。去骨瓣者骨窗处的压力可直接反映颅内压力的高低,应密切观察骨窗有无膨出并感受其张力变化,一般根据触摸感觉进行判断,张力由低到高分别为触唇感、触鼻感、触额感。观察中如触摸骨窗感觉张力高,应结合意识、瞳孔变化及时报告医师给予紧急处理。

（3）导管护理,参见第四章第一节神经外科疾病护理常规概述。

（4）颅内压监护。

1）监护前设置记录仪与传感器的零点。

2)妥善固定监护管道,上肢予保护性约束,避免滑脱和意外拔管。患者躁动时,遵医嘱使用镇静剂。

3)观察监护仪上颅内压波形和数值变化,(正常值5～15mmHg)压力＞20mmHg及时汇报医生降颅压处理。

4)观察患者头部伤口敷料有无渗血、渗液,有无头痛、颈项强直、发热等感染的征兆。

(5)营养支持,做好肠内外营养护理。

3. 并发症护理

(1)脑疝,参见第四章第一节神经外科疾病护理常规概述。

(2)癫痫,参见第四章第一节神经外科疾病护理常规概述。

(3)应激性溃疡,参见第四章第一节神经外科疾病护理常规概述。

(4)肺部感染,参见第四章第一节神经外科疾病护理常规概述。

(5)肢体运动功能障碍,参见第四章第一节神经外科疾病护理常规概述。

(6)下肢深静脉血栓形成,参见第四章第一节神经外科疾病护理常规概述。

【出院指导】

1. 自我监测 若有头痛、头晕、四肢抽搐、肢体乏力及头部骨窗处有膨出等应及时就诊。

2. 用药指导 外伤性癫痫的患者定时、定量、定品种服用抗癫痫药物,不可随意更改药物品种或停止服药,治疗期间定期监测血药浓度、血常规及肝功能变化。

3. 饮食指导 进食营养丰富、易消化的食物,多吃蔬菜、水果,以保持大便通畅,防止便秘。禁忌辛辣刺激性食物。

4. 活动与休息 劳逸结合,如有肢体运动功能障碍应继续坚持康复训练;颅骨缺损的患者要注意保护缺损部位,外出戴帽子;有癫痫发作史者不宜单独外出、攀高、游泳、骑车(驾驶),随身携带病历卡等。

5. 定期复诊 遵医嘱定期门诊复查CT、MRI等,如有不适症状及时就诊,颅骨缺损者3个月内行颅骨修补术。

第四节　颅内血肿护理

【定义】

颅内血肿是脑损伤中最常见、最严重的继发性病变。当脑损伤后颅内出血聚集在颅腔的一定部位且达到相当的体积后,造成颅内压增高,脑组织受压而引起相应的临床症状,称为颅内血肿。根据血肿部位分为硬膜外血肿、硬膜下血肿、脑内血肿。

【治疗原则】

一、非手术治疗

1. **一般处理** 保持呼吸道通畅,维持电解质、酸碱平衡。
2. **对症治疗** 应用脱水、利尿等降颅压,止血、神经营养治疗。
3. **并发症治疗** 预防脑疝、癫痫的发生,对偏瘫、失语进行积极的治疗。

二、手术治疗

1. **骨窗开颅血肿清除术** 适应于病情危急,已有脑疝来不及行影像学诊断及定位的患者。

2. **骨瓣开颅血肿清除＋去骨瓣减压术** 适用于急性或特急性颅内血肿术前已形成脑疝,清除血肿后颅内高压缓解不满意,予弃去骨瓣,敞开硬脑膜,以减压。

3. **钻孔或椎孔冲洗引流术** 是慢性硬膜下血肿治疗的首选方法。

【护理】

一、术前护理要点

(一)护理常规

按神经外科术前护理常规。

(二)与本病相关的其他护理

1. 评估要点

(1)健康史及相关因素

1)详细了解受伤过程,如外力大小、方向、性质,着力点。

2)了解受伤原因,如直接外力,晕厥跌倒等。

(2)症状体征

1)意识障碍,如进行性的意识障碍,硬膜外血肿常有中间清醒期。

2)颅内压力增高,如头痛、恶心、呕吐、肌力和生命体征的改变。

3)瞳孔的改变。由于血肿导致脑疝,患侧瞳孔先短暂缩小后散大,对光反射迟钝或消失,直至双侧瞳孔散大。

4)局灶症状,如偏瘫、失语、癫痫等。

(3)辅助检查,如了解X线、CT以及MRI检查等阳性结果。

(4)心理社会支持状况,了解患者的心理状态,向患者详细讲解疾病知识,使其对术后可能出现的并发症有一定认识,保持乐观、稳定的心理状态,避免悲观、自卑。

2. 护理措施

(1)活动与安全。卧床休息,病情许可予抬高床头15°～30°,床栏保护,防止跌倒、坠床等意外事件的发生。

(2)饮食管理。进食富含高蛋白、高维生素、高纤维素易消化的食物。不宜进食刺激性或坚硬的食物。

(3)意识障碍护理,参见第四章第一节神经外科疾病护理常规概述。

(4)颅内高压的护理,参见第四章第一节神经外科疾病护理常规概述。

3. 并发症护理

(1)脑疝,参见第四章第一节神经外科疾病护理常规概述。

(2)癫痫,参见第四章第一节神经外科疾病护理常规概述。

(3)偏瘫,参见第四章第一节神经外科疾病护理常规概述。

(4)失语,参见第四章第一节神经外科疾病护理常规概述。

二、术后护理要点

(一)护理常规

按神经外科术后护理常规。

(二)与本病相关的其他护理

1. 评估要点 评估意识、瞳孔、生命体征、肌力、肌张力、语言功能、电解质酸碱平衡等。评估各引流管引流液的颜色、量、性状,切口及周围敷料渗出情况,去骨瓣患者观察骨窗压力情况,评估有无出血、癫痫、肺部感染等并发症。

2. 护理措施

(1)体位。血压平稳者可抬高床头15°~30°,引流管拔除后可根据病情逐步增加活动。慢性硬膜下血肿患者行钻孔引流术后,常采用平卧位至硬膜下引流管拔除。

(2)伤口护理,见脑挫裂伤伤口护理。

(3)管道护理。做好皮下、硬膜下引流管护理。

3. 并发症护理

(1)颅内出血,参见第四章第一节神经外科疾病护理常规概述。

(2)癫痫,参见第四章第一节神经外科疾病护理常规概述。

(3)肺部感染,参见第四章第一节神经外科疾病护理常规概述。

(4)肢体运动功能障碍,参见第四章第一节神经外科疾病护理常规概述。

【出院指导】

1. 自我监测 若有头痛、头晕、四肢抽搐、肢体乏力及骨窗处有膨出应及时就诊。

2. 用药指导 外伤性癫痫的患者定时、定量、定品种服用抗癫痫药物,不可随意更改服药品种或停止服药,服药期间定期监测血药浓度、血常规及肝功能变化。

3. 饮食指导 进食营养丰富、易消化的食物,多吃蔬菜、水果,以保持大便通畅,防止便秘。禁忌辛辣刺激性食物。

4. 活动与休息 劳逸结合,肢体运动功能障碍者应继续坚持康复训练;颅骨缺损的患者要注意保护缺损部位,外出戴帽子;有癫痫发作史者不宜单独外出、攀高、游泳、骑车,随身携带病历卡。

5. 定期复诊 遵医嘱定期门诊复查 CT、MRI 等,如有不适症状及时就诊,颅骨缺损者 3 个月内行颅骨修补术。

第五节　胶质瘤护理

【定义】

胶质细胞瘤(gliocytoma)是指起源于神经胶质细胞的肿瘤,是最常见的原发性颅内肿瘤,是发生于神经外胚层的肿瘤,故亦称神经外胚层肿瘤或神经上皮肿瘤。

【治疗原则】

对神经胶质瘤的治疗一般主张综合治疗,以手术治疗为主,术后配合以放射治疗、化学治疗等,可延缓复发及延长生存期。

一、手术治疗

1. 肿瘤切除术 手术原则是保留重要神经功能前提下最大程度切除肿瘤。

2. 内减压术 缓解占位效应,改善症状。

3. 外减压术 减轻颅内压,改善症状。

4. 立体定向活检术 明确组织学和分子病理诊断。

二、非手术治疗

1. 放射治疗 X 线、伽马刀。

2. 化学治疗 常规在放疗的基础上联用替莫唑胺治疗。

3. 免疫治疗 肿瘤疫苗,包括单靶点疫苗、多靶点疫苗和个体化性疫苗。

4. 基因治疗 逐渐成为胶质瘤治疗的新方法,其通过将外源性基因输入靶细胞内,对胶质瘤细胞达到精准治疗的效果。

【护理】

一、术前护理要点

(一)护理常规

按神经外科术前护理常规。

（二）与本病相关的其他护理

1. 评估要点

（1）健康史及相关因素

1）有无致病因素,如遗传因素、化学因素、致癌病毒等。

2）有无烟酒嗜好等。

（2）症状体征

1）颅内压增高症状,如头痛、恶心呕吐、视神经乳头水肿等。

2）局灶症状。根据肿瘤的位置不同,可出现癫痫、肢体运动障碍、精神症状及相应的脑神经损害等。

（3）辅助检查,如了解CT和MRI、脑电图检查等阳性结果。

（4）心理和社会支持状况,了解患者的心理状态,向患者详细讲解疾病知识,使其对术后可能出现的并发症有一定认识,保持乐观、稳定的心理状态,避免悲观、自卑。

2. 护理措施

（1）活动与休息。尽量卧床休息。有颅内压增高患者,床头抬高15°～30°。

（2）颅内压增高护理,参见第四章第一节神经外科疾病护理常规概述。

（3）癫痫护理,参见第四章第一节神经外科疾病护理常规概述。

（4）心理护理。向患者介绍治疗方案,使他们能正确对待疾病,并给予患者心理支持,消除其恐惧心理,使患者处于最佳心理状态,有利于疾病恢复。

二、术后护理要点

（一）常规护理

按神经外科术后常规护理。

（二）与本病相关的其他护理

1. 评估要点　评估意识、瞳孔、生命体征、肌力、肌张力、语言功能、电解质酸碱平衡等。评估各引流管引流液的颜色、量、性状,切口及周围敷料渗出情况。评估有无颅内出血、颅内压增高、感染、癫痫、失语、神经功能缺失等并发症发生。

2. 护理措施　做好皮下引流管护理。

3. 并发症护理

（1）颅内出血,参见第四章第一节神经外科疾病护理常规概述。

（2）颅内压增高,参见第四章第一节神经外科疾病护理常规概述。

（3）癫痫,参见第四章第一节神经外科疾病护理常规概述。

（4）失语,参见第四章第一节神经外科疾病护理常规概述。

（5）神经功能缺失,参见第四章第一节神经外科疾病护理常规概述。

【出院指导】

1. 自我监测　若有发热、头痛、头晕、四肢抽搐等,及时就诊。

2. 指导用药 服用抗癫痫药物需定时、定量、定品种,不可随意更改药物品种或停止服药,治疗期间定期监测血药浓度、血常规及肝功能变化。口服化疗药(替莫唑胺)者需严格遵医嘱使用,服药期间如有恶心、呕吐等胃肠道反应,及时就诊。

3. 饮食指导 进食高蛋白、高维生素、易消化的食物,保持大便通畅。禁辛辣刺激性食物。

4. 心理护理 保持乐观、稳定的心理状态,避免精神紧张、悲观等不良情绪,避免情绪波动,以免引起头痛等不适。

5. 活动与休息 劳逸结合,避免过度劳累和过度用脑;合并神经功能缺损者应继续坚持功能训练;有癫痫发作者不能单独外出、攀高、游泳、骑车,随身携带病卡。

6. 定期复诊 遵医嘱定期复查CT、MRI等,如有不适症状及时入院就诊。

第六节 脑膜瘤护理

【定义】

脑膜瘤(meningioma)起源于脑膜及脑膜间隙的衍生物,也可能来自硬膜成纤维细胞和软脑膜细胞,但大部分来自蛛网膜细胞,生长缓慢,血供丰富,病程长,通常为良性。有部分肿瘤生长快,易复发和间变。

【治疗原则】

手术切除脑膜瘤是最有效的治疗手段,但因生长位置不同及生长特点,部分患者无法全切,因此需在术后行放射治疗。

1. 手术治疗 是脑膜瘤治疗的最佳选择。

2. 非手术治疗 放射治疗,如伽马刀、X线,适用于年老体弱、重要脏器功能障碍、术后肿瘤残留或复发、颅底和海绵窦内肿瘤等情况;中医治疗;基因治疗。

【护理】

一、术前护理要点

(一)常规护理

按神经外科术前常规护理。

(二)与本病相关的其他护理

1. 评估要点

(1)健康史及相关因素。评估有无致病因素,如遗传因素、化学因素、致癌病毒、物理因素等。

（2）症状体征

1）颅内压增高症状表现为头痛、呕吐与视乳头水肿。但颅内压增高症状多数并不典型，仅有轻微头痛表现。

2）癫痫发作常为脑膜瘤的首发症状，以额叶较为多见，其次为颞叶、顶叶。

3）视野损害，如枕叶及颞叶深部肿瘤累及视辐射，从而引起对侧同象限性视野缺损或对侧同向性偏盲。

4）运动和感觉障碍患者常出现对侧肢体麻木和无力，感觉障碍为顶叶肿瘤常见症状。

5）精神症状和失语症、痴呆和个性改变，提示额叶受累；优势半球肿瘤可表现为命名性失语、运动性失语、感觉性失语和混合性失语。

（3）辅助检查，如了解 X 片、CT、MRI、脑血管造影检查等阳性结果。

（4）心理和社会支持状况，了解患者的心理状态，向患者详细讲解疾病知识，使其对术后可能出现的并发症有一定认识，保持乐观、稳定的心理状态，避免悲观、自卑。

2. 护理措施　参见第四章第五节胶质瘤护理。

二、术后护理要点

参见第四章第五节胶质瘤护理。

【出院指导】

1. 自我监测　若有发热、头痛、头晕、四肢抽搐等及时来院就诊。

2. 指导用药　服用抗癫痫药物需定时、定量、定品种，不可随意更改药物品种或停止服药，治疗期间定期监测血药浓度、血常规及肝功能变化。

3. 饮食指导　进食高蛋白、高维生素、易消化的食物，保持大便通畅。禁辛辣刺激性食物。

4. 心理护理　保持乐观、稳定的心理状态，避免精神紧张、悲观等不良情绪，避免情绪波动，以免引起头痛等不适。

5. 活动与休息　劳逸结合，避免过度劳累和过度用脑；合并神经功能缺损者应继续坚持功能训练；有癫痫发作者不能单独外出、攀高、游泳、骑车，随身携带病卡。

6. 定期复诊　遵医嘱定期复查 CT、MRI 等，如有不适及时入院就诊。

第七节　垂体腺瘤护理

【定义】

垂体腺瘤（pituitary adenoma）起源于垂体前叶的良性肿瘤。根据激素分泌类型，垂体腺瘤可分为：功能性垂体腺瘤包括泌乳素细胞腺瘤（PRL瘤）、生长激素细胞腺瘤（GH瘤）、促甲状腺素细胞腺瘤、促肾上腺皮质激素细胞腺瘤、促性腺激素腺瘤及混合性垂体腺瘤和无内分泌功能细胞腺瘤。

【治疗原则】

一、非手术治疗

1. 激素替代治疗　泌乳素细胞腺瘤首选药物治疗,溴隐亭(bromocriptine)治疗可使90%的肿瘤体积缩小和泌乳素水平下降。垂体靶腺功能低下治疗原则是缺什么补什么,常用泼尼松、甲状腺素、睾酮类和女性激素等。

2. 放射治疗　包括伽马刀、普通放疗和质子刀等。

二、手术治疗

1. 开颅垂体瘤切除术　适用于:①肿瘤向鞍上生长呈哑铃状;②肿瘤长入第三脑室,伴有脑积水及颅内压增高者;③肿瘤向鞍外生长至前颅窝、中颅窝或后颅窝等。开颅垂体瘤切除术对脑组织牵拉较大,创伤较大。

2. 经蝶垂体瘤切除术　首选手术方法,具有创伤小、恢复快、并发症少等优点,但经蝶手术不能直视鞍上部分肿瘤及周围结构,无法全切向前颅窝、中颅窝和斜坡发展的肿瘤。

【护理】

一、术前护理要点

(一)护理常规

按神经外科术前护理常规。

(二)与本病相关的其他护理

1. 评估要点

(1)健康史及相关因素。评估有无致病因素,如遗传因素、物理因素、化学因素等。

(2)主要症状体征

1)颅内压增高表现,如垂体腺瘤早期约2/3患者有头痛,多系肿瘤直接刺激或鞍内压增高导致鞍膈受压所致。突发剧烈头痛,并伴有其他神经系统症状提示垂体卒中。

2)视力视野障碍,有约60%~80%患者可因压迫视通路不同部位而发生不同视功能障碍,典型者多为双颞侧偏盲。

3)激素异常分泌的症状。①生长激素腺瘤主要表现为分泌生长激素过多。未成年患者可表现为巨人症,成人以后多为肢端肥大的表现。②泌乳素腺瘤女性患者主要表现为闭经、溢乳、不育等;男性患者则表现为性欲减退、阳痿、乳腺增生、不育等。③促肾上腺皮质激素腺瘤临床表现为向心性肥胖、满月脸、水牛背等皮质醇增多症表现。可合并有高血压、糖尿病等。④甲状腺刺激素腺瘤可引起甲亢症状。

4)邻近结构受压症状。①肿瘤向侧方生长,压迫或侵入海绵窦,可出现眼睑下垂、眼球运动障碍。②肿瘤向前方生长至额叶,可出现精神症状、癫痫。③肿瘤向后方生长,侵入脚间窝,压迫大脑脚及动眼神经,引起交叉性麻痹和昏迷。④肿瘤向上方生长压迫垂体柄和下丘脑可出现尿崩症和下丘脑功能障碍,累及第三脑室、室间孔、导水管,致脑积水。⑤肿瘤向下方生长,破坏鞍底长入蝶窦、鼻咽部,产生鼻出血、脑脊液漏以及颅内感染。⑥肿瘤向外上生长,压迫内囊和基底节,引起偏瘫和感觉障碍。

（3）辅助检查,如了解头颅X线平片、CT、MRI、内分泌功能、眼科检查等阳性结果。

（4）心理和社会支持,如并发视力障碍、视野缺损等症状而产生悲观心理者,要做好患者的心理安慰及解释工作,给予患者一定的心理支持,消除其恐惧心理。

2. 护理措施

（1）经蝶术前一天清洁鼻腔剪鼻毛,男性剃须。遵医嘱予抗生素和缩血管滴鼻剂滴鼻。开颅手术者理全发并消毒头皮。术前、术中按医嘱使用糖皮质激素。

（2）视力、视野障碍护理,参见第四章第一节神经外科疾病护理常规概述。

二、术后护理

（一）护理常规

按神经外科术后护理常规。

（二）与本病相关的其他护理

1. 评估要点　评估意识、瞳孔、生命体征、肌力、肌张力、语言功能、电解质酸碱平衡等。评估各引流管引流液的颜色、量、性状,切口及周围敷料渗出情况。评估有无尿崩、垂体功能低下、中枢性高热、鞍内血肿、脑脊液漏、颅内感染等并发症发生。

2. 护理措施

（1）体位与活动。经蝶手术者术后予平卧位,拔除鼻部纱条确认无脑脊液鼻漏方可逐步抬高床头15°～30°。开颅手术者根据幕上手术术后体位安置。

（2）鼻部和颅底伤口的管理。观察鼻腔填塞敷料有无渗血、渗液。观察有无脑脊液漏的症状,认真听取患者主诉,有异常及时通知医生。如经口经蝶手术者注意上齿龈切口的护理,保持口腔清洁,进食后漱口。

（3）导管护理。做好皮下引流管及腰大池引流管护理。

3. 并发症护理

（1）尿崩,参见第四章第一节神经外科疾病护理常规概述。

（2）垂体功能低下主要表现为眼窝凹陷、乏力倦怠、食欲减退、基础代谢率低下等。按医嘱予激素替代治疗,指导定时定量服用,不能随意停药。

（3）中枢性高热,参见第四章第一节神经外科疾病护理常规概述。

（4）鞍内血肿可表现为突发视力下降、头痛甚至意识改变等。密切观察意识、瞳孔、视力视野、生命体征、肌力等变化。立即通知医生,需手术者做好手术的准备工作。

（5）脑脊液漏,参见第四章第一节神经外科疾病护理常规概述。

（6）颅内感染,参见第四章第一节神经外科疾病护理常规概述。

【出院指导】

1. **自我监测** 是否有头痛、呕吐、视力视野障碍等症状；监测尿量、尿色；出现不适及时医院就诊。

2. **指导用药** 垂体功能障碍患者应坚持激素替代治疗，按医嘱定时定量服药，不能随意停药。

3. **饮食指导** 要富含高蛋白、易消化和丰富的维生素，保持大便通畅。禁辛辣刺激性食物。

4. **休息与活动** 劳逸结合，避免过度劳累；视力障碍者防止意外损伤等发生。

5. **定期复诊** 遵医嘱定期复查CT、MRI等，如有不适症状及时就诊。

第八节 听神经瘤护理常规

【定义】

听神经瘤（acoustic neuroma）。是主要起源于内听道前庭神经鞘膜施旺细胞的良性肿瘤，又称前庭神经鞘瘤。临床以桥小脑角综合征和颅内压增高征为主要表现。

【治疗原则】

1. **手术治疗** 根据患者年龄、肿瘤大小、术前听力和脑神经受损情况制订治疗方案。患者高龄、肿瘤直径＜1.5cm，可密切观察听力变化，定期行影像学检查及听力检查，如肿瘤生长较快应手术。肿瘤直径＞2.5cm应力争全切。术中电生理监测有助于面神经的功能保护。高龄、全身状况差、肿瘤直径＜3.0cm或瘤内部分切除后，可考虑非手术治疗。

2. **非手术治疗** 立体定向放射外科治疗，如伽马刀治疗。

【护理】

一、术前护理要点

（一）护理常规

按神经外科术前护理常规。

（二）与本病相关的其他护理

1. 评估要点

（1）健康史及相关因素。有无致病因素，如遗传因素、物理因素、化学因素等。

（2）症状体征

1）颅内压增高，观察患者有无头痛、恶心、呕吐等颅内压增高的症状。

2）前庭及耳蜗神经症状常为首发症状，主要表现为头昏、眩晕、耳鸣、耳聋等。

3）桥小脑角综合征。根据肿瘤不同的生长位置出现相应的脑神经损害症状,主要表现为患侧面部疼痛、麻木、复视、吞咽困难、进食呛咳、声音嘶哑和锥体束征、小脑性共济失调等,肿瘤生长也可导致脑积水。

（3）辅助检查,如 X 线片、前庭神经功能检查、脑干听觉诱发电位、CT、MRI 及听力检查等阳性结果。

（4）心理和社会支持,要做好患者的心理安慰及解释工作,给予患者一定的心理支持,消除其恐惧心理,增加患者战胜疾病的信心。

2．护理措施

（1）神经功能缺失护理。在健侧与患者沟通,注意语调语速,必要时复诉相关内容。注意饮食和洗脸水的温度以免烫伤患者。保持地面干燥,以防患者跌倒,必要时限制起床活动。协助患者日常生活（包括如厕、洗漱、进食等）。

（2）颅内压增高护理,参见第四章第一节神经外科疾病护理常规概述。

二、术后护理要点

（一）常规护理

按神经外科术后常规护理。

（二）与本病相关的其他护理

1．评估要点　评估意识、瞳孔、生命体征、肌力、肌张力、语言功能、电解质酸碱平衡等。评估各引流管引流液的颜色、量、性状,切口及周围敷料渗出情况。评估有无颅内出血、面瘫、后组脑神经损害、小脑性共济失调等并发症发生。

2．护理措施　术后第一次进食应由医护人员喂食,经评估吞咽功能良好者方可自行进食流质,根据患者的病情,逐步由半流质过渡至普食。若有呛咳者遵医嘱给予管饲。术后出现面瘫者,应注意饮食温度,食物不可过热,以防烫伤。

3．并发症护理

（1）颅内出血,参见第四章第一节神经外科疾病护理常规概述。

（2）面瘫,参见第四章第一节神经外科疾病护理常规概述。

（3）后组脑神经损害,参见第四章第一节神经外科疾病护理常规概述。

（4）小脑性共济失调。做好安全护理,预防跌倒/坠床。行走时给以搀扶,提供适当的辅助用具,移去环境中的障碍物,头晕明显者必须卧床休息。

【出院指导】

1．自我监测　若有头痛、听力异常、面瘫加重等异常应及时就诊。

2．饮食指导　进食高蛋白、高维生素、易消化的食物。

3．心理护理　对并发面瘫、声音嘶哑等症状而产生悲观心理者,应鼓励其正视现实,积极康复治疗,积极参加社会活动,消除负性心理。

4．活动与休息　注意休息,劳逸结合,避免过度劳累;合并神经功能缺损者应继续坚持功能训练;步态不稳者外出应有人陪同,防止摔伤;听力障碍者尽量不单独外出,随身携带纸笔以助交流。

6. 定期复诊 遵医嘱定期行 CT、MRI 检查,如有不适症状及时就诊。

第九节　动脉瘤护理

【定义】

动脉瘤(intracranial aneurysm)是颅内动脉血管由于先天异常或后天损伤的因素,导致局部的血管壁损害,在血流动力学负荷和其他因素作用下,逐渐扩张形成的异常膨出。好发于脑底大动脉上,常伴管壁结构的薄弱和缺损。主要症状是出血,部分症状因瘤体压迫、动脉痉挛及栓塞造成。

【治疗原则】

防止动脉瘤出血、再出血;防治脑血管痉挛;清除颅内血肿,防治脑积水。

1. 非手术治疗 降低颅内压、控制性低血压、脑脊液引流、血管解痉剂的使用。

2. 手术治疗 ①动脉瘤颈夹闭术可彻底消除动脉瘤,保持动脉瘤的载瘤动脉通畅,是治疗动脉瘤的常用方法之一;②血管内介入治疗,在 X 线监视下,利用电解可脱性弹簧圈、球囊、液体栓塞剂、血管支架等高科技材料,经皮股动脉穿刺血管选择性栓塞治疗各种脑血管疾病,是治疗动脉瘤的常用方法之一;③载瘤动脉夹闭及动脉瘤孤立术适用于少数不能夹闭或手术难以达到的颅内动脉瘤,动脉瘤孤立术则是在动脉瘤的两端夹闭载瘤动脉,在未能证明脑的侧支供血良好情况下应慎用。

【护理】

一、术前护理要点

(一)护理常规

按神经外科术前护理常规。

(二)与本病相关的其他护理

1. 评估要点

(1)健康史及相关因素

1)有无高血压史、外伤史。

2)有无情绪激动、用力排便、剧烈咳嗽、屏气、妊娠等诱发因素。

(2)症状体征

1)颅内出血。单纯蛛网膜下腔出血占 85%;颅内血肿 15%,颅高压症状明显。①头痛见于大多数患者,骤发,劈裂般剧痛。②恶心呕吐、面色苍白、出冷汗;③意识障碍,见于半数以上患者,可短暂意识模糊至深度昏迷。少数患者无意识改变,但畏光、淡漠、怕响声和震动等。④精神症状表现为谵妄、木僵、定向障碍、痴呆等。⑤癫痫见于20%患者,多为大发作;⑥体征表现为脑膜刺激征、单侧或双侧锥体束征。

2)局灶体征:①颈内动脉-后交通动脉瘤:35%～53%出现动眼神经麻痹;②大脑中动脉瘤:对侧偏瘫,易形成血肿;③大脑后动脉瘤:癫痫,视野缺损,第Ⅲ、Ⅳ脑神经麻痹。

3)脑缺血及脑动脉痉挛。动脉痉挛是动脉瘤破裂出血后发生缺血的重要原因,主要发生在载瘤动脉上,持续时间8～24天,临床表现为意识的改变,局灶性的神经功能损害体征,如偏瘫、失语等。出血后3周左右,动脉痉挛消退,神经症状趋向稳定。

(3)辅助检查,如了解MRA、CTA、脑血管造影(金标准)、腰穿脑脊液的特性检查等阳性结果。

2. 护理措施

(1)避免出血诱因

1)卧床休息,避免一切可引起血压或颅压增高的因素,如用力排便、咳嗽、喷嚏、情绪激动、便秘等,尽量少搬动患者,避免震动其头部,注意保暖防感冒,禁忌高压灌肠。

2)保持病室安静,减少探视,病室不可有刺激性物品,如辣椒、烟、花粉等。

3)心理护理,如向患者讲解有关颅内动脉瘤的疾病知识,消除患者心中的疑虑和担心,增强患者战胜疾病的信心。

(2)病情观察。密切观察意识、瞳孔、血压、脉搏、呼吸、肢体活动、语言功能,及时发现偏瘫、失语、精神症状等病情变化。

(3)血压管理。控制性低血压是预防和减少再出血的重要措施之一。根据医嘱降低基础血压10%～20%,高血压者降低收缩压原有水平30%～35%。如已有蛛网膜下腔出血,由于高颅压及脑血管痉挛,目前多不主张控制性低血压。

(4)饮食管理。饮食以高蛋白、高维生素、低脂肪易消化的食物(如鱼、瘦肉、鸡蛋、蔬菜、水果等)为宜。

3. 并发症护理

(1)出血患者表现为突然出现的烦躁,头痛加剧,恶心、呕吐;进而出现进行性的意识障碍,GCS评分下降;一侧瞳孔进行性散大,对光反射迟钝;血压升高,脉搏缓慢洪大,呼吸深慢;一侧肢体肌力下降;可伴有癫痫大发作。立即通知医生,保持呼吸道通畅,必要时建立人工气道,高流量吸氧或机械通气,密切观察意识、瞳孔、生命体征变化,开通静脉通路,根据医嘱降颅内压治疗,防止脑疝发生。对需外出检查或急诊手术者,备齐抢救物品,医生护士随同前往,做好急诊术前的准备工作。

(2)脑梗死患者可出现意识障碍,肢体及语言功能障碍。应严密观察病情变化,按医嘱管理血压(血压管理个体化),在降压的同时要注意维持正常的脑灌注压,血压低者要及时提高血压,正确使用血管解痉剂防治脑血管痉挛,及时发现脑缺血症状。

二、术后护理要点

（一）护理常规

按神经外科术后护理常规。

（二）与本病相关的其他护理

1. 评估要点　评估意识、瞳孔、生命体征、肌力、肌张力、语言功能、电解质酸碱平衡等。评估各引流管引流液的颜色、量、性状，切口及周围敷料渗出情况。评估有无颅内出血、脑梗死、脑水肿、癫痫、肺部感染等并发症发生。

2. 护理措施

（1）体位管理，如血压在理想范围（脑灌注压正常）可取低半卧位，有脑室外引流管则按脑室外引流的护理常规进行护理。

（2）血压管理，如保持血压平稳，根据医嘱控制血压在理想范围，保证正常脑灌注压（脑灌注压等于平均动脉压减去颅内压），防止术后脑缺血的发生。

（3）呼吸道的管理，参见第四章第一节神经外科疾病护理常规概述。

（4）营养管理。意识清醒的患者鼓励其自主进食，少量多餐，不能自主进食者及时予以静脉营养和肠内营养，并做好相关导管的护理。

（5）预防癫痫。按医嘱正确使用抗癫痫药物，床边备好吸引器、压舌板等用物。癫痫发作时，参见第四章第一节神经外科疾病护理常规概述。

3. 并发症的护理

（1）出血多发生于术后24小时内，表现为突然出现的烦躁，头痛加剧，恶心、呕吐；进而出现进行性的意识障碍，GCS评分下降；一侧瞳孔进行性散大，对光反射迟钝；血压升高，脉搏减慢，呼吸深慢；一侧肢体肌力下降；有引流管者引流管内有鲜红色血性液引流出；可伴有癫痫大发作。相应护理措施同术前。

（2）脑梗死，参见第四章第一节神经外科疾病护理常规概述。

（3）癫痫，参见第四章第一节神经外科疾病护理常规概述。

【出院指导】

1. 自我监测　高血压者定时测量血压。若有头痛、肢体麻木、乏力、四肢抽搐、血压升高等症状，应立即就诊。

2. 饮食指导　给予高热量、高蛋白、高维生素、低脂低盐饮食，戒烟酒，少喝咖啡，浓茶。

3. 用药指导　遵医嘱定时定量定品种服用抗癫痫药物，高血压药物应在血压监控下服用。

4. 活动与休息　避免劳累和重体力劳动，保证充分休息。

5. 定期复诊　遵医嘱定期复查CT、MRI等，若出现不适症状，及时就诊。

第十节 脑血管介入治疗护理

【定义】

神经介入技术是在数字减影血管造影(DSA)系统的支持下,采用血管内导管操作技术,通过选择性造影、栓塞、扩张成形、机械清除、药物递送等具体方法,对累及人体神经血管系统的病变进行诊断和治疗。

【护理】

一、术前护理要点

（一）护理常规

按神经外科术前护理常规。

（二）与介入治疗相关的其他护理

1. 评估要点

(1)评估全身重要脏器的情况。

(2)评估生命体征、意识状态、瞳孔、四肢肌力、肌张力、语言功能、神经功能、精神状态、脑膜刺激征等。

(3)了解肝、肾功能及凝血功能情况,了解胸片、心电图、CT、CTA、腰穿、DSA检查等阳性结果。

(4)评估心理和社会支持状况。

2. 护理措施

(1)术前宣教

1)宣教治疗的必要性,治疗前准备措施及治疗后相关注意事项。

2)宣教治疗时配合注意事项,如何时屏气、治疗时不能咳嗽等。

(2)术前准备

1)询问患者有无过敏史,(临床上现在已不做碘剂过敏试验)。

2)皮肤准备,如腹股沟、会阴部皮肤清洁、备皮并更换清洁衣裤。

3)训练患者平卧床上大小便。

4)根据麻醉方式做好胃肠道准备。

5)送导管室前嘱患者排空尿液,取下活动性义齿、手表等贵重物品,交于家属或专人保管。

6)根据医嘱备齐术中所需的用物。

7)责任护士完善术前核查,填写介入手术交接单。患者病情危重,由医护人员一起陪同至导管室。

二、术中配合

1. 评估要点

(1)心电监护,密切观察意识、瞳孔、生命体征、肌力的变化,保持呼吸道通畅。

(2)密切观察患者的反应,根据患者的不适做相应的处理,如烦躁不配合,遵医嘱予镇静剂的使用,对于清醒的患者同时做好心理护理,给予安慰和鼓励。

2. 术中配合

(1)用物准备。检查介入所需的各种药物,如造影剂、肝素、甘露醇、尼莫地平、尿激酶、抢救药品等和导管、导丝、绷带、沙袋等用物,检查仪器是否备齐。

(2)患者体位。一般取平卧位,告知患者不要自行改变体位,特别是头部,必要时用约束带固定四肢,注意松紧度。

(3)建立静脉通路。在不插导管的肢体建立静脉通道。

(4)配合医生操作。提供术中用药和物品,保证及时准确。

三、术后护理要点

(一)护理常规

按神经外科术后护理常规。

(二)与介入治疗相关的其他护理

1. 评估要点 评估意识、瞳孔、生命体征、肌力、肌张力、语言功能的变化。评估穿刺部位有无出血、血肿及穿刺侧下肢足背动脉搏动、皮温、肤色的情况。评估有无动脉瘤再次破裂、脑血管痉挛、脑梗死、正常灌注压突破综合征及穿刺部位出血、血肿等并发症。

2. 护理措施

(1)休息与活动。绝对卧床休息,平卧位24小时。血管穿刺侧下肢制动,保持伸直位。

(2)饮食管理。全麻患者禁食6小时后鼓励患者多饮水,以促进造影剂的排泄。

(3)穿刺部位的观察护理

1)导管鞘拔除后压迫止血15~30分钟,加压绷带包扎24小时,沙袋压迫8小时。导管鞘暂时保留者,肝素封管后妥善固定肝素帽,以防肝素帽滑脱后出血。

2)观察敷料有无渗血、局部有无血肿形成。

3)对照观察双下肢皮色、皮温及足背动脉搏动情况,以防下肢深静脉血栓形成。

3. 并发症护理

(1)颅内出血。患者出现躁动、意识障碍或意识障碍加重,大小便失禁,肌力下降,主诉头痛加重或颈部酸痛,出现恶心、呕吐、复视或视力下降、癫痫发作等,均提示有病情变化,应及时通知医生处理。严密观察患者意识状态、瞳孔、肌力及生命体征变化。

(2)脑血管痉挛、脑梗死。出现意识障碍或意识障碍加重,偏瘫、失语、视力下降等,应及时通知医生。严密观察患者意识、瞳孔、肌力、生命体征变化。按医嘱正确使用抗血管痉挛药物,如尼莫地平、罂粟碱等,并观察药物的作用和副作用。

（3）穿刺部位出血、血肿。有出血及血肿立即通知医生遵医嘱处理。保持穿刺侧下肢制动、伸直,平卧位,局部加压包扎,沙袋压迫。

（4）癫痫,参见第四章第一节神经外科疾病护理常规概述。

（5）正常灌注压突破综合征是指由于脑动静脉畸形盗血,造成畸形周围的正常脑供血不足,脑组织慢性缺血,因而这部分血管处于扩张状态,丧失自动调节能力。一旦动静脉畸形被栓塞,原来被动静脉畸形盗取的血液,重新流入慢性扩张的血管,以高流量注入微循环,使病理性扩张的血管不能耐受这种改变,导致血管源性水肿和毛细血管破裂,脑实质出血。表现为颅内压增高的症状和局灶症状,及时通知医生,遵医嘱对症处理,必要时做好急诊手术的准备。

【出院指导】

1. 自我监测　若有头痛,原有的症状再次出现或加重等异常及时就诊。

2. 用药指导　按医嘱正确按时服药。需服抗凝药物者,服药的周期严格遵医嘱,不可自行停药;定期复查凝血功能。

3. 饮食指导　进食高维生素、易消化饮食。避免辛辣、刺激、坚硬的食物。禁烟、戒酒。

4. 活动与休息　避免重体力活和过度劳累,可适当运动,如散步、打太极等。

5. 定期复诊　按医嘱要求复查脑血管造影、CTA等。

第十一节　高压氧治疗护理

【定义】

高压氧治疗(Hyperbaric oxygen therapy,HBOT)是指患者在高于一个大气压的环境里吸入100%氧治疗疾病的过程。

【治疗前护理要点】

1. 评估要点　探视患者,熟悉病情,评估生命体征,确定有无治疗禁忌证。

2. 治疗前准备

（1）向患者及陪舱人员宣教治疗的目的,介绍舱内设备和使用方法。

（2）向患者及陪舱人员说明高压氧治疗的基本特点、方法和注意事项。

（3）加强心理护理,消除患者进舱的恐惧心理。

（4）首次进舱教会患者中耳调压动作;每次进舱确认患者咽鼓管是否通畅,必要时治疗前15分钟用1%呋麻液滴鼻。

（5）详细说明吸氧装置的使用方法和注意事项。

（6）嘱患者排空大小便。

（7）指导患者更衣,穿全棉等不引起静电反应的织物进舱治疗。

（8）检查患者带进舱内的物品，严禁携带易燃、易爆物品以及可产生静电的物品，如各种电动用具、玩具进舱；禁止携带不耐压物品。

（9）向患者详细讲解和示范舱内对讲系统和应急按钮的使用。

（10）妥善把患者安置于舱内治疗位置，再次试用吸氧装置。

【加压期间护理】

（1）加压开始时，操舱人员应通知舱内人员"开始加压"，嘱其进行张口、吞咽、鼓气等动作，保持咽鼓管通畅和鼓室内压力平衡。

（2）加压阶段最常见的并发症是中耳气压伤，鼓膜内外压差达0.02MPa时，便可产生耳痛；压差达0.06MPa时，可使鼓膜破裂，因此必须按规定的升压速度操作。加压时严密观察和询问患者有无耳闷耳痛，及时做调整耳咽管通气的动作。若出现剧烈耳痛时，必须立即停止加压，必要时应适当排气减压，等舱内人员耳咽管通畅，疼痛消失后，再继续加压。如中耳调压失败，应减压让患者出舱。

（3）舱内危重患者的护理。对有原发性高血压史者应严密观察，必要时测血压。对昏迷者应严密观察有无意识和瞳孔变化，应遵医嘱测血压、脉搏、呼吸，并记录。

（4）加压期间应暂时夹闭各种体腔引流管，待稳压后再予开放（胸腔引流管除外）。

（5）加压期间，与患者沟通，及时缓解紧张恐惧情绪。

【稳压吸氧期间护理】

（1）通知患者"开始吸氧"后，患者正确戴紧面罩，保证有效吸氧。

（2）指导患者正确做呼吸动作，适当加深呼吸，不要加快呼吸频率。

（3）带有气囊的供氧装置，不要挤压、拍击气囊，以防发生肺气压伤。

（4）观察患者面部表情，有面部肌肉抽搐、出冷汗、流涎等氧中毒先驱症状发生时，应立即终止该患者的吸氧，并作相应处理。

（5）对带有气管插管或气切患者，应将供氧流量调整到10～15L/min，不宜太多，亦可以气囊膨胀程度作观察指示。

（6）对有四肢微循环障碍的断肢（指）再植术后患者应观察伤口情况，指（趾）甲压痕反应、皮肤温度、色泽、肢（指）体的感觉等病情变化。

（7）对危重患者应遵医嘱测量生命体征、意识变化。

【减压期间护理】

（1）通知舱内人员"开始减压"，告知舱内人员注意防寒、保暖。

（2）告知舱内人员严禁做屏气动作，不要用力咳嗽，以防止肺气压伤的发生。

（3）部分人员减压时会因胃肠道内气体膨胀，肠蠕动加快而出现阵发性轻度腹部不适、便意等症状，属正常现象。入舱前适当控制饮食及少吃产气和含有大量植物纤维食物，可减轻症状。

（4）输液患者减压时应调整液平面及速度，手术患者还应注意伤口渗血情况。

（5）加强对危重、昏迷抢救患者的病情观察，遵医嘱做好血压、脉搏、呼吸的测量和记录。及早发现颅内压升高、肺水肿等症状。

（6）减压速度规范，严密观察病情，严防减压病发生。

（7）对所有减压出舱者，应询问有无不适，并作详细记录。

第五章

心胸外科疾病护理常规

第一节　心胸外科疾病护理常规概述

【入院护理】

1. 病区接到入院通知后,做好新患者入院准备。

2. 热情接待新患者,双人核对患者身份,正确佩戴腕带,责任护士进行自我介绍。

3. 通知主管医生接诊新患者。

4. 进行入院护理评估,包括患者心理、生理及社会状况的评估,测量生命体征、体重等,并按要求书写入院护理记录。

5. 给予入院指导,并进行安全告知。

6. 保持病房安静、整洁、舒适、安全。

【心胸外科术前护理常规】

1. 病情观察

(1)全身情况。评估意识、生命体征,心、肺、肝、肾等重要脏器的状况及水电解质和酸碱平衡、全身营养状况。

(2)专科情况。评估患者有无胸闷、胸痛、咳嗽、咳痰、气促,听诊呼吸音、心率、心律,评估尿量及有无水肿,及时记录病情变化。

(3)辅助检查。了解胸片、CT、胃镜、钡餐造影、彩色超声心动图、冠状动脉造影检查等阳性结果。

2. 健康教育　根据患者情况,结合病情进行多种形式的术前教育。

(1)简单介绍手术流程。

(2)与患者共同制订术后活动锻炼计划,向其说明术后早期活动的重要性。

(3)与患者沟通术后疼痛评估方法及疼痛的应对措施。

(4)告知术后体位安置、吸氧及引流管放置等情况。

(5)指导患者学会有效深呼吸、有效咳嗽的方法;吸烟者应戒烟。

(6)指导患者练习床上大小便。

（7）心脏手术患者入ICU前宣教：ICU护士术前访视,介绍ICU环境及探视制度、气管插管机械通气时的注意事项、与护士的交流方法等。

3. 心理护理　患者麻醉苏醒后对ICU陌生环境、留置的管道和监护仪器等设备存在恐惧心理,护士要主动积极消除患者恐惧,使其情绪稳定并配合治疗和护理。

4. 胃肠道准备　食管手术术前禁食12小时,禁饮6~8小时。其他胸外科手术(无胃肠道动力障碍患者术前6小时禁食固体食物,术前2小时禁食清流质食物。若患者无糖尿病史,推荐手术2小时前饮用400ml含12.5%碳水化合物的饮料。)

5. 术前一日准备

（1）遵医嘱行药物敏感试验并做好记录和标识。

（2）遵医嘱配血。

（3）配合医生做好手术部位标记。

（4）核实麻醉科会诊是否落实。

（5）男性患者剃须,女性患者擦去指甲油、口红,去除指甲贴。

（6）术前晚可遵医嘱给安眠药,保证患者良好睡眠。

（7）发现有与疾病无关的体温升高、妇女月经来潮、血压升高、血糖异常等情况及时与医生取得联系。

6. 术晨准备

（1）备皮,更衣,取下活动性义齿、手表、眼镜、饰品等,贵重物品交予家属或双人清点保管。

（2）再次核对手术部位标识。

（3）检查肠道准备情况。

（4）测体温、脉搏、呼吸、血压,观察有无病情变化,发现异常及时通知医生。

（5）遵医嘱术前用药。

（6）进手术室前排空尿液。

（7）备好病历、CT片、MRI片、胸片、冠状动脉造影片、水封瓶、术中抗生素等,送患者至手术室,与手术室护士交接并填写交接单。

（8）病室及物品准备。按手术、麻醉方式备好术后用物,如麻醉床、吸氧装置、心电监护仪、胃肠减压器等。

7. 并发症护理

（1）急性心力衰竭表现为呼吸困难、心率加快、出汗、四肢末梢冷、尿少,可有两肺湿啰音、水肿等。严密监测心率、心律、血压、尿量变化等,遵医嘱吸氧及使用利尿剂、正性肌力药物等,注意观察药物疗效及副作用,监测血钾变化。

（2）低血钾,血清钾低于3.5mmol/L,监测心率、心律,遵医嘱补钾及其他对症处理,洋地黄、排钾利尿剂在补钾后再用。

【心胸外科术后护理常规】

1. 术后接待患者流程要求

（1）安全搬移患者至病床，安置合适卧位。

（2）评估患者意识及生命体征，评估感知觉恢复情况和四肢活动度。

（3）遵医嘱予患者吸氧、心电监护。

（4）检查切口部位及敷料包扎情况，有效固定引流管并观察引流液颜色、量、性状，按要求做好标识。

（5）检查输液通路并调节滴速。

（6）与麻醉师或复苏室护士交接班并签字。

（7）告知患者及其家属注意事项。

（8）核对并执行术后医嘱。

（9）做好护理病情记录（重点记录患者返回病房时间、麻醉方式及手术方式、麻醉清醒状态、生命体征、术后体位、切口敷料情况、引流情况、输液用药、氧疗、饮食、压疮、跌倒/坠床评估等；术后主要医嘱执行情况及重要的告知等；镇痛药使用情况）。

2. 病情观察 严密监测意识、生命体征、心肺功能等情况。

3. 维持循环稳定

（1）严密监测患者的心率、心律、血压、脉搏，必要时监测中心静脉压。

（2）观察患者有无胸闷、心悸、出汗，观察末梢循环情况。

（3）观察患者卧位，能否平卧，有无端坐呼吸。

（4）遵医嘱记录24小时尿量和（或）出入量。

（5）评估水电解质酸碱是否平衡。

（6）合理安排补液速度和顺序。

4. 用药护理 根据医嘱使用正性肌力药物、血管活性药物、抗心律失常药物等，注意药物的正确用法及注意事项，及时观察药物疗效及副作用。

5. 呼吸道管理

（1）吸氧。选择合适的氧疗工具予氧气吸入。

（2）密切观察患者呼吸形态、呼吸频率、节律和幅度，双肺呼吸音是否对称；协助患者翻身、叩肺，使用呼吸训练器锻炼，指导有效咳嗽，保持呼吸道通畅，预防肺不张；必要时予以吸痰。

6. 切口/皮肤黏膜护理

（1）评估患者切口部位及敷料情况。

（2）评估患者皮肤及口腔黏膜情况，根据病情做好皮肤黏膜护理。

7. 疼痛管理

（1）指导患者及其家属疼痛评估方法，能正确描述疼痛。

（2）因疼痛不敢活动和咳嗽时，协助或指导患者及其家属双手按压手术切口，减轻疼痛，必要时使用镇痛药物。

（3）宣教缓解疼痛的技巧,如转移注意力等。

8. 导管护理　做好胸腔引流管护理。

9. 卧位管理　病情稳定后,根据麻醉方式、患者的全身情况、手术方式、疾病性质和医嘱选择合适的卧位。

10. 活动与安全

（1）根据病情循序渐进增加活动量,鼓励患者早期活动。施行特殊固定、有制动要求、休克、心力衰竭、严重感染、出血等情况的患者不宜早期活动。加强护理安全防护措施,防止坠床、跌倒等。

（2）心脏手术患者根据心功能状况循序渐进增加活动量,以不出现心慌气短等为度。

11. 饮食管理　术后饮食恢复视手术和患者具体情况遵医嘱执行,做好饮食宣教,评估进食后反应。

12. 心理护理　与患者建立信任关系,介绍疾病和手术相关知识、术后康复和预后情况;了解患者心理状态,针对具体情况,给予心理护理。

13. 常见症状护理

（1）发热。评估体温及术后天数,是否为外科手术破坏、组织分解及局部渗液、渗血吸收后引起的外科热,外科热患者体温一般不超过38.5℃,无须特殊处理,术后3～5天即可自行恢复正常。安抚患者,解释原因,遵医嘱物理降温或药物降温,及时擦干汗液,保持皮肤清洁干燥。能进食、无心衰者鼓励多饮水。

（2）恶心、呕吐、腹胀。评估恶心、呕吐、腹胀原因及伴随症状体征,记录并汇报医生,配合辅助检查,遵医嘱对症处理。

（3）胸闷、气促。评估胸闷气促原因,评估体位、尿量、末梢循环、氧饱和度,听诊呼吸音、心率、心律,记录并汇报医生。如为痰液引起,给予叩肺,指导深呼吸及有效咳嗽,遵医嘱给予吸氧、雾化吸入等处理。如为心源性,遵医嘱给予吸氧、强心、利尿及使用血管活性药物等处理。

14. 并发症护理

（1）出血表现为引流管短时间内引流出较多血性液体,患者出现面色苍白、血压降低、心率加快、脉搏细速等低血容量表现。严密观察引流液量、颜色、性状,严密监测血压及心率变化,遵医嘱使用止血药、补液、输血及监测血常规、凝血功能等,协助做好床边胸片及B超检查。如果成年患者胸管引流量＞200ml/h,持续3小时以上,或总量＞1000ml,遵医嘱做好再次开胸手术的准备。

（2）心律失常

1）室上性心动过速。心率＞160次/min,律齐,QRS波形态和时限正常。严密监护,遵医嘱纠正低血钾、低血容量、低氧血症、高热、心功能不全,遵医嘱使用洋地黄或胺碘酮控制心率。

2）心房颤动或扑动。P波消失,代之以f波或F波,房颤心律QRS波绝对不规则,房扑可规则或不规则。遵医嘱使用洋地黄、胺碘酮控制心室率,密切监测心率、心律变化,注意维持水电解质酸碱平衡。

3)Ⅲ度房室传导阻滞。P波与QRS波完全无关,各自有其规律性。PP、RR通常各自相等。严密观察心率及血压变化,遵医嘱使用异丙肾上腺素或应用临时起搏器。

4)频发室性期前收缩或阵发性心动过速。观察期前收缩次数和位置,如出现室性期前收缩＞6次/min、R波在T波上、室性心动过速,应立即汇报医生,遵医嘱使用利多卡因或胺碘酮。

5)室颤。立即按急救流程复苏。

(3)心脏压塞

1)急性心脏压塞多发生于术后36小时内,表现为心包引流管出血量持续较多或引流突然中断,患者心率加快、呼吸急促、烦躁、面色苍白、血压下降、脉压小、中心静脉压高等。严密监测生命体征,协助行床边胸片及心脏超声,遵医嘱做好再次开胸手术准备,紧急情况下协助床边经原切口心包"开窗"探查。

2)延迟性心脏压塞多发生于术后1周至1个月左右,常表现为病情已好转又出现胸闷、气促、尿少、肝大等。胸片可见心影扩大或纵隔增宽,B超检查可有心包积液。遵医嘱监测凝血酶原时间,停用抗凝剂,协助医生心包穿刺和置管引流。必要时遵医嘱做好心包探查术的准备。

(4)低心排血量综合征为组织灌注不足而引起的缺氧症状,表现为血压下降,收缩压＜90mmHg,脉压＜20mmHg,心排指数＜2.0L/(min·m²),脉细,烦躁,面色苍白,四肢湿冷,尿量减少。严密监测心率,遵医嘱使用正性肌力药、血管扩张药或起搏器,控制心率在90～110次/min,必要时可行主动脉内球囊反搏术。

(5)急性心力衰竭,参见本章术前护理常规。

(6)心肌梗死表现为持久的胸骨剧烈疼痛、烦躁不安、大汗、呼吸困难、恐惧或有濒死感,部分患者疼痛放射至左上臂、下颌、颈部或肩背部上方。全身症状有发热、心动过速等,可伴频繁恶心、呕吐和上腹胀痛。并发心律失常多见于24小时内,可伴乏力、头晕、晕厥等症状,以室性心律失常最多见。并发心力衰竭主要是急性左心衰竭,可出现呼吸困难、咳嗽、发绀、烦躁等症状。可出现低血压,甚至休克。遵医嘱吸氧,送检心肌酶谱、血清肌钙蛋白,完善心电图检查,病情允许急诊行冠脉造影以明确诊断。及时给予镇痛、扩血管、抗血小板、抗凝等药物治疗。消除诱发因素,避免不良刺激,保持大便通畅,避免进食过饱,根据病情限制活动。必要时配合完成紧急经皮冠状动脉介入术、溶栓或再次手术治疗。

(7)肺部感染、肺不张表现为高热、气道分泌物增多,听诊两肺啰音或一侧呼吸音低或消失,胸部X线检查可有肺部感染、肺不张表现。遵医嘱使用抗生素,加强胸部物理治疗,鼓励有效咳嗽。使用呼吸机者遵医嘱予必要的呼气末正压,肺不张持续存在可行纤维支气管镜检查及吸痰。

(8)水电解质酸碱失衡主要表现为低血钾、代谢性酸中毒和呼吸性碱中毒。低血钾是由于术前长期服用强心、利尿药物导致尿量增多引起,应遵医嘱补钾;代谢性酸中毒是由于组织灌注不良、代谢产物堆积所致,遵医嘱静脉补充5%碳酸氢钠100～250ml予以纠正;呼吸性碱中毒是因过度换气所致,遵医嘱调节辅助呼吸的频率和潮气量予以纠正。

（9）脑卒中表现为意识障碍、失语、偏瘫、头痛、呕吐等。立即进行生命体征及神经系统评估,查看PT趋势图,遵医嘱予以吸氧、心电监护、监测血PT、行脑CT等检查并进行降颅压处理。根据脑CT及PT结果,遵医嘱予维生素K_1对抗或增加抗凝剂用量,有手术指征者做好急诊手术准备。

（10）急性肾功能衰竭表现为乏力、恶心、呕吐、高血钾、肌酐和尿素氮增高、尿色加深、少尿或无尿,重者出现气急、呼吸困难,体检可见水肿、肺部湿啰音、颈静脉怒张等。少尿期患者以卧床休息为主,给予低盐、优质低蛋白饮食;多尿期患者根据病情变化可适当下床活动,并逐渐增加活动量,给予高糖、高热量、高维生素饮食。注意维持水电解质平衡,必要时行床边超滤或血透。

（11）心搏骤停,立即心肺复苏。

【出院指导】

宣教自我监测、活动与休息、饮食、服药及复诊等注意事项。

第二节 肺癌护理

【定义】

肺癌（lung cancer）是起源于支气管黏膜上皮或肺泡上皮的恶性肿瘤,也称支气管肺癌（bronchopulmonary carcinoma）。

【治疗原则】

1. 手术治疗 ①标准手术:首选肺叶切除和淋巴结清扫。②扩大切除术:切除范围不局限于一个肺叶的手术。如双肺叶切除术、袖状肺叶切除术、肺动脉袖状肺叶切除术、全肺切除术等。③局部切除术:切除范围小于一个肺叶的手术。如肺楔形切除术、肺段切除术等。

2. 放射疗法 肺癌局部治疗手段之一。对有纵隔淋巴结转移的肺癌,全剂量放射治疗联合化学治疗是主要的治疗模式;对有远处转移的肺癌,放射治疗一般用于对症治疗,是姑息治疗方法。手术后放射治疗用于处理术后的切缘残留或局部晚期的病例。在各类型的肺癌中,小细胞癌对放射治疗敏感性较高,鳞癌次之。

3. 化学治疗 肺癌的化学治疗分为新辅助化疗、辅助化疗和系统性化疗。辅助化疗的疗程一般是4个周期。

4. 靶向治疗 针对肿瘤特有的和依赖的驱动基因异常进行的治疗称为靶向治疗。它具有针对性强、对该肿瘤具有较好的疗效,且副作用小。

5. 免疫治疗 主要针对抑制T细胞的程序性细胞死亡分子1（PD-1）及其受体（PD-L1）通路的单克隆抗体药物,可以纠正被肺癌细胞表达的PD-L1分子抑制的免疫反应,从而特异性杀伤肿瘤。

6. 中医中药治疗 运用中医药学理论、采用辨证论治的方法治疗。

【护理】

一、术前护理要点

(一)护理常规

按心胸外科术前护理常规。

(二)与本疾病有关的其他护理

1. 评估要点

(1)健康史及相关因素

1)有无吸烟史、接触有害化学物史。

2)家族中有无肺癌或其他肿瘤病史。

3)有无慢性肺部疾患史、其他部位肿瘤病史或手术治疗史。

(2)症状体征,如咳嗽、咳痰、发热、咯血、胸痛、呼吸困难等。

(3)辅助检查,如了解胸片、肺功能、胸部 CT、纤维支气管镜、头颅 MRI、ECT 检查等阳性结果。

(4)心理和社会支持状况,如了解患者对于疾病的认知程度,对手术有何顾虑和思想负担;了解家属对于患者的关心、支持程度,家庭对于手术的经济承受能力。

2. 护理措施 呼吸道管理,如戒烟,避免呼吸道感染;指导患者腹式呼吸及进行有效的咳嗽咳痰、深呼吸。

二、术后护理要点

(一)护理常规

按心胸外科术后护理常规。

(二)与本病相关的其他护理

1. 评估要点 评估生命体征、心肺功能、水电解质酸碱平衡情况、各引流管引流液颜色、量、性状,切口及周围敷料情况。一侧全肺切除术后评估气管位置(评估方法:患者取半卧位,头居中不偏,将食指与无名指指腹放在胸锁关节处,中指指腹探查气管位置,比较两指间距离大小)。关注有无出血、肺不张、肺部感染、急性心力衰竭、支气管胸膜瘘、乳糜胸等并发症发生。

2. 护理措施

(1)体位与活动。一侧全肺切除者,应避免过度侧卧,可采取健侧垫高 1/4 侧卧位。术后第一天开始可进行患侧上臂上举活动:将手放在墙边,向上做爬墙动作,也可用手指梳头或绕过头顶尽力去抓对侧耳朵。

(2)呼吸道管理:①严密观察:患者的呼吸频率、幅度及节律,听诊呼吸音,监测血氧饱和度,观察有无气促、发绀等缺氧征象。②给氧:选择合适的氧疗工具持续给氧。③叩背、雾化、深呼吸和咳嗽：咳嗽前给予叩背或医用振动排痰仪排痰，痰液黏稠者使用药物进行氧气或超声雾化，并鼓励患者做深呼吸和有效咳嗽。患者咳嗽时，指导患者或家属固定胸部伤口，减少疼痛。④吸痰护理：对于咳痰无力、呼吸道分泌物滞留者予以经鼻吸痰。

（3）体液管理：①一侧全肺切除术后遵医嘱严格控制输液速度和量，速度以20～30滴/min为宜。②遵医嘱记录24小时出入量。③全程关注呼吸音和痰液性状改变，防止肺水肿。

（4）导管护理。做好胸腔引流管护理。一侧全肺切除术后胸腔引流管呈钳闭状态。

3. 并发症护理

（1）胸腔出血，参见第五章第一节心胸外科疾病护理常规概述。

（2）肺部感染、肺不张，参见第五章第一节心胸外科疾病护理常规概述。

（3）心律失常，参见第五章第一节心胸外科疾病护理常规概述。

（4）支气管胸膜瘘一般发生在术后1～2周，表现为刺激性咳嗽、胸痛、高热、呼吸困难，胸部X线显示液气胸，胸腔内注射亚甲蓝后可咳出蓝色痰液。立即行胸腔闭式引流，患侧卧位，密切监测生命体征及血氧饱和度。遵医嘱使用抗生素，加强全身支持治疗。

（5）乳糜胸，参见第五章第三节食管癌护理。

（6）肺水肿表现为呼吸困难、发绀、心动过速、咳粉红色泡沫痰等，需要做好体液管理。

（7）肺梗塞表现为不明原因的呼吸困难、咳嗽、咯血、低血压、虚脱及缺氧状态。立即行心电图、肺血管造影等检查，并监测D-二聚体等。

【出院指导】

1. 自我监测　若出现发热、胸痛、呼吸困难等及时就诊。

2. 活动与休息　每天按要求进行适当活动。预防感冒，避免出入公共场所。

3. 定期复诊　按医生要求定期返院复查；若出现伤口疼痛、剧烈咳嗽及咯血等症状及时返院复查。

第三节　食管癌护理

【定义】

食管癌（esophageal carcinoma）是一种常见的上消化道恶性肿瘤，目前被列为全球第八大癌症，我国是世界上食管癌高发地区之一。

【治疗原则】

食管癌的治疗原则是多学科综合治疗，包括手术治疗、放射治疗和化学治疗。

1. 手术治疗

（1）单切口：经单纯左胸切口或胸腹联合切口行胃-食管左胸弓上或弓下吻合。

（2）双切口手术：右胸和腹部双切口手术行胃-食管右胸顶吻合。

（3）三切口手术：颈、胸、腹三切口手术行胃–食管颈部吻合。

（4）不开胸手术：经食管裂孔钝性食管拔脱术。

2. 放射治疗

（1）术前放疗：可增加手术切除率，提高远期生存率。

（2）术后放疗：对术中切除不完全的残留癌组织进行术后放疗。

（3）根治性放疗：用于颈段或胸上段食管癌；手术禁忌患者。

3. 化学治疗 食管癌化疗分为姑息性化疗、新辅助化疗（术前）、辅助化疗（术后）。

【护理】

一、术前护理要点

（一）护理常规

按心胸外科术前护理常规。

（二）与本病相关的其他护理

1. 评估要点

（1）健康史及相关因素

1）有无酗酒及喜食过烫食物、腌制品、霉制品等。

2）有无反流性食管炎病史等。

（2）症状体征

1）早期常无明显症状，部分患者进食时有胸骨后不适感、哽噎感。

2）中晚期症状表现为进行性吞咽困难，伴消瘦、贫血、乏力及营养不良。癌肿侵犯气管、支气管可形成食管–气管或食管–支气管瘘，出现进水进食时剧烈呛咳甚至误吸引起肺部感染；侵犯喉返神经，可发生声音嘶哑；若穿通主动脉可引起大出血而导致死亡。

（3）辅助检查，如了解食管吞钡造影、CT、超声内镜检查等阳性结果。

（4）心理和社会支持状况，如了解患者对于疾病的认知程度，对手术有何顾虑和思想负担；了解家属对于患者的关心、支持程度，家庭对于手术的经济承受能力。

2. 护理措施

（1）营养支持。能进食者，给予高热量、高蛋白、高维生素的流质或半流质饮食；不能进食者，遵医嘱肠外营养治疗；伴有低蛋白血症的患者，遵医嘱给予血浆蛋白补充等治疗。

（2）胃肠道准备：①正常饮食者：术前3天，改流质饮食；术前禁食12小时，禁饮8小时。②有梗阻和炎症者：术前1周遵医嘱分次给予口服抗生素溶液。③进食后有滞留或反流者：术前1天，予生理盐水加抗生素冲洗食管及胃。④拟行结肠代食管手术者：术前3天，口服肠道不吸收的抗生素；术前2天，进食无渣饮食，术前晚行清洁灌肠或全肠道灌洗。

（3）呼吸道准备，如戒烟、指导并训练有效咳嗽和腹式呼吸。

3. 并发症护理

食管气管瘘表现为进食时呛咳、发热、咳脓痰或肺脓肿形成。遵医嘱禁食、抗感染、静脉营养治疗等,做好食管带膜支架植入术准备。

二、术后护理要点

（一）护理常规

按心胸外科术后护理常规。

（二）与本病相关的其他护理

1. 评估要点

（1）术后常规评估,如评估生命体征、心肺功能、水电解质酸碱平衡情况、各引流管引流液颜色、量、性状,切口及周围敷料情况。

（2）并发症评估,如评估有无出血、肺部感染、肺不张、吻合口瘘、乳糜胸等并发症发生。

2. 护理措施

（1）导管护理

1）胃肠减压管护理:①有效固定:每班评估胃管深度。若不慎脱出,应及时报告医生并严密观察病情变化,不应自行盲目重插,以免穿破吻合口而造成吻合口瘘。②保持引流通畅:如引流不畅,应及时汇报医生处理。③严密观察胃液的色、质、量并做好记录。④做好口腔护理。

2）胸腔闭式引流护理,见胸腔闭式引流护理。一般待胃管拔除,患者恢复饮食1~2天后无异常再拔除胸腔引流管。

（2）饮食管理。拔除胃管后,严格遵医嘱进食,根据病情由流质逐渐过渡到软食,少量多餐,避免进食粗糙、坚硬食物。进食时取高半卧位或坐位,进食后2小时内尽量避免平卧。

3. 并发症护理

（1）出血,参见第五章第一节心胸外科疾病护理常规概述。

（2）肺部感染、肺不张,参见第五章第一节心胸外科疾病护理常规概述。

（3）吻合口瘘多发生在术后4~10天,表现为术后持续发热或进食后突发高热,可伴寒战、胸痛、呼吸困难、患侧呼吸音减低、心率增快甚至休克表现等。无胸腔引流管时,表现为胸腔积液或液气胸;有胸腔引流管时,引流液内含有食物、唾液、胃液或脓液。应立即及时通知医生,禁食,胃肠减压,胸腔冲洗,保持引流通畅,加强营养,积极抗休克,控制感染,必要时行再次手术。

（4）乳糜胸多发生在术后2~10天,表现为胸腔引流管内引流出淡血性、淡黄色或乳糜样液体,送检乳糜试验呈阳性。症状轻者予以禁食或进食无脂、高糖、高蛋白饮食;症状严重者立即禁食,予静脉营养支持,保持胸腔引流管通畅。如仍无好转,可手术结扎胸导管。

【出院指导】

1. 自我监测 若出现进食哽噎、发热、咳嗽、气促、剑突后及上腹部烧灼感等,应及时就诊。

2. 活动与休息 保证充分睡眠,劳逸结合,逐渐增加活动量。

3. 饮食指导　少量多餐,由稀到干,逐渐增加进食量,避免进食刺激性食物、硬质食物及碳酸饮料,避免进食过快、过量。进食后2小时内避免平卧,睡眠时尽量将枕头垫高。

4. 定期复诊　按医生要求定期返院复查,再继续后续治疗计划;若再次出现吞咽困难及时就诊。

第四节　损伤性血气胸护理

【定义】

胸膜腔内积气称为气胸(pneumothorax)。根据损伤后的病理特点,可将其分为闭合性气胸(closed pneumothorax)、开放性气胸(open pneumothorax)、张力性气胸(tension pneumothorax)三类。胸膜腔内积血称为血胸(hemothorax)。创伤后血胸常与气胸同时存在,称之为血气胸(hemopneumothorax)。

【治疗原则】

1. 急救处理　以抢救生命为首要原则。开放性气胸立即封闭胸壁伤口,张力性气胸立即排气减压。

2. 胸腔闭式引流术　目的是引流胸膜腔内的积气、血液和渗液;重建胸膜腔内负压,保持纵隔正常位置;促进肺复张。

3. 手术治疗　若胸腔引流管放置后呼吸困难仍为解决,肺无法膨胀,持续有大量气体或者凝固性血胸,需行剖胸探查术。

【护理】

一、术前护理要点

(一)护理常规

按胸外科术前护理常规。

(二)与本病相关的其他护理

1. 评估要点

(1)健康史及相关因素

1)胸部外伤史,包括受伤的部位、性质、暴力大小、受伤时间、受伤后的急救处理。

2)身体其他部位受伤情况。

3)其他情况:患者一般资料,如年龄、性别;有无胸部手术史、服药史和过敏史等。

(2)症状和体征

1)评估生命体征,如有无呼吸困难或发绀情况;有无休克或意识障碍;是否有咳嗽咳痰;有无咯血。

2）听诊呼吸音有无减弱或消失，是否有反常呼吸、气管偏移、皮下气肿、肋间隙饱满等体征。

3）若出现以下情况应考虑活动性出血：①脉搏持续加快，血压下降或经补充血容量后血压仍不稳定；②血红蛋白量、红细胞计数进行性下降；③胸腔闭式引流管引出血性液体超过1000ml，或每小时超过200ml，持续3小时以上；④胸膜腔穿刺抽出的血液很快凝固或凝固抽不出；⑤胸部X线检查显示胸部阴影逐渐扩大。

（3）辅助检查，如了解胸部X线、胸腔穿刺检查等阳性结果。

（4）心理和社会支持状况，如了解患者对于疾病的认知程度，对手术有何顾虑和思想负担；了解家属对于患者的关心、支持程度，家庭对于手术的经济承受能力。

2. 护理措施

（1）活动与休息。卧床休息，血压平稳者取半卧位，病情稳定后可以适当增加活动。

（2）氧疗，遵医嘱吸氧。

（3）导管护理。做好胸腔闭式引流护理。

（4）疼痛管理。当患者咳嗽咳痰时，协助或指导患者及其家属用双手按压患侧胸壁，以减轻咳嗽时的疼痛。遵医嘱给予镇痛药。

（5）有活动性出血时，应迅速通知医生并做好急诊手术准备。

（6）有开放伤口者，积极处理伤口，使用抗生素控制感染。

二、术后护理要点

按心胸外科术后护理常规。

【出院指导】

1. 自我监测 若再次出现胸闷、胸痛、气促等症状，应及时就诊。

2. 定期复诊 遵医嘱定期复查。出现呼吸困难、高热等不适及时就诊。

第五节 原发性纵隔肿瘤护理

【定义】

原发性纵隔肿瘤（primary mediastinal tumor）是一组起源于纵隔的肿瘤，常见包括神经源性肿瘤、畸胎瘤与皮样囊肿、胸腺瘤、纵隔囊肿、胸内甲状腺肿、淋巴瘤等。

【治疗原则】

除恶性淋巴源性肿瘤适用放射治疗外，绝大多数原发性纵隔肿瘤在排除禁忌证后，应尽早行纵隔肿瘤切除术。

【护理】

一、术前护理要点

(一)护理常规

按胸外科术前护理常规。

(二)与本病相关的其他护理

1. 评估要点

(1)健康史及相关因素,如有无肌无力危象史;目前抗胆碱酯酶药用量。

(2)症状体征。多数纵隔肿瘤无特异症状,在肿瘤生长到一定程度时,出现压迫症状和与肿瘤相关的特异性症状,常见的症状有:①胸闷、胸痛;②呼吸道症状,如咳嗽、气短、呼吸困难;③压迫神经引起霍纳征,如同侧眼睑下垂,瞳孔缩小,面部无汗等;④上腔静脉压迫综合征,表现为面部及前胸浅表静脉曲张,上肢发绀和肿胀等;⑤压迫食管引起吞咽困难;⑥10%～20%胸腺瘤患者可合并重症肌无力症状,表现为眼睑下垂、斜视、复视、闭目无力、吞咽困难、下颌下垂、闭合无力、呼吸困难、呼吸道分泌物无力咳出、四肢无力等;⑦特异性症状,如随吞咽运动上下为胸骨后甲状腺肿、咳出头发样细毛或豆腐渣样皮脂为破入肺内的畸胎瘤等。

(3)辅助检查,如了解胸部X线、CT、超声内镜或磁共振检查等的阳性结果。

(4)心理和社会支持状况,如了解患者对疾病的认知程度,对手术有何顾虑和思想负担;了解家属对患者的关心、支持程度,家庭对治疗或手术的经济承受能力。

2. 护理措施

(1)有上腔静脉压迫症状者,应下肢输液,避免加重上肢静脉回流负担。

(2)胸腺瘤合并重症肌无力护理措施

1)呼吸道管理。观察呼吸幅度和频率,评估咳嗽能力,指导有效咳嗽和深呼吸。必要时建立人工气道予以呼吸机辅助通气。

2)饮食管理。观察患者进食情况,有无吞咽困难,吞咽乏力者进半流质饮食,速度宜慢,防止误吸或窒息。

3)活动与安全。四肢乏力者指导其活动方法,告知注意事项,预防坠床/跌倒等。

4)用药护理。①遵医嘱按时、正确应用抗胆碱酯酶药物,观察用药后肌无力症状改善情况,术日晨仍需遵医嘱应用;②避免使用加重神经-肌肉传递障碍的药物,如氨基糖苷类抗生素、地西泮、吗啡、氟哌啶醇、秋水仙碱等。

3. 并发症护理

(1)肌无力危象表现为呼吸微弱、发绀、烦躁、吞咽和咳痰无力、腹胀、心率加快等。及时给予机械通气,遵医嘱使用抗胆碱酯酶药物及激素,静脉营养支持,纠正水及电解质酸碱失衡,预防感染。

(2)胆碱能危象表现为瞳孔缩小、焦虑、失眠、心率减慢、肌肉震颤,及汗液、唾液、呼吸道分泌物大量增加等。遵医嘱停用抗胆碱酯酶药,给予拟胆碱药,如阿托品,并适当加大激素用量;床边备吸引器,及时清除口腔内分泌物,保持呼吸道通畅。

二、术后护理要点

(一)护理常规

按胸外科术后护理常规。

(二)与本病相关的其他护理

1. 评估要点

(1)全身评估,如评估生命体征、心肺功能、水电解质酸碱平衡等情况、各引流管引流液颜色、量、性状,切口及周围敷料情况。

(2)并发症观察,如评估有无出血、肌无力危象、胆碱能危象等并发症发生。

2. 护理措施

(1)胸腺瘤伴重症肌无力,见术前护理要点。

(2)导管护理。做好胸腔引流管、纵隔引流管等导管的护理。

3. 并发症护理

(1)出血,参见第五章第一节心胸外科疾病护理常规概述。

(2)肌无力危象,参见第五章第五节原发性纵隔肿瘤护理。

(3)胆碱能危象,参见第五章第五节原发性纵隔肿瘤护理。

【出院指导】

1. 自我监测 胸腺瘤术后肌无力症状加重者需及时就诊。

2. 用药指导 胸腺瘤伴重症肌无力患者应遵医嘱按时、正确服用抗胆碱酯酶药物,避免使用加重神经-肌肉传递障碍的药物。

3. 定期复诊 遵医嘱定期复查。若出现呼吸困难、吞咽困难等不适,及时就诊。

第六节 瓣膜性心脏病护理

【定义】

瓣膜性心脏病(valvular heart disease)是由风湿、炎症、缺血性坏死、退行性病变、黏液瘤样变性、先天性畸形、创伤等原因引起的单个或多个瓣膜(包括瓣环、瓣叶、腱索、乳头肌等)的功能或结构异常,导致瓣口狭窄和(或)关闭不全。

【治疗原则】

一、内科治疗

1. 控制心衰 限制体力活动。遵医嘱使用强心、利尿、扩血管药物。

2. 控制感染

(1)预防上呼吸道感染。

(2)感染性心内膜炎患者：连续予抗生素治疗6～8周。

(3)风湿热活动者,予抗风湿治疗。

二、介入治疗

经皮球囊导管瓣膜扩张成形术和经皮导管二尖瓣成形术。

三、手术治疗

1. 瓣膜置换手术　人工瓣膜现有机械瓣和生物瓣两种。

2. 瓣膜成形手术　手术类型包括瓣环交接缩窄术、瓣叶折叠术以及成形环植入。

【护理】

一、术前护理要点

(一)护理常规

按心胸外科术前护理常规。

(二)与本病相关的其他护理

1. 评估要点

(1)健康史及相关因素

1)有无链球菌感染或风湿性关节炎史。

2)有无栓塞史。

3)用药史,如近期有无服用抗凝药物史,根据医嘱决定停药时间,方可进行手术。

4)有无龋齿、小疖子、疱疹等身体其他部位的感染灶。

(2)症状体征

1)心功能不全表现,如活动后胸闷、气促、呼吸困难,咳嗽、尿少、水肿、心率快、四肢末梢冷,听诊两肺湿啰音等。

2)不同的瓣膜病变可听到相应瓣膜区的特征杂音,房颤患者杂音不典型。

(3)辅助检查,如了解彩色超声心动图、X线、冠状动脉造影、血液检查等阳性结果。

(4)心理和社会支持状况,如了解患者的心理感受,对疾病、治疗方案、手术风险、术前配合、术后康复和预后知识的了解程度和接受情况;评估患者家庭的经济承受程度和社会支持情况。

2. 护理措施

(1)活动与休息。根据患者的心功能情况,安排适当的活动量。如有心房附壁血栓、心功能Ⅳ级,患者应绝对卧床休息。保证睡眠,必要时遵医嘱使用安眠药。

(2)用药护理。遵医嘱给予强心、利尿、扩血管治疗,掌握心血管常用药物的剂量、方法、作用及副作用,如应用洋地黄类药物前后密切注意心率、心律及电解质变化;使用利尿剂应注意尿量及电解质变化;使用扩血管药物注意观察血压变化;使用抗凝剂应注意有无出血征象。

3. 并发症护理

(1)急性心力衰竭,参见第五章第一节心胸外科疾病护理常规概述。

(2)低血钾,参见第五章第一节心胸外科疾病护理常规概述。

(3)脑栓塞,参见第五章第十一节心脏黏液瘤护理。

二、术后护理要点

(一)护理常规

按心胸外科术后护理常规。

(二)与本病相关的其他护理

1. 评估要点 评估生命体征、心肺功能、水电解质和酸碱平衡情况、各引流管引流液颜色、量、性状,切口敷料情况。评估有无急性心力衰竭、脑卒中、心脏压塞、心律失常、低血钾、低心排血量综合征等并发症发生。

2. 护理措施

(1)术后入 ICU,按 ICU 护理常规。

(2)饮食管理。宜高热量、高蛋白、高纤维素易消化饮食,忌饱餐。保持大便通畅,切忌用力排便,必要时遵医嘱给予缓泻剂或开塞露通便。心功能不全者,应适量控制水钠摄入。

(3)用药护理。遵医嘱强心、利尿、扩血管治疗。术后华法林抗凝治疗,机械瓣需终身服用,生物瓣者若无房颤抗凝 3～6 个月,参见第五章第十六节特殊药物护理——华法林。

(4)导管护理。做好心包、纵隔等引流管的护理。

3. 并发症护理

(1)急性心力衰竭,参见第五章第一节心胸外科疾病护理常规概述。

(2)脑卒中,参见第五章第一节心胸外科疾病护理常规概述。

(3)心脏压塞,参见第五章第一节心胸外科疾病护理常规概述。

(4)心律失常,参见第五章第一节心胸外科疾病护理常规概述。

(5)低血钾,参见第五章第一节心胸外科疾病护理常规概述。

(6)低心排血量综合征,参见第五章第一节心胸外科疾病护理常规概述。

【出院指导】

1. 自我监测 观察有无胸闷、气促、尿少、水肿、牙龈出血、鼻衄、皮肤瘀斑、黑便、血尿、轻微创伤后长时间出血等,如有异常,及时来院就诊。若发生皮肤疖肿、牙周炎、感冒、发热、肺炎等应及时治疗。

2. 活动与休息 术后 3 个月以休养为主,根据体力情况,进行适当的室内和室外活动,循序渐进,量力而行,以不引起心慌气短为度。术后 3～6 个月根据心功能、体力情况和工作性质可考虑逐渐恢复正常工作。

3. 饮食指导 均衡饮食,饮食品种多样化。

4. 用药指导 遵医嘱服用洋地黄、利尿剂及补钾,自测心率,低于60次/min停服洋地黄并来院就诊,定期监测血电解质。遵医嘱服用华法林,不可擅自停药,宣教华法林抗凝治疗注意事项。

5. 结婚与生育指导 术后心功能恢复良好者可结婚,过正常的夫妻生活。心功能Ⅰ级者可以怀孕,心功能Ⅱ级者应慎重考虑,心功能Ⅲ、Ⅳ级者应避孕。华法林对胎儿可能有致畸作用,怀孕后应加强胎儿监测。

6. 定期复诊 遵医嘱定期行心电图、胸部X线和彩色超声心动图等检查,服用华法林的患者定期监测国际标准化比值(international normalized ratio,INR);患者若出现心悸、胸闷、呼吸困难、出血等不适时及时就诊。

第七节　冠状动脉粥样硬化性心脏病护理

【定义】

冠状动脉粥样硬化性心脏病(coronary atherosclerotic heart disease,CHD)简称冠心病,是由冠状动脉粥样硬化使管腔狭窄或阻塞,引起冠状动脉供血不足,导致心肌缺血、缺氧或坏死的一种心脏病。主要侵及冠状动脉主干及其近段分支,左冠状动脉的前降支和回旋支的发病率高于右冠状动脉。

【治疗原则】

1. 内科治疗 扩张冠状动脉,抗血小板,控制血压、心率、血糖、血脂等。

2. 介入治疗 经皮腔内冠状动脉成形术、冠状动脉内支架植入术等。

3. 外科治疗 冠状动脉旁路移植手术(coronary artery bypass grafting,CABG),是冠心病治疗中最常用和最有效的重要手段之一。

【护理】

一、术前护理要点

(一)护理常规

按心胸外科术前护理常规。

(二)与本病相关的其他护理

1. 评估要点

(1)健康史及相关因素

1)有无吸烟酗酒史,有无寒冷、饱食、情绪紧张、便秘等诱发因素。

2）有无心绞痛发作史。

3）有无伴随高血压、糖尿病等其他全身性疾病。

（2）症状体征，如活动后胸闷、胸痛等，疼痛可放射至下颌、颈部、背部上方。

（3）辅助检查，如了解心电图、心肌酶谱、冠状动脉造影术检查、彩色超声心动图、X线检查等阳性结果。

（4）心理和社会支持状况，参见第五章第六节瓣膜性心脏病护理。

2. 护理措施

（1）心绞痛护理。评估患者疼痛的部位、性质、时间，有无诱因。遵医嘱吸氧及给予扩血管、抗凝治疗。消除诱发因素，避免不良刺激，忌烟酒，保持大便通畅，避免进食过饱，根据病情限制活动。

（2）饮食管理。宜低脂、低盐、低胆固醇、清淡易消化饮食。

（3）移植血管保护。因大隐静脉和桡动脉可能要作为"搭桥"材料，下肢静脉禁止输液、抽血。如有上下肢皮肤感染、破损，汇报医生处理。

3. 并发症护理

（1）心肌梗死，参见第五章第一节心胸外科疾病护理常规概述。

（2）心律失常，参见第五章第一节心胸外科疾病护理常规概述。

二、术后护理要点

（一）护理常规

按心胸外科术后护理常规。

（二）与本病相关的其他护理

1. 评估要点 评估生命体征、心肺功能、水电解质和酸碱平衡情况、各引流管引流液颜色、量、性状，切口敷料情况。评估有无心绞痛发作，注意观察心电图ST段、心肌酶谱变化。评估有无出血、心律失常、心脏压塞、心肌梗死、急性心力衰竭等并发症发生。

2. 护理措施

（1）术后入ICU，按ICU护理常规。

（2）疼痛管理。注意伴随症状，区分心绞痛与切口疼痛，遵医嘱处理。

（3）饮食管理。低脂、低胆固醇、清淡饮食，少量多餐，多吃新鲜蔬菜和水果，保持大便通畅。糖尿病患者予以糖尿病饮食。

（4）取移植血管侧肢体护理。取桡动脉侧肢体评估肢端皮肤温度、色泽、动脉搏动情况及有无麻木等。术后早期应避免上肢剧烈活动，可通过手指屈伸、腕屈伸、前臂旋前旋后等动作避免上肢肿胀等并发症。取大隐静脉侧肢体评估切口有无渗液、红肿，下肢有无水肿。术后抬高取血管的下肢，以减轻肿胀，弹力绷带包扎松紧度适宜，24小时或遵医嘱后可解除。穿弹力袜3个月，不宜久站。

（5）用药护理。遵医嘱使用抗凝药物，观察有无消化道出血（黑便）等情况。

（6）导管护理。做好心包、纵隔等引流管的护理。

3. 并发症护理

(1)出血,参见第五章第一节心胸外科疾病护理常规概述。

(2)心律失常,参见第五章第一节心胸外科疾病护理常规概述。

(3)心脏压塞,参见第五章第一节心胸外科疾病护理常规概述。

(4)心肌梗死,参见第五章第一节心胸外科疾病护理常规概述。

(5)急性心力衰竭,参见第五章第一节心胸外科疾病护理常规概述。

【出院指导】

1. 自我监测　有高血压及糖尿病者应定期测血压及血糖,出现胸闷、胸痛、黑便等及时就诊。

2. 活动与休息　根据术后体能恢复情况参加力所能及的体育锻炼,如户外散步、太极拳、慢跑等,以不引起气急、胸闷、胸痛,心率不超过基础心率的50%为度。大隐静脉取血管者需穿弹力袜三个月,避免负重,休息时下肢抬高,避免久站久坐。

3. 饮食指导　多吃鱼、蔬菜、水果、豆类及豆制品,少吃高糖、高热量饮品及动物脂肪和胆固醇含量高的食物,如肥肉、蛋黄、动物内脏、鱿鱼、膏蟹及猪脑等。

4. 用药指导　遵医嘱服药,阿司匹林需长期服用,氯吡格雷服用1年停药,其他根据病情仍需服用降脂、降糖、扩血管、强心、利尿等药物,切忌擅自停药。

5. 改变生活方式　戒烟限酒,控制体重,注意保暖,避免精神过度紧张和情绪波动。保持大便通畅。洗澡水温不宜过热,避免去闷热的大澡堂洗澡。

6. 定期复诊　遵医嘱定期行心电图、胸部X线、彩色超声心动图和冠状动脉造影等检查,定期监测血常规等;患者若出现心悸、胸闷、胸痛、呼吸困难、出血等不适时及时就诊。

第八节　胸主动脉瘤护理

【定义】

胸主动脉瘤(thoracic aortic aneurysm)是由于各种原因造成胸主动脉壁局部损伤和破坏,在主动脉血流压力作用下管腔逐渐膨大扩张形成。胸主动脉各部分包括升主动脉、主动脉弓、降主动脉均可发生主动脉瘤。

【治疗原则】

胸主动脉瘤直径≤5cm,控制血压、密切观察;伴有显著主动脉瓣狭窄及关闭不全或主动脉瘤直径>5cm,积极考虑手术治疗。根据累及部位及范围行带主动脉瓣人工血管升主动脉替换术(Bentall)、保留瓣膜的主动脉根部置换术(David)或主动脉根部重建术(Yacoub)、升主动脉置换、全弓置换、降主动脉内支架象鼻手术、半弓置换、杂交手术等。

【护理】

一、术前护理要点

（一）护理常规

按心胸外科术前护理常规。

（二）与本病相关的其他护理

1. 评估要点

（1）健康史及相关因素

1）家族中有无遗传性结缔组织疾病史。

2）既往有无高血压、创伤、感染史等。

（2）症状体征，如胸主动脉瘤常无症状，压迫或侵犯邻近器官或组织可有胸闷、胸痛、呼吸困难、声音嘶哑、吞咽困难、脑缺血、上腔静脉压迫综合征等症状。

（3）辅助检查，如了解心脏彩色超声心动图、CT、MRI、心电图、X线检查等阳性结果。

（4）心理和社会支持状况，参见第五章第六节瓣膜性心脏病护理。

2. 护理措施

（1）控制血压，防止动脉瘤破裂。保持病室安静，避免精神过度紧张和情绪波动。遵医嘱用药，正确使用降压药，收缩压维持在100～120mmHg。

（2）避免增加胸、腹腔压力的活动。如屏气、咳嗽、剧烈活动等，多吃蔬菜水果，保持大便通畅，切忌用力排便，必要时遵医嘱给予缓泻剂或开塞露通便。

（3）疼痛管理。评估疼痛的位置、性质、持续时间、诱因等；集中护理操作，减少环境刺激；指导患者放松；遵医嘱给予吗啡等镇痛药物缓解疼痛。

（4）控制心率。遵医嘱使用β受体阻滞剂，如美托洛尔，将心率控制在60～80次/min。

3. 并发症护理 胸主动脉瘤破裂可出现急性胸痛、呕血、休克、血胸、心脏压塞等症状，患者大多很快死亡。一旦发现立即汇报医生并配合急救。

二、术后护理要点

（一）护理常规

按心胸外科术前护理常规。

（二）与本病相关的其他护理

1. 评估要点 评估生命体征、心肺功能、水电解质酸碱平衡情况、各引流管引流液颜色、量、性状，切口敷料情况。评估患者有无胸闷、胸痛；评估四肢血压差异及桡动脉、颈动脉、股动脉、足背动脉搏动情况，以判断动脉分支通畅情况；评估有无出血、心律失常、急性心力衰竭、急性肾功能衰竭等并发症发生。

2. 护理措施

（1）术后入ICU，按ICU护理常规。

（2）控制血压。监测血压，遵医嘱使用降压药。避免精神过度紧张和情绪波动，保持大便通畅，必要时遵医嘱给予缓泻剂或开塞露通便。

（3）用药护理。根据手术方式选择是否需要抗凝或抗血小板治疗。

3. 并发症护理

（1）出血，参见第五章第一节心胸外科疾病护理常规概述。

（2）心律失常，参见第五章第一节心胸外科疾病护理常规概述。

（3）急性心力衰竭，参见第五章第一节心胸外科疾病护理常规概述。

（4）急性肾功能衰竭，参见第五章第一节心胸外科疾病护理常规概述。

（5）脑卒中，参见第五章第一节心胸外科疾病护理常规概述。

【出院指导】

1. 自我监测 观察有无胸闷、胸痛、气促、尿少、水肿等症状，有抗凝治疗的患者还应注意有无牙龈出血、鼻衄、皮肤瘀斑、黑便、血尿、轻微创伤后长时间出血等，如有异常，及时来院就诊。若发生皮肤疖肿、牙周炎、感冒、发热、肺炎等应及时治疗。

2. 活动与休息 根据自身体力恢复情况进行适度的活动，循序渐进，量力而行，避免重体力劳动。

3. 饮食指导 高蛋白、低胆固醇饮食，高血压患者宜低盐饮食。

4. 用药指导 遵医嘱服用降压药，定期测量血压。服用华法林或阿司匹林者，不可擅自停药，宣教抗血栓治疗注意事项。

5. 定期复诊 遵医嘱定期行心电图、胸部X线、彩色超声心动图和胸主动脉CTA等检查，定期监测血常规、国际标准化比值等；患者若出现心悸、胸闷、胸痛、呼吸困难、出血等不适时及时就诊。

第九节 主动脉夹层护理

【定义】

主动脉夹层（dissection of aorta）是主动脉夹层动脉瘤的简称，指主动脉壁内膜与部分中层裂开，血液在主动脉压力作用下进入裂开间隙，形成血肿并主要向远端延伸扩大。DeBakey分型按病变部位和扩展范围分为Ⅰ、Ⅱ、Ⅲ型，Stanford分型按升主动脉是否受累分为A、B型。

【治疗原则】

主动脉夹层原则上应急诊或限期手术治疗。根据累及部位及范围行升主动脉置换、全弓置换、降主动脉内支架象鼻手术、半弓置换、杂交手术等。

【护理】

一、术前护理要点

（一）护理常规

按心胸外科术前护理常规。

（二）与本病有关的其他护理

1. 评估要点

（1）健康史及相关因素，如家族中有无遗传性结缔组织疾病史；既往有无高血压史、创伤史、感染史。

（2）症状体征，如突发剧烈胸痛，呈撕裂样，夹层向下分离有背部肩胛区的疼痛；可伴有休克表现。

（3）辅助检查，了解彩色超声心动图、CT、MRI、心电图、X线检查等阳性结果。

（4）心理和社会支持状况，参见第五章第六节瓣膜性心脏病护理。

2. 护理措施

（1）控制血压，防止夹层继续撕裂。正确使用降压药物，收缩压不超过 120mmHg；评估四肢血压差异，评估桡动脉、颈动脉、股动脉及足背动脉搏动情况，观察有无急性肾功能衰竭、急性心脏压塞等并发症发生。

（2）疼痛管理，参见第五章第八节胸主动脉瘤护理。

3. 并发症护理 参见第五章第八节胸主动脉瘤护理。

二、术后护理要点

参见第五章第八节胸主动脉瘤护理。

【出院指导】

参见第五章第八节胸主动脉瘤护理。

第十节　慢性缩窄性心包炎护理

【定义】

慢性缩窄性心包炎（chronic constrictive pericarditis）是由于心包慢性炎症所导致心包增厚、粘连甚至钙化，使心脏舒张、收缩受限，心功能减退，引起全身血液循环障碍的疾病。

【治疗原则】

1. 内科治疗 一般治疗，如卧床休息，呼吸困难者取半卧位，吸氧等。病因治疗，针对病因,应用抗生素、抗结核药物等。解除心脏压塞,可施行心包穿刺术或心包引流术。

2. 手术治疗 心包剥脱术。

【护理】

一、术前护理要点

(一)护理常规

按胸外科术前护理常规。

(二)与本病有关的其他护理

1. 评估要点

(1)健康史及相关因素,如有无结核病史、化脓性心包炎病史,有无自身免疫性疾病。

(2)症状体征,如咳嗽、气促、乏力、食欲减退、腹胀等,颈静脉怒张、脉压减小、心音遥远、奇脉、胸腹水、下肢水肿、发绀、黄疸等。

(3)辅助检查,了解彩色超声心动图、心电图、X线、肝功能检查等阳性结果。

(4)心理和社会支持状况,安慰患者,及时了解患者需要,耐心解答与疾病相关的护理问题,消除患者紧张、焦虑、恐惧心理。

2. 护理措施

(1)活动与休息。限制患者活动,必要时遵医嘱吸氧。

(2)饮食管理。宜高热量、高蛋白、高维生素、低盐易消化饮食。

(3)用药护理。遵医嘱使用利尿剂,注意尿量及电解质变化。

二、术后护理要点

(一)护理常规

按心胸外科术后护理常规。

(二)与本病相关的其他护理

1. 评估要点 评估生命体征、心肺功能、水电解质酸碱平衡情况,各引流管引流液颜色、量、性状,切口敷料情况。评估有无出血、低心排血量综合征、心律失常、水电解质酸碱失衡等并发症发生。

2. 护理措施

(1)体液管理。严格控制输液速度和输液量,遵医嘱记录24小时尿量/出入量。

(2)饮食管理。宜以高蛋白、易消化饮食为主,如牛奶、鸡蛋、鱼等,多吃水果。随着消化道瘀血慢慢减轻,鼓励患者多进食,增加营养。

(3)用药护理。遵医嘱给予强心、利尿治疗,应用洋地黄类药物前后注意观察心率、心律及电解质变化;利尿剂应用中应注意尿量及电解质变化。

(4)导管护理。做好心包、纵隔引流管及胸腔闭式引流管等导管的护理。

3. 并发症护理

（1）出血,参见第五章第一节心胸外科疾病护理常规概述。

（2）低心排血量综合征,参见第五章第一节心胸外科疾病护理常规概述。

（3）心律失常,参见第五章第一节心胸外科疾病护理常规概述。

（4）水电解质酸碱失衡,参见第五章第一节心胸外科疾病护理常规概述。

【出院指导】

1. 自我监测 观察有无胸闷、气促、尿少、水肿等,如有异常,及时来院就诊。

2. 活动与休息 根据心功能状况循序渐进增加活动量,以不出现心慌气短为度。根据心功能、体力情况和工作性质可考虑从轻到重逐渐恢复到正常工作。

3. 饮食指导 高热量、高蛋白、高维生素、低盐易消化饮食。

4. 用药指导 遵医嘱服用洋地黄、利尿剂及补钾,自测脉搏或心率,低于 60 次/min,停服洋地黄并来院就诊,定期监测血电解质。结核性心包炎者需抗结核治疗,告知服药注意事项。

5. 定期复诊 指导患者进行合理膳食、加强营养支持,以提高身体的抵抗力。遵医嘱门诊定期复查,1 年内避免剧烈运动及重体力劳动,以免加重心脏的负担。

第十一节 心脏黏液瘤护理

【定义】

心脏黏液瘤是成人最常见的原发性心脏良性肿瘤,多起源于心房内膜,呈息肉状生长,底部有蒂与心内膜相连,使肿瘤突出至心腔内并随体位变化和血流冲击具有一定的活动度。瘤体易破裂脱落,脱落后引起周围动脉栓塞及脏器梗死。心房黏液瘤虽属良性,但切除后部分可以复发。极少数患者可发生恶性病变,成为黏液肉瘤。

【治疗原则】

由于心房黏液瘤对心功能影响迅速而严重,可迅速导致心衰、猝死或者动脉栓塞,因此,一旦确诊应尽早行心脏黏液瘤摘除手术。

【护理】

一、术前护理要点

（一）护理常规

按心胸外科术前护理常规。

（二）与本病相关的其他护理

1. 评估要点

（1）健康史及相关因素

1）有无家族史。

2）有无栓塞史。

3）有无晕厥史（间歇性的二尖瓣梗阻是晕厥或猝死的原因）。

（2）症状体征

1）心悸、气短、咳嗽咳痰、胸闷胸痛。

2）依据栓塞部位不同可有相应的临床表现，以脑栓塞多见。

（3）辅助检查，如了解彩色超声心动图、心电图、CT、X线检查等阳性结果。

（4）心理和社会支持状况，如向患者及其家属介绍疾病相关知识和手术的必要，取得家属的支持和配合。介绍本院手术成功案例，打消患者的顾虑，增强手术信心。

2. 护理措施

（1）活动与休息。绝对卧床休息，避免屏气、剧烈咳嗽，避免情绪过激。

（2）饮食管理。均衡饮食，保持大便通畅，必要时遵医嘱使用缓泻剂或开塞露通便。

（3）吸氧。必要时遵医嘱予合适的氧疗。

（4）用药护理。遵医嘱使用利尿药，准确记录24小时尿量，监测电解质变化。

3. 并发症护理

（1）脑栓塞表现为意识障碍、失语、偏瘫等。立即进行生命体征及神经系统评估，遵医嘱吸氧、心电监护，使用抗凝药、降脂药、血管扩张剂、抗血小板聚集药等，遵医嘱降颅压及其他对症处理，同时防治各种并发症的发生。

（2）二尖瓣口梗阻表现为突然晕厥，应立即改变体位，如无大动脉搏动，即刻心肺复苏。

（3）急性心力衰竭，参见第五章第一节心胸外科疾病护理常规概述。

二、术后护理要点

（一）护理常规

按心胸外科术后护理常规。

（二）与本病相关的其他护理

1. 评估要点 评估生命体征、心肺功能、水电解质酸碱平衡情况、各引流管引流液颜色、量、性状，切口敷料情况。评估有无急性心力衰竭、脑卒中、心脏压塞、心律失常、低血钾、低心排血量综合征等并发症发生。

2. 护理措施

（1）术后入ICU，按ICU护理常规。

（2）饮食管理。宜高热量、高蛋白、高纤维素、易消化饮食，心功能不全者，应控制水钠摄入。

2．并发症护理

（1）急性心力衰竭，参见第五章第一节心胸外科疾病护理常规概述。

（2）脑卒中，参见第五章第一节心胸外科疾病护理常规概述。

（3）心脏压塞，参见第五章第一节心胸外科疾病护理常规概述。

（4）心律失常，参见第五章第一节心胸外科疾病护理常规概述。

（5）低血钾，参见第五章第一节心胸外科疾病护理常规概述。

（6）低心排血量综合征，参见第五章第一节心胸外科疾病护理常规概述。

【出院指导】

1．自我监测　观察有无胸闷、气促、尿少、水肿等，如有异常，及时来院就诊。

2．活动与休息　术后根据体力情况，进行适当的室内和室外活动，应量力而行，循序渐进，以不引起心慌气短为度。

3．饮食指导　均衡饮食。

4．用药指导　遵医嘱服用洋地黄、利尿剂及补钾，自测脉搏或心率，低于 60 次/min，停服洋地黄并来院就诊，定期测血电解质。

5．定期复诊　少数病例可以再发，故术后需遵医嘱定期随诊。

第十二节　动脉导管未闭护理

【定义】

动脉导管未闭（patent ductus arteriosus，PDA）是指出生后动脉导管未闭合而形成的主动脉和肺动脉之间的异常通道，是最常见的先天性心脏病之一。

【治疗】

1．药物治疗　早产儿动脉导管未闭患者，出生 3 天内用吲哚美辛治疗。

2．介入治疗　经皮介入泌脉导管封堵术。

3．手术治疗　非体外循环下动脉导管闭合术、体外循环下动脉导管闭合术。

【护理】

一、术前护理要点

（一）护理常规

按心胸外科术前护理常规。

（二）与本病相关的其他护理

1. 评估要点

（1）健康史及相关因素,如评估是否早产儿,有无反复呼吸道感染史,有无喂养困难、发育迟缓。

（2）症状体征,如胸闷、心慌、气短和乏力,脉压增宽、水冲脉,毛细血管搏动征,胸骨左缘第2～3肋间闻及连续性机械样杂音伴收缩期细震颤。

（3）辅助检查,如了解彩色超声心动图、心电图、X线检查等阳性结果。

（4）心理社会支持状况,如做好患者及其家属的安慰和解释,了解疾病情况,避免紧张、焦虑情绪。

2. 护理措施 标本采集护理。遵医嘱采集活动前后动脉血气,活动在护士陪同下进行,活动时注意观察病情,如出现胸闷不适立即停止。

二、术后护理要点

（一）护理常规

按心胸外科术后护理常规。

（二）与本病相关的其他护理

1. 评估要点 评估生命体征、心肺功能、水电解质和酸碱平衡情况、各引流管引流液颜色、量、性状,切口敷料情况。评估有无出血、左喉返神经损伤、假性动脉瘤、乳糜胸等并发症发生。

2. 护理措施

（1）控制血压。监测血压,遵医嘱使用降压药,控制收缩压在100～120mmHg。避免精神过度紧张和情绪波动,保持大便通畅,必要时遵医嘱给予缓泻剂或开塞露通便。

（2）饮食管理。心功能不全者,应控制水钠摄入。

（3）活动与休息。血压控制满意,48小时后可下床活动。循序渐进增加活动量,以不出现心慌气短为度。活动时注意安全,有胸腔引流管者注意避免管道的折叠或滑脱。

（4）导管护理。做好胸腔引流管的护理。

3. 并发症护理

（1）出血,参见第五章第一节心胸外科疾病护理常规概述。

（2）喉返神经损伤表现为声音嘶哑。向患者解释,告知声音嘶哑可能在数周或数月后恢复。观察咳嗽效果,加强呼吸道管理。

（3）假性动脉瘤表现为声音嘶哑、咯血,左上胸可闻及心脏杂音。必要时再次手术准备。

（4）乳糜胸,参见第五章第三节食管癌护理。

（5）动脉导管再通主要为结扎线松脱或撕裂导管壁造成假性动脉瘤所致。

【出院指导】

1. 自我监测 观察有无胸闷、心悸等不适,如有异常,及时来院就诊。

2. **活动与休息**　根据自身体力恢复情况进行适度的活动,循序渐进,量力而行,半年内避免重体力活动。

3. **定期复诊**　预防感冒,避免去人多的地方,预防并发症。遵医嘱门诊定期复查。

第十三节　房间隔缺损护理

【定义】

房间隔缺损(atrial septal defect,ASD)是指原始房间隔在发生、吸收和融合过程中出现异常,导致房间隔上出现异常孔状缺损,造成左右心房腔直接相通。从发生学上房间隔缺损可分为原发孔型和继发孔型,以继发孔型为多见。

【治疗原则】

1. **介入治疗**　经皮介入房间隔缺损封堵术。
2. **手术治疗**　房间隔缺损直接缝合术、房间隔缺损补片修补术。

【护理】

一、术前护理要点

(一)护理常规

按心胸外科术前护理常规。

(二)与本病相关的其他护理

1. 评估要点

(1)健康史及相关因素,如有无易患呼吸道感染史、有无发育异常史。

(2)症状体征,如劳累后心悸气促,晚期伴严重肺动脉高压患者可出现发绀、右心衰和艾森门格综合征。胸骨左缘第二肋间听到吹风样收缩期杂音,肺动脉瓣区第二心音亢进、分裂固定。

(3)辅助检查,如了解动脉血气分析、彩色超声心动图、心电图、X线检查等阳性结果。彩色超声心动图提示肺动脉高压患者需行右心导管检查。

(4)心理和社会支持状况,如了解患者心理及家庭支持状况,向患者及其家属介绍心脏手术相关知识及手术室、监护室的环境等,消除其恐惧心理。

2. 护理措施

(1)活动与休息。根据患者的心功能情况,安排适当的活动量,逐步增加活动量,避免劳累。

(2)吸氧。必要时遵医嘱给予合适的氧疗。

3. 并发症护理

(1)心力衰竭,参见第五章第一节心胸外科疾病护理常规概述。

(2)心律失常,参见第五章第一节心胸外科疾病护理常规概述。

二、术后护理要点

(一)护理常规

按心胸外科术后护理常规。

(二)与本病相关的其他护理

1. 评估要点　评估生命体征、心肺功能、水电解质酸碱平衡情况、各引流管引流液颜色、量、性状,切口敷料情况。评估有无急性心力衰竭、心脏压塞、心律失常等并发症发生。

2. 护理措施

(1)术后入 ICU,按 ICU 护理常规。

(2)饮食管理。宜高热量、高蛋白、高纤维素、清淡易消化饮食,忌饱餐。保持大便通畅,切忌用力排便,必要时遵医嘱给予缓泻剂或开塞露通便。心功能不全者控制水钠摄入。

(3)用药护理。遵医嘱强心、利尿、扩血管等治疗,密切观察疗效及副作用。

(4)导管护理。做好心包、纵隔等引流管的护理。

3. 并发症护理

(1)急性心力衰竭,参见第五章第一节心胸外科疾病护理常规概述。

(2)心脏压塞,参见第五章第一节心胸外科疾病护理常规概述。

(3)心律失常,参见第五章第一节心胸外科疾病护理常规概述。

【出院指导】

1. 自我监测　观察有无胸闷、气促、尿少、水肿等,如有异常,及时来院就诊。

2. 活动与休息　根据体力情况,循序渐进活动,以不引起心慌气短为度。

3. 用药指导　遵医嘱服用洋地黄、利尿剂及补钾,自测脉搏,低于 60 次/min 停服洋地黄并来院就诊,定期测血电解质。

4. 定期复诊　术后 1 个月、3 个月、半年、1 年随访。

第十四节　室间隔缺损护理

【定义】

室间隔缺损(ventricular septal defect,VSD)是由胚胎期原始室间隔发育障碍而在左右心室之间形成了异常交通,引起左右心室水平左向右分流的一种常见先天性心脏病。

【治疗原则】

1. 介入治疗　经皮介入室间隔缺损封堵术。

2. 手术治疗　室间隔缺损修补术。

【护理】

一、术前护理要点

（一）护理常规

按心胸外科术前护理常规。

（二）与本病相关的其他护理

1. 评估要点

（1）健康史及相关因素，如有无易患呼吸道感染史、有无发育异常史。

（2）症状体征

1）缺损小，一般无明显症状；缺损大，左向右分流大可有心率加快、呼吸急促、发育不良、活动受限。

2）晚期伴严重肺动脉高压患者可转为右向左分流，可以有杵状指（趾）、发绀，即艾森门格综合征。

3）小室间隔缺损在胸骨左缘听到响亮的全收缩期杂音和伴细震颤，大室间隔缺损和大量的左向右分流患者，随着肺动脉压增高杂音变轻。

（3）辅助检查，如了解动脉血气分析、彩色超声心动图、心电图、X线检查、右心导管等阳性结果。

（4）心理和社会支持状况，如了解患者心理及家庭支持状况，向患者及其家属介绍心脏手术相关知识及手术室、监护室的环境等、消除其恐惧心理。

2. 护理措施　参见第五章第一节心胸外科疾病护理常规概述。

3. 并发症护理　参见第五章第一节心胸外科疾病护理常规概述。

二、术后护理要点

参见第五章第一节心胸外科疾病护理常规概述。

【出院指导】

参见第五章第一节心胸外科疾病护理常规概述。

第十五节　胸腔闭式引流护理

【目的】

排出胸腔内积气、积液、积血，使肺复张，减轻胸膜粘连，预防胸内感染；观察术后胸腔内病情变化，有无出血、气胸、淋巴漏、支气管胸膜瘘等。

【护理】

1. 评估要点

(1)评估胸管留置日期、深度、固定情况。

(2)评估引流液的颜色、性状及量,如每小时超过200ml,连续3小时以上,且血色过深或伴有血块,遵医嘱做好开胸止血准备。

(3)评估水柱波动情况及有无漏气。胸管水柱波动一般为4～6cm。若水柱波动很大,提示肺不张。若水柱波动没有,提示患侧肺复张良好或胸管堵塞。若出现漏气或漏气程度加重,应报告医生及时处理。(Ⅰ度漏气:用力呼气或咳嗽时有气泡溢出;Ⅱ度漏气:平静呼气时有气泡溢出;Ⅲ度漏气:吸气或说话时有气泡溢出;Ⅳ度漏气:平静呼吸时全程有气泡溢出。)同时需注意假性漏气:引流管口固定不佳、闭合不良、侧孔外露等情况。

(4)评估患者的呼吸情况及局部有无渗液、出血、皮下气肿等。如发现异常,应及时汇报医生并处理。

(5)评估有无出血、感染、气胸等并发症发生。

2. 护理措施

(1)保持引流通畅

1)取半卧位,以利引流及呼吸。

2)鼓励患者深呼吸及咳嗽,促使胸膜腔内液体及气体排出,使肺复张。

3)避免引流管受压或曲折,经常挤压,防止引流管被血块或脓块堵塞。

4)引流液多时及时更换水封瓶(胸管长管液面下不要超过6cm),保持引流瓶水平面低于胸腔引流出口平面不少于60cm。

(2)保持引流系统的密闭性

1)水封瓶始终保持直立,胸管长管保持在液面下2～3cm。

2)更换及转运患者时需用两把血管钳双向夹闭胸管。有漏气的患者,在转运途中不能夹闭胸管。

3)随时检查引流装置是否密闭,防止引流管脱落。

(3)预防感染。严格无菌操作,定时更换水封瓶,防止感染。保持引流瓶低于胸膜腔,防止逆行感染。保持引流口处敷料清洁干燥,定时更换。

(4)有效固定,防止滑脱。一旦胸管滑脱,立即压住敷料或将管口两边的皮肤向中间挤压,以免空气进入胸膜腔,立即通知医生。如胸管不慎与水封瓶接口脱开,应立即将上段胸管反折,按流程更换水封瓶,并鼓励患者咳嗽,排出胸膜腔内气体。

(5)健康教育

1)翻身及活动时保持水封瓶直立并低于腰部。

2)防止引流管扭曲滑脱及滑脱后的应急方法。

(6)拔管指征。引流管中无气体排出,胸腔引流量在100ml/24小时以下,引流管中液面波动小或固定不动,听诊余肺呼吸音清晰,胸部X线片显示肺复张良好,即可拔除胸管。拔管时,协助医生,嘱患者先深吸一口气,在深吸气末屏气,迅速拔管,并用凡士林纱布和加厚敷料封闭伤口。拔管24小时内观察患者的呼吸情况及局部有无渗液、出血、漏气、皮下气肿等。若发现异常,及时处理。

3. 并发症护理

(1)出血表现为短时间内胸腔引流管引出血性液体,每小时大于200ml,连续3小时以上。应立即报告医生,保持胸腔引流管引流通畅,密切监测血压、心率等,遵医嘱处理。

(2)感染

1)胸腔感染表现为胸管引流液混浊、有絮状物或呈脓性,常伴有发热、疼痛等症状。应立即报告医生并遵医嘱处理。

2)肺部感染表现为痰液黄脓,并伴有发热等症状。汇报医生及时处理。

3)切口感染,保持伤口干燥清洁,定时更换敷料。并观察切口情况,有无红、肿、热、痛等炎症表现,及时处理异常情况。

(3)气胸。胸管误插入肺组织导致持续漏气并伴有皮下气肿,应立即报告医生,遵医嘱处理。

(4)疼痛。按照患者手术情况选择合适的胸管的深度和型号,有效固定,减少管道和胸壁摩擦引起疼痛。推荐使用自控镇痛方案减轻患者疼痛。

第十六节　特殊药物护理——华法林

【药理作用】

为间接作用的香豆素类口服抗凝药,通过抑制维生素K在肝脏细胞内合成凝血因子Ⅱ、Ⅶ、Ⅸ、Ⅹ,从而发挥抗凝作用。本药起效缓慢,仅在体内有效,停药后药效持续时间较长(直到维生素K依赖性因子逐渐恢复到一定浓度后,抗凝作用才消失)。

【注意事项】

(1)治疗剂量差异较大,应严密观察病情,监测血浆凝血酶原时间并依据国际标准化比值(INR)调整用量,一般将INR值控制在2.0～2.5为佳。(具体根据医生要求)。

(2)治疗期间还应严密观察有无出血情况,如牙龈出血、鼻衄、呕血、痰中带血、紫癜、黑便、血尿及胸痛、腹痛、骨盆痛、头痛、眩晕、轻微创伤后长时间出血,应立即汇报医生,遵医嘱复查凝血酶原时间。

(3)轻度出血,或凝血酶原时间已显著延长至正常的2.5倍以上,应遵医嘱减量或停药。严重出血者,遵医嘱静注维生素K₁对抗。

(4)用药期间需施行手术操作,应遵医嘱停药或进行低分子肝素桥接抗凝,注射或抽血后注意延长按压时间。

(5)本品系间接作用抗凝药,半衰期长,给药5～7日后疗效才可稳定,因此,维持量足够与否需观察5～7天后方能定论。肝脏淤血可延长半衰期,随着心功能情况改善或恶化,用药剂量需做调整。

（6）慎用对凝血有影响的药物,包括阿司匹林、吲哚美辛、止血药及有活血化瘀作用的中药、滋补品。

第六章

血管外科疾病护理常规

第一节　血管外科疾病护理常规概述

【入院护理】

1. 病区接到入院通知后,做好新患者入院准备。

2. 热情接待新患者,双人核对患者身份,正确佩戴腕带,责任护士进行自我介绍。

3. 通知主管医生接诊新患者。

4. 入院护理评估,包括患者心理、生理及社会状况的评估,测量生命体征、体重等,行四肢无创血管检查以评估患者四肢血管情况,并按要求书写入院护理记录。

5. 给予入院指导,进行安全告知,根据患者具体病情指导肢体功能锻炼。

6. 保持病房安静、整洁、舒适、安全。

【血管外科术前护理常规】

1. 病情观察

（1）全身情况,如评估意识、生命体征,评估心、肺、肝、肾等重要脏器的情况及水电解质酸碱平衡、全身营养状况。

（2）专科情况,如评估有无头痛、头晕,有无胸、腹部疼痛等症状,评估四肢皮肤温度、颜色、肿胀程度、动脉搏动及肌力等情况,评估患者缺血肢体的疼痛程度。

（3）辅助检查,如了解 CT 血管成像（CT angiography,CTA）、磁共振血管成像（magnetic resonance angiography,MRA）、无创血管检查、凝血功能常规、血糖、血小板检查等阳性结果。

2. 健康教育　根据患者情况,结合病情进行多种形式的术前教育。

（1）简单介绍手术流程。

（2）根据病情制订卧床休息与活动计划。

（3）指导患者疼痛评估方法及疼痛的应对措施。

（4）告知患者术后体位、饮食及切口引流管等情况。

（5）指导患者进行深呼吸、有效咳嗽。告知吸烟对血管的危害性,劝其绝对戒烟。

（6）练习床上大小便。

（7）介入手术的宣教：告知患者介入手术的方法、目的以及配合注意事项。

3. 心理护理 向患者做好与疾病有关知识的宣教，减轻患者焦虑、紧张情绪，给患者提供一个安静舒适的环境，以最佳状态接受治疗。

4. 胃肠道准备

（1）腹部开放手术及腹部血管腔内手术的患者术前禁食12小时，禁饮6～8小时。

（2）肠系膜动静脉疾病的患者入院即禁食、禁饮，以后根据病情遵医嘱执行饮食。

（3）腹主动脉瘤切除＋人工血管置换术及腹主动脉瘤腔内修复术患者，术前一日遵医嘱行全肠道灌洗或通便灌肠。

5. 用药护理 遵医嘱正确使用溶栓抗凝药、扩血管药、降压药、降糖药等，及时观察药物疗效及副作用。

6. 术前一日准备

（1）遵医嘱行药物过敏试验并做好记录和标识。

（2）遵医嘱配血。

（3）核实麻醉科会诊是否落实。

（4）配合医生做好手术部位标识。

（5）做好手术部位备皮。

（6）术前晚可遵医嘱给予安眠药，保证患者良好睡眠。

（7）若发现与疾病无关的体温升高、女性月经来潮、血压升高、血糖异常等情况，及时与医生取得联系。

7. 术晨准备

（1）更衣，取下假牙、手表、眼镜、饰品等，贵重物品交予家属或双人清点保管。

（2）再次核对手术部位标识。

（3）检查肠道准备情况。

（4）测生命体征、血糖，观察有无病情变化，发现异常及时汇报医生。

（5）遵医嘱术前用药。

（6）进手术室前排空尿液。

（7）备好病历、CTA片、MRA片、术中带药等，送患者至手术室，与手术室护士交接并填写交接单。

8. 病室及物品准备 按手术部位、麻醉方式备好术后用物，如：麻醉床、吸氧装置、心电监护仪、胃肠减压器、引流袋、吸引器、气管切开包等。

【血管外科术后护理常规】

1. 术后接待患者流程要求

（1）安全搬移患者至病床，安置合适卧位。

（2）评估患者意识及生命体征，评估感知觉恢复情况、四肢活动及血液循环情况。

（3）遵医嘱吸氧、心电监护。

（4）检查切口部位及敷料包扎情况，有效固定引流管、溶栓导管及动脉鞘，按要求做好标识，观察引流液颜色、量、性状。

（5）检查输液通路并调节滴速。

（6）与麻醉师或复苏室护士交接班并签字。

（7）告知患者及其家属注意事项。

（8）核对并执行术后医嘱。

（9）做好护理病情记录。重点记录患者返回病室时间、麻醉方式及手术方式、麻醉清醒状态、生命体征、术后体位、肢体血供、切口敷料、引流管及特殊导管情况、输液用药、氧疗、饮食、皮肤、疼痛评分跌倒/坠床评分等，术后主要医嘱执行情况及重要的告知等，镇痛药使用情况等。

2. 病情观察 严密监测意识，生命体征，肢体运动、感觉和血供等情况。

3. 体液管理

（1）严密监测患者的心率、心律、血压、脉搏，必要时监测中心静脉压。

（2）观察患者有无胸闷、心悸、出汗及末梢循环情况等。

（3）遵医嘱记录24小时尿量和（或）出入量。

（4）评估水电解质酸碱平衡情况。

（5）合理安排补液速度和顺序。

4. 用药护理 遵医嘱正确使用溶栓抗凝药、扩血管药、降压药、降糖药等，及时观察药物疗效及副作用。

5. 呼吸道管理 保持呼吸道通畅，指导患者深呼吸、有效咳嗽，预防肺部并发症的发生。

6. 切口/皮肤黏膜护理

（1）评估患者切口部位及敷料情况。大小便时避免污染切口敷料，保持切口敷料的清洁、干燥。

（2）评估患者皮肤及口腔黏膜情况，根据病情做好皮肤黏膜护理。

7. 疼痛管理 做好疼痛评估，必要时遵医嘱给予止痛治疗。

8. 卧位管理 病情稳定后，根据麻醉方式、患者的全身情况、手术方式、疾病性质和医嘱选择合适的卧位。

9. 活动与安全 根据患者的病情循序渐进增加活动量，鼓励患者早期活动。施行特殊固定、有制动要求、休克、心力衰竭、严重感染、出血、人工血管重建术等情况的患者，不宜早期活动。加强护理安全防护措施，防止坠床跌倒等。

10. 饮食管理 术后饮食恢复根据手术方式和患者病情遵医嘱执行，做好饮食宣教，评估进食后反应。

11. 常见症状护理

（1）发热。评估体温，是否为外科手术破坏、组织分解及局部渗液、渗血吸收后引起的外科热，外科热患者体温一般不超过38.5℃，无须特殊处理，术后3~5天即可自行恢复正常。安抚患者，解释原因，遵医嘱物理降温或药物降温，及时擦干汗液，保持皮肤清洁干燥，能进食者鼓励多饮水。

（2）恶心、呕吐、腹胀。评估恶心、呕吐、腹胀原因及伴随症状体征,记录并汇报医生,配合辅助检查,遵医嘱对症处理。

（3）尿潴留。评估有无膀胱、下腹部憋胀感,有尿潴留的患者可进行膀胱区热敷或改变体位,促进尿液排出,若仍不能自行排尿,遵医嘱给予留置导尿。

12. 并发症护理

（1）出血。可以发生在腹腔、切口,表现为切口渗出血性液体,腹腔引流管短时间内引出较多血性液体,患者腹痛、腹胀、出现腹膜刺激征等,严重者可伴面色苍白、口干、心率加快、血压下降等低血容量表现。应及时汇报医生,遵医嘱调整抗凝药的剂量,监测患者意识、生命体征、尿量等变化,必要时做好术前准备。

（2）感染。各部位血管手术均可发生移植物感染及切口感染,经腹股沟区域手术更易发生。表现为局部红、肿、热、痛,肢体深部感染者,因组织内压增高,可引起骨筋膜间室综合征。一旦确诊,做好切开减压准备。感染侵袭移植血管或血管吻合口,可发生破裂出血。遵医嘱使用抗生素。

（3）移植血管栓塞。人工血管、自体大隐静脉移植术后都可能发生。表现为肢体麻木、疼痛、皮肤温度下降、肤色苍白,动脉搏动减弱或消失。遵医嘱应用抗凝、溶栓、扩血管等治疗。

【出院指导】

宣教自我监测、活动与休息、饮食、服药及复诊等注意事项。

第二节　腹主动脉瘤护理

【定义】

当腹主动脉的直径扩张至正常直径的 1.5 倍时,被称为腹主动脉瘤（abdominal aortic anearysm,AAA）。这是最常见的动脉扩张性疾病,一旦破裂出血可危及生命。临床上,将发生于肾动脉水平以上的主动脉瘤称为胸腹主动脉瘤,位于肾动脉以下者称为腹主动脉瘤。

【治疗原则】

1. 手术治疗　腹主动脉瘤切除＋人工血管置换术为经典手术方式。

2. 血管腔内介入治疗　腹主动脉瘤腔内修复术（endovascular aneurysm repair,EVAR）。

【护理】

一、术前护理要点

(一)护理常规

按血管外科术前护理常规。

(二)与本病相关的其他护理

1. 评估要点

(1)健康史及相关因素

1)有无吸烟史。

2)有无家族史。

3)有无高血压、高脂血症或糖尿病史,有无腹腔感染史及创伤史。

4)是否高龄。

(2)症状体征

1)疼痛多位于腹部、脐周、两肋部或腰部。性质为钝痛、胀痛、刺痛或刀割样痛。

2)腹部搏动性包块是腹主动脉瘤最重要、最常见的体征,多数患者可自觉心窝部或脐周有跳动感。

3)压迫症状,如①动脉瘤压迫肠道可出现腹部不适、恶心呕吐、排气排便停止等类似肠梗阻症状。②泌尿系受压迫可出现腰部胀痛,甚至向腹股沟放射,也可表现为剧烈腹痛及伴有血尿。③压迫胆管可出现消化道症状及黄疸。

4)栓塞症状可引起脏器或肢体血管的栓塞,出现急性缺血症状,如剧烈腹痛、血便、血压下降、肢体疼痛、肤色苍白、皮肤温度下降、动脉搏动减弱或消失、肢体瘫痪等。

5)破裂症状,如典型破裂三联征:突然出现的中腹部或弥漫性腹痛,低血压乃至轻度至重度失血性休克及腹部搏动性肿块消失。

(3)辅助检查,如了解多普勒超声、腹主动脉造影、CTA、MRA检查等阳性结果。

2. 护理措施

(1)防止瘤体破裂

1)根据患者病情遵医嘱卧床休息。

2)避免突然增加腹压,如剧烈咳嗽、用力排便或剧烈运动等。

3)警惕瘤体破裂的先兆征象。患者出现突发腹痛或腰背部疼痛常提示破裂前的征象。应及时汇报医生,密切观察患者意识、心率、血压及腹部体征,绝对卧床休息,尽可能在床边完成必要的检查,做好急诊手术准备。

(2)观察双下肢血运。腹主动脉瘤常伴有附壁血栓形成,造成管腔狭窄,如血栓脱落,可出现下肢缺血症状。应注意胫后动脉、足背动脉搏动及踝肱指数的变化,观察肢体血运情况。

(3)皮肤准备。备皮,皮肤黏膜有感染者应控制感染,防止术后移植物感染。

(4)肠道准备。术前一日遵医嘱行全肠道灌洗或通便灌肠。

(5)心理护理。向患者做好与疾病有关知识的宣教,减轻患者焦虑、紧张情绪,给患者提供一个安静舒适的环境,以最佳状态接受治疗。

3. 并发症护理 瘤体破裂表现为疼痛加剧、疼痛范围扩大、面色苍白、出冷汗、血压下降、脉搏细速、腹部搏动性肿块消失等。应立即汇报医生,采取积极的抢救措施,做好急诊手术准备。

二、术后护理要点

(一)护理常规

按血管外科术后护理常规。

(二)与本病相关的其他护理

1. 评估要点 评估生命体征、腹部体征、水电解质酸碱平衡及切口敷料情况;评估双下肢肌力、肢体末梢血液循环;评估有无腹腔出血、下肢缺血、人工血管内血栓形成、栓塞、急性肾衰等并发症发生。

2. 护理措施

(1)体位与活动。麻醉清醒后取低半卧位休息,轴式法翻身,防止人工血管扭曲、牵拉、受压。一周内床上活动,一周后可根据患者病情决定下床活动时间。EVAR术后,穿刺部位宽胶布加压包扎24小时,局部予1kg左右沙袋压迫6～8小时,穿刺肢体制动12小时。卧床休息3～5天,5天后根据患者病情决定下床活动时间。

(2)血压、心率监测。心电监护,密切观察血压、心率,遵医嘱控制血压。

(3)体液管理。严密观察尿量、出入量,监测肾功能,合理安排输液速度和顺序。发现异常及时汇报医生,警惕急性肾功能衰竭的发生。

(4)呼吸道管理。保持呼吸道通畅,指导患者深呼吸、有效咳嗽,预防肺部并发症的发生。

(5)饮食管理。待肠功能恢复后方可进食,饮食宜高热量、高维生素、低脂,避免进食产气食物。

3. 并发症护理

1)腹腔出血。表现为腹痛、腹胀,面色苍白、口干、心率加快、血压下降等低血容量表现。一旦发生,立即汇报医生,建立两条以上静脉通路,做好急诊手术准备。

2)下肢血栓或栓塞。表现为下肢疼痛、肤色苍白、皮肤温度下降、感觉减弱、运动障碍、远端动脉搏动消失、踝肱指数低于术前水平。一旦发生,立即汇报医生,做好溶栓、取栓准备。

3)移植物闭塞。多发生于术后48小时内,表现为下肢缺血症状和体征。应立即汇报医生,做好溶栓准备。

4)急性肾功能衰竭,参见第五章第一节心胸外科疾病护理常规概述。

5)内漏。是指动脉瘤未与循环系统完全隔开,瘤腔仍有血流。内漏的危害是可以导致瘤腔继续增大甚至破裂,若患者出现腹痛、腹胀等情况,应警惕内漏发生的可能。

6)脊髓缺血。是腹主动脉瘤术后罕见的严重并发症,与手术影响骨盆血供、主动脉被长时间阻断、术前术中低血压等有关。表现为截瘫或下肢轻瘫。术后需评估双下肢肌力、活动、感觉等情况。如有异常立即汇报医生。

7)心脑血管意外。老年患者难以耐受由阻断或松开主动脉阻断钳等引起的血流动力学变化。术后发生严重心律失常、急性心肌梗死或卒中者并不罕见。

8)支架植入术后综合征。术后短期内患者会出现一过性超敏C反应蛋白升高、白细胞升高、发热(常见于术后第2天午后发热,体温一般不超过38.5℃)、红细胞、血小板轻度下降等表现,可在短期小剂量使用肾上腺皮质激素及消炎镇痛类药物对症处理后缓解。

【出院指导】

1. 自我监测　告知患者定时监测血压,血压控制在140/90mmHg左右,有糖尿病、慢性肾病患者血压控制在130/80mmHg左右。

2. 活动与休息　避免劳累和过度活动,出院后3个月内避免大幅弯腰、扭腰等动作,6个月内避免剧烈运动,保持大便通畅,禁止做突然增加腹压的动作。

3. 用药指导　按医嘱服用降压、降血脂、抗血小板聚集药物,不擅自调整药物剂量。

4. 饮食指导　宜高热量、高维生素、低脂饮食,戒烟酒,少喝咖啡浓茶,避免进食辛辣刺激性食物。糖尿病患者应进糖尿病饮食。

5. 定期复诊　建议术后1个月、3个月、6个月、1年至专科门诊复查,若未发现异常,以后每年复查一次。

第三节　主动脉夹层动脉瘤护理

【定义】

主动脉夹层动脉瘤(aortic dissection,AD)是指主动脉腔内血液从主动脉内膜撕裂处进入主动脉中膜,使中膜分离,并沿主动脉长轴方向扩展,形成主动脉壁的二层分离状态。

【治疗原则】

1. 内科治疗　降压、减慢心率、止痛、镇静、制动。

2. 外科手术治疗　主动脉人工血管置换术。

3. 血管腔内介入治疗　胸主动脉腔内修复术(thoracic endovascular aortic repair,TEVAR)。

【护理】

一、术前护理要点

(一)护理常规

按血管外科术前护理常规。

(二)与本病相关的其他护理

1. 评估要点

(1)健康史及相关因素

1)有无高血压、免疫系统疾病史。

2)有无家族遗传史。

3)有无减速伤发生。

4)有无大量饮酒、吸烟史,近段时间有无生活不规律,是否劳累过度。

(2)症状体征

1)疼痛。急性主动脉夹层动脉瘤发病突然,90%以上表现为前胸、后背或腹部突发性剧烈的撕裂样或刀割样锐痛,疼痛可沿大动脉走行方向传导和转移至腹部或下腹部。患者多烦躁不安、大汗淋漓。

2)高血压。表现为难以控制的高血压。

3)脏器缺血表现。当主动脉弓部三大分支受累,或肋间动脉-腰动脉阻塞时,可出现偏瘫或截瘫,意识模糊或昏迷。髂动脉受累,可导致急性下肢缺血。肾动脉受累,可出现少尿甚至肾功能衰竭。肠系膜上动脉受累,可引起肠绞痛、肠梗阻等症状。

4)破裂表现。主动脉夹层动脉瘤可破入心包腔、左侧胸膜腔,引起心脏压塞或胸腔积液;也可破入食管、气管内,出现呕血、咯血等表现。

5)主动脉关闭不全表现。患者可出现急性左心衰竭的症状。

6)其他表现。如压迫左侧喉返神经可出现声音嘶哑。

(3)辅助检查,如了解MRA、CTA、主动脉造影检查等阳性结果。

(4)心理和社会支持状况,如向患者做好与疾病有关知识的宣教,减轻患者焦虑、紧张情绪,给患者提供一个安静舒适的环境,以最佳状态接受治疗。

2. 护理措施

(1)控制血压、心率。遵医嘱使用降压药,血压控制在收缩压100~120mmHg,心率控制在60~80次/min。

(2)止痛。严密观察疼痛部位、性质、时间、程度,及时汇报医生,遵医嘱予以止痛治疗。警惕夹层动脉瘤破裂,床边备抢救物品。

(3)镇静。安慰患者,稳定情绪,必要时遵医嘱使用镇静剂。

(4)活动与休息。绝对卧床休息,床上翻身时应动作轻柔缓慢。避免用力排便、剧烈咳嗽等增加腹压的动作。

（5）饮食管理。富含维生素、高蛋白、清淡、易消化的流质或半流质饮食为宜。鼓励少量多餐，避免刺激性饮食、避免过饱。保持大便通畅，必要时遵医嘱使用缓泻剂。

（6）心理护理。患者往往存在恐惧心理，向患者及其家属宣教疾病知识，对患者轻声细语，避免用语言刺激患者，安抚患者情绪，使患者能安心配合治疗。

3. 并发症护理　　主动脉夹层动脉瘤破裂　是主动脉夹层最常见的死亡原因，常引起心脏压塞，出现失血性休克表现，如面色苍白、四肢湿冷、大汗淋漓、血压下降等。一旦发生，立即配合医生抢救。

二、术后护理要点

（一）护理常规

按血管外科术后护理常规。

（二）与本病相关的其他护理

1. 评估要点　　评估意识状态、生命体征、胸腹部体征、水电解质酸碱平衡情况、各引流管引流液颜色、量、性状，切口及周围敷料情况。评估双下肢活动、感觉、末梢血液循环情况，评估患者的疼痛主诉及 ABI 测定值与术前相比较有无改善。评估有无截瘫、出血、器官及肢体栓塞、支架移位等并发症发生。

2. 护理措施

（1）体位与活动。麻醉清醒后取低半卧位休息，穿刺部位宽胶布加压包扎 24 小时，局部予以 1kg 左右沙袋压迫 6～8 小时，穿刺肢体制动 12 小时。卧床休息 3～5 天，5 天后根据患者病情决定下床活动时间。

（2）血压、心率监测。心电监护，密切观察血压、心率，遵医嘱控制血压。

（3）呼吸道管理。保持呼吸道通畅，指导患者深呼吸、有效咳嗽，预防肺部并发症的发生。

（4）饮食管理。进富含维生素、高蛋白、清淡、易消化的流质或半流质饮食为宜，保持大便通畅。

3. 并发症护理

（1）脑梗死。由于术中覆膜支架完全覆盖无名动脉、左颈总动脉以及左锁骨下动脉，且术中需行双侧颈动脉穿刺等操作，虽然有体外循环维持脑部供血，但仍有脑部供血不足或者脑动脉栓塞等风险。患者麻醉清醒后要注意观察意识、瞳孔、四肢肌力等神经系统症状。发现异常应立即汇报医生。

（2）逆行性 A 型主动脉夹层。是主动脉腔内修复术最致命、最严重的并发症，若患者出现一过性意识丧失或前胸、后背疼痛、胸闷加重等情况，立即汇报医生。

（3）脊髓缺血。主动脉腔内隔绝术可能影响脊髓动脉血供，可出现截瘫。为此类手术最罕见、灾难性的并发症。临床表现为脊髓受伤平面以下肢体感觉、运动、反射等消失。参见第八章第十八节知识链接截瘫护理。

（4）支架植入术后综合征。术后短期内患者会出现一过性超敏 C 反应蛋白升高、白细胞升高、发热(常见于术后第2天,午后发热,体温一般不超过38.5℃),红细胞、血小板轻度下降等表现,可在短期小剂量使用肾上腺皮质激素及消炎镇痛类药物对症处理后缓解。

(5)内漏。是指动脉瘤未与循环系统完全隔开,瘤腔仍有血流。内漏的危害是可以导致胸主动脉夹层动脉瘤继续增大甚至破裂。术后要监测心率、血压的变化,将收缩压控制在120mmHg左右,心率在80次/min以下,避免血压较大波动,及时倾听患者主诉,若出现胸痛伴血压升高,应警惕内漏引起的夹层破裂先兆。

(6)支架远端动脉瘤形成。患者定期复查,如出现胸、腹部疼痛等症状及时就诊。

【出院指导】

1. 自我监测　教会患者测量血压的正确方法,血压控制在125/80mmHg以下,如发现血压增高或胸痛等不适,应及时就诊。

2. 活动与休息　避免剧烈运动、重体力劳动,控制体重,保持情绪稳定,建立健康的生活方式,保持大便通畅,禁止做突然增加腹压的动作。

3. 饮食指导　以低盐、低脂、低胆固醇清淡饮食为宜,避免刺激性食物,戒烟酒。

4. 用药指导　遵医嘱正确服用降压、降糖、抗血小板聚集药物,告知服用药物的作用、副作用及注意事项,不可随意停药或增减药物剂量。

5. 定期复诊　建议术后1个月、3个月、6个月、1年至专科门诊复查,若未发现异常,以后每年复查一次。

第四节　布加氏综合征护理

【定义】

布加氏综合征(budd-chiari syndrome,BCS)是指由肝静脉和(或)其开口以上的下腔静脉阻塞引起的以门静脉高压或门静脉和下腔静脉高压为特征的一组疾病。按病变部位的不同分为A、B、C三型:A型为局限性下腔静脉阻塞;B型为下腔静脉长段狭窄或阻塞;C型为肝静脉阻塞。

【治疗原则】

血管介入治疗主要开放肝静脉或下腔静脉的通路,手术治疗主要是建立下腔静脉与上腔静脉的通路。

1. 血管腔内介入治疗　肝静脉球囊扩张加支架植入术、下腔静脉球囊扩张加支架植入术、下腔静脉置管溶栓术、门体分流术。

2. 手术治疗　右心房手指破膜术、下腔静脉-右心房人工血管转流术、肠系膜上静脉-右心房人工血管转流术、门静脉-右心房人工血管转流术、脾静脉-右心房人工血管转流术、肠系膜上静脉-颈内静脉人工血管转流术。

【护理】

一、术前护理要点

(一)护理常规

按血管外科术前护理常规。

(二)与本病相关的其他护理

1. 评估要点

(1)健康史及相关因素

1)有无血液高凝状态(如口服避孕药、红细胞增多症)所致的肝静脉血栓形成。

2)有无肿瘤压迫静脉或侵犯肝静脉(如肝癌)、下腔静脉(如肾癌、肾上腺癌)等。

3)有无下腔静脉先天发育异常(如隔膜形成、狭窄、闭锁)等。

(2)症状体征

1)肝大。

2)顽固性腹水。

3)上消化道出血。

4)脾肿大、脾亢。

5)胸腹壁静脉曲张。

6)双下肢静脉曲张、下肢水肿及色素沉着等。

(3)辅助检查,如了解多普勒超声、下腔静脉造影、无创血管检查、CTA、MRA、血常规、肝功能检查等阳性结果。

(4)心理和社会支持状况,如术前与患者及其家属亲切交谈,了解其心理状况,消除恐惧心理,稳定情绪,说明手术方法、术中、术后可能出现的情况,争取患者及其家属积极配合。

2. 护理措施

(1)营养支持。因患者有食管胃底曲张静脉易发生消化道出血,应避免进食粗糙、干硬、带骨、渣、刺及辛辣刺激性食物,给予高热量、优质蛋白、低脂、易消化软食,保持大便通畅,必要时遵医嘱使用缓泻剂。贫血或低蛋白血症患者,应遵医嘱少量多次输新鲜全血、血浆或白蛋白,必要时静脉营养支持。积极护肝治疗,避免使用损害肝肾功能的药物。

(2)腹水护理。有腹水及下肢水肿的患者应限制液体和钠的摄入,低盐饮食,定时测量腹围和体重,抬高双下肢,遵医嘱使用利尿药物,记录出入量,观察有无低钾、低钠血症等。

(3)活动与休息。卧床休息为主,避免打喷嚏、剧烈咳嗽、用力解大便、负重等增加腹压的动作。

(4)预防感染。行人工血管转流术的患者,术前3天进行肠道准备,进全流无渣饮食,每晚灌肠一次。术前常规备皮,备皮时避免损伤皮肤,同时观察全身皮肤黏膜有无感染灶,并更换清洁衣裤。指导患者深呼吸及有效咳嗽。

(5)下腔静脉造影术护理。参见第六章知识链接血管腔内介入治疗的护理。

3. 并发症护理

（1）食管胃底静脉曲张破裂出血，参见第二章第八节门静脉高压症护理。

（2）肝性脑病，参见第二章第七节原发性肝癌护理。

二、术后护理要点

（一）护理常规

按血管外科术后护理常规。

（二）与本病相关的其他护理

1. 评估要点 评估生命体征、腹部体征、水电解质酸碱平衡情况、各引流管内引流液的颜色、量、性状，切口及周围敷料情况。评估有无人工血管吻合口出血、肝功能衰竭、移植血管栓塞及心力衰竭等并发症发生。

2. 护理措施

（1）维持循环稳定

1）严密监测患者的生命体征、血氧饱和度，必要时监测中心静脉压。观察患者有无胸闷、心悸、出汗等症状。

2）根据中心静脉压、尿量、血压、心率等来控制输液的总量及速度，防止心衰发生。

3）遵医嘱正确使用强心利尿剂，准确记录24小时出入量，每日测量腹围，监测水电解质酸碱平衡状况。

（2）呼吸道管理。保持呼吸道通畅，吸氧、雾化吸入，鼓励患者有效咳嗽、咳痰，遵医嘱使用化痰药物。

（3）体位与活动。麻醉清醒后取低半卧位，床头抬高15°左右，避免扭曲、压迫人工血管。采用轴式翻身法，使肩、髋关节保持在同一直线上，5～7天后可遵医嘱下床活动。血管腔内介入治疗术后，腹股沟穿刺部位予沙袋压迫4～6小时，穿刺侧肢体制动12小时，平卧24小时，术后24小时可适当下床活动。术后3周内避免剧烈活动，有利于血管内膜的生长，防止支架移位。

（4）导管护理。做好胸腔闭式引流管、心包引流管、纵隔引流管、腹腔引流管、胃管等导管的护理。

（5）用药护理。遵医嘱正确使用抗凝药物，观察全身出血情况，延长注射部位按压时间，以免皮下出血形成血肿。定期监测肝肾功能及凝血功能。

3. 并发症护理

（1）人工血管吻合口出血。表现为引流管短时间内引出较多血性液体，患者伴有面色苍白、口干、心率加快、血压下降等低血容量表现。一旦发生，立即汇报医生，必要时做好手术准备。

（2）肝功能衰竭。参见第二章第七节原发性肝癌护理。

（3）移植血管栓塞。参见第六章第一节血管外科疾病护理常规概述。

（4）心力衰竭。表现为呼吸困难、心率加快、出汗、四肢末梢湿冷、尿量少，两肺可闻及湿啰音、水肿等。严密监测心率、血压、尿量等变化,遵医嘱吸氧及使用利尿剂、正性肌力等药物,注意观察药物疗效及副作用,监测血钾变化。

（5）出血。术中因静脉狭窄段穿刺时可能损伤血管及周围组织,可发生腹腔出血及穿刺部位出血。如有腹痛、血压下降、面色苍白、皮肤湿冷等异常表现,应及时汇报医生进行对症治疗。

（6）肺栓塞。由于阻塞处以下易形成血栓,扩张后血栓随血流上行,可导致肺栓塞,术后常规吸氧,观察有无胸痛、咯血、呼吸困难等症状。

（7）病变部位再狭窄。血管膜性增生、回缩、血栓形成或扩张不够等可引起病变部位再狭窄,可再次行球囊扩张及支架植入术。

（8）肝性脑病,参见第二章第七节原发性肝癌护理。

（9）支架移位及脱落。支架向上移位至右心房,向下移位至腔静脉肝外段。术后24小时可下床轻微活动,7～10天避免剧烈运动,3个月内避免重体力劳动。

【出院指导】

1. 自我监测 若有鼻黏膜、牙龈出血,皮肤出现不明原因的瘀点或瘀斑等异常情况应及时就诊。

2. 活动与休息 注意休息,劳逸结合,避免重体力劳动及情绪波动。

3. 饮食指导 宜高热量、高蛋白、高维生素饮食,避免进食坚硬、粗糙、辛辣刺激性食物,戒烟戒酒。

4. 用药指导 遵医嘱服用抗凝或抗血小板聚集药物,服药期间注意有无出血倾向,如服用华法林者每5～7天监测凝血功能,不可擅自停药或增减剂量。

5. 定期复诊 术后1个月至专科门诊复查,以后根据病情可3个月或半年复查一次。

第五节 下肢动脉硬化闭塞症护理

【定义】

下肢动脉硬化闭塞症(arteriosclerosis obliterans,ASO)是全身性疾患,发生在大、中动脉,涉及腹主动脉及其远侧主干动脉时,引起下肢慢性缺血。男性多见,发病年龄多在45岁以上,发生率有增高趋势。往往同时伴有其他部位的动脉硬化性病变。

【治疗原则】

1. 非手术疗法 药物治疗,如使用血管扩张药物、抗血小板聚集药物和降脂药物等。严格戒烟,控制血糖,运动锻炼,创面处理,高压氧治疗。

2. 手术治疗 内膜剥脱术、人工血管旁路转流术、自体大隐静脉旁路转流术、干细胞移植术。

3. 血管腔内介入治疗 经皮腔内血管成形术（percutaneous transluminal angioplasty，PTA）。

【护理】

一、术前护理要点

（一）护理常规
按血管外科术前护理常规。

（二）与本病相关的其他护理

1. 评估要点

（1）健康史及相关因素

1）有无吸烟史及被动吸烟史。

2）有无高血压、高胆固醇血症、糖尿病史。

3）有无家族遗传史。

4）是否从事紧张工作，生活有无规律，平常运动量的多少。

（2）症状体征，评估患肢缺血情况，包括皮肤温度、颜色及动脉搏动情况，疼痛部位、程度、性质、持续时间以及有无缓解和加重的因素，患肢有无坏疽、溃疡与感染等。

（3）辅助检查，了解踝肱指数（ankle brachial pressure index，ABI），可直接反映肢体的缺血程度。了解血管造影、CTA、MRA检查等阳性结果。

（4）心理和社会支持状况，评估患者有无焦虑、抑郁等不良心理状况，评估患者对疾病的理解程度，患者的家庭及社会支持系统。

2. 护理措施

（1）患肢护理

1）做好肢体保暖，避免局部热疗，加重缺血缺氧。

2）保持足部清洁，每日温水洗脚后用毛巾擦干，避免用力摩擦、揉搓皮肤。

3）保持皮肤干燥、滋润，穿棉袜及透气性良好的松软鞋子，足部可涂润滑油保持滋润。

4）修剪趾甲时避免损伤皮肤，卧床时足跟部避免受压。

5）观察下肢有无疼痛、肤色苍白、皮肤温度降低、感觉迟钝、运动障碍和末梢动脉搏动消失等缺血症状。

6）肢体坏疽的患者，应保持创面干燥，及时换药，感染严重的可用碘伏浸泡患肢。

（2）疼痛管理。严格戒烟，消除烟碱对血管的收缩作用，遵医嘱使用血管扩张药物，解除血管痉挛，改善肢体血供，疼痛剧烈者遵医嘱给予止痛药物，患肢下垂，增加供血，避免肢体剧烈活动。

（3）功能锻炼。对无静息痛的间歇性跛行患者可做行走锻炼，刚出现跛行时不能停止，应坚持到患者肌肉酸痛不能忍受为止，休息几分钟后，再继续锻炼，避免长时间站立或剧烈运动。对静息痛患者指导进行Buerger运动，促进侧支循环的建立，以疼痛的出现作为活动量的指标。Buerger运动:平卧,抬高患肢45°以上,维持2～3分钟,然后坐起,自然下垂双脚2～5分钟,并作足背的伸屈及旋转运动,然后将患肢放平,休息5分钟,以上动作5次为1组,每天可进行数次。

(4)安全护理。患肢疼痛剧烈者应防止坠床及跌倒,指导患者扶栏行走,尤其夜间必须要有床栏保护。

(5)饮食管理。宜低热量、低糖及低脂饮食,多进新鲜蔬菜、水果等富含纤维素食物,可预防动脉粥样硬化。

(6)合并症观察。密切观察患者有无心肌梗死、脑梗死表现,有任何先兆应立即汇报医生,配合医生抢救。

(7)心理护理。肢端疼痛和坏疽常使患者产生抑郁心理,医护人员应关心体贴患者。告知患者坏疽肢体失去功能有可能自行脱落或者手术截肢,使患者有充分思想准备。

二、术后护理要点

(一)护理常规
按血管外科术后护理常规。

(二)与本病相关的其他护理

1. 评估要点　评估生命体征,患肢远端皮肤温度、颜色和动脉搏动情况,引流是否通畅,评估引流液的颜色、量及性状,手术切口及周围敷料情况,是否发生出血、感染、血管栓塞、移植血管闭塞、吻合口假性动脉瘤等并发症。

2. 护理措施

(1)体位与活动。行人工血管旁路转流术患者,术后床头抬高15°左右,取斜坡卧位,避免髋关节、膝关节过度屈曲,以防人工血管受压及吻合口扭曲撕裂。术后5～7天绝对卧床,以后根据患者病情决定下床活动时间。介入术后穿刺部位予沙袋压迫6～8小时,穿刺侧肢体制动12小时,卧床休息24小时,家人陪护。

(2)病情观察

1)密切观察患者的生命体征、意识及尿量。

2)观察患肢血运:①观察患肢远端皮肤温度、颜色和动脉搏动情况,若术后患肢出现肿胀、剧烈疼痛、麻木、皮肤发紫、皮温降低,应及时汇报医生,做好再次手术的准备。②患肢保暖,避免肢体暴露于寒冷环境中。③观察术后肢体肿胀情况,肿胀主要由组织间液增多及淋巴回流受阻所致,一般可在数周内消失。

(3)用药护理。遵医嘱正确使用抗凝及抗血小板聚集药物,观察全身出血情况,延长注射部位按压时间,以免皮下出血形成血肿。定期监测凝血功能。

(4)引流管护理。行血管腔内介入治疗后无需放置引流管,行传统手术者则需放置引流管,引流管常放置在血管鞘膜外,注意观察引流液的颜色、量及性状,保持引流通畅,并准确记录。

(5)饮食护理。宜低热量、低糖及低脂饮食,多进新鲜蔬菜、水果等富含纤维素食物。

3. 并发症护理

（1）出血。严密观察切口敷料有无渗血、渗液，引流液的颜色、量、性状。若术后血压急剧下降、敷料大量渗血，需警惕吻合口大出血，立即报告医生并做好再次手术准备。

（2）远端动脉栓塞、移植血管闭塞、夹层。观察肢体远端血供情况，如皮肤温度、颜色。若出现肢体剧烈疼痛、麻木，足背动脉、胫后动脉搏动减弱或消失，皮肤颜色苍白，皮肤温度降低等情况，应及时汇报医生，做好溶栓、取栓准备。

（3）血管吻合口假性动脉瘤。表现为局部疼痛，位置表浅者可触及动脉搏动，造影显示动脉侧壁有局限性突出于血管腔外的囊性瘤腔。一经确诊，及时手术治疗。

（4）肢体缺血坏疽。表现为肢体缺血、疼痛甚至坏疽。一旦发生，立即汇报医生处理。

（5）感染。主要原因是血肿、淋巴管瘤、皮肤坏死或移植物污染等。观察伤口局部有无红、肿、热、痛等表现，严重者可出现畏寒、发热等全身症状，甚至出现败血症，应遵医嘱合理使用抗生素预防感染发生。同时应警惕人工血管感染的发生。

（6）其他，如缺血再灌注损伤、骨筋膜室综合征、造影剂的肾损害等。

【出院指导】

1. 自我监测 如出现肢体疼痛、皮肤颜色苍白、皮肤温度降低等应及时就诊。

2. 保护患肢

（1）每日用温水洗脚，过冷、过热的水均会造成小血管痉挛闭塞。

（2）保持皮肤干燥、滋润，穿棉袜及透气性能良好的松软鞋子，避免足部损伤。

（3）足部严禁使用热水袋、电热毯。

（4）注意患肢保暖，避免寒冷刺激。

3. 坚持运动锻炼

（1）步行锻炼，每天至少两次，每次至少30分钟。

（2）注意锻炼的速度，应循序渐进，避免损伤足部。

（3）运动时，刚出现跛行时不能停止，应坚持到患肢肌肉酸痛不能忍受为止，休息几分钟后，再继续锻炼。

4. 饮食指导 低热量、低糖及低脂饮食，多进新鲜蔬菜、水果等富含纤维素食物。严格戒烟，避免主动或被动吸烟。

5. 用药指导 遵医嘱服用抗凝药物、抗血小板聚集药物、降血脂药物，避免擅自停药或随意增减剂量。

6. 定期复诊 术后1个月至专科门诊复查，根据病情定期监测ABI、多普勒超声、CTA等。

第六节 原发性下肢静脉曲张护理

【定义】

原发性下肢静脉曲张((primary lower extremity varicose veins,PLEVV))是指下肢浅静脉瓣膜关闭不全,静脉内血液倒流,远端静脉瘀滞,继而病变静脉壁伸长、迂曲,呈曲张表现的一种状态。多见于从事久站工作、久坐少动或体力活动强度高者。

【治疗原则】

1. 非手术治疗 ①物理治疗,抬高患肢,使用梯度压力袜等,促使下肢静脉血液回流至心脏,有预防和治疗的作用。②药物治疗,如黄酮类和七叶皂苷类药物可缓解肢体酸胀、水肿等症状。③并发症处理,血栓性静脉炎者,给予抗生素及局部热敷、抗凝治疗。湿疹和溃疡者,抬高患肢并给予创面湿敷。曲张静脉破裂出血者,抬高患肢和局部加压包扎止血,必要时予以缝扎止血。

2. 手术治疗 ①传统手术,如大隐静脉或小隐静脉高位结扎＋曲张静脉剥脱术。②其他手术,如大隐静脉激光闭合术、射频闭合术等。

3. 硬化剂注射 将硬化剂注入曲张静脉后引起炎性反应使其闭塞。

【护理】

一、术前护理要点

(一)护理常规

按血管外科术前护理常规。

(二)与本病相关的其他护理

1. 评估要点

(1)健康史及相关因素

1)有无家族史。

2)有无下肢静脉曲张发病史。

3)发病与职业的关系,如:是否从事长期站立、负重的工作。

4)发病与基础疾病的关系,如:有无长期咳嗽、便秘等。

(2)症状体征。早期仅为下肢浅静脉曲张、蜿蜒扩张、迂曲。后期出现轻度肿胀和足靴区皮肤营养性变化,如:皮肤萎缩、脱屑、瘙痒、色素沉着、皮肤和皮下组织硬结、小腿皮肤湿疹和溃疡、反复发作性血栓性静脉炎、曲张静脉破裂出血等。

(3)辅助检查,如了解多普勒超声检查、下肢静脉造影、深静脉通畅及瓣膜功能检查等阳性结果。

(4)心理和社会支持状况,如护理人员应和蔼热情地与患者交谈,告知术后可能出现的各种情况及并发症,尽量解除患者及其家属对手术的顾虑,增强对医务人员的信任感。

2. 护理措施

(1)病情观察。注意肢体活动状况,局部皮肤有无色素沉着、溃疡、湿疹样改变及局部血管隆起等情况。

(2)体位与活动。患肢穿梯度压力袜或使用弹力绷带,卧床时抬高患肢30°～40°,以利静脉回流。避免久站久坐,防止血流缓慢引起血栓形成。坐时双膝勿交叉或盘腿,以免压迫腘窝静脉,影响血液回流。

(3)避免腹内压增高。多吃高纤维、低脂肪的饮食,保持大便通畅,防止便秘,肥胖患者应有计划地减肥,避免穿过紧的衣服。

(4)备皮。重点为腹股沟手术区域的皮肤,注意会阴部皮肤清洁。

3. 并发症护理

(1)出血。由于血管壁薄弱、静脉壁缺乏弹性、静脉内压力较高,轻微的外伤可使曲张静脉破裂出血。一旦发生,应先抬高患肢,用弹力绷带加压包扎,必要时缝扎破裂的静脉。

(2)血栓性静脉炎。表现为患肢出现红肿、发热、疼痛,患肢多无水肿,静脉发硬呈条索状,触之有压痛。患者应卧床休息,抬高患肢,遵医嘱使用抗生素及50%硫酸镁湿敷、红外线照射。

(3)湿疹和溃疡。湿疹多见于下肢重症静脉曲张症患者,多在踝部及小腿下1/3处,表现为皮肤浸润性增厚,脱屑,伴有严重瘙痒,应保持皮肤清洁干燥,局部涂擦湿疹软膏,剪短指甲,避免搔抓皮肤,以防皮肤破损继发感染。溃疡多发生于小腿内侧及足靴区。静脉曲张明显并伴有小腿溃疡者,可每日2次行1:5000高锰酸钾溶液或碘伏液局部浸泡,直至创面干燥,待感染控制后方可手术。

二、术后护理要点

(一)护理常规

按血管外科术后护理常规。

(二)与本病相关的其他护理

1. 评估要点　评估生命体征,患肢远端血供、活动、感觉等情况,切口及周围敷料情况。评估有无出血及血肿、股静脉损伤、皮肤灼伤、隐神经损伤及下肢深静脉血栓形成等并发症发生。

2. 护理措施

(1)病情观察。观察患肢切口有无渗血渗液,患肢肢端的颜色、温度、感觉、足背动脉搏动情况及是否有肿胀,发现异常及时汇报医生。

(2)活动与休息。卧床休息,抬高患肢30°～40°,鼓励患者卧床期间做足部屈伸和旋转运动。鼓励患者早期活动,行传统手术的患者术后24小时下床行走,行大隐静脉射频闭合术的患者术后6小时下床行走,以促进静脉回流,预防深静脉血栓的形成。

（3）饮食护理。宜多吃高纤维、低脂肪的饮食,多进新鲜蔬菜、水果等富含纤维素食物。

（4）用药护理。使用黄酮类和七叶皂苷类药物以促进静脉回流,缓解肢体酸胀、水肿等症状。

3. 并发症护理

（1）切口出血及血肿表现为腹股沟处切口渗血、血肿或远端肢体手术部位渗血,应立即汇报医生,换药及调整绷带松紧度或沙袋压迫。

（2）股静脉损伤表现为患侧肢体疼痛难忍、远端肢体肿胀明显。一旦发生,立即汇报医生,抬高患肢,做好手术准备。

（3）隐神经损伤表现为下肢内侧感觉障碍。一旦发生,立即汇报医生,遵医嘱使用神经营养药物。

（4）下肢深静脉血栓形成表现为下肢突发肿胀、增粗、疼痛、皮温升高等。术后鼓励患者早期活动,高危患者可预防性应用低分子肝素。

（5）皮肤灼烧。术中射频导管过于接近皮肤,可能导致皮肤灼伤。

（6）静脉炎与射频对血管壁的刺激、浅静脉内血栓形成有关。

【出院指导】

1. 切口护理 腹股沟切口保持干燥清洁,避免污染。两周后拆线,拆线两天后方可沐浴。切口如有红肿、渗出,应及时就诊。

2. 活动与休息 避免久站久坐,忌双腿交叉,卧床休息时尽量抬高患肢,指导患者适当运动,增加血管壁弹性。

3. 梯度压力袜指导 合理使用梯度压力袜,选择型号合适的梯度压力袜,术后宜继续使用梯度压力袜1～3个月。

4. 定期复诊 术后2周～1个月至专科门诊复查。

知识链接

血管腔内介入治疗的护理

【定义】

血管腔内介入治疗是经皮肤直接穿刺血管,向血管腔内送入特殊的器械,通过血管内的介入器械完成各种介入诊断和治疗的操作。

【护理】

一、术前护理要点

1. 评估要点

（1）评估全身情况。

(2)评估有无头痛、头晕,有无胸、腹部疼痛等症状,评估四肢皮肤温度、颜色、肿胀程度、动脉搏动及肌力等情况,评估患者缺血肢体的疼痛程度。

(3)评估凝血酶原时间、血常规等检查结果,行无创血管检查,以评估肢体踝/肱指数(ankle brachial pressure index,ABI)和最大静脉流量(maximum venous outflow,MVO)。大动脉炎患者应检查血沉和各项免疫指标。

2. 护理措施

(1)宣教介入治疗的目的及相关注意事项,简述过程及方法,告知术后可能出现的反应。

(2)清洁会阴部皮肤并备皮。

(3)练习床上大小便。

(4)根据疾病及手术方式指导患者禁食、禁饮。

(5)更衣,取下假牙、手表、眼镜、饰品等,贵重物品交予家属或双人清点保管。

二、术中护理要点

1. 评估要点

(1)评估患者意识状态及生命体征。

(2)评估患者有无不适主诉。

(3)注意可能发生的并发症:出血、远端动脉栓塞、心脑血管意外等。

2. 术中配合

(1)完成患者核查,告知患者术中注意事项。

(2)做好术中辐射防护工作。

(3)配合医生完成手术。

(4)术毕完成记录并将患者安全转运回病区。

三、术后护理要点

1. 评估要点

(1)严密监测生命体征。

(2)评估穿刺部位有无出血、血肿,观察穿刺侧肢体皮肤温度、颜色、足背动脉搏动情况。

(3)评估血常规、凝血功能等情况。

(4)注意可能出现的并发症,如穿刺部位出血、血肿和假性动脉瘤,暂时性动脉痉挛、血栓形成、动脉粥样硬化斑块脱落、血管穿孔与破裂等。

2. 护理措施

(1)按血管外科术后护理常规。

(2)遵医嘱吸氧、心电监护。

(3)卧床休息24小时,穿刺部位用宽胶布加压包扎24小时,局部予以1kg左右沙袋压迫6～8小时,穿刺肢体制动12小时。穿刺部位使用封堵器患者,遵医嘱予以穿刺肢体制动6小时。根据手术方式择时下床活动。

（4）少量多餐,避免过饱,保持大便通畅。鼓励患者多饮水,以加速造影剂的排泄。

（5）遵医嘱给予补液、抗炎、抗凝治疗。

3. 并发症护理

（1）穿刺部位出血和血肿。一旦发生,立即汇报医生,穿刺部位继续加压包扎、沙袋压迫,穿刺侧肢体制动,监测血常规及凝血功能检查,必要时做好手术准备。

（2）暂时性动脉痉挛表现为穿刺侧肢体肤色苍白、皮肤温度下降、动脉搏动减弱或消失。遵医嘱使用扩血管、抗痉挛药物,注意患肢保暖。

（3）血栓形成多见于下肢血管。表现为穿刺侧肢体肤色苍白、皮肤温度下降、动脉搏动减弱或消失。一旦发生,应立即通知医生,遵医嘱进行溶栓治疗。如置管溶栓应有效固定导管,做好溶栓导管和导管鞘的标识,药物应自溶栓导管注入,密切观察疗效。

（4）动脉粥样硬化斑块脱落可栓塞远端血管。栓塞下肢血管出现肢体麻木、疼痛、感觉下降、肤色苍白、皮肤温度下降、动脉搏动减弱或消失。一旦发生,应立即汇报医生。

（5）穿刺部位动静脉瘘表现为局部有搏动性肿块,血管杂音和曲张静脉。一旦发现及时汇报医生,行血管造影,尽早手术。

（6）血管穿孔与破裂。患者出现腹痛腹胀、腰酸腰痛,心率加快、血压下降等症状,应高度警惕后腹膜出血。一旦发生,立即配合医生抢救。

（7）感染。腔内介入手术均可发生移植物感染及切口感染,经腹股沟区域手术更易发生。表现为局部红、肿、热、痛,肢体深部感染者,因组织内压增高,可引起骨筋膜室综合征。一旦确诊,做好切开减压准备,遵医嘱使用抗生素。

（8）假性动脉瘤。表现为穿刺部位异常搏动性肿块。一旦发生,立即汇报医生,穿刺部位予以加压包扎、沙袋压迫,穿刺侧肢体制动,监测血常规及凝血功能,必要时做好手术准备。

（9）截瘫,参见第八章第十八节知识链接截瘫护理。

第七章

泌尿外科疾病护理常规

第一节　泌尿外科疾病护理常规概述

一、入院护理

1. 病区接到入院通知后,做好新患者入院准备。

2. 热情接待新患者,双人核对患者身份,正确佩戴腕带,责任护士进行自我介绍和主管医生以及科室护士长的介绍。

3. 通知主管医生接诊新患者,简单介绍患者相关疾病的知识。

4. 进行入院护理评估,包括患者疼痛评分、压力性损伤评分、跌倒评分、自理能力评分、心理、生理及社会状况的评估,测量生命体征、体重等,并按要求书写入院护理记录,完成出院计划和相关护理计划。

5. 给予入院指导,并进行安全告知,妥善安置随身携带物品。

6. 保持病房安静、整洁、舒适、安全。

二、泌尿外科术前护理常规

1. 病情观察

(1)全身情况,如评估意识、生命体征,心、肺、肝、肾等重要脏器的状况及水电解质和酸碱平衡、全身营养状况。

(2)专科情况,如评估有无排尿异常,如尿频、尿急、尿痛、排尿困难、尿潴留、尿失禁。评估有无尿液异常,如血尿、脓尿、乳糜尿、晶体尿、少尿或无尿。评估有无尿道分泌物。评估疼痛的部位、性质、持续时间等。评估肿块的部位、性质等。评估水肿情况。评估性功能症状,如性欲异常、勃起功能障碍等。

(3)辅助检查,如了解肾功能、血常规、尿常规、尿找脱落细胞、静脉肾盂造影、尿路平片、膀胱镜、B超、CT、MRI等检查的阳性结果。

2. 健康教育　根据患者情况,结合病情进行多种形式的术前教育。

(1)简单介绍手术流程。

(2)共同制订术后活动锻炼计划,说明术后早期活动及重要性。

（3）与患者沟通术后疼痛评估方法及疼痛的应对措施。

（4）告知术后体位、吸氧及引流管情况。

（5）指导患者学会深呼吸、有效咳嗽的方法；吸烟者应戒烟。

（6）练习床上大小便。

3. 心理护理　主动关心、安慰患者及其家属,稳定情绪,鼓励患者及其家属积极配合各项治疗和护理工作。

4. 胃肠道准备

（1）遵医嘱禁食禁饮。

（2）术前晚遵医嘱肠道准备。

5. 术前一日准备

（1）遵医嘱行药物敏感试验并做好记录和标识。

（2）遵医嘱配血。

（3）配合医生做好手术部位标记。

（4）核实麻醉科会诊是否落实。

（5）男性患者剃须,女性患者擦去指甲油、口红,去除指甲贴,卸下项链、手镯、戒指等。

（6）术前晚可遵医嘱给安眠药,保证患者良好睡眠。

（7）若发现有与疾病无关的体温升高、妇女月经来潮、血压升高、血糖异常等情况,及时与医生取得联系。

6. 术晨准备

（1）备皮,更衣,取下假牙、手表、眼镜、饰品等,贵重物品交予家属或双人清点保管。

（2）再次核对手术部位标记。

（3）检查肠道准备情况。

（4）女性尿道手术涉及阴道者,遵医嘱行阴道冲洗。

（5）遵医嘱协助患者行尿路平片结石定位。

（6）测体温、脉搏、呼吸、血压等,观察有无病情变化,发现异常及时通知医生。

（7）遵医嘱术前用药。

（8）进手术室前排空尿液。

（9）备好病历、CT、MRI、尿路平片、术中用药、造口袋等,送患者至手术室,填写交接单并与手术室护士交接。

7. 病室及物品准备　按手术、麻醉方式备好术后用物,如麻醉床、吸氧装置、心电监护仪、膀胱持续冲洗用物、跌倒标识等。

三、泌尿外科术后护理常规

1. 术后接待患者流程要求

（1）安全搬移患者至病床,安置合适卧位。

（2）评估患者意识及生命体征,血氧饱和度、疼痛评分、跌倒评分、压力性损伤评分、生活自理能力评分,评估感知觉恢复情况及四肢活动度。

(3)遵医嘱吸氧、心电监护。

(4)检查切口部位及敷料包扎情况,有效固定引流管并观察引流颜色、量、性状,按要求做好标识。

(5)检查输液通路并调节滴速。

(6)与麻醉师或复苏室护士交接班并记录。

(7)告知患者及其家属注意事项。

(8)核对并执行术后医嘱。

(9)做好护理病情记录。重点记录患者返回病房时间、麻醉方式、手术方式、麻醉清醒状态、生命体征、术后体位、切口敷料情况、引流情况、输液用药、氧疗、饮食、压力性损伤、跌倒评估等;术后主要医嘱执行情况及重要的告知等;镇痛药使用情况。

2. 病情观察　严密监测意识、生命体征、腹部体征、等情况。

3. 体液管理

(1)严密观察患者心率、心律、血压、脉搏,必要时监测中心静脉压。

(2)观察患者有无胸闷、心悸、出汗,观察末梢循环。

(3)遵医嘱记录24小时尿量和(或)出入量。

(4)评估水电解质酸碱是否平衡。

(5)合理安排补液速度和顺序。

4. 呼吸道管理

(1)给氧:常规给予鼻导管吸氧2~4L/min。

(2)观察:观察呼吸频率、幅度及节律,若有异常及时通知医生。

(3)深呼吸及咳嗽:患者清醒后立即鼓励并协助其做深呼吸和咳嗽。

(4)氧气雾化:呼吸道分泌物黏稠者可行氧气雾化。

5. 疼痛管理

(1)评估患者疼痛程度。

(2)观察腹部情况,有无腹痛、腹胀等。

(3)观察膀胱冲洗是否通畅,尿道口溢尿情况。

(4)解释疼痛发生的原因,减轻患者焦虑情绪,指导深呼吸。

(5)遵医嘱使用解痉止痛药物。

(6)指导深呼吸及避免增加腹压的因素等。

6. 切口/皮肤黏膜护理

(1)评估患者切口部位及敷料情况。

(2)评估患者皮肤及口腔黏膜情况,根据病情做好皮肤黏膜护理。

7. 导管护理　参见第七章第十四节泌尿外科常见管道护理。

8. 卧位管理　病情稳定后,根据麻醉方式、患者的全身情况、术式、疾病性质和医嘱选择合理的卧位。

9. 活动与安全　根据患者的病情循序渐进增加活动量,鼓励患者早期活动。施行特殊固定、有制动要求、休克、心力衰竭、严重感染、出血等情况的患者不宜早期活动。加强护理安全防护措施,防止坠床跌倒等。

10. 饮食管理　术后饮食恢复视手术和患者的具体情况遵医嘱执行,做好饮食宣教,评估进食后的反应。

11. 心理护理　结合社会支持情况,做好患者的心理评估和指导。

12. 常见症状护理

(1)评估体温及术后天数,是否为外科手术破坏、组织分解及局部渗液、渗血吸收后引起的外科热,外科热患者体温一般不超过38.5℃,无须特殊处理,术后3～5天即可自行恢复正常。向患者解释原因,安抚患者,及时擦干汗液,保持皮肤清洁干燥,鼓励能进食者多饮水。必要时遵医嘱物理降温或药物降温。

(2)评估恶心、呕吐、腹胀原因及伴随症状体征,记录并汇报医生,配合辅助检查,遵医嘱对症处理。

13. 并发症护理

(1)出血表现为切口渗出血性液体,短时间内导尿管、盆腔或腹腔引流管引流出较多血性液体,患者面色苍白、口干、心率加快、血压下降等。遵医嘱使用止血药物、输血,必要时手术止血。

(2)肺部感染表现为高热、气道分泌物增多,听诊两肺啰音或一侧呼吸音降低或消失,胸部X线检查提示有肺部感染表现。遵医嘱留取标本做细菌培养,规范使用抗生素。

(3)尿路感染表现为发热、尿液颜色混浊、尿常规示镜下有白细胞或脓细胞、尿培养检出细菌生长。保持局部清洁,规范使用抗生素,指导多饮水。

(4)经尿道电切综合征(transurethral resection syndrome,TUR-S)表现为烦躁、头痛、腹痛、腹胀、恶心、呕吐、呼吸困难、心率加快、血压下降、少尿或无尿,实验室检查示血清钠明显下降。严密观察意识、生命体征、腹部体征、尿量等,监测血电解质情况,遵医嘱使用10%氯化钠,对症及其他处理。

(5)尿瘘表现为尿量减少、体温升高,切口、盆腔或腹腔引流管引出尿样液体,引流液尿肌酐测定阳性。保持引流管通畅,观察患者腹部体征、伤口敷料情况及各引流管引流液的颜色、量及性状,注意体温变化和血常规结果,遵医嘱使用抗生素。切口如有尿液渗出,做好皮肤护理。

(6)肠瘘表现为发热、腹痛、腹部压痛、反跳痛、腹肌紧张等,盆腔或腹腔引流管引出粪便样液体。禁食,保持引流管通畅,必要时遵医嘱持续低负压吸引,观察患者生命体征、腹部体征、切口敷料情况及各引流管引流液的颜色、量及性状,注意体温变化和血常规结果,遵医嘱使用抗生素。切口如有肠液渗出,做好皮肤护理。

(7)淋巴漏表现为盆腔或腹腔引流管引出液颜色偏淡,乳糜定性证实为淋巴漏。保持引流管通畅,观察引流液颜色、性状及量,多饮水,低脂饮食,加强营养。

(8)尿失禁常见表现为真性尿失禁、压力性尿失禁、急迫性尿失禁、充溢性尿失禁。压力性尿失禁表现为腹压、咳嗽所致。行经耻骨后路径阴道无张力尿道中段悬吊术(tension-free vaginal tape,TVT)或经闭孔路径阴道无张力尿道中段悬吊术(tension-free vaginal tape obturator,TVT-O)手术治疗;神经原性膀胱致尿失禁行骶神经调节治疗。

(9)尿道狭窄表现为尿线变细、排尿费力或困难。观察患者排尿情况,遵医嘱行尿路造影摄片确诊狭窄部位,行尿道扩张治疗或尿路修复手术。

(10)急性肾功能衰竭,参见第五章第一节心胸外科疾病护理常规概述。

(11)下肢深静脉血栓,参见第一章第十八节下肢深静脉血栓形成的护理。

(12)腹腔镜手术相关并发症:①高碳酸血症症状轻者主要表现为头痛、胸闷、气促、肩部酸痛、发绀等;症状重者主要表现为呼吸困难、血压下降、烦躁、谵妄甚至昏迷。遵医嘱吸氧,监测血气分析,重点观察呼吸及血氧饱和度。②皮下气肿主要表现为触及腹部、肩部皮肤有捻发感。遵医嘱吸氧,注意观察皮下气肿范围。

四、出院指导

宣教自我监测、活动与休息、饮食、服药及复诊等注意事项。

知 识 链 接

泌尿外科特殊检查及检验项目

1. 抗酸杆菌　疑为结核患者,需留取24小时尿找抗酸杆菌,连续留取3天。

2. 尿找脱落细胞　怀疑尿路上皮细胞肿瘤患者,如膀胱癌、肾盂癌等,连续留取尿标本3天(不可用晨尿,晨起第二次排尿即可),现留现送。

3. 静脉尿路造影(intravenous urography,IVU)是自静脉注射造影剂,通过X线摄影观察造影剂从肾脏流向膀胱的状态的检查方法,以了解肾、输尿管及膀胱病变。检查前日行肠道准备,禁食、禁饮8小时。检查后为了排出造影剂,告知患者多饮水,并注意有无造影剂的副作用发生。

4. 逆行肾盂造影(retrograde pyelography,RP)在膀胱镜下插入输尿管导管,向导管内注入造影剂,然后进行X线摄片,主要了解上尿路的病变。检查后为了排出造影剂及预防感染,告知患者多饮水,遵医嘱使用抗生素。观察患者排尿情况,向患者解释检查后1～2日内如有尿痛或血尿为正常情况。

5. 膀胱镜检查　经尿道插入膀胱镜鞘,观察尿道、膀胱黏膜及前列腺的情况,进行膀胱容量测定的检查方法。检查后告知患者多饮水,观察患者排尿情况,1～2日内如有尿痛或血尿为正常情况。遵医嘱使用抗生素。

6. 尿动力学检查　主要依据流体力学和电生理学的基本原理,经尿道置管,测定尿路各部的压力、流率及肌电活动,从而了解尿路储尿排尿的功能。检查前排空大便,憋尿。检查后告知患者多饮水,观察患者排尿情况,遵医嘱使用抗生素。

7.精液采集 嘱患者采样前至少禁欲3天,但不超过7天;直接用干燥、防漏、洁净的容器留取,容器不宜过大,以免沾留太多,应将一次射精的精液全部送检,要求在半小时内保温送检,冬天简易可行的办法是放在内衣口袋里;标本采集次数:精子生成的日间变化较大,因此对于少精症患者不能仅凭1次检查结果诊断,在3个月内检查2次到数次,二次之间间隔应≥7天,但不超过3周;避免用避孕套工具留取,否则将影响精子活力。

第二节 良性前列腺增生护理

良性前列腺增生(benign prostatic hyperplasia,BPH)简称前列腺增生,是指尿道周围的前列腺组织内上皮细胞与间质细胞的增生。主要表现为进行性排尿困难、尿线无力、残余尿等尿路梗阻症状,以及因梗阻引起的并发症,如膀胱结石、肾积水、肾功能不全等。

【治疗原则】

改善症状,减轻梗阻,预防远期并发症。

1. 观察性等待 如患者健康教育、生活方式指导、合并用药指导、定期监测。

2. 药物治疗 如5α还原酶抑制剂、α受体阻滞剂、M受体拮抗剂、植物制剂。

3. 手术治疗 ①开放性手术:耻骨上前列腺摘除术、耻骨后前列腺摘除术。②经尿道前列腺切除手术:经尿道前列腺电切术(transurethral resection of prostate,TURP)、经尿道前列腺电气化术(transurethral electrovaporization of prostate,TUVP)、经尿道双极等离子前列腺切除术(transurethral plasmakinetic resection of prostate,TUPKP)、经尿道前列腺汽化剜切术(transurethral vapor enucleation and resection of the prostate,TVERP)、经尿道前列腺汽化剜除术(transurethral vapor enucleation of the prostate,TVEP)、经尿道激光前列腺切除术。

3. 微创手术 前列腺支架植入术,经尿道微波热疗、经尿道针刺消融术。

【护理】

一、术前护理要点

1. 评估要点

(1)健康史及相关因素,如年龄;有无曾因受寒、饮酒、劳累等发生尿潴留,有无长期排尿困难;了解排尿习惯,有无憋尿情况;了解平时饮水习惯,是否有足够的液体摄入量和尿量。

(2)症状体征,①前列腺增生产生的梗阻症状,如尿频、尿急,夜尿增多;排尿困难表现为排尿无力、尿线变细、射程短、排尿时间延长、尿不尽感,随病情发展,还可出现排尿中断、尿后滴沥不尽等症状;急性尿潴留;血尿。②因尿路梗阻引起的并发症:感染、肾积水、肾功能不全等。

（3）辅助检查,如了解尿常规、血前列腺特异抗原（PSA）、肾功能、肛门指诊、尿流动力学、膀胱镜检查、B超、MRI等阳性结果。

（4）心理和社会支持状况。向患者解释前列腺增生的主要治疗方法,鼓励患者树立治疗疾病的信心。

2. 护理措施

（1）饮食管理,宜粗纤维饮食,忌酒及辛辣刺激食物,保持大便通畅。

（2）保持排尿通畅,评估排尿情况,注意排尿次数和特点。鼓励多饮水,勤排尿。残余尿量多或有尿潴留患者应及时留置导尿引流尿液,并做好导尿管护理。

（3）用药护理。服用α受体阻滞剂的患者注意防止体位性低血压,建议每晚睡前服用,观察药物不良反应。

（4）肠道准备。术前晚遵医嘱肠道准备。

（5）做好膀胱造瘘管和留置导尿管的护理。

3. 并发症护理

（1）尿潴留表现为膀胱内充满尿液而不能排出。尿潴留时及时进行留置导尿或耻骨上膀胱造瘘,解决排尿困难。

（2）尿路感染尿路梗阻是引起感染的先决条件,表现为发热及尿路刺激征。应配合医生积极抗感染治疗。对于尿路梗阻明显者,给予留置导尿。

（3）肾功能不全表现为食欲减退、恶心、呕吐、贫血等。需进行导尿,以改善长期尿路梗阻引起的肾功能改变,监测血肌酐、尿素氮变化,遵医嘱记录24小时尿量。

三、术后护理要点

1. 评估要点 评估生命体征、腹部体征、水电解质酸碱平衡情况、各引流管引流液颜色、量、性状,切口及周围敷料情况。评估有无出血、经尿道电切综合征、感染、尿失禁、尿道狭窄等并发症发生。

2. 护理措施

（1）体位与活动,如术后导尿管牵拉止血固定于一侧大腿,该侧下肢制动,待牵拉松解后方可活动。鼓励患者尽早床上活动,膀胱持续冲洗停止后协助其下床活动。避免增加腹内压的因素,术后5天内不宜灌肠,以免造成前列腺窝出血。

（2）饮食管理,宜高蛋白质、高维生素、高纤维素、易消化饮食,禁烟酒,忌辛辣刺激食物,保持大便通畅,必要时遵医嘱使用缓泻剂,以防用力排便引起局部出血。

（3）疼痛管理。出现膀胱痉挛者,按泌尿外科术后护理常规之膀胱收缩痛护理。

（4）膀胱持续冲洗护理,参见第七章第十四节泌尿外科常见管道护理。

（5）导管护理。做好膀胱造瘘管和留置导尿管的护理。

3. 并发症护理

（1）出血，参见第七章第一节泌尿外科疾病护理常规概述。

（2）经尿道电切综合征，参见第七章第一节泌尿外科疾病护理常规概述。

（3）尿路感染，参见第七章第一节泌尿外科疾病护理常规概述。

（4）尿失禁，参见第七章第一节泌尿外科疾病护理常规概述。

（5）尿道狭窄，参见第七章第一节泌尿外科疾病护理常规概述。

【出院指导】

1. 自我监测　若出现尿线逐渐变细、排尿困难或阴囊肿大、疼痛、发热等，应及时就诊。

2. 饮食指导　宜高蛋白质、高维生素、粗纤维、易消化饮食，禁烟酒，忌辛辣刺激性食物。保持大便通畅，术后1个月内避免用力排便，必要时遵医嘱使用缓泻剂或开塞露。告知患者多饮水，每日2000ml以上，防止尿路感染。

3. 活动与休息　术后1～2个月内，避免提重物、用力排便、久坐、骑自行车等活动，防止出血；术后3个月内，禁止性生活。尿失禁患者继续盆底肌训练至排尿正常。

4. 留置膀胱造瘘管护理　保持造瘘管引流通畅，避免扭曲、受压、堵塞；观察尿色、性状及尿量；定时更换引流袋。长期留置膀胱造瘘管者，每月更换造瘘管。

5. 定期复诊　术后1月门诊复查B超。

第三节　前列腺癌护理

【定义】

前列腺癌（prostatic carcinoma，prostatic cancer，PCa）是老年男性生殖系常见的恶性肿瘤。早期通常没有症状，但肿瘤阻塞尿道或膀胱颈时，则会出现下尿路症状，严重者可能出现急性尿潴留、血尿、尿失禁。骨转移时会引起骨骼疼痛、病理性骨折、贫血、脊髓压迫等症状。

【治疗原则】

根据患者的预期寿命、全身情况、癌的分级和分期等综合考虑。

1. 观察等待和主动监测　主动监测前列腺癌的进程，在出现病变进展或临床症状明显时给予其他治疗。

2. 手术治疗　经尿道前列腺电切术（TURP术）；前列腺癌根治手术是治疗局限性前列腺癌最有效的方法，包括耻骨后前列腺癌根治术、腹腔镜前列腺癌根治术、机器人辅助腹腔镜前列腺癌根治术。

3. 内分泌治疗　去势治疗（包括手术和药物去势）、雄激素生物合成抑制剂治疗、最大限度雄激素阻断、根治术前新辅助内分泌治疗、间歇、辅助内分泌治疗。

3. **外放射治疗** 包括调强放疗、立体定向放疗、三维适形放疗。

4. **近距离照射治疗** 包括短暂插植治疗和永久性粒子种植治疗。

5. **试验性前列腺癌局部治疗** 冷冻治疗、高能聚焦超声治疗、组织内肿瘤射频消融治疗。

6. **其他治疗** 化疗、免疫治疗、靶向药物治疗等在晚期前列腺癌的治疗中具有一定价值。

【护理】

一、术前护理要点

1. 评估要点

（1）健康史及相关因素,如有无前列腺癌家族史;有无吸烟史及高脂肪饮食习惯等;有无金属镉接触史等。

（2）症状体征。早期无症状;排尿梗阻症状和排尿刺激征,如尿流缓慢、尿无力、尿流中断、排尿不尽、尿频、尿急、夜尿增多;肿瘤侵犯或压迫直肠可发生粪便变细及排便困难,甚至血便。骨转移时出现腰痛、盆底部疼痛。

（4）辅助检查,如了解前列腺特异性抗原测定、直肠指诊、前列腺穿刺活检、B超、骨扫描、MRI检查等阳性结果。

（5）心理和社会支持状况,向患者详细讲解疾病知识,做好尿失禁等术后相关并发症的宣教,缓解患者紧张焦虑情绪。

2. 护理措施 肠道准备,术前晚遵医嘱灌肠。盆底肌训练针对患者术后可能出现的尿失禁现象,指导患者进行盆底肌训练。

二、术后护理要点

以前列腺癌根治手术为例。

1. 评估要点 评估生命体征、腹部体征、水电解质酸碱平衡情况、各引流管引流液颜色、量、性状,切口及周围敷料情况。评估有无出血、感染、尿瘘、尿失禁、尿道狭窄、下肢深静脉血栓等并发症发生。

2. 护理措施

（1）疼痛管理。出现膀胱痉挛者,按泌尿外科术后疼痛护理。

（2）导管护理。做好盆腔引流管和导尿管的护理。导尿管一般术后1～2周拔除。

3. 并发症护理

（1）出血,参见第七章第一节泌尿外科疾病护理常规概述。

（2）尿路感染,参见第七章第一节泌尿外科疾病护理常规概述。

（3）尿瘘,参见第七章第一节泌尿外科疾病护理常规概述。

（4）尿失禁,参见第七章第一节泌尿外科疾病护理常规概述。

（5）尿道狭窄,参见第七章第一节泌尿外科疾病护理常规概述。

（6）下肢深静脉血栓,参见第一章第十八节下肢深静脉血栓形成的护理。

（7）淋巴漏,参见第七章第一节泌尿外科疾病护理常规概述。

【出院指导】

1. 自我监测　若有排尿困难、血尿、尿频、尿急、骨痛等情况,及时到医院就诊。

2. 用药指导　对辅助内分泌药物治疗患者,遵医嘱用药。

3. 饮食指导　宜高蛋白、高纤维素、高维生素饮食。禁食辛辣刺激性食物。保持大便通畅,术后1个月内避免用力排便,必要时遵医嘱口服缓泻剂或使用开塞露。

4. 活动与休息　术后1～2个月内,避免提重物、用力排便、久坐、骑自行车等活动,防止出血;术后3个月内,禁止性生活。尿失禁患者继续提肛训练至排尿正常。

5. 定期复诊　定期复查前列腺特异性抗原(prostate-specific antigen,PSA)、B超或骨扫描。

6. 粒子植入术患者　术后1～2个月内,患者应尽量避免与家属、孕妇、儿童密切接触,保持1米以上的距离。患者及其家属发现粒子排出,应与医院取得联系,避免造成周围环境污染。

知 识 链 接

前列腺穿刺活检术护理

【定义】

前列腺穿刺活检术(transrectal ultrasound-guided prostatic biopsy,TRWPB)是在B超引导下经直肠途径,通过将细针穿入前列腺内,提取前列腺组织进行病理检查的一项技术,是目前临床上诊断前列腺癌最可靠的方法。

【护理】

一、术前护理要点

1. 评估要点

（1）评估患者全身情况,包括有无感染性疾病、胃肠道疾病等。

（2）评估生命体征。

（3）评估患者排尿情况及方式,有无尿频、尿急、尿痛、排尿困难、血尿等。

（4）评估血常规、凝血酶原时间、血PSA等情况。

（5）评估患者有无服用抗凝药物,如有,停药3～7天方可穿刺。

2. 护理措施

（1）宣教前列腺穿刺的目的及相关注意事项,简述过程及方法,告知术后可能出现的反应。

（2）肠道准备,如穿刺前排空大便,遵医嘱予稀碘伏行保留灌肠;经会阴前列腺穿刺不需肠道准备。

（3）环境、器械、急救物品、药品准备等。

二、术中护理要点

1. 评估要点

（1）评估患者意识状态、表情、面色、生命体征、腹部体征等。

（2）注意可能出现的并发症,如出血等。

2. 术中配合

（1）完成患者核查,告知患者术中注意事项。

（2）协助患者取膝胸卧位或右侧卧位屈膝抱腿;经会阴穿刺取截石位。

（3）配合医生完成手术。

（4）落实标本送检。

（5）术毕完成记录并安全转运患者回病区。

三、术后护理要点

1. 评估要点

（1）评估生命体征。

（2）评估排尿、排便情况。

（3）注意可能出现的并发症,如出血、感染、尿潴留、直肠出血、迷走神经反射等。

2. 护理措施

（1）观察患者排尿情况,注意尿色。

（2）遵医嘱给予抗炎、止血、补液治疗。

（3）穿刺当日不排便。第2天起保持大便通畅,避免用力排便引起出血。

【出院指导】

1. **自我监测** 观察排尿情况,若有血尿、排尿困难等应及时就诊。

2. **用药指导** 遵医嘱口服抗生素,防止尿路感染。

3. **饮食指导** 饮水每日2000ml以上,禁烟酒。

4. **定期复诊** 定期复查血PSA、B超等,根据前列腺穿刺活检病理结果进一步治疗。

第四节 肾癌护理

【定义】

肾腺癌(carcinoma of the kidney,RCC),简称肾癌,是起源于肾实质泌尿小管上皮系统的恶性肿瘤,占肾脏恶性肿瘤的80%～90%。包括起源于泌尿小管不同部位的各种肾细胞癌亚型,但不包括来源于肾间质以及肾盂上皮系统的各种肿瘤。

【治疗原则】

1. 手术治疗 包括开放、腹腔镜或机器人辅助腹腔镜手术。如单纯性肾切除、保留肾组织的肾癌手术(肾部分切除术)、根治性肾切除术、如腔静脉有癌栓形成需行腔静脉取癌栓术。

2. 生物反应调节剂治疗 白介素-2(Interieukin-2,IL-2)和干扰素。

3. 其他治疗 射频消融、冷冻消融、高强度聚焦超声、肾动脉栓塞、靶向药物治疗等。

【护理】

一、术前护理要点

1. 评估要点

(1)健康史及相关因素,如有无吸烟史;有无长期接触工业化学物史;有无肿瘤家族史。

(2)症状体征:①典型"肾癌三联征"——血尿、腰痛、腹部肿块,临床出现率不到6%～10%,常是进展期肿瘤的表现。②无症状的肾癌,无临床症状或体征,B超或CT检查发现的肾癌,也称"肾偶发癌"。③副瘤综合征由肿瘤引起,发生于肿瘤原发和转移病灶以外的症候群,表现为高血压、贫血、体重减轻、红细胞增多症、肝功能异常等。

(3)辅助检查,如了解血红蛋白、肝功能、肾功能、血钙、尿常规、B超、CT、MRI检查等阳性结果。

(4)心理和社会支持状况,向患者详细讲解疾病知识及疾病预后,消除患者紧张、焦虑情绪。

2. 护理措施

(1)营养支持,给予高热量、高蛋白、高维生素饮食。贫血严重者遵医嘱给予输血等支持治疗。

(2)肠道准备,术前晚遵医嘱肠道准备。

二、术后护理要点

1. 评估要点 评估生命体征、腹部体征、水电解质酸碱平衡情况、各引流管引流液颜色、量、性状,切口及周围敷料情况。监测肾功能、尿量。评估有无出血、感染、气胸、肾功能不全、下肢深静脉血栓等并发症发生。

2. 护理措施

(1)体位与活动。肾部分切除术后遵医嘱绝对卧床3～7天,在协助下纵轴翻身,避免过度活动。肾全切术后早期予患侧卧位,鼓励尽早下床活动。

(2)导管护理,做好肾窝引流管、肾周引流管、留置导尿管的护理。

3. 并发症护理

(1)出血,参见第七章第一节泌尿外科疾病护理常规概述。

(2)尿路感染,参见第七章第一节泌尿外科疾病护理常规概述。

(3)气胸表现为胸闷、胸痛、气促等症状,听诊呼吸音减弱或消失,X线提示气胸。遵医嘱吸氧,如放置胸腔闭式引流管,参见第五章第十五节胸腔闭式引流护理。

(4)肾功能不全,按肾功能不全护理常规。

(5)下肢深静脉血栓,参见第一章第十八节下肢深静脉血栓形成的护理。

(6)淋巴漏,参见第七章第一节泌尿外科疾病护理常规概述。

【出院指导】

1. 自我监测 若出现尿量减少、血尿等应及时就诊。

2. 用药指导 遵医嘱使用干扰素和白介素免疫治疗,注意有无发热等反应。避免使用对肾脏有毒性的药物。

3. 活动与休息 适当锻炼,活动时注意保护健侧肾脏。肾部分切除术后3个月内避免腰部剧烈活动及弯腰动作,避免提重物。

4. 定期复诊 术后3个月复查。

第五节　肾上腺嗜铬细胞瘤护理

【定义】

肾上腺嗜铬细胞瘤(pheochromocytoma,PHEO)是起源于肾上腺髓质、交感神经节和其他部位的嗜铬组织,分泌大量儿茶酚胺,作用于肾上腺能受体,引起高血压及代谢紊乱为主的综合征。

【治疗原则】

其主要的治疗方法是手术治疗(开放、腹腔镜或机器人辅助腹腔镜手术),如肾上腺切除术、肾上腺嗜铬细胞瘤切除术。

【护理】

一、术前护理要点

1. 评估要点

（1）健康史及相关因素，如有无家族史；高血压发作有无诱因，如剧烈运动、体位改变、情绪波动、挤压或按摩腹部、灌肠、排尿等。

（2）症状体征：腹部肿块；心血管系统表现，如高血压、胸痛、心悸、心律失常、心绞痛甚至急性心肌梗死等；消化系统表现，如腹痛、腹胀、便秘、恶心、呕吐等；泌尿系统表现，如大量蛋白尿，甚至肾功能不全、无痛性血尿等；神经系统表现，如头痛、紧张、焦虑、烦躁等；代谢紊乱表现，如怕热、多汗、体重减轻等。

（3）辅助检查，如了解血儿茶酚胺、尿儿茶酚胺、间碘苄胍试验、血生化、B超、CT、MRI检查等阳性结果。

（4）心理和社会支持状况，如向患者详细讲解疾病知识，保持乐观、平和心态。

2. 护理措施

（1）血压监测。遵医嘱监测血压，测量血压应定时间、定部位、定血压计。患者出现头晕、胸闷、心悸、头痛等症状时，应立即测血压，找出血压升高的规律。

（2）避免高血压危象的诱因。注意休息，避免劳累，如出现血压增高、心悸、头痛、头晕等，应绝对卧床休息。持续高血压型患者，不宜久站，不宜蹲式大小便，体位改变须缓慢，以防血压骤升。保持情绪稳定，注意环境安静，避免刺激。减少探视，护理操作应集中进行。避免剧烈咳嗽、用力排便、挤压腹部、剧烈运动等增加腹压的动作，保持排便通畅。

（3）饮食管理。宜高热量、优质蛋白、高维生素、低盐、低糖、易消化饮食，避免摄入产气食物及含咖啡因的饮料。

（4）用药护理。遵医嘱用药，观察药物的不良反应，如α肾上腺素受体阻滞剂的不良反应为直立性低血压等。遵医嘱扩容，控制输液量及速度，防止心衰、肺水肿、血压增高等并发症的发生。

（5）肠道准备。术前晚遵医嘱肠道准备。

3. 并发症护理

高血压危象表现为血压显著升高，以收缩压升高为主，患者出现头痛、烦躁、眩晕、恶心、呕吐、心悸、气急及视力模糊等症状，同时伴有动脉痉挛所累及的相应靶器官的缺血症状。一旦发生，立即报告医生，遵医嘱使用降压药，予逐步控制性降压，密切监测血压变化，开始24小时内平均动脉压下降20%～25%，48小时内血压不低于160/100mmHg。吸氧，卧床休息；保持病室安静，安抚患者情绪。

二、术后护理要点

1. 评估要点

评估生命体征、腹部体征、血糖变化、水电解质酸碱平衡情况、各引流管引流液颜色、量、性状，切口及周围敷料情况。评估有无出血、感染、肾上腺危象、低血压等并发症发生。

2. 护理措施

(1)体位与活动。术后6小时血压平稳,可给半卧位,根据病情制定活动计划。

(2)维持体液平衡。切除肿瘤后,由于血浆儿茶酚胺相对不足,血管张力下降而容积增大,造成血容量相对不足,易出现低血压、心动过速等休克症状。严密观察血压、心率变化。遵医嘱补液,保持水、电解质、酸碱平衡,准确记录24小时出入量或尿量。输液速度按心功能和尿量而定。

(3)用药护理。遵医嘱补充激素,逐日减量,静脉滴注速度宜慢,观察有无面色潮红、心率加快等表现。

(4)导管护理。做好引流管、留置导尿管的护理。

3. 并发症护理

(1)出血表现引流管短时间内引流较多血性液体,严重者可伴面色苍白、口干、心率加快、血压下降等低血容量表现。

(2)尿路、肺部感染,参见第七章第一节泌尿外科疾病护理常规概述。

(3)肾上腺危象表现为精神萎靡、乏力、高热(体温>40℃)、心率加快、血压下降、大汗淋漓、恶心、呕吐等症状和体征。密切监测意识、生命体征、尿量等变化。遵医嘱使用肾上腺皮质激素,控制体温和心率,纠正水电解质紊乱和酸碱失衡,并给予抗休克、抗感染等对症治疗。

(4)严密监测血压变化,必要时监测中心静脉压。遵医嘱补液及使用升压药物。

【出院指导】

1. **自我监测** 监测血压变化,如有不适,应立即就诊。

2. **活动与休息** 保证充分休息,避免劳累和过度活动。

3. **饮食指导** 高热量、高蛋白、高维生素饮食。

4. **用药指导** 遵医嘱继续服用降压药物,不得自行更改剂量或停药。

5. **定期复诊** 术后3个月复查。

第六节 膀胱肿瘤护理

【定义】

膀胱肿瘤(tumor of bladder)是泌尿系肿瘤中最常见的肿瘤之一,位于膀胱侧壁及后壁最多。主要包括尿路上皮(移行细胞)癌、鳞状细胞及腺细胞癌。主要表现为间歇性、无痛性肉眼血尿,亦可有尿频、尿急、排尿困难和盆腔疼痛等。

【治疗原则】

手术治疗是膀胱肿瘤的首选治疗方法。

1. 非肌层浸润性膀胱癌的治疗 ①手术治疗：经尿道膀胱肿瘤电切术（transurethral resection of bladder tumor，TURBT）为主要的治疗手段；经尿道激光手术。其他治疗，如光动力学治疗、膀胱部分切除术、根治性膀胱切除术。②术后辅助治疗：膀胱灌注化疗、膀胱灌注免疫治疗。

2. 肌层浸润性膀胱癌的治疗 ①目前根治性膀胱切除术的手术方式可以分为开放手术和腹腔镜手术两种，腹腔镜手术包括常规腹腔镜手术和机器人辅助腔镜手术。②尿流改道术包括回肠通道术、输尿管皮肤造口术、原位新膀胱术。③保留膀胱的综合治疗，如TURBT联合放、化疗，膀胱部分切除术联合化疗。④化疗是根治性膀胱切除术的重要辅助治疗手段，主要包括术前新辅助化疗和术后辅助化疗。⑤放疗可单独或联合化疗一起应用。⑥不能根治的膀胱癌采取姑息性膀胱切除及对症治疗。

【护理】

一、术前护理要点

1. 评估要点

（1）健康史及相关因素，如有无吸烟史；有无长期接触工业化学物史；有无慢性尿路感染、残余尿及长期异物刺激病史；有无肿瘤家族史。

（2）症状体征：血尿是膀胱癌最常见的症状，尤其是间歇全程无痛肉眼血尿；膀胱刺激征，即尿频、尿急、尿痛。

（3）辅助检查，如了解血常规、尿找脱落细胞、静脉肾盂造影、膀胱镜、B超、CT、MRI检查等阳性结果。

（4）心理和社会支持状况，如向患者详细讲解疾病知识，保持乐观，稳定的心理状态。

2. 护理措施

（1）肠道准备。保留膀胱手术，术前晚遵医嘱灌肠。膀胱全切手术，术前遵医嘱口服肠道不吸收抗生素，遵医嘱全肠道灌洗。

（2）造口宣教，参见第七章第十三节泌尿造口护理。

二、术后护理要点

1. 评估要点 评估生命体征、腹部体征、水电解质酸碱平衡情况、各引流管引流液颜色、量、性状，切口及周围敷料情况。评估有无出血、尿瘘、肠梗阻、肠瘘、尿失禁等及造口相关并发症发生。

2. 护理措施

（1）保留膀胱手术。膀胱持续冲洗，见泌尿外科常见管道护理。膀胱收缩痛的处理，见泌尿外科术后护理常规。

（2）膀胱全切术。肠代膀胱术后需禁食5～7天,以利于肠道吻合口愈合,禁食期间遵医嘱予静脉高营养支持,遵医嘱记24小时尿量或出入量。原位膀胱患者护理:①持续膀胱冲洗需低压冲洗,低于60滴/min,防止吻合口漏。②留置导尿管拔除后,注意观察排尿情况,指导正确使用腹压,定时排尿。③尿失禁患者指导盆底肌训练。泌尿造口护理,见泌尿造口护理常规。

（3）导管护理。做好原位膀胱造瘘管、单/双J管、盆腔引流管、胃管、留置导尿管等导管的护理。

3. 并发症护理

（1）保留膀胱手术并发症护理。出血、经尿道电切综合征、尿瘘,参见第七章第一节泌尿外科疾病护理常规概述。

（2）膀胱全切术并发症护理。出血、尿瘘、肠瘘,参见第七章第一节泌尿外科疾病护理常规概述。肠梗阻表现为腹痛、腹胀、呕吐、肛门排气排便停止等。一旦出现,立即通知医生,按肠梗阻护理常规护理。尿流不改道原位膀胱术后存在不完全的尿失禁,夜间尿失禁发生率较日间高。造口相关并发症,参见第七章第十三节泌尿造口护理。

【出院指导】

1. 自我监测 若有血尿、排尿不畅、尿量减少等应及时就医。

2. 定期理疗 保留膀胱患者术后定期化疗,按疗程完成。

3. 泌尿造口患者指导 参见第七章第十三节泌尿造口护理常规。

4. 膀胱全切原位膀胱患者指导 大部分患者术后一个月开始能用腹压自行排尿,站立位不能排尿者,可尝试蹲位排尿,有些患者排尿不畅,可能是重建的膀胱颈狭窄所致,可采用尿道扩张方法治疗。尿失禁患者继续盆底肌训练。定期检查有无残余尿增加、泌尿系结石、输尿管以下梗阻及狭窄,如有应及时处理。

5. 定期复诊 定期复查肾功能、血电解质及B超。1年内,每3个月复查膀胱镜1次;1年后～2年内,每6个月复查1次;第3年开始,每年复查一次。

第七节 睾丸肿瘤护理

【定义】

睾丸肿瘤(tumor of testis)是20～40岁青壮年男性最常见的恶性肿瘤,隐睾患者发生睾丸肿瘤的机会是正常睾丸的20～40倍。睾丸肿瘤分原发性和继发性两大类。原发性睾丸肿瘤又分为生殖细胞肿瘤和非生殖细胞肿瘤,生殖细胞肿瘤根据组织学变化可分为精原细胞瘤和非精原细胞瘤两类,非生殖细胞肿瘤较少见,仅为成人睾丸肿瘤的2%～4%,但种类较多,性索、性腺间质肿瘤占该组肿瘤的大部分,其中以睾丸间质细胞瘤和支持细胞为主。

【治疗原则】

根据睾丸肿瘤组织类型和临床分期选择不同的治疗方法。

1. 精原细胞瘤 根治性睾丸切除术;辅助放疗或化疗。

2. 非精原细胞瘤 胚胎癌、畸胎癌、畸胎瘤、卵黄囊肿瘤采取根治性睾丸切除及腹膜后淋巴结清扫术。绒毛膜上皮癌采取根治性睾丸切除术并辅助化疗。

【护理】

一、术前护理要点

1. 健康史及相关因素 有无隐睾或阴囊损伤、感染史;有无家族史;有无化学致癌物质接触史。

2. 症状体征 无痛性睾丸肿大(多见于精原细胞瘤);突然出现阴囊疼痛性肿块,局部红肿伴发热;隐睾患者突然出现腹部或腹股沟肿块,且逐渐增大,晚期骨转移可出现腰痛、骨关节疼痛等。

3. 辅助检查 了解血清肿瘤标志物、人绒毛膜促性腺激素(human choionic gonadotophin,HCG)、甲胎蛋白(alpha fettoprotein,AFP)、B超、CT检查等阳性结果。

4. 心理和社会支持状况 向患者详细讲解疾病知识,使其对术后可能出现男性不育和激素水平下降等有一定认识,告知其可进行辅助生育技术及长期的激素替代治疗。使其保持乐观、稳定的心理状态,避免悲观、自卑。

二、术后护理要点

1. 评估要点 评估生命体征、腹部体征、水电解质酸碱平衡情况、各引流管引流液颜色、量、性状,切口及周围敷料情况。评估下肢皮肤温度、颜色、足背动脉搏动情况,以及有无阴囊血肿、会阴部瘀血等。评估有无出血、切口感染、淋巴漏等并发症发生。

2. 护理措施 切口护理,腹股沟切口处用沙袋压迫4～6小时防止出血;引流管护理,做好后腹膜引流管、留置导尿管的护理。

3. 并发症护理 出血表现为阴囊瘀紫肿胀,同时呈进行性地增大,或后腹膜引流管引出大量血性液体,患者出现面色苍白、冷汗、脉搏细速、血压下降等低血容量症状,立即通知医生,给予阴囊加压包扎,开通静脉通路,遵医嘱补液、使用止血药物等。观察局部切口有无红、肿及疼痛不适。淋巴漏表现为后腹膜引流管引流出淡黄色清亮液体。应及时通知医生。密切观察引流液量、颜色、性状。

【出院指导】

1. 自我监测 若出现阴囊瘀紫、肿胀、疼痛等,应及时就诊。

2. 饮食指导 高热量、高蛋白、高维生素饮食,保持大便通畅,以免用力排便影响切口愈合。

3. 活动与休息　避免劳累和过度活动,加强休息,适当锻炼。

4. 定期复诊　定期复查肿瘤标志物、胸部X线、腹部和盆腔CT检查。

第八节　尿路结石护理

【定义】

尿路结石(urolithiasis)是由于尿液内的盐类物质沉积形成的固体石块,又称为尿结石。可分为上尿路结石和下尿路结石,前者是肾结石和输尿管结石,后者是膀胱结石和尿道结石。尿路结石常可引起疼痛、血尿、感染及膀胱刺激征,结石梗阻可引起肾积水,甚至肾功能不全。

【治疗原则】

去除结石、控制感染、保护肾功能。

1. 非手术治疗　解痉止痛、解除梗阻、促进排石、溶石疗法、抗感染。

2. 手术治疗　体外冲击波碎石术、经皮肾镜碎石取石术、输尿管镜取石碎石术、肾实质切开取石术。

【护理】

一、术前护理要点

1. 评估要点

(1)健康史及相关因素,如身体的代谢异常,尿路梗阻、感染、异物是诱发因素,遗传和药物的影响。

(2)症状体征。大部分患者出现腰痛或腹部疼痛。肾绞痛常突然发生,疼痛剧烈,如刀割样,向下腹部、外阴部和大腿内侧放射。有时患者伴有面色苍白、出冷汗、恶心、呕吐,严重者出现脉弱而快、血压下降等症状。血尿通常为镜下血尿,少数患者可见肉眼血尿。感染患者可出现体温增高,甚至脓尿。结石伴感染时可有膀胱刺激征,如尿频、尿急、尿痛。结石梗阻可引起肾积水、肾功能不全。

(3)辅助检查,如了解尿常规、尿路平片、静脉肾盂造影、B超、CT检查等阳性结果。

(4)心理和社会支持状况。向患者宣教结石相关知识及治疗方法,稳定患者情绪。

2. 护理措施

(1)疼痛管理,如评估疼痛部位、程度、持续时间等;根据医嘱使用解痉止痛药。观察疼痛伴随症状如恶心、呕吐等。

(2)保持排尿通畅,指导患者多饮水,不憋尿,定时排尿。

（3）肠道准备,术前晚遵医嘱灌肠。

二、术后护理要点

1. 评估要点　评估生命体征、腹部体征、水电解质酸碱平衡情况、各引流管引流液颜色、量、性状,切口及周围敷料情况。评估有无出血、感染、尿瘘等并发症发生。

2. 护理措施

（1）体位与活动（除体外冲击波碎石术外）。取平卧位或低半卧位,以床上活动为主,避免过度、过早活动,避免上举及下蹲动作。避免用力排便、咳嗽、提重物等致腹压升高的动作,以免双J管移位或出血。肾实质切开取石术者卧床1周,逐渐翻身。

（2）饮食管理,每日饮水2500～3000ml,以促进残留碎石排出。

（3）导管护理,做好肾造瘘管、双J管及留置导尿管的护理。

3. 并发症护理

（1）出血表现为导尿管、造瘘管引出大量新鲜血液,肾区肿块进行性增大。应立即建立静脉通路,遵医嘱使用止血药,输血输液,必要时夹闭肾造瘘管,做好手术准备。

（2）感染严重者可表现为寒战、体温升高、心率增快、血压下降等感染性休克症状。应立即抗休克治疗,注意保暖,遵医嘱使用抗生素。

（3）尿瘘,参见第七章第一节泌尿外科疾病护理常规概述。

【出院指导】

1. 自我监测　若出现血尿、腹痛、发热、排尿异常等,及时来院复查。

2. 饮食指导　控制体重,根据结石成分指导饮食,预防复发。

3. 保持排尿通畅　鼓励每天饮水2000ml以上,定时排尿,不憋尿。

4. 活动与休息　避免腰部剧烈活动,避免上举及下蹲动作,不提重物,以防双J管移位。

5. 定期复诊　保持肾造瘘管引流通畅,一般2周后拔除肾造瘘管,1个月后拔除双J管。门诊随访。

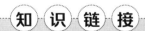

体外冲击波碎石术护理

【定义】

体外冲击波碎石术（extracorporeal shock-wave lithotripsy,ESWL）是指利用体外冲击波聚焦后击碎体内的结石,使之随尿液排出体外,具有创伤小、并发症少、无须麻醉的优点。

【护理】

一、术前护理要点

1. 评估要点

(1)评估全身情况。

(2)评估有无妊娠、出血性疾病、结石以下尿路梗阻等禁忌证。

(3)评估凝血酶原时间、血常规、尿常规、肝功能、肾功能、尿路平片、静脉肾盂造影等情况。

2. 护理措施

(1)宣教ESWL的目的及相关注意事项。

(2)遵医嘱肠道准备,观察排便情况。

(3)手术环境、器械、急救物品、药品准备,遵医嘱备好术中用药。

二、术中护理要点

1. 评估要点 评估患者意识状态、表情、面色、生命体征、腹部体征等。

2. 术中配合

(1)完成患者核查,告知患者术中注意事项。

(2)根据结石位置协助患者取不同卧位,告知患者避免随意更换体位以免影响定位。

(3)配合医生完成手术。

(4)术毕完成记录并安全转运患者回病区。

三、术后护理要点

1. 评估要点

(1)评估生命体征及腹部体征。

(2)评估有无腰酸、腰痛、血尿、发热等,观察结石排出情况。

(3)注意可能发生的并发症,如出血、感染、肾功能衰竭、输尿管梗阻等。

2. 护理措施

(1)遵医嘱给予抗炎、止血、解痉治疗。

(2)鼓励患者多饮水,使每天的尿量保持在2000ml以上。

(3)指导患者收集排出的结石,必要时用纱布过滤尿液。

(4)根据患者的年龄、性别及结石排出情况决定锻炼的强度及方式。术后2~3日可逐渐增加活动量。指导患者做各种活动,如单、双脚跳跃或慢跑等。

【出院指导】

1. 自我监测 若出现血尿、腹痛、发热、排尿异常等,及时来院复查。

2. 饮食指导 推荐吸收性高钙尿症患者摄入低钙饮食;草酸盐结石的患者应限制浓茶、菠菜、番茄、芦笋、花生等摄入;高尿酸患者应避免高嘌呤食物(如动物内脏)。此外,还应限制钠盐、蛋白质的过量摄入,增加水果、蔬菜、粗粮及纤维素摄入。

3. 保持排尿通畅 鼓励每天饮水2000ml以上,定时排尿,不憋尿。

4. 活动与休息 避免剧烈活动,门诊随诊。

第九节 尿道损伤护理

【定义】

尿道损伤(urethral injury)根据损伤部位的不同,分为前尿道损伤和后尿道损伤,前者以骑跨伤较为常见,很少伴有骨盆骨折;后者多因骨盆骨折所致,常合并失血性休克。

【治疗原则】

1. 尿道损伤的非手术治疗 全身治疗,如纠正休克、防治感染;止血止痛治疗。

2. 手术治疗 ①前尿道损伤:会阴切口清除血肿,尿道端端吻合,留置导尿2～3周。不完全性尿道断裂可以采用耻骨上膀胱造瘘或尿道安置尿管的方法处理。完全性的前尿道断裂,可以采用膀胱造瘘。3个月后二期经会阴切口切开尿道瘢痕组织,行尿道端端吻合术。②后尿道损伤:一期尿道会师复位术,也可分期处理:早期行耻骨上膀胱造瘘分流尿液,3个月后二期经会阴切口切开尿道瘢痕组织,行尿道端端吻合术或尿道拖入术。

【护理】

一、术前护理要点

1. 评估要点

(1)健康史及相关因素,如有无生殖器损伤、会阴部外伤、骨盆骨折或医源性损伤等病史。

(2)症状体征,如尿道外口出血、排尿困难或尿潴留、疼痛、局部血肿及尿外渗、休克。

(3)辅助检查,如膀胱镜检查、直肠指诊、逆行尿道造影检查等。

(4)心理和社会支持状况。安慰患者及其家属,告诉尿道损伤的病情发展、主要治疗护理措施,鼓励患者及其家属积极配合。

2. 护理措施

(1)尿管护理。告知患者避免用力排尿,应立即留置导尿管,有效固定,不可随意拔除。做好留置导尿管护理。

(2)对症护理。对损伤严重伴出血休克患者,需立即配合医生进行抗休克治疗;合并骨盆骨折患者需平卧,避免随意搬动,按骨盆骨折护理。疼痛患者按疼痛护理。

二、术后护理要点

1. 评估要点　评估生命体征、腹部体征、水电解质酸碱平衡情况、各引流管引流液颜色、量、性状,切口及周围敷料情况。评估有无尿外渗等情况。评估有无出血、尿路感染、尿道狭窄、尿瘘等并发症发生。

2. 护理措施

(1)导管护理。手术采用尿管与膀胱造瘘缝合相连,应密切观察尿管在体外的长度及引流情况,有效固定,严防尿管脱出。保持引流通畅,如发现尿袋内无尿或有部分尿液自尿道口周围溢出,应及时查明原因,立即处理。膀胱造瘘管护理见泌尿外科常见管道护理。持续膀胱冲洗。见泌尿外科常见管道护理。拔管护理。应先拔除尿管,夹闭膀胱造瘘管,告知患者1～2小时排尿1次,并观察尿线粗细情况,待尿道扩张3～4次后,拔除膀胱造瘘管。告知患者多饮水、多排尿,排尿时用双手压住腹部切口。发现腹部造瘘口溢尿时,及时更换敷料,造瘘口一般在拔管后2～3天愈合。

(2)饮食管理。遵医嘱进食。多饮水,每日2000～3000ml。便秘者给予高纤维饮食,保持大便通畅,必要时遵医嘱给予缓泻剂或灌肠。

3. 并发症护理

(1)出血表现为切口敷料有血性液体渗出、阴囊肿胀、会阴部肿胀、短时间内导尿管引流出较多血性液体或尿道口有血性液体溢出。参见第七章第一节泌尿外科疾病护理常规概述。

(2)尿路感染,参见第七章第一节泌尿外科疾病护理常规概述。

(3)尿道狭窄,参见第七章第一节泌尿外科疾病护理常规概述。

(4)尿瘘表现为尿液不能控制地从阴道、直肠或皮肤瘘口流出。常见的有尿道阴道瘘、尿道直肠瘘等。参见第七章第一节泌尿外科疾病护理常规概述。

(5)尿失禁表现为不由意志控制的尿液流出,常见于压力性尿失禁和括约肌缺损性尿失禁。参见第七章第一节泌尿外科疾病护理常规概述。

【出院指导】

1. 自我监测　若有血尿、尿线变细、排尿费力或困难等情况及时来院就诊。

2. 饮食指导　指导患者出院后多饮水,稀释尿液,预防结石。

3. 定期复诊　尿道狭窄患者门诊定期尿道扩张,随诊6个月,至排尿正常。

第十节　男性性功能障碍护理

【定义】

男性性功能(male sexual dysfunction)包括性欲、阴茎勃起、性交、性高潮和射精等几个方面,整个过程由一系列的条件和非条件反射组成。其中任何一个环节发生异常,都可能引起男性性功能障碍。其中阴茎勃起功能障碍(erectile dysfunction,ED)是最常见、最重要的男性性功能障碍。

阴茎勃起功能障碍(ED)阴茎不能达到或维持足够勃起,未能完成满意的性生活,且病程持续3个月以上。

【治疗原则】

ED的治疗分为基础治疗、药物治疗、物理治疗和手术治疗,通过个体化的综合治疗,使患者获得满意的性生活。

1. 基础治疗 ①改善生活方式是ED治疗的首要事项。②控制基础疾病。对于有明确基础疾病的患者,应予以治疗,并且应与ED同时治疗或先于ED治疗。③性心理治疗应该伴随在整个治疗过程中,可以单独予以或者联合其他治疗方法。④一些研究发现药物治疗联合性感集中训练法可提高性生活满意度。

2. 药物治疗 5型磷酸二酯酶(phosphodiesterase 5,PDE5)治疗、雄激素治疗、海绵体注射疗法(intracavernous cavernous injection,ICI)、其他口服药物。

3. 物理治疗 真空勃起治疗(vacuum erectile dysfunction,VED)、低能量体外冲击波治疗(low energy extracorporeal shock wave therapy,LESWT)。

4. 手术治疗 阴茎血管重建术治疗、可膨胀性阴茎假体(inflatable penile prosthesis,IPP)植入治疗。

【护理】

一、术前护理要点

1. 评估要点

(1)健康史及相关因素,如详细了解性生活史,以及性伴侣状况,临床上采用国际勃起功能问卷-5(International Index of Erectile Function,IIEF-5);了解用药史;有无全身性疾病(如高血压、糖尿病等)、神经系统疾病(如多发性硬化症、重症肌无力等)、生殖系统疾病、内分泌疾病(如性腺功能低下、高泌乳素血症等)、心理性疾病(如抑郁)等;有无神经系统损伤、骨盆及会阴部损伤等;有无酗酒、吸烟等不良生活习惯。

(2)症状体征,如阴茎勃起硬度不足以插入阴道或者维持时间不足以圆满地完成性交,而且其发生概率超过性行为的50%。

(3)辅助检查,如了解血清总睾酮(total tesrosterone,tT)、游离睾酮(free tesrosterone,fT)、泌乳素(prolactin,PRL)、卵泡刺激素(follicle stimulating hormone,FSH)及黄体生成素(luteiniaing hormone,LH)等水平及夜间阴茎涨大试验、阴茎动脉血压指数、阴茎彩色多普勒超声、阴茎海绵体注射试验、阴茎海绵体造影、选择性阴茎动脉造影检查等阳性结果。

(4)心理和社会支持状况,如向患者宣教疾病的治疗方法,夫妻密切合作,克服对性行为的错误认识和自罪感,建立和恢复性的自然反应。

2. 护理措施

(1)会阴部皮肤准备。术前2天每日洗澡,彻底清洗外阴,术日备皮。严格术区皮肤备皮。

(2)心理护理。阴茎勃起功能障碍患者因无法获得正常性生活而有自卑和压抑心理,对手术疗效担心,情绪较焦虑。针对患者心理向患者及其家属讲解手术方式、操作步骤及术前、术中、术后需要患者配合的事项、可能出现的并发症,讲解目前关于阴茎勃起功能障碍治疗的发展前沿以及支撑体的性能等,使患者消除自卑、压抑、焦虑等心理,积极主动配合治疗与护理。

(3)了解患者全身各系统情况,如术前常规检查患者心、肺、肝、肾功能,协助患者完善各项检查。

二、术后护理要点

以可膨胀性阴茎假体置入术为例。

1. 评估要点 评估生命体征、各引流管引流液颜色、量、性状,切口及周围敷料情况。评估阴茎龟头血供,阴茎有无肿胀,阴囊有无血肿,有无尿外渗等。评估有无出血、阴茎破溃、阴茎头塌陷、阴茎缩短等并发症发生。

2. 护理措施

(1)导管护理。术后妥善固定引流管,保持阴囊内有效的负压引流,并保持引流通畅,避免牵拉、折叠、扭曲,密切观察引流液颜色、量、性状等。术后伤口负压引流管引流出血性液体50ml/h要及时汇报医生,进行处理。

(2)疼痛管理。及时评估疼痛程度,遵医嘱使用雌激素,避免阴茎发生自主勃起,从而减轻疼痛,必要时遵医嘱使用止痛剂。

(3)饮食管理。术后给予高蛋白、高维生素、高热量的饮食,以增加患者抵抗力,有利于伤口愈合,同时多食新鲜蔬菜、水果,保持大便通畅,避免过度用力排便引起伤口出血,必要时可使用缓泻剂。留置尿管期间,鼓励患者多饮水,每天饮水量在2000ml左右。

(4)指导患者正确使用阴茎假体。术后2周开始每天进行假体充盈练习1次,使阴茎勃起保持30分钟,勃起硬度应由小到大,并逐渐使之达到理想的勃起硬度,防止瘢痕挛缩致阴茎缩短,影响手术效果。

3. 并发症护理

(1)出血表现为阴茎肿胀、阴囊血肿,切口引流管引出大量血性液体,严重者出现面色苍白、血压降低、心率加快、脉搏细速等低血容量表现。用软垫适当抬高阴囊。若术后出现阴囊血肿,给予冰袋冷敷,冷敷过程中(并)密切观察阴茎的颜色变化。

(2)阴茎破溃为圆柱体可穿破阴茎或尿道,常伴有感染。应及时通知医生,密切观察有无尿液外渗及阴茎肿胀等情况,适当按压水泵使阴茎处于疲软或半勃起状态,用胶布固定,缓解海绵体腔压力,有利于阴茎破溃处愈合。

(3)阴茎头塌陷、阴茎缩短与阴茎假体植入术后长期使阴茎处于萎软状态,产生瘢痕挛缩变短有关。指导患者及配偶正确使用假体,消除患者紧张心理。

(4)阴茎支撑体作为一种异物植入体内,最常见、最严重的并发症是感染。为了预防感染,术前、术中、术后使用敏感的抗生素;严格遵守无菌操作;术后用0.05%碘伏做好会阴护理,每日2次,防止尿液污染切口。使用支架保护阴茎及伤口,防止被子压迫阴茎。密切观察患者的体温变化,术后患者可能会出现外科吸收热,但不超过38.5℃,若体温持续偏高,白细胞数也偏高;有支撑体感染的可能,及时向医生汇报。

(5)机械故障。术前要让患者及配偶了解支撑体的性能及使用,同时要注意勿用力牵拉位于阴囊内的液泵以免造成连接管破裂及腹部水囊移位。

【出院指导】

1. 自我监测 如假体出现故障,应及时就诊。

2. 日常生活指导 建立良好的生活习惯,避免过度劳累、压力过大,适当运动,戒烟限酒。行阴茎假体植入术者,禁止骑车及参加骑跨式运动以免影响支撑体的功能。行阴茎假体植入术者,术后禁止性交6~8周。保持会阴部清洁干燥,避免会阴部受到创伤。正确使用假体,性交时动作轻柔,勿用力牵拉位于阴囊内的液泵以免造成连接管破裂及腹部水囊移位。

3. 心理指导 根据个人的性格、生活环境、社会经历及心理状态,有针对性进行指导,克服性心理障碍。器质性病变患者往往伴有心理因素,应做好夫妻的心理治疗,夫妻间应消除顾虑,正确认识性生活,争取双方共同参与性心理治疗。

4. 定期随访 术后2个月了解患者假体使用情况,有无疼痛不适、伴侣满意度,阴茎外观,有无破溃、阴茎头塌陷、阴茎缩短等情况。

第十一节　尿道下裂护理

【定义】

尿道下裂(hypospadias)是一种常见的男性泌尿生殖系统先天畸形,主要表现为尿道开口异位、阴茎弯曲畸形、阴茎背侧包皮堆积、不能站立排尿、成年后不能进行正常的性生活,给患者的身心健康造成不良影响。

【治疗原则】

尿道下裂必须行尿道成形术,6~18个月为手术最佳年龄,该年龄段手术术后阴茎的自发勃起少,可以减少疼痛及出血可能,更为重要的是早期解决了阴茎畸形引起的发育迟缓,在开始行走后即可站立位排尿,对其生理及心理的健康发展都更为有利。

【护理】

一、术前护理要点

1. 评估要点

(1)健康史及相关因素,如有无家族史;母亲在妊娠期有无使用或长期接触雌激素或孕激素等;母亲孕前有无自然流产史,妊娠期是否发生先兆流产、妊娠早期是否发生感冒伴发热、妊娠中期是否服用抗感染和(或)解热止痛药物等。

(2)症状体征。尿道开口异位,根据尿道口位置分四型:阴茎头、冠状沟型;阴茎体型;阴茎阴囊型;会阴型。包皮的分布异常。阴茎头腹侧包皮因未能在中线融合,故呈"V"形缺损,包皮系带缺如,包皮在阴茎头背侧呈帽状堆积。阴茎下弯,阴茎向腹侧弯曲。

(3)辅助检查,如了解血常规、肝功能、肾功能、常规染色体检测等阳性结果。

(4)心理和社会支持状况。向患者介绍疾病相关知识,帮助其克服自卑心理。

2. 护理措施 会阴皮肤准备,术前彻底清洗外阴;肠道准备,术前晚遵医嘱通便灌肠。

二、术后护理要点

1. 评估要点 评估生命体征、留置导尿管引流液颜色、量、性状,切口及周围敷料情况。评估有无出血、感染、尿瘘、尿道狭窄等并发症发生。

2. 护理措施

(1)切口护理。阴茎切口用弹力绷带加压包扎固定在上翘位置,以减轻阴茎水肿,避免阴茎下垂加重水肿和对牵拉阴茎根部切口。使用床上支架放于会阴部上方,支撑被单以防压迫切口,有利于减轻疼痛与术区局部观察。保持会阴部清洁、干燥。密切观察阴茎龟头的血液循环,术后1～2天内如有肿胀现象,一般无须特殊处理。

(2)导尿管护理。告知并督促患者每天饮水1000～1500ml,起到自然冲洗导尿管的作用,保持尿管引流通畅,无打折、扭曲、牵拉,防止尿道口溢尿刺激伤口,避免感染,防止尿瘘的形成,促进伤口愈合。小儿导尿管较细,容易被血块、尿液沉渣堵塞,故需多挤压,更换引流袋时切忌直接用血管钳夹闭导尿管,以免损伤导尿管。

(3)饮食管理,宜高蛋白、高维生素、易消化饮食,保持大便通畅,以免用力排便时尿液从导尿管口外溢。

(4)疼痛管理。将导尿管用胶布固定在大腿内侧,并放置支被架悬空被子,减少因牵拉、摩擦引起的疼痛。对于16周岁以上患者,为预防阴茎勃起疼痛,遵医嘱使用雌激素。

(5)心理护理。由于病情的特殊性,患者及其家属均有很强的自卑心理,应主动接近患者,取得患者信任,消除精神上的不安,配合治疗。

3. 并发症护理

(1)出血表现为阴茎切口处少量渗血,偶有渗血不止。应及时报告医生。

(2)观察切口有无分泌物,如有及时通知医生,行分泌物细菌培养,遵医嘱选择敏感抗生素及切口处理。

（3）尿瘘表现为阴茎切口处有尿液样液体渗出，排尿时部分或全部尿液从瘘口处排出。拔除导尿管后，自行排尿时观察瘘口的位置及大小。若瘘口小则可自行愈合；尿瘘持续不愈的患者，一般主张术后3～6个月待尿瘘局部皮肤瘢痕软化血液供应恢复后再行修复手术。

（4）尿道狭窄表现为拔除导尿管自行排尿时排尿费力、尿线细、呈滴沥状。应及时通知医生，定期行尿道扩张或再次手术。

【出院指导】

1. 自我监测 若有尿线变细、排尿困难、尿路中断、漏尿或血、脓性尿、尿频、尿急、尿痛等症状应及时就诊。

2. 饮食指导 高热量、高蛋白、高维生素饮食，保持大便通畅，以防腹压急剧增高而引起尿液溢出，影响新尿道愈合。

3. 日常生活指导 保持会阴部及外生殖器清洁，每日清洗外阴，勤换内裤。避免劳累和过度活动，加强休息，适当锻炼。

4. 心理指导 尿道狭窄、尿瘘的发生，加重了患儿的痛苦，家长也存在紧张焦虑的情绪。要做好家长的心理工作，避免不良心态对患儿的影响。做好解释，树立信心。

5. 定期随访 了解患者排尿情况及伤口愈合情况。

第十二节　两性畸形护理

【定义】

两性畸形（hermaphroditism）分为假两性畸形和真两性畸形。假两性畸形是性腺性别与遗传性别一致，而生殖导管和尿生殖窦的发育却具有异性的成分或兼有两性的特征。以遗传性别和性腺性别为基础，假两性畸形又可再分为女性假两性畸形和男性假两性畸形。真两性畸形是在机体内同时存在卵巢和睾丸组织，染色体核型可为正常男性型、女性型和亲和嵌合型，生殖导管和外生殖器表现为两性畸形。

【治疗原则】

两性畸形治疗原则是经手术和（或）药物治疗后，成为单一性别并具备性功能。一般根据患者的解剖特点、原社会性别及本人愿望来选择性别，而不是根据染色体核型。外生殖器根据社会性别考虑矫形或切除。选择女性者尽早行阴蒂缩小、外阴成形和睾丸切除术，婚前行阴道重建术；选择男性者行外生殖器整形、另一种性腺切除和阴茎再造术。术后根据其保留的社会性别分别给予雄激素或者雌激素替代治疗。

【护理】

一、术前护理要点

1. 评估要点

（1）健康史及相关因素,如有无父母近亲结婚史、母亲妊娠时有无摄入性激素等。

（2）症状体征,如外生殖器发育异常、隐睾、尿道下裂、月经未来潮等,体检发现盆腔包块或腹股沟包块。

（3）辅助检查,如了解血促黄体生成素(LH)、促卵泡生成素(FSH)、促肾上腺皮质激素(ACTH)、皮质醇、雌二醇、孕酮、睾酮及染色体核型、B超、CT检查等阳性结果。

（4）心理和社会支持状况。安慰患者,尊重患者选择,做好隐私保护。

2. 护理措施

（1）皮肤准备。遵医嘱严格术区备皮,保持会阴部清洁。

（2）心理护理。良好的护患关系。实行保密性治疗和护理。合理使用心理评估量表,对患者心理状态有全面的了解,对心理问题严重者可联系精神卫生科会诊,积极及时干预。

（3）肠道准备。术前一晚遵医嘱清洁灌肠,避免麻醉时会阴部括约肌松弛,使存积于直肠内的大便排出,污染手术野。

（4）饮食指导。饮食宜清淡,易消化,避免进食辛辣刺激的食物,以防术后便秘。

二、术后护理要点

1. 评估要点　评估生命体征、腹部体征、各引流管引流液颜色、量、性状,切口及周围敷料情况。评估有无出血、切口感染、尿瘘、阴道挛缩、再造阴茎皮瓣血管危象等并发症发生。对于术后患者的护理,外生殖器的功能重建最为重要。

2. 护理措施

（1）切口护理。行腹股沟探查者,切口处用沙袋压迫4～6小时防止出血,密切观察下肢皮肤温度、颜色及足背动脉搏动情况。

（2）导管护理。做好膀胱造瘘管、留置导尿管、盆腔引流管的护理,保持密闭引流,妥善固定。指导患者每日饮水2000ml以上,起到冲洗膀胱的作用,防止导尿管引流不畅引起尿液从导尿管周围溢出,影响切口愈合。

（3）用药护理。睾丸切除后,应遵医嘱长期给予少量激素治疗。指导患者准时服用,切忌擅自停药或增减药量。

（4）阴道重建术后护理。观察重建阴道弹性、颜色、有无渗血及肉芽增生。告知术后严格卧床一周,避免站立、行走及过度活动,如有咳嗽、便秘应及时处理,避免腹压增加使阴道模具脱出。每天用1%的新洁尔灭棉球擦洗外阴两次,如有红肿者用50%硫酸镁湿敷。术后10天拆除前庭缝线,取出阴道填塞纱布,用1%新洁尔灭加庆大霉素低压冲洗阴道后,放入套有避孕套的木质阴道模具,并在其表面涂抹抗生素软膏以控制阴道内细菌生长和润滑模具,之后每天更换模具一次。模具取出后先清洁,再用1:5000高锰酸钾溶液浸泡消毒30分钟。患者一般需要佩戴模具6~12个月,出院前应教会患者模具的更换方法和注意事项。

（5）再造阴茎术后护理。①观察阴茎血运情况。术后采用支被架,形成一个相对密闭的环境,防止阴茎受压,影响血供。定时观察龟头的颜色变化。如果微红色是血液循环良好的表现;紫红色是静脉回流不良表现;发绀是静脉回流障碍的表现;灰色或苍白显示动脉供血不足。若有阴茎头发绀或水肿加重,应及时松解,重新包扎,包扎时棉垫和绷带应平整,厚薄及松紧适中。②观察皮瓣血液循环。干燥切口一般每3天更换1次敷料,敷料包扎不可过紧,如皮瓣水肿、发绀,出现水泡,提示静脉回流不畅,应抬高臀部,由远心端向蒂部按摩皮瓣促进血液回流。如皮瓣表面苍白、干皱,提示动脉供血不足。

3. 并发症护理

（1）出血表现为切口敷料渗血,盆腔引流管1小时内引流出大于100ml血性液体,患者出现皮肤苍白、心率加快、血压下降等低血容量表现。应及时报告医生。腹股沟切口可用沙袋压迫止血,会阴部伤口可加压包扎止血,遵医嘱使用止血药物,并评估止血效果。出血严重者做好二次手术准备。

（2）观察切口渗液颜色、气味,监测体温、实验室检查,必要时留取引流液培养。帮助患者做好便后会阴部的清洁护理,及时更换清洁内裤。

（3）密切观察患者排尿情况,注意尿流的方向、尿线的粗细及有无尿瘘出现。

（4）再造阴道有可能发生挛缩。一旦发生,可遵医嘱在阴道填塞适当的填充物或间断性扩张阴道。

（5）再造阴茎皮瓣血管危象一般发生在术后3天内,一旦发生血管危象皮瓣坏死,就意味着手术失败。表现为阴茎皮瓣青紫或苍白、皮肤温度下降、毛细血管充盈时间延长。应立即报告医生,严密观察皮瓣的颜色、温度和毛细血管充盈时间,适当调整体位和敷料包扎的松紧度。

【出院指导】

1. 自我监测　若出现尿线变细、排尿困难、尿瘘等情况应及时就诊。

2. 饮食指导　高热量、高蛋白、高维生素饮食,保持大便通畅。

3. 活动与休息　保证充分休息,适当锻炼,避免劳累和过度活动。

4. 心理护理　向患者详细讲解疾病知识,使其对术后可能出现不育和长期激素治疗等有一定认识。使其保持乐观、稳定的心理状态,避免悲观、自卑。使患者回归社会,正常工作、生活。改变性别者可建议更换环境以利于角色转换。

5. 定期随访　持续激素治疗者定期复查激素水平、第二性征发育、性功能、生育情况。

第十三节 泌尿造口护理

【定义】

泌尿造口（Uritery ostomy）是指膀胱全切术后行尿流改道。

【护理】

一、术前护理要点

1. 评估要点 评估患者的精神状况、视力、手灵活度等,请术后最能给予患者帮助的人共同参与健康教育。

2. 护理措施

（1）健康教育,如介绍手术方式,讲解造口的重要性,针对心理问题进行指导。试戴造口袋。

（2）理想的造口位置应具备以下特点:患者能自我看见,便于自我护理;有足够平坦的位置粘贴造口袋,减少渗漏情况;不影响生活习惯及正常活动;泌尿造口一般位于右下腹,脐与髂前上棘连线中点的腹直肌内,因腹直肌有肌鞘固定,造口开口于此可减少造口旁疝、造口脱垂等并发症发生;造口应避开手术切口、陈旧瘢痕、皮肤皱褶、髂骨、慢性皮肤病等部位。

二、术后护理要点

1. 评估要点

（1）造口血运。评估造口颜色。正常应为粉红色,表面光滑湿润。造口暗红或紫色是术后早期缺血表现;若外观局部发黑,则提示局部肠管或输尿管发生缺血坏死。

（2）造口形态。评估造口高度、大小、形状,有无水肿、回缩、内陷、狭窄等。造口理想高度应为1～2cm,利于在使用造口用品时保护造口周围皮肤,防止尿液刺激造口周围皮肤;造口形状可以是圆形、椭圆形或不规则形。

（3）造口皮肤黏膜缝线。评估造口周围皮肤黏膜缝线是否有皮肤黏膜分离、感染或缝线反应。

（4）造口周围皮肤。评估造口周围皮肤有无发红、破损、水泡、瘙痒、皮疹、溃疡、疼痛等情况。

（5）造口功能恢复。评估造口袋内尿液的颜色、气味、量、性状。泌尿造口术后即会有尿液流出,最初几天,尿液呈淡红色;之后会恢复正常黄色。回肠膀胱造口同时伴有肠黏液排出。

（6）并发症评估。评估有无尿路感染、尿酸结晶、造口缺血坏死、造口出血、造口皮肤黏膜分离、造口周围皮肤问题、造口狭窄、造口脱垂、造口旁疝、造口回缩或内陷等并发症发生。

2.护理措施

(1)造口护理。鼓励患者早期参与造口护理,在出院之前教会患者或照顾者独立更换造口袋。保持引流通畅。每日更换造口袋,用生理盐水棉球清洁造口,以清水清洗造口袋,水温适宜,阴凉处晾干。造口底盘一般每5～7天更换,如底盘渗漏或脱落,则需及时更换。正确粘贴造口底盘,造口底盘的中心孔剪切原则是比正常造口黏膜直径大1～2mm,防止渗漏,必要时涂抹防漏膏。

(2)预防尿路感染。每日饮水2000ml以上,多喝果汁,多吃含维生素C丰富的水果、蔬菜。使用防逆流的造口袋、尿袋。造口袋内尿液超过1/3～1/2时及时排放。

3.并发症护理

(1)尿路感染表现为尿色变深,尿液浑浊、异味,腰酸,发热,食欲下降,恶心、呕吐等。应遵医嘱使用抗生素,鼓励患者每日饮水2000ml以上,多喝果汁,多吃含维生素C丰富的水果、蔬菜,密切观察尿液颜色、气味、量及性状。

(2)尿酸结晶表现为白色粉末结晶体黏附在造口及造口周围。一旦发生,可按以下方法处理:①用稀释一倍水的白醋溶液局部湿敷、清洗,祛除结晶。②指导患者每日饮水2000～3000ml。补充维生素C的摄入量,每日大于4克。③贴造口袋时使用防漏膏及腰带,防止尿液渗漏,加重尿酸结晶。

(3)造口缺血坏死,参见第三章第七节肠造口护理。

(4)造口出血,参见第三章第七节肠造口护理。

(5)造口皮肤黏膜分离,参见第三章第七节肠造口护理。

(6)造口周围皮肤问题,参见第三章第七节肠造口护理。

(7)造口狭窄,参见第三章第七节肠造口护理。

(8)造口脱垂,参见第三章第七节肠造口护理。

(9)造口旁疝,参见第三章第七节肠造口护理。

(10)造口回缩或内陷,参见第三章第七节肠造口护理。

【出院指导】

1.自我监测 如出现尿路感染、造口狭窄、造口凹陷等情况应及时就诊。

2.造口的自我护理 做好造口护理,最好在每日清晨空腹时进行。避免穿着过紧过窄的衣服,以免造口受压。多饮水,每天饮水2000ml以上,防止尿路感染的发生。严禁盆浴,每次沐浴后需更换造口底盘。造口袋内尿液超过1/3～1/2时及时排放。平时在家或夜间,造口袋可接引流袋,以便于引流。

第十四节　泌尿外科常见管道护理

留置导尿管

【目的】

1. 确保排尿困难及尿潴留的患者排尿通畅。
2. 预防尿液逆流引起的上行感染。
3. 尿路的检查与治疗。
4. 预防尿道口尿液外渗可能导致的局部皮肤损伤和感染等。

【护理】

1. 尿管的选择　常用的留置导尿管有二腔气囊导尿管、三腔气囊导尿管等。根据患者的性别、年龄、病情选择合适的导尿管,女性用 F16～F18,成年男性一般用 F12～F16,老年男性患者应选择 F20～F22 气囊尿管,可以避免因外括约肌松弛引起的尿液外渗,但应先选用较小的尿管扩张尿道。对于初次留置导尿管者,不宜选用过粗的导尿管。

2. 评估要点

（1）评估尿管留置日期、固定情况及尿袋位置等。

（2）评估导尿管与引流袋衔接是否紧密,引流是否通畅,有无折叠、扭曲、受压、脱出等情况,尿道口有无溢尿。

（3）评估尿液颜色、性状、量。

（4）评估有无漏尿或溢尿、堵塞,有无感染、尿路机械性损伤、尿道狭窄等并发症发生。

3. 护理措施

（1）有效固定。注意导尿管固定囊的位置,避免固定囊处于尿道中。囊内注入适量的液体或气体,注液/气量 10～20ml,大气囊导尿管注液/气量 30～50ml。

（2）预防尿道感染。留置导尿管及更换引流袋时严格无菌操作。保持外阴清洁。会阴护理(包括导尿管近端 10cm)可用长效抗菌材料喷洒尿道口周围,2 次/日。保持引流通畅,防止尿液潴留、逆流。保持引流袋位置低于膀胱水平。病情允许时,鼓励患者每日饮水2000ml 以上,以稀释尿液。定期更换引流袋。抗反流引流袋可 5～7 天更换一次,普通引流袋 3 天更换一次。定期更换导尿管。根据患者尿液 pH 值分为高危堵塞类(pH＞6.8)和非堵塞类(pH＜6.7)两种,高危堵塞类患者更换导尿管的最佳间隔时间为 2 周,非堵塞类患者更换导尿管的最佳间隔时间为 4 周。如并发感染、阻塞等应及时更换。

（3）膀胱持续冲洗护理。①评估要点,如评估尿量、冲洗量、排出量以及液体颜色;评估尿道口有无溢血、溢尿;评估腹部体征,有无腹部膨隆、腹痛、腹胀等;评估有无出血、膀胱破裂等并发症发生。②正确连接。采取密闭式冲洗引流,标识明确;正确连接冲洗管路,细进粗出,注意无菌操作。③选择适宜的冲洗温度。膀胱冲洗液的温度应维持在20～30℃,以减轻膀胱痉挛。④正确调节冲洗速度。根据引流液颜色调节冲洗速度,初始冲洗速度一般为100～140滴/min,出血多时可直线滴入,同时密切观察患者生命体征和腹部体征。待引流液呈浅红色,滴速调至80～100滴/min,尿液转清后一般40～80滴/min持续冲洗。⑤保持引流通畅。密切观察冲洗液滴速与引流管口液体滴出速度是否一致。当引流管内无液体滴出或滴速慢、切口处有渗液渗血时,提示有堵塞,可挤捏管道,必要时用冲洗器冲洗管道。

(4)拔管护理。预防膀胱萎缩:①尽量缩短置管时间,定期采取个体化放尿方法保护或训练膀胱的储尿和排尿功能,双J管留置者禁忌夹管训练;②拔除尿管的最佳时机是膀胱充盈时。肾脏损伤在病情稳定后即可拔管,膀胱破裂修补术后8～10天拔除导尿管。

膀胱造瘘管

【目的】

引流尿液,解除梗阻。常用蕈状导尿管。适用于有尿潴留但尿管不能从尿道口插入或是经膀胱术后暂时性或永久性留置管道者,如尿道断裂的患者等。留置位置一般在耻骨上。

【护理】

1. 评估要点

(1)评估膀胱造瘘管留置日期、固定情况、引流袋位置。

(2)评估造瘘管与引流袋衔接是否紧密,引流是否通畅,有无折叠、扭曲、受压、脱出等情况。

(3)评估引流液颜色、性状、量等,造瘘口有无渗血渗液。

(4)评估有无出血、尿外渗、感染、结石形成等并发症发生。

2. 护理要点

(1)保持引流通畅,防止折叠、扭曲、受压、脱出,引流袋位置应低于膀胱水平。尿液引流不畅或漏尿,应先注意造瘘管有无堵塞,再调整造瘘管的位置。漏尿严重者,必要时可遵医嘱行负压吸引。

(2)皮肤护理。保持造瘘口清洁、干燥,及时清理造瘘口分泌物,定期更换敷料。永久性膀胱造瘘者,每日清洗造瘘口后外涂氧化锌软膏等皮肤保护剂。有尿液外渗的患者,可使用防漏膏。

(3)饮食管理。清淡易消化饮食,避免食用动物内脏、高钙、高草酸食物,多饮水,防止结石形成。保持大便通畅,以免用力排便腹压增高引起伤口渗血和造瘘管脱出。

(4)膀胱冲洗护理。膀胱造瘘管接膀胱冲洗者,做好持续膀胱冲洗的护理。

(5)管道更换。定期更换引流袋,抗反流引流袋可5～7天更换一次,普通引流袋3天更换一次。膀胱造瘘管每隔3～4周在无菌条件下更换。

（6）拔管护理。拔管前先夹闭造瘘管，观察能否自行排尿，如有排尿困难或切口处漏尿，则延期拔管。尿道狭窄者，主张先拔除导尿管，再夹闭造瘘管，排尿通畅后再拔造瘘管。膀胱手术或前列腺术后则可先拔造瘘管，待伤口愈合后再拔导尿管。拔管后有少量尿液漏出为暂时现象，一般3～5天可自愈。

肾造瘘管

【目的】

引流尿液，缓解梗阻。肾积水、肾结石、行肾盂成型手术患者需留置肾造瘘管，如为无法纠正的泌尿系梗阻时则需终身留置。

【护理】

1. 评估要点　同膀胱造瘘管。

2. 护理措施

（1）保持引流通畅，防止折叠、扭曲、受压、脱出，引流袋位置应低于造瘘口水平。尿液引流不畅或漏尿，应先注意造瘘管有无堵塞，再调整造瘘管的位置。漏尿严重者，必要时可遵医嘱行负压吸引。

（2）皮肤护理同膀胱造瘘管。

（3）管道冲洗。原则上不冲洗，如有梗阻或血块阻塞需冲洗时，则在无菌条件下用无菌生理盐水冲洗，每次注入量以5ml为宜，冲洗压力不可过大。

（4）定期更换引流袋，抗反流引流袋可5～7天更换一次，普通引流袋3天更换一次。对终身带管的患者，肾盂造瘘管在7天之内不能更换，术后3个月左右更换肾造瘘管，以后每隔2～4个月更换1次。

（5）拔管护理。一般术后留置2周，拔管前夹闭引流管观察1天，如无明显憋胀感，无腰胀、腰酸、发热等可拔管。拔管时会出现暂时性漏尿，可用凡士林纱条填塞管口减少漏尿，敷料渗湿时应及时更换。瘘管在1～2日内将自行愈合。

输尿管支架管（双J导管）

【目的】

一端通过输尿管置于肾盂内，一端在膀胱内，起到支架和内引流作用，能解除输尿管炎症、水肿造成的暂时性梗阻，防止术后伤口漏尿和输尿管狭窄。用于肾盂内引流，输尿管切开取石、输尿管成型、输尿管再植或同种异体肾移植等手术时均放置该导管。

【护理】

1. 评估要点 评估有无感染、出血、移位、结石形成等并发症发生。

2. 护理措施

（1）预防尿液反流，取头高脚低位，保持膀胱低于肾盂。留置尿管者持续开放引流。拔除尿管后，不要憋尿，避免加压排尿。避免引起腹压增高的因素，如用力排便、咳嗽等。避免剧烈活动，尤其大幅度、猛弯腰动作。

（2）预防尿路感染，保持尿管通畅，防止尿管扭曲。下床活动时尿袋应置于膀胱平面以下。每日饮水在2000ml以上，促进排尿，达到内冲洗的目的。保持会阴部清洁。

（3）定期复诊。出院后4～6周复查，根据病情择期取出双J管。若有发热、排尿异常等情况，应及时就诊。

第八章

骨科疾病护理常规

第一节　骨科疾病护理常规概述

【骨折的急救处理】

1. 抢救生命　严密观察患者意识、血压、脉搏、呼吸,有无合并脑、胸、腹等部位损伤,有创伤休克者,应及时纠正,对症处理,抢救生命。对合并颅脑损伤处于昏迷状态者,应注意保持呼吸道通畅。骨盆骨折合并尿道损伤和休克时,应先抗休克,再处理尿道损伤,骨盆锐器插入体内要原位固定,现场不可拔出;脱出的内脏不要还纳,用无菌敷料覆盖后一起送往医院救治。

2. 伤口处理　遇有伤口出血,可就地取材,选用清洁毛巾、棉布覆盖伤口,局部加压包扎止血,若骨折端外露,切忌纳入伤口,避免伤口深部感染。一般出血加压包扎即可止血,如遇大血管损伤,可用止血带止血。使用止血带时应选用宽而有弹性的橡皮止血带,紧压肢体出血的近端,用棉布缠绕,再扎以止血带,以不流血为宜,不能过紧。用止血带阻断大血管的出血时,以出血停止、远端无血管搏动为度,扎上止血带后,要做好明显标记,注明开始用止血带的时间,每隔1~2小时放开一次,放开前压紧伤口,放开时间1~2分钟,记录每次开放、扎紧时间。严重挤压伤和远端严重缺血,要忌用或慎用止血带。对开放性气胸应及时进行密封包扎,以阻断气体从伤口进出而改善呼吸。若伤口外露骨折端,并已污染,又未压迫重要血管、神经者,不应将其复位,以免将污染带到伤口深处。

3. 肢体固定　为减少疼痛,预防再损伤所致并发症,搬运时肢体固定尤为重要。可就地取材,选用树枝、木板、扁担、雨伞等,伤肢固定应包括骨折部位上下两个关节,四肢固定应露出手指或足趾,以便观察肢体血液循环情况,也可将上肢固定于胸壁、下肢与健侧肢体固定在一起。对疑有脊柱骨折者,搬运时一般需三人,应始终保持脊柱平直,将患者拖放或滚翻至担架或木板上。对伴有颈部损伤者,搬运时需增加一人,固定头部,搬运时头与躯干的中轴一致,颈两侧放置沙袋或颈围固定。

4. 断肢保护　不完全离断的肢体,应用木板等物托住,用布带包扎制动。完全离断的肢体,断离肢体用清洁布包好,放入清洁的塑料袋中,将口扎紧,再置入加盖的容器内,外周用冰块保存,在2~4℃中干燥冷藏(严禁将肢体直接放入冰瓶中或浸泡在任何溶液中),迅速转运。

5.迅速转运　患者经初步处理,妥善固定后,应尽快地转运至就近医院治疗。

【入院护理】

1.病区接到入院通知后,做好新患者入院准备。

2.热情接待新患者,双人核对患者身份,正确佩戴腕带,责任护士进行自我介绍,并引导患者到床边。

3.通知主管医生接诊新患者。

4.进行入院护理评估,包括患者心理、生理及社会状况、基本生活能力、跌倒风险、压力性损伤风险、营养康复的评估、测量生命体征、体重等,并按要求书写入院护理记录。

5.给予入院指导,并进行安全告知。

6.保持病房安静、整洁、舒适、安全。

【骨科术前护理常规】

1.术前评估

(1)全身情况,如评估患者心、肺、肝、肾等重要脏器的状况及水电解质和酸碱平衡、全身营养状况等。

(2)专科情况,如评估四肢感觉、运动、肿胀程度及皮肤温度、色泽、动脉搏动情况,脊柱专科患者评估肌力;评估有无关节功能障碍,肢体有无畸形、疼痛等。

(3)辅助检查,如了解心电图、X片、CT、MRI、实验室检查结果等。

2.健康教育　根据患者情况,结合病情进行多种形式的术前教育。

(1)指导肌肉、关节功能锻炼。

(2)指导患者学会深呼吸、有效咳嗽的方法,吸烟者应戒烟。

(3)练习床上大小便。

(4)简单介绍手术流程。

(5)共同制定活动锻炼计划,说明术后早期活动的重要性。

(6)向患者宣教疼痛评估方法及疼痛的应对措施。

(7)告知术后体位、饮食、引流管、预防跌倒、下肢深静脉血栓等相关注意事项。

3.卧位管理　根据病情正确安置体位,休克患者取平卧位;患肢肿胀者抬高患肢高于心脏水平,以促进静脉回流,减轻水肿。制动后应将肢体放置于功能位。疑有骨筋膜室综合征发生的患者应避免患肢高于心脏水平,以免影响局部血供。根据病情正确协助翻身、更换体位,避免压力性损伤的发生。

4.心理护理　评估患者及其家属对手术治疗的心理预期,做好心理护理,帮助患者建立信心。

5.术前一日准备

(1)遵医嘱行药物敏感试验并做好记录和标识。

(2)遵医嘱配血。

(3)核查手术部位标记是否落实。

(4)核实各项检查是否完善,麻醉科会诊是否落实。

(5)皮肤准备。

(6)胃肠道准备,根据病情、手术方式及麻醉方式遵医嘱禁食禁饮及通便灌肠。

(7)术前晚可遵医嘱给安眠药,保证患者良好睡眠。

(8)发现有与疾病无关的体温升高、妇女月经来潮、血压升高、血糖异常等情况及时告知医生。

6. 术晨准备

(1)皮肤准备,更衣,取下假牙、手表、眼镜、饰品等,贵重物品交予家属或双人清点保管。

(2)再次核查手术部位标识。

(3)检查肠道准备情况。

(4)测体温、脉搏、呼吸、血压、血糖,观察有无病情变化,发现异常及时汇报医生。

(5)遵医嘱术前用药。

(6)进手术室前排空尿液。

(7)备好病历、CT片、X片、术中用药等,填写手术交接单。送患者至手术室,与手术室护士进行交接。

7. 病室准备 按手术部位、麻醉方式备好术后用物,如:麻醉床、吸氧装置、心电监护仪、吸引器、气管切开包、沙袋、软枕、肢体抬高垫等,需要做牵引的患者应备好牵引架、牵引绳、重量锤和钩体等专科器材。

【骨科术后护理常规】

1. 术后患者接待

(1)安全转移患者至病床,根据病情正确安置体位,保持关节功能位,抬高患肢。

(2)根据医嘱吸氧、心电监护。

(3)评估患者意识、生命体征,评估肢体感觉、运动及肢体远端血运情况、了解麻醉方式、术中情况。

(4)检查切口部位及敷料情况,有效固定引流管并观察引流液的量、颜色、性状,按要求做好标识。

(5)检查输液通路并调节滴速。

(6)与麻醉师或复苏室护士交接并填写手术患者交接单。

(7)告知患者及其家属注意事项。

(8)核对并执行术后医嘱。

(9)做好护理病情记录(重点记录患者返回病室时间、麻醉方式及手术方式、麻醉清醒状态、生命体征、术后体位、伤口敷料情况、引流情况、肢体感觉、活动及肢体远端血运情况,输液用药、氧疗、饮食、皮肤、跌倒/坠床评分、营养及康复筛查、术后主要医嘱执行情况及重要的告知,镇痛药使用情况等。)

2. 病情观察　监测意识、生命体征,观察肢体感觉、活动及肢体远端血运情况,注意有无神经压迫症状。

3. 体位管理　根据麻醉方式、手术方式、患者的全身情况遵医嘱选择合适的卧位。卧位安置遵循以下原则:

(1)体位舒适。

(2)尽量维持脊柱的生理曲线和各关节的功能位置,以防长期卧床造成的疲劳、损伤和变形。

(3)防止肢体局部受压,避免体位不正确而引起的压力性损伤或功能障碍。

4. 体液管理

(1)严密监测患者的心率、心律、血压、脉搏,必要时监测中心静脉压。

(2)观察患者有无胸闷、心悸、出汗,观察末梢循环。

(3)遵医嘱记录24小时尿量和/或出入量。

(4)评估水电解质酸碱是否平衡。

(5)合理安排输液速度和顺序。

5. 呼吸道管理

(1)保持呼吸道通畅,病情允许的情况下抬高床头30°,防止误吸。

(2)观察有无呼吸道阻塞现象,防止舌后坠、痰液堵塞气道引起缺氧、窒息。

(3)鼓励患者深呼吸、咳嗽、咳痰,病情允许时可给予更换卧位,拍背,促进痰液排出,必要时给予吸痰。

(4)痰液黏稠者,可行雾化吸入,稀释痰液,利于排出,保持呼吸道通畅。

6. 伤口/皮肤黏膜护理

(1)评估伤口及敷料情况。

(2)评估患者受压处、骨突处皮肤及石膏支具固定处皮肤情况,根据病情做好皮肤黏膜护理,预防压力性损伤发生。

7. 疼痛管理　评估疼痛部位、性状及强度,了解疼痛原因,如石膏、绷带包扎过紧时,可做石膏开窗或剖开,解除石膏、绷带对患肢的压迫。遵医嘱用药,对于长期的顽固性疼痛可行神经阻断手术。

8. 导管护理　做好各导管护理,参见本节知识链接负压封闭引流护理。

9. 活动与休息　根据患者的手术部位及手术方式选择合适的活动方法,指导患者进行主动或/和被动的功能锻炼。

10. 营养管理　根据营养筛查评分,请营养科会诊,制定营养管理计划。

11. 心理与社会支持　评估患者及其家属术后精神状态,正确应对恢复过程,积极配合治疗,以取得最佳的治疗效果。

12. 术后常见症状护理

(1)发热。按时测量体温,外科吸收热一般术后3～5天即可自行恢复正常。安抚患者,解释原因,遵医嘱选择物理降温或药物降温,保持皮肤清洁干燥。能进食、无心衰者鼓励多饮水。

（2）患肢肿胀。评估肢体肿胀程度、末梢循环状况,有无麻木、疼痛、活动受限等。如病情允许,有效抬高患肢,早期进行关节和肌肉的主动或被动运动,上肢手术做患肢掌指关节握拳伸指活动,下肢手术做患肢踝关节的背伸跖屈活动及趾间关节活动,同时鼓励患者做患肢肌肉的等长舒缩运动;遵医嘱用药。

（3）尿潴留

1）安慰患者,向患者解释尿潴留的原因,消除紧张心理;

2）创造良好的环境,鼓励患者自行排尿,病情允许时坐起或下床排尿;

3）按摩下腹部,听流水声或者温水冲洗会阴部,应用诱导排尿法;

4）经上述处理仍不能解除尿潴留时,可采用导尿术。

（4）便秘

1）病情允许下早期恢复饮食,鼓励多饮水、吃富含纤维素及维生素的食物;嚼口香糖。

2）培养良好的排便习惯,训练床上排便。

3）鼓励床上翻身,早期离床活动,可做腹部按摩、腹式呼吸、提肛运动。

4）做好疼痛管理。

5）必要时遵医嘱给予缓泻剂。

13. 并发症护理

（1）出血表现为伤口渗出血性液体,伤口引流管短时间内引出较多血性液体,患者面色苍白、口干、心率加快、血压下降等低血容量表现。

（2）感染以细菌感染最为常见,常见感染部位有伤口、肺部、胸腹腔和泌尿系统。

（3）骨筋膜室综合征可有"5P"表现,即苍白（pallor）、感觉异常（paresthesia）、无脉（pulselessness）、麻痹（paralysis）以及拉伸骨筋膜室时产生的疼痛（pain）。表现为早期肢体有持续性疼痛,进行性加剧,缺血30分钟即发生感觉异常,至晚期感觉消失,无疼痛感,指（趾）端呈屈曲状态,皮肤略红、温度增高、肿胀、有压痛,随着病情的发展,肢体远侧脉搏逐渐消失。一旦确诊,应立即拆除一切外固定,做好切开减压准备。

（4）血管危象

1）动脉危象临床表现为吻合口远端组织或器官苍白、塌陷、温度降低、毛细血管充盈时间长或消失,针刺无渗血,往往需要紧急处理。（检查毛细血管充盈情况的方法:用力按压指（趾）甲,甲床出现苍白,松开后1~2秒转红润为血液循环正常。）

2）静脉危象表现为皮肤颜色由红润变为紫红或暗红,皮肤温度下降,毛细血管充盈加快,组织张力明显增高,肿胀、有水泡,创缘出血呈暗红色。安抚患者并汇报医生,遵医嘱对症处理,做好血管探查手术的准备。

（5）下肢深静脉血栓及肺栓塞形成,参见第一章第十八节下肢深静脉血栓形成的护理。

（6）失用性萎缩表现为肌肉萎缩、关节僵硬、活动无力或受限。除固定关节外,凡不被限制活动的部位都要保持活动,进行功能锻炼。

（7）压力性损伤，参见第一章第十六节压力性损伤的护理。

（8）血管神经损伤表现为相应部位的出血以及神经所支配部位的功能障碍，严重者出现肌肉萎缩，肌力减弱，甚至瘫痪等。应尽早手术，术后遵医嘱用药，配合功能锻炼。

【出院指导】

1. 自我监测　出现伤口红、肿、热、痛，下肢肿胀、胸闷气急等不适，请及时就诊。

2. 功能锻炼　遵医嘱进行功能锻炼，预防关节僵硬、肌肉萎缩，锻炼时注意安全，循序渐进，预防跌倒。

3. 饮食指导　鼓励均衡饮食，增加机体抵抗力，促进伤口愈合及全身康复。

4. 服药指导　按医嘱用药，告知服药注意事项。

5. 指导辅助工具的安全使用　如拐杖、助行器、轮椅等定期检查其完整性及性能，保证使用安全。

6. 心理护理　消除患者依赖心理，恢复自理能力；建立良好的心理状态，积极完成康复计划。

7. 定期复诊　根据出院记录中的随访及复诊安排按时复查；如出现任何不适应及时来院复查。

知识链接

负压封闭引流护理

利用负压封闭引流（vacuum sealing drainage，VSD）护创材料覆盖、封闭整个创面腔隙，同时将引流管与负压源连接，使创面处于一个全表面封闭负压引流状态，以促进创面、腔隙内的渗液、液化的坏死组织及时排出体外，敛合创面及腔隙，隔绝创面与外环境之间的感染机会，加快创面肉芽组织的生长。

【护理】

1. 评估要点

（1）评估引流管管形是否存在，有无堵塞。

（2）评估引流液的颜色、量、性状。

（3）评估负压是否维持在（$-0.06 \sim -0.04$ MPa）。

（4）评估VSD材料是否塌陷，是否干结变硬。

（5）评估患者局部疼痛情况及体温变化。

2. 护理措施

（1）维持恒定有效的负压，保持引流通畅，避免引流管受压、折叠、扭曲，引流管出口应低于伤口平面。

（2）每天更换引流瓶，定期清创。更换时，注意无菌操作，应先用止血钳夹住引流管,关闭负压源,再更换引流瓶。重新安装引流瓶完好后,先打开负压源,再松开止血钳。

(3)记录引流液的颜色、量、性状。

(4)一次负压封闭引流可维持有效引流5～7天。

第二节　骨科手术区备皮

一、备皮范围

1. 手部手术　从肘上至手指末端。

2. 足部手术　从膝上至足趾末梢。

3. 前臂及肘关节手术　上起肩关节,下至手指末梢。

4. 膝关节及小腿手术　上起髋关节,下至足趾末梢。

5. 肩关节手术　应包括肩关节前后侧躯干,上起颈部,下至肋缘,肢体至前臂中段。

6. 髋关节手术　上至乳头连线水平,下至踝部,包括躯干、会阴处皮肤。

7. 会阴部及骨盆骨折手术　上至乳头连线水平,下至踝部,包括躯干、会阴处皮肤,剃除阴毛。

8. 脊柱手术　颈椎手术上至头顶、下平肩胛骨下角,两侧均需至腋中线;胸椎手术根据部位高低不同,上平乳突,下平髂嵴,两侧均需至腋中线;腰椎手术上平腋窝,下平骶尾部,两侧均至腋中线。颈椎后路手术需剃光头。

9. 骨外固定器固定术　骨折部位上、下超过两个关节,并以上、下远侧延伸6cm为备皮范围。

二、备皮方法

(1)洗澡更衣后剪除指甲,去除指甲油。

(2)患者如有手癣或脚癣,术前应及早药物治疗,并根据病情遵医嘱延期手术。

(3)排除切口部位毛发对术野干扰情况下,手术切口以不去除毛发而仅清洁局部皮肤为最佳的备皮方法。清洁时间一般为术前一日晚、术晨、术前。如术区皮肤毛发浓密者建议患者进手术室后再进行毛发刮除。常用的皮肤清洁剂有不同浓度的葡萄糖酸氯己定、聚维酮碘和皂液等。皮肤清洁准备包括全身淋浴和局部擦拭,全身淋浴应该在清洁的基础上再对手术部位进行重点清洗。行动不便、精神状态较差或者急诊手术的患者可以采用局部清洁法。

(4)伤口上若有血痂痂皮,可先覆盖凡士林纱布或植物油纱布以促使其软化脱落,再行清洁。

第三节　石膏固定护理

　　石膏固定是骨关节损伤和骨折手术前后为保持骨折复位或矫形术后位置的一种常见外固定术。它利用熟石膏遇到水分可重新结晶而硬化的特性来制造骨科患者所需要的石膏模型,具有价格便宜、使用方便、不需经常更换等优点。随着对骨关节机制研究的进展,陆续出现一些新的固定材料,常见的有:高分子材料、低温热塑材料等。

【护理】

1. 评估要点

　　(1)观察肢体,如评估松紧是否适宜,指(趾)端血运、感觉、运动情况,密切注意肢体肿胀程度和患肢的疼痛及活动功能障碍情况。

　　(2)观察石膏内皮肤出血,石膏固定后,若发现石膏表面有血迹渗出,应在血迹边缘用笔标记,密切观察血迹边界有无扩大。

　　(3)观察并发症,评估有无骨筋膜室综合征、坠积性肺炎、关节僵硬、石膏综合征、皮肤压力性损伤、废用综合征、化脓性皮炎及长期卧床等并发症发生。

2. 护理措施

　　(1)体位管理。四肢的石膏固定后有效抬高患肢,上肢可用肩颈腕吊带将前臂悬吊于胸前,下肢用下肢抬高垫抬高,使足跟部悬空。石膏凹陷部位如腘窝、腰部也可垫起,以避免骨隆突部位受压。

　　(2)石膏护理

　　1)促进石膏干燥,可适当提高室温。石膏未干固前避免搬动肢体及将肢体直接置于硬板床、桌子及地上,不可在石膏上放置重物,忌用手指捏压石膏。

　　2)保持石膏清洁、干燥。

　　3)防止石膏断裂,协助患者翻身或改变体位时,支托关节部位,搬动患肢时平行托起,切忌在关节部位施加外力。活动时避免旋转性外力,下肢石膏固定者不可自行下床负重行走。

　　4)保持石膏固定的有效。因肢体肿胀消退或肌肉萎缩可导致石膏失去固定作用,需重新调整或更换。

　　(3)功能锻炼。石膏固定的当日起,即可指导患者进行石膏内肌肉的舒缩活动。指导患者未固定部位的功能锻炼及固定部位的肌肉等长舒缩活动。定时翻身,置患肢于功能位。病情允许时,坚持每日行肢体被动和主动活动,或适度下床活动,患肢不负重。

　　(4)皮肤护理

　　1)注意保暖。

　　2)协助患者翻身、更换体位,保持床单整洁、干燥,骨突处使用减压垫预防皮肤发生压力性损伤。

　　3)告知患者石膏内瘙痒时不可用筷子、棉签及毛衣针等伸入石膏内搔痒,以免损伤皮肤,继发感染。

4)石膏边缘应修理整齐、光滑,石膏床四周的内衬棉垫应超出边缘,以免卡压和摩擦皮肤。

(5)饮食管理。鼓励患者高纤维素饮食,保持大便通畅。

3.并发症护理

(1)骨筋膜室综合征,参见第八章第一节骨科疾病护理常规概述。

(2)器械相关性压力性损伤,应定时协助患者翻身,经常检查石膏边缘及尾骶部、足跟等皮肤,有无压力性损伤早期症状,以便早期处理。如石膏内有分泌物或臭味,可开窗检查有无石膏内皮肤损伤。

(3)废用综合征。固定期间要加强肢体的功能锻炼。

(4)化脓性皮炎。及时开窗检查处理。

(5)其他长期卧床并发症,如坠积性肺炎、便秘、尿路感染、静脉血栓栓塞症等。

【出院指导】

1.自我监测 教会患者观察肢端血液循环障碍的表现如肢端皮肤发绀、苍白、发冷,肢体肿胀明显、麻木、疼痛、不能自主活动,应及时就诊,不可擅自拆除或调整石膏。

2.活动与休息 保持患肢有效抬高,指导患者固定部位的肌肉等长舒缩活动和临近关节的功能锻炼,防止肌肉萎缩。

3.石膏护理 保持石膏清洁、干燥,注意保暖。避免在关节部位施加外力。

4.饮食指导 鼓励患者多饮水,进食高纤维素饮食,保持大便通畅。躯干石膏固定者进易消化饮食,少量多餐,避免过饱。

5.定期复诊 根据医嘱定期门诊复查。

第四节　牵引术的护理

牵引术是利用适当的持续牵引力和反牵引力作用于骨折或脱位部位,达到复位或维持复位固定的治疗方法。包括皮牵引、兜带牵引和骨牵引。

【护理】

1.评估要点

(1)观察患肢肢端皮肤颜色、温度、动脉搏动、毛细血管充盈及肢体运动、感觉情况等。(检查毛细血管充盈情况的方法:用力按压指(趾)甲,甲床出现苍白,松开后1～2秒转红润为血液循环正常。)

(2)评估有无窒息、血管和神经损伤、牵引针或牵引弓滑落、牵引针眼感染、关节僵硬、足下垂等并发症发生。

2. 护理措施

（1）保持有效牵引

1）牵引时躯干伸直，骨盆放正，两者中轴在同一直线上，牵引方向与近端肢体成一直线。颅骨牵引时应抬高床头 15～30cm，下肢牵引时，抬高床尾 15～30cm。

2）皮牵引时，注意防止皮牵引带松散、脱落；骨钉牵引时，需定期检查牵引弓的螺母，防止松动脱落。

3）牵引时，保持牵引锤悬空，牵引绳与患肢长轴平行。

4）牵引重量根据患者年龄、体重、体型、病情酌情考虑。定期测量患肢长度，并与健侧对比，以便及时调整牵引重量，不可随意增减牵引重量。

5）牵引绳不可受压，不可随意放松。

（2）饮食管理。加强营养，增加植物纤维摄入量，保持大便通畅，必要时遵医嘱使用缓泻剂。颈部牵引患者进食速度宜慢、均匀，预防吸入性肺炎，避免进食硬质食物，防止食物呛入气管引起窒息。

（3）安全护理。行颈椎牵引患者颈部两侧放置沙袋制动，避免头颈部无意识摆动，防止牵引带下滑压迫气管引起窒息。

（4）皮肤护理。特别注意皮牵引和兜带牵引处皮肤，要预先垫好减压垫等，每班必须观察受压处皮肤情况，防止出现压力性损伤。牵引期间还要注意肢体的保暖。

（5）功能锻炼。早期进行肌肉等长舒缩活动及远端关节活动，逐步增加活动量，循序渐进，以患者不出现疼痛、疲劳为宜。瘫痪肢体的肌肉、关节注意被动活动，以防止肌肉萎缩和关节僵硬，若病情允许，可进行全身活动，如扩胸、抬臀、深呼吸、用力咳嗽等。

（6）骨钉护理。骨牵引患者做好骨钉护理，保持皮肤清洁干燥，预防感染。

（7）心理护理。患者因躯干肢体牵引，活动明显受限，生活自理能力下降。长期卧床牵引除引起不舒适以外，各种治疗所带来的痛苦等易引起患者消极的情绪反应。通过介绍牵引治疗的目的与配合事项，主动与其谈心，掌握其思想变化，对不良的心态反应及时疏导和帮助，使之愉快地配合治疗。

3. 并发症护理

（1）窒息。由颌枕带牵引下滑压迫气管引起，应立即放松牵引。床边应放置吸引器、气切包备用。如发生异物吸入性窒息，应立即配合医生抢救。

（2）过牵综合征多发生于颅骨牵引时，为牵引过度导致的血管、神经损伤。主要有舌下神经、臂丛神经、脊髓、肠系膜上动脉等，表现出相应的神经、血管受损症状。如舌下神经过牵表现为吞咽困难、伸舌时舌尖偏向患侧；臂丛神经过牵表现为一侧上肢麻木。肠系膜上动脉综合征表现恶心呕吐频繁，呕吐物混有胆汁。出现过牵综合征时报告医生，应遵医嘱减轻牵引重量或终止牵引，并观察症状消失情况。对于肠系膜综合征患者应禁食，胃肠减压及支持治疗。

（3）血管和神经损伤。进针时定位不准及进针部位错误所致，注意观察患肢肢端血运、感觉、活动情况。

（4）牵引针或牵引弓滑落多发生于颅骨牵引时。一旦松脱,应予平卧,头部两侧沙袋制动,通知医生,更换颅钉后重新置入。

（5）牵引针眼感染。每日观察针孔有无红、肿及分泌物,感染难以控制时,去除骨牵引,以防骨髓炎。

（6）失用性萎缩表现为肌肉萎缩与关节僵硬。应鼓励并协助患者进行肢体的主动和被动活动,包括肌肉等长收缩、关节活动等,肢体放置于功能位。

（7）足下垂表现为足背伸无力。避免牵引带直接压迫腓骨小头,并防止被褥等物压于足背,保持踝关节功能位,加强足部的主动和被动活动,以防止关节僵硬和跟腱挛缩。

4. 健康教育

（1）保持有效牵引,告知患者及其家属维持有效牵引的知识,不可随意增减牵引重量。

（2）功能锻炼。向患者说明功能锻炼的重要性,取得配合,制定合适的康复锻炼计划,并执行。骨折早期局部肿胀、疼痛明显,骨折断端不稳定,应指导并协助患者牵引肢体进行股四头肌的舒缩运动及足踝的伸屈运动,以活动后患者无疼痛、疲劳为度,逐步增加活动范围。卧床期间应做全身性活动,如扩胸、深呼吸、咳嗽、抬起上身等,以改善呼吸功能。

（3）自我监测。出现吞咽困难、胸闷、伸舌时舌尖偏向患侧及患肢发冷、发绀、麻木、疼痛等,应及时通知医务人员。

第五节　外固定支架护理

骨外固定支架是在骨折远端与近端经皮插入金属钉或针,用金属连杆将裸露在皮外的针端彼此连接,在骨折端起到牵拉、加压和中和作用,尽可能达到骨折的复位和固定,营造出有利于骨骼和其他组织和器官修复的条件,有利于感染的控制,维持肢体的长度,纠正早期的畸形,促进骨折愈合。

【护理】

1. 评估要点　密切观察患肢血运、感觉、运动情况,评估有无因过度牵拉导致的神经血管损伤等。评估有无钉道感染、钢钉松动、骨筋膜室综合征、骨折愈合不良等并发症发生。

2. 护理措施

（1）体位与活动。患肢抬高 20°～30°,高于心脏水平,保持功能位。活动时避免旋转性外力。

（2）钉道护理。保持钉孔周围皮肤清洁、干燥,每日评估钉孔周围有无红肿及分泌物,并消毒钉孔周围皮肤,用无菌敷料覆盖,渗出液多时应及时更换敷料,钉孔周围结痂作为生物屏障应保留。避免使用抗菌性软膏、洗剂和喷剂。

（3）患肢的护理。注意观察患肢肢端的血运、感觉、活动情况。

（4）功能锻炼。应尽早开始功能锻炼。术后若全身及局部伤情允许,即可鼓励患者开始做患肢肌肉舒缩运动和关节的功能锻炼,循序渐进,以患者不出现疼痛、疲劳为宜。根据医嘱离床下地负重活动。

（5）心理护理。宣教外固定架的优势、使用方法及注意事项,消除患者恐惧心理,增强治愈疾病的信心。

3. 并发症护理

（1）钉道感染。注意观察钉孔周围有无红、肿、热、痛、及脓性分泌物及全身感染症状,定期查血常规、C反应蛋白等,警惕发生钉道感染。

（2）钢钉松动。每日检查外固定器上螺钉的松紧度,保持有效固定,关注钉道处皮肤有无张力。

（3）神经血管损伤。患肢肢端血运、感觉、运动出现异常时,应及时汇报医生做相应的处理。

（4）骨筋膜室综合征。参见第八章第一节骨科疾病护理常规概述。

（5）骨折愈合不良。主要是外固定器的不牢固,存在异常活动、钢钉穿过骨骼的位置不当等引起。因此,应定期观察、调整外固定装置,使外固定的固定力适合骨折愈合过程的力学环境需要,从而促进骨折的愈合。

4. 出院指导

（1）自我监测。若出现患肢疼痛、肿胀、颜色发绀、发冷、麻木以及钉孔脓性分泌物较多等,应立即就诊。

（2）体位与活动。注意休息,抬高患肢,保持功能位。适当活动,活动时避免旋转性外力。

（3）预防感染。保持钉孔周围皮肤清洁干燥。

（4）饮食指导。宣教进食高蛋白、高钙、易消化饮食,控制体重。

（5）功能锻炼。指导患者积极、循序渐进地进行功能锻炼,根据医嘱下地负重行走。

（6）定期复诊。根据医嘱定期门诊复查。

第六节　颈椎骨折护理

颈椎骨折（fracture of cervical spine）颈椎由于强力过度屈曲、伸展、压缩引起骨折或脱位,常累及颈髓而造成四肢瘫痪。颈椎骨折中约80%好发于第4～6颈椎;第2颈椎以上发生骨折称上颈椎骨折,由于解剖关系的特殊,病死率很高,如寰椎骨折、寰枢脱位、齿状突骨折、Hangman骨折。第3至第7颈椎发生骨折称下颈椎骨折,包括:颈椎椎体楔形压缩性骨折、椎体爆裂性骨折、颈椎半脱位,颈椎小关节脱位等。

【治疗原则】

1. 抢救生命　若有其他严重的复合伤,应积极处理紧急情况,抢救生命。

2. 非手术治疗　较轻者用颌枕吊带卧位牵引复位,有明显压缩移位,用持续骨牵引复位,复位后用合适的头颈胸支具固定,固定时间约3个月。

3. 手术治疗 对不稳定的颈椎损伤一般都需手术治疗,目的是在于尽早获得颈椎的稳定性,尽可能恢复受损神经功能及预防未受损神经的功能丧失。可通过颈前路、颈后路或前后路联合行减压、内固定、融合术等。

【护理】

一、术前护理要点

(一)术前护理

按骨科术前护理常规

(二)与本病相关的其他护理

1. 评估要点

(1)健康史及相关因素

1)外伤史。

2)既往有无胃溃疡史,近期有无因其他疾病而服用激素类药物等。

(2)症状体征

1)颈痛、局部压痛。

2)颈部活动受限。

3)脊髓神经功能障碍表现为感觉异常、肌力下降、排尿排便异常等,严重的导致四肢瘫,更甚者累及呼吸肌,危及生命。

(3)辅助检查,如了解颈椎X线正侧位片、CT和MRI检查等阳性结果。

2. 护理措施

(1)病情观察

1)监测意识、瞳孔、生命体征,尤其注意患者的呼吸频率、节律、深浅度及经皮氧饱和度等情况。

2)观察躯体感觉异常(包括痛觉、温觉、触觉及位置觉)的平面变化,四肢感觉、运动及肌力变化,大小便情况等脊髓神经系统功能状况。

(2)体位管理

1)卧硬质床垫,平卧位颈下垫枕垫,颈部两侧沙袋固定制动,保持中立位休息,平卧和侧卧时,头颈部都要保持一条水平线,避免颈椎过屈过伸、侧屈和旋转。

2)搬运时至少有三人,首先协助患者佩戴颈围颈部制动,由一人专门固定患者头部,其他人员将患者身体水平抬起,平移至病床。

3)采用轴线翻身更换体位,避免扭曲,避免加重脊髓损伤。

(3)牵引护理,参见第八章第四节牵引术的护理。

(4)心理护理。由于骨折部位特殊,病情复杂,手术风险大,患者对治疗效果期望较高。术前进行积极、有效的心理护理,帮助建立乐观向上的心态,对于治疗的顺利和术后的康复都非常重要。

（5）术前准备

1）呼吸功能训练。

2）寰枢椎脱位经口咽行手术者,应重视口腔准备,及早治疗口咽感染灶。

3）床边备吸引器、气管切开包、心电监护仪、呼吸皮囊等抢救设备。

3. 并发症护理 截瘫护理,参见第八章第十八节知识链接截瘫护理。

二、术后护理要点

（一）护理常规

按骨科术后护理常规。

（二）与本病相关的其他护理

1. 评估要点 评估生命体征,尤其注意呼吸频率、节律、深浅度及氧饱和度,有无异常的呼吸音,有无呼吸困难;水电解质酸碱平衡情况;评估脊髓神经功能,观察感觉异常的平面变化、四肢感觉、运动及肌力变化、大小便情况等;评估各引流管引流液颜色、量、性状、切口及周围敷料情况等;评估有无窒息、喉上或喉返神经损伤、脊髓损伤加重和神经根损伤、脑脊液漏、植骨块部分滑脱、截瘫等并发症发生。

2. 护理措施

（1）体位与活动。患者取平卧位休息时颈部沙袋制动;侧卧位时枕与肩同高;瘫痪的肢体保持关节功能位。术后6小时颈椎前路可以取低半卧位（床头小于30°）。颈椎前路手术建议4小时可轴线翻身,后路手术6小时轴线翻身,起到压迫止血的作用。麻醉清醒后进行四肢各关节功能锻炼,术后第一天可佩戴支具保护下床上坐起,第二天伤口引流管拔除后下床活动,下床活动一定要有专人陪护。如上颈椎骨折行后路寰枢融合术,术后应戴头颈胸支具,指导患者支具的佩戴方法。翻身与搬运时方法同术前。

（2）导管护理。密切观察切口有无红、肿、渗液、渗血等情况,检查切口周围皮肤张力有无增高,当发现张力增高时应通知医生,予以脱水消肿治疗。保持负压引流有效,防止堵管及逆行感染。记录引流物量、颜色和性状。

3. 并发症护理

（1）呼吸困难、窒息常见原因有:切口内出血压迫气管;喉头水肿痉挛或气道塌陷;术中损伤脊髓或植骨块松动、脱落压迫气管。若发现患者颈部肿胀增粗,切口周围皮肤张力增高,发音改变、呼吸困难、口唇发绀、张口状呼吸及烦躁等,应立即通知医生做相应的处理,如是血肿压迫协助医生床边拆除缝线,清除积血,缓解症状,必要时行气管切开术。

（2）喉上、喉返神经损伤,参见第二章第二节甲状腺癌护理。

（3）脊髓损伤加重和神经根损伤表现为感觉异常的平面上升,肢体疼痛、麻木较术前加重、肌力下降等。应及时通知医生,遵医嘱予消肿、脱水治疗,必要时行手术治疗。

（4）脑脊液漏。颈后路手术术后脑脊液漏较前路多见。临床表现伤口引流管引流液或伤口敷料渗出液量多、色淡,患者自觉有头晕、头痛、恶心不适。一旦怀疑为脑脊液漏,立即报告医生,取头高脚低位,将负压引流改为普通引流,或遵医嘱间断夹管,必要时拔除引流管缝合伤口。加强换药保持切口敷料清洁,维持水电解质的平衡。

(5)植骨块部分滑脱表现为颈部卡压感、吞咽有异物感、进食时出现反流,也有患者未感不适,术后复查 X 线检查时发现。应及时通知医生,严格限制颈部活动,必要时行手术治疗。

(6)截瘫,参加第八章第十八节知识链接截瘫护理。

(7)食管瘘是较少见的术后并发症。

【出院指导】

1. 自我监测　若出现感觉异常的平面上升,颈部或四肢疼痛、麻木加重、肌力下降、大小便异常等不适,及时就诊。

2. 活动与休息　告知患者出院后 3 个月内起床活动时需佩戴颈托或穿戴支具,避免强行扭转颈部,避免摔跤。合理用枕,侧卧时枕高与一侧肩宽相等,平卧时压缩后的枕高约等于使用者的拳高。术后一个月可进行颈背肌锻炼,每天 20~30 次。

3. 定期复诊　术后 1 个月、3 个月、6 个月、12 个月拍片复查,以了解内固定效果和植骨融合程度。

第七节　骨盆骨折护理

骨盆骨折(pelvic fracture)大多由直接暴力挤压骨盆所致,常伴有合并症或多发伤。最严重的是创伤性失血性休克及盆腔脏器合并伤。

【治疗原则】

首先处理休克和各种危及生命的合并症,再处理骨折。

1. 非手术治疗

(1)卧床休息。卧床 3~4 周。肌肉撕脱骨折者应取放松肌肉的体位,髂前上棘骨折患者置于屈髋位;坐骨结节骨折置于伸膝位。

(2)牵引固定。常见有骨盆兜带悬吊牵引、骨牵引等。

2. 手术治疗

(1)外固定器固定术。

(2)切开复位内固定术。

【护理】

一、术前护理要点

(一)护理常规

按骨科术前护理常规。

（二）与本病相关的其他护理

1. 评估要点

（1）健康史及相关因素,如评估患者受伤的时间、原因、部位、搬运方式及现场急救情况。

（2）症状体征

1）局部肿胀、压痛、畸形、骨盆反常活动、会阴部瘀斑,肢体不对称。

2）骨盆分离试验和骨盆挤压试验阳性。

3）合并损伤及并发症的表现:①失血性休克表现为生命体征不平稳,贫血貌,四肢湿冷等症状。②尿道和膀胱损伤表现为排尿困难,尿道口有血流出;若膀胱破裂,尿液可流入腹腔,出现腹膜刺激征的症状。③腹腔内脏损伤,肝、脾、肾等实质性脏器损伤表现为腹内出血,可有移动性浊音;空腔脏器破裂主要是腹膜刺激征。④直肠肛门和女性生殖道损伤表现为排便困难,肛门及阴道口（女性患者）出血。⑤神经血管损伤,损伤神经支配区域出现感觉、活动障碍;血管损伤造成局部血肿,远端足背动脉搏动减弱或消失。

（3）辅助检查,如了解骨盆X线及CT、MRI检查等阳性结果。

（4）心理和社会支持状况,如评估患者及其家属对手术治疗的心理预期,做好心理护理,帮助患者建立信心。

2. 护理措施

（1）并发症护理

1）失血性休克的护理。迅速建立两条以上的静脉通路,及时、快速、有效的输血、输液,维持有效的循环。迅速准备好一切急救物品,心电监护、吸氧、导尿,密切观察患者的意识和生命体征变化。迅速有效的止血、止痛是抢救的关键,应及时对骨折部位进行复位固定,防止血管进一步损伤,减轻疼痛。

2）腹腔内脏器损伤的护理。密切观察患者的腹部情况,有无压痛、腹胀、腹肌紧张、反跳痛、肠鸣音减弱等。如症状进行性加重,应做好急诊手术准备。

3）膀胱、尿道损伤的护理。观察患者有无血尿、排尿困难、少尿、无尿。如有尿道断裂,患者常表现为尿道出血、疼痛、排尿困难等,应行留置导尿或膀胱造瘘,必要时行手术治疗。

4）直肠肛门损伤,应严格禁食,静脉高营养治疗。若行结肠造口术,做好造口的护理。

5）腹膜后血肿突出表现为内出血征象,腹痛及腹膜刺激征。严密观察腹部体征,并注意倾听患者的主诉。确诊后早期应禁食,静脉高营养;血肿刺激腹腔神经丛易引起腹胀,严重者导致肠梗阻,需要行胃肠减压。

6）神经血管损伤。观察患肢的血液循环、感觉、活动情况。可进行局部按摩、理疗,遵医嘱使用营养神经药物等。

7）女性生殖道损伤,应做好会阴部护理。

（2）卧位管理。取平卧位,尽量卧气垫床休息。骨盆环完整的骨折,可取仰卧与侧卧交替,侧卧时健侧在下,严禁坐立,伤后1周可取半卧位;骨盆环不完整的骨折,平卧休息,减少搬动,必须搬动时则由多人平托。

(3)外固定支架的护理,参见第八章第五节外固定支架护理。

(4)加强基础护理。预防呼吸道感染、尿路感染、下肢深静脉血栓及肺栓塞、压力性损伤等卧床并发症的发生。

二、术后护理要点

(一)护理常规

按骨科术后护理常规。

(二)与本病相关的其他护理

1. 评估要点 评估意识、生命体征,必要时监测中心静脉压,评估水电解质酸碱平衡情况及各引流管引流液的颜色、量、性状,伤口及周围敷料情况,双下肢血供、感觉、活动情况。评估有无出血、神经损伤、压力性损伤、下肢深静脉血栓形成等并发症发生。

2. 护理措施

(1)体位与休息。术后平卧6小时后,可给予小于30°的半卧位休息。术后遵医嘱指导患者床上活动或者床上坐起;术后6~8周,可嘱患者挂拐下床行走,患肢部分负重。

(2)导管护理。做好盆腔引流管等导管的护理。

3. 并发症护理

(1)出血性休克表现为腹痛、腹胀、肠鸣音减弱,出现腹膜刺激征,盆腔引流管短时间内引出大量血性液体,严重时可伴面色苍白、心率加快、血压下降等低血容量表现。

(2)神经血管损伤。运用营养神经的药物,尽早进行抗阻力肌肉锻炼,维持关节功能位,预防并发症。

(3)压力性损伤,参见第一章第十六节压力性损伤的护理。

(4)下肢深静脉血栓形成、肺栓塞,参见第一章第十八节下肢深静脉血栓形成的护理。

4. 功能锻炼

(1)不影响骨盆环完整的骨折早期可在床上做上肢伸展运动、下肢肌肉收缩运动及足踝活动,伤后一周后练习半卧位及坐位,并做髋关节、膝关节的伸屈运动,伤后2-3周可下床站立并缓慢行走,逐日加大活动量,伤后3~4周不限制活动,练习正常行走及下蹲。

(2)影响骨盆环完整的骨折,伤后无合并症者,应卧硬质床垫休息,并进行上肢活动,伤后2周开始,半坐位,进行下肢肌肉收缩锻炼,伤后3周床上进行髋关节、膝关节活动,从被动到主动,伤后6~8周扶拐行走,伤后12周弃拐负重行走。

【出院指导】

1. 自我监测 告知患者若出现伤口感染、内固定物松动断裂、下肢深静脉血栓等症状时,应及时就诊。

2. 功能锻炼 继续按康复计划进行,循序渐进。

3. 饮食指导 高营养、粗纤维、富含钙质的饮食,保持大便通畅。

4. 定期复诊 术后1个月、3个月复查,观察骨折内固定是否移位及骨质愈合情况。

第八节　股骨颈骨折护理

股骨颈骨折(femoral neck fracture)是指股骨头下至股骨颈基底部之间的骨折。多发生于老年人,有外伤病史,患者有患侧髋部疼痛,活动受限,患肢短缩、外旋等畸形。

【治疗原则】

1. 非手术治疗　牵引复位、手法复位。

2. 手术治疗　闭合复位内固定术、切开复位内固定术、人工髋关节置换术。

【护理】

一、术前护理要点

(一)护理常规

按骨科术前护理常规。

(二)与本病相关的其他护理

1. 评估要点

(1)健康史及相关因素

1)评估本次受伤情况。

2)有无骨质疏松、骨肿瘤病史、骨折史或手术史。

3)年龄、运动爱好、日常饮食结构等。

(2)症状体征

1)患侧髋部疼痛,活动受限。

2)患肢可有短缩,呈45°～60°外旋畸形。

3)髋部有压痛,叩击足跟部或大粗隆部时髋部疼痛,大转子明显突出。

(3)辅助检查,如了解 X 线、CT、MRI 检查等阳性结果。

(4)心理和社会支持状况,如评估患者及其家属精神状态,正确应对治疗过程,积极配合,以取得最佳的治疗效果。

2. 护理措施

(1)体位与活动

1)卧气垫床,患肢外展中立位,可穿"丁"字鞋防外旋。

2)尽量避免侧卧,侧卧时在两大腿之间放一软枕,防止患肢内收。

3)尽量避免搬动髋部,如若搬动,需平托髋部与肢体。

(2)牵引护理,参见第八章第四节牵引术的护理。

(3)功能锻炼。早期在床上做扩胸运动,患肢股四头肌等长收缩活动及踝泵运动。牵引4～6周后,可以去除牵引做直腿抬高运动。练习7～10天后,如果下肢肌力良好,3个月后,可扶拐行走；6个月后，可弃拐行走。

3.并发症护理

（1）骨折移位表现为患肢局部疼痛、短缩畸形加重等，一旦发现，立即通知医生，给予重新复位，调整牵引，必要时行手术治疗。

（2）股骨头缺血性坏死表现为进行性髋关节疼痛，站立或行走时加重，髋关节活动受限、跛行等。一般早期避免患肢负重，中药活血化瘀等治疗，必要时行手术治疗。

（3）下肢深静脉血栓形成和肺栓塞，根据医嘱使用抗凝药物，观察药物的副作用，参见第一章第十八节下肢深静脉血栓形成的护理。

（4）周围神经血管损伤，观察患肢肢端活动、血运、感觉。

二、术后护理要点

（一）护理常规

按骨科术后护理常规。

（二）与本病相关的其他护理

1.评估要点　评估生命体征、引流管引流液的量、色、性状，伤口及周围敷料情况。评估肢端血液循环情况，患肢活动、感觉、温度、色泽及有无疼痛、水肿等情况。评估有无下肢深静脉血栓形成等并发症发生（人工髋关节置换术后并发症见髋关节置换术后护理）。

2.护理措施

（1）体位管理。术后6小时取仰卧位。患肢用软枕抬高15～20cm，保持外展中立位，禁止患侧卧位。必要时穿"丁"字鞋，防止髋关节外旋和内收。

（2）导管护理。做好伤口引流管护理，保持负压引流通畅。

（3）活动训练

1）闭合复位内固定术。骨量正常，解剖复位，固定效果理想的患者，即可在床上坐起，主动活动膝、踝关节，但不能侧卧盘腿，必须在医护人员协助下变换体位，6周后扶双拐下地，逐渐负重行走。骨折愈合后可逐渐弃拐行走。

2）切开复位内固定术，同闭合复位内固定。

3）人工髋关节置换术，参见第八章第十六节人工髋关节置换术护理。

3.并发症护理

（1）股骨头缺血性坏死，参见本节术前护理常规。

（2）下肢深静脉血栓及肺栓塞，根据医嘱使用抗凝药物，观察药物的副作用。参见第一章第十八节下肢深静脉血栓形成的护理。

（3）周围神经血管损伤，观察患肢肢端活动、血运、感觉。

【出院指导】

1.自我监测　若有肢体肿胀、疼痛加剧等不适应及时就诊。

2.活动与休息　根据手术方式进行术后康复训练。告知患者三个月内不负重，以免影响骨折愈合。继续进行行走训练，循序渐进。

3. 饮食指导 清淡易消化含钙丰富饮食,防止骨质疏松,促进骨折愈合。

4. 定期复诊 术后1个月、3个月、6个月进行复查。

第九节 慢性骨髓炎护理

慢性骨髓炎(chronic osteomyelitis)大多数是由于急性骨髓炎治疗不当或不及时、不彻底而使病情反复发作,最终遗留下死骨、无效腔及窦道的结果。开始即为亚急性或慢性,并无明显急性期症状。

【治疗原则】

彻底清除病灶,摘除死骨,刮除增生的瘢痕和肉芽组织,达到消灭无效腔的目的,改善局部血液循环,为愈合创造条件。

1. 手术治疗

(1)病灶清除术。

(2)截肢术。

(3)肌瓣填塞术。

(4)抗生素-骨水泥株链填塞二期植骨术。

2. 辅助治疗 药物治疗及全身支持治疗。

【护理】

一、术前护理要点

(一)术前护理

按骨科术前护理常规

(二)与本病相关的其他护理

1. 评估要点

(1)健康史及相关因素

1)有无急性血源性骨髓炎病史、糖尿病史。

2)是否为开放性骨折。

3)有无免疫缺陷、营养不良及长期服用激素等。

(2)症状体征。慢性骨髓炎通常反复发作,静止期症状较轻。

1)全身症状,如消瘦、贫血等。

2)局部症状,如患肢增粗、变形。儿童发病者,由于骨骺破坏影响骨骼生长发育,使患肢出现缩短或内、外翻畸形,并有不同程度的肌肉萎缩和功能障碍。患部皮肤薄且色泽暗,易破损引起经久不愈的溃疡或窦道,窦道口流出臭味脓液。急性发作时,局部出现红、肿、热、痛现象。

(3)辅助检查,如了解X线、CT、MRI检查,同位素骨扫描等结果。

2. 护理措施

(1)营养支持。加强营养,高热量、高蛋白、高维生素、易消化饮食,必要时遵医嘱予静脉营养支持。

(2)供区保护。避免在供区静脉注射。

(3)疼痛管理。评估疼痛部位、性质、持续时间及强度,了解疼痛原因。

(4)发热护理。安抚患者,解释原因,遵医嘱选择物理降温或药物降温,及时擦干汗液,保持皮肤清洁干燥。能进食、无心衰者鼓励多饮水。

二、术后护理要点

(一)术后护理

按骨科术后护理常规

(二)与本病相关的其他护理

1. 评估要点

(1)测量生命体征,妥善固定引流管,评估引流液的量、色、性状,伤口及周围敷料情况,肢端血运、活动、感觉及肢体肿胀情况。

(2)评估组织瓣供区与受区伤口有无渗血、肿胀,受区皮瓣颜色、皮肤温度、毛细血管充盈度及肿胀情况等。

(3)评估患肢及组织瓣供区所在肢体皮肤颜色、温度、感觉、运动、肢端动脉搏动情况。

(4)评估有无出血、皮瓣血液循环障碍、失用性萎缩、压力性损伤、病理性骨折等并发症的发生。

2. 护理措施

(1)体位与活动。抬高患肢高于心脏水平,保持功能位,避免患肢受压。皮瓣修复后患肢需制动1周,桥式交叉皮瓣术后双下肢严格制动6周,避免皮瓣蒂部牵拉、受压及扭曲。搬动时动作轻柔,减少刺激。

(2)移植组织瓣护理,参见第九章第二节皮瓣移植护理。

(3)闭式灌洗引流管的护理

1)保持冲洗、引流通畅,防止管道扭曲、受压、松脱。

2)冲洗液的输液瓶高于伤口60~70cm,引流瓶低于伤口50cm,以防引流液逆流。

3)冲洗期间密切观察冲洗液的量及引流液的量、颜色、性状,若出入不平衡,提示可能管道堵塞,应调整引流管位置,加大负压吸引力或加压冲洗,冲出阻塞物。

4)及时更换冲洗液、引流瓶,严格无菌操作。

(4)营养支持。遵医嘱补液、输血、补充白蛋白等。

(5)功能锻炼

1)术后1~2天,为防止骨髓腔出血,以向心性肌肉按摩为主。

2)术后3~7天,练习肌肉等长收缩,继续向心性肌肉按摩。

3）每日抬高患肢,循序渐进进行肌肉舒缩训练,不可用力过猛。

4）肌瓣填塞术后患者待制动期后进行上述锻炼。

3. 并发症护理

（1）出血,参见第八章第一节骨科疾病护理常规概述。

（2）皮瓣血液循环障碍,参见第九章第二节皮瓣移植护理。

（3）失用性萎缩,参见第一章第十六节压力性损伤的护理。

（4）压力性损伤,参见第八章第一节骨科疾病护理常规概述。

（5）病理性骨折表现为疼痛、肿胀、畸形、活动受限等,立即通知医生,给予制动、固定,必要时手术治疗。

【出院指导】

1. 自我监测　若出现发热及肢体皮肤发冷、发绀、麻木、疼痛等,应立即就诊。

2. 活动与休息　告知患者不宜过早进行剧烈活动,避免意外损伤,防止病理性骨折。

3. 饮食指导　优质蛋白饮食,增加机体抵抗力。进食粗纤维食物,保持大便通畅。

4. 功能锻炼　循序渐进继续功能锻炼,指导各时期不同的锻炼方法,直至关节恢复正常功能。

5. 定期复诊　根据医嘱定期复查,如有不适及时就诊。

第十节　脊柱结核护理

脊柱结核（tuberculosis of spine）是由于结核菌侵入脊柱并在其中繁殖,出现一系列的病理改变。发病率高,多见于青少年,最好发于腰椎,其次胸椎。

【治疗原则】

1. 非手术治疗　清除病灶,尽快恢复神经功能,防止脊柱畸形。

（1）全身支持治疗。注意休息、避免劳累,合理加强营养,每日摄入足够的蛋白质和维生素。有贫血者应纠正贫血。

（2）抗结核药物治疗。早期、联合、适量、规律、全程原则。按疗程用药是确保疗效的前提,可改善和控制病变。对于骨关节结核,主张疗程不得少于12个月,必要时可延长至18～24个月。

（3）局部治疗

1）矫形治疗,如躯干支具、石膏背心、石膏床等,限制脊柱活动,减轻疼痛,预防、矫正畸形以利病灶修复。

2）脓肿穿刺或引流适用于脓肿较大者,可局部注入抗结核药物加强局部治疗。

3）窦道换药。

4）手术治疗原则,术前 4～6 周规范抗结核治疗,控制混合感染;术中彻底清除病灶,解除神经及脊髓压迫,重建脊柱稳定性;术后继续完成规范治疗全疗程。目前,脊柱结核的手术治疗主要由病灶清除和脊柱功能重建两部分组成。结核病灶的彻底清除是控制感染的关键。脊柱功能的重建是通过植骨或结合使用内固定实现。

【护理】

一、术前护理要点

(一)护理常规

按骨科术前护理常规。

(二)与本病相关的其他护理

1. 评估要点

(1)健康史及相关因素,如有无结核病史及结核患者接触史;既往治疗和用药史。

(2)症状体征

1)全身中毒症状,如午后低热、疲倦、消瘦、盗汗、食欲减退、贫血等。儿童常有夜啼、呆滞或性情急躁等。

2)局部症状:①疼痛多为钝痛或隐痛,活动、劳累、咳嗽、打喷嚏、持重物时加重;痛点多固定于脊柱病变平面的棘突或棘突旁局部,表现为相应神经节段支配区的放射性疼痛。②姿势改变,脊柱活动受限。因疼痛和病变椎体的不稳定造成肌肉痉挛,使脊柱处于某种固定的被动体位。如腰椎结核患者在站立与行走时,往往双手扶住腰部,头及躯干向后倾,使重心后移,尽量减轻体重对病变椎体的压力。③脊柱畸形以胸椎结核脊柱后弯常见。④脊髓神经功能障碍,出现相应的肢体感觉、运动异常,括约肌功能障碍,甚至出现截瘫。⑤寒性脓肿和窦道,如后期患者有腰大肌脓肿形成,可在腰三角、髂窝或腹股沟处看到或摸到脓肿;有咽后壁脓肿者会影响呼吸与吞咽,睡眠时有鼾声,后期时可在颈侧摸到冷脓肿所致的颈部肿块;脓肿破溃后出现窦道,可有分泌物流出。⑥受累椎体棘突有压痛和叩击痛。

3)拾物试验阳性,即患者从地上拾物时,不能弯腰,需挺腰屈膝下蹲才能取物。

(3)辅助检查,如了解血沉、结核菌素试验、脊柱X线、CT、MRI、病理检查等阳性结果。

(4)心理和社会支持状况,如结核病程较长,因病情所致表现乏力、活动受限、肢体畸形、甚至残疾,患者会有不同程度的焦虑、悲观、对生活没有信心。术前评估患者的心理状况和社会支持系统非常必要。

2. 护理措施

(1)营养支持。高蛋白、高热量、高维生素、易消化饮食,纠正贫血、低蛋白血症。

(2)活动与休息。卧床休息,以免发生病理性骨折导致瘫痪或瘫痪加重。

(3)用药护理。遵医嘱使用抗结核药物和抗生素,观察药物疗效及副作用。

(4)截瘫护理,参见第八章第十八节知识链接截瘫护理。

(5)心理护理

1)鼓励患者表达自己的感受,并耐心倾听患者讲述。

2)减少或消除焦虑、恐惧的医源性相关因素。

3)充分向患者介绍脊柱结核的相关知识,治疗手段、目的和疗效,使患者摆脱消极情绪,积极配合治疗。

4)鼓励患者家庭成员关心支持患者,使患者树立战胜疾病的信心。

5)肯定患者的合作和配合。

6)针对个体情况对患者进行针对性的心理护理。

二、术后护理要点

(一)术后护理

按骨科术后护理常规。

(二)与本病相关的其他护理(以胸椎结核为例)

1. 评估要点

(1)评估生命体征,尤其是呼吸频率、节律、深浅度、经皮氧饱和度等变化,水电解质酸碱平衡情况。

(2)评估脊髓神经功能,如感觉异常的平面变化、四肢感觉、运动及肌力变化、大小便情况等。

(3)评估各引流管引流液颜色、量、性状,切口及周围敷料情况等。

(4)评估有无脑脊液漏、植骨块部分滑脱、截瘫、VTE等并发症发生。

2. 护理措施

(1)生命体征监测。持续心电监护,吸氧,严密观察意识及生命体征情况,防止误吸,特别是血压的变化,应警惕低血容量性休克。

(2)体位管理。病情许可下可以摇高床头休息,术后轴线翻身。

(3)伤口和导管护理。观察伤口有无渗血、渗液,注意切口周围有无肿胀;保持各管道通畅、做好固定,观察并记录引流液的性状、量、颜色。如有异常及时报告医生并处理。

(4)脊髓神经功能的观察。术后精确评估神经系统,包括双下肢感觉、运动功能及括约肌功能,并与术前进行比较。若发现肌力下降,需立即报告医生。

(5)预防VTE。正确落实VTE风险因素评分及相关预防措施。

(6)疼痛护理。评估患者疼痛情况;遵医嘱予止痛药物,并观察用药效果;提供患者舒适的环境,并予采取合适的卧位;对患者进行心理疏导。

(7)用药护理。一般需抗结核治疗12~18个月,观察药物毒副作用,遵医嘱服用抗结核药,不可擅自停药、增减剂量。

(8)功能锻炼。麻醉清醒后就鼓励行股四头肌等长收缩运动、踝关节跖屈背伸运动,行主动膝关节伸屈运动,以不感到疲劳、疼痛为度。下床时间根据患者的手术方式、身体状况等,由医生决定。

3. 并发症护理

(1)乳糜胸。上胸椎手术易损伤胸导管,表现为胸腔引流管内引流出淡血性、淡黄色或乳糜样液体,送检乳糜试验呈阳性。予禁食或进食无脂、高糖、高蛋白饮食,静脉营养支持,保持胸腔引流管通畅。必要时手术结扎胸导管。

(2)脊髓损伤出现双下肢肌力下降、感觉减退、运动障碍,或原有神经功能损伤进一步加重,应立即报告医生,予20%甘露醇及甲泼尼龙治疗,如为硬膜外血肿应做好再次手术的准备。

(3)脑脊液漏,参见第八章第十四节腰椎间盘突出症护理。

(4)肺部感染。鼓励深呼吸有效咳嗽,雾化吸入治疗,按医嘱合理应用抗生素等。

【出院指导】

1. 自我监测 若出现肢体疼痛、麻木、感觉和活动异常、肌力下降,排便排尿异常等情况,应立即就诊。

2. 活动与休息 注意休息,避免劳累,防止感冒和各种感染,因感冒或感染时机体抵抗力下降,疾病容易复。选择合适硬度床垫,继续坚持功能锻炼和耐力训练,持之以恒,循序渐进。保持良好的行为习惯,避免患者长时间保持同一姿势。穿戴支具保护者继续使用支具至少3个月。

3. 饮食指导 进食高热量、高蛋白、高维生素饮食。肝功能和消化功能异常者,应控制脂肪的摄入量,以减少胃肠道及肝脏的负担。多饮水,进食新鲜水果与蔬菜,预防便秘。

4. 用药指导 遵医嘱继续服用抗结核药物,不能擅自停药或增减剂量。定期检查血常规、血沉、肝功能、听力等,观察药物毒副作用,有异常及时就诊。

5. 定期复诊 出院后1个月、3个月、6个月、12个月门诊复查,如有腰背部不适门诊随访。

第十一节 骨软骨瘤护理

骨软骨瘤(osteochondroma),也称外生骨疣,来源于前软骨结缔组织,多数学者认为其是一种错构瘤,好发于长骨干骺端。骨软骨瘤在影像学上典型表现为有蒂或无蒂的骨样突起,皮质和松质与正常骨相连,肿瘤尖端可见透亮软骨阴影,相间不规则钙化或骨化影。以男性患者居多,多数为单发,临床症状及体征轻微,儿童或青少年时就能发现,70%~80%发生在青少年时期。

【治疗原则】

1. 无须治疗 无症状者,一般无须治疗,但应密切观察。

2. 手术治疗 肿瘤过大、生长较快、出现压迫症状或影响功能时,或预防恶性变应行骨软骨瘤切除术。分为微创手术和开放性手术。

【护理】

一、术前护理要点

（一）护理常规

按骨科术前护理常规。

（二）与本病相关的其他护理

评估要点

（1）健康史及相关因素，如年龄、性别、家族史。

（2）症状体征

1）局部肿块，逐渐长大，局部有压痛，质硬是临床特点。

2）因肿瘤压迫神经引起的麻木及放射性疼痛，有时可有病理性骨折。

（3）辅助检查，如X线、核素扫描、病理学检查。

（4）心理和社会支持状况，如主动与患者沟通，向其解释骨软骨瘤属良性骨肿瘤，无症状者无须治疗。有症状者，可手术切除。除极少数多发性骨软骨瘤可能恶性变外，绝大部分均预后良好。

二、术后护理要点

（一）护理常规

按骨科术后护理常规。

（二）与本病相关的其他护理

1. 评估要点 观察伤口敷料情况，肢体血供、感觉、活动情况。评估有无神经损伤等并发症发生。

2. 护理措施 循序渐进功能锻炼，预防肌肉萎缩和关节僵硬。避免早期负重及剧烈运动。术后待病情趋于平稳即可开始患肢肌肉的等长收缩和足趾背伸、屈曲运动，术后2天左右逐渐开始关节活动。根据愈合程度，逐渐增加活动量。

3. 并发症护理 神经损伤表现为患肢麻木、感觉过敏等，可进行局部按摩、理疗，遵医嘱使用营养神经等药物。

【出院指导】

1. 自我监测 若出现关节周围畸形、活动受限，肢体麻木、疼痛等，应及时就诊。

2. 功能锻炼 根据病变部位和手术方式，循序渐进进行功能锻炼并早期下床活动。

3. 定期复诊 单发性骨软骨瘤术后患者每半年复查一次，直至术后1年。多发性骨软骨瘤患者手术难以做到全部切除，肩胛带和骨盆周围的病灶，更具恶性变的危险，需要长期随访。

第十二节 骨肉瘤护理

骨肉瘤(osteosarcoma)是最常见的原发性恶性骨肿瘤。恶性程度高,预后差。发病年龄以10~20岁青少年多见。好发于长管状骨干骺端,股骨远端、胫骨和肱骨近端是常见发病部位。

【治疗原则】

1. 手术治疗 根治性瘤段切除、灭活再植术;置入假体的保肢手术;截肢术。

2. 辅助化疗 向患者解释化疗的目的,化疗时和化疗后可能出现的反应及预防措施,取得患者配合。

【护理】

一、术前护理要点

(一)护理常规

按骨科术前护理常规。

(二)与本病相关的其他护理

1. 评估要点

(1)健康史和相关因素

1)年龄、性别、职业、工作环境和生活习惯。

2)既往有无其他部位肿瘤史。

3)家族史。

(2)症状体征

1)关节周围疼痛及软组织肿块。

2)关节腔积液,活动受限或病理性骨折。

3)晚期可出现贫血、消瘦、发热。

(3)辅助检查,如了解血沉、碱性磷酸酶、X线、CT、MRI检查等阳性结果。

(4)心理和社会支持状况,如骨肉瘤恶性程度较高、转移早,预后差,病死率高,一旦确诊,患者和家属往往难以接受。因此,需进行全面评估,以判断患者和家属的承受程度和所需护理。

2. 护理措施

(1)体位管理。避免负重行走。

(2)疼痛管理。做好疼痛管理。避免按摩、挤压、热敷肿瘤局部,避免理疗。

3. 并发症护理 病理性骨折,参见第八章第九节慢性骨髓炎护理。

二、术后护理要点

(一)护理常规

按骨科术后护理常规。

(二)与本病相关的其他护理

1. 评估要点 评估生命体征、水电解质酸碱平衡情况及各引流管引流液的颜色、量及性状,伤口及周围敷料情况,肢体血供、感觉、活动情况。评估有无出血、神经损伤、病理性骨折等并发症发生。

2. 护理措施

(1)体位管理。下肢截肢者患肢抬高不可超过两天,及时使残肢维持在伸展位或固定于功能位,注意不要将患肢放在枕头上抬高,利用床尾抬高的方法,达到患肢抬高的目的,避免造成髋和膝关节屈曲。骶骨肿瘤切除术后患者,俯卧、侧卧交替,避免压迫伤口。

(2)疼痛管理。截肢患者可出现患肢痛,参见第八章第一节骨科疾病护理常规概述。

(3)功能锻炼

1)术后即可开始进行持续被动(continues passive motion,CPM)和主动肌肉舒缩运动。植骨重建术后患者待连接端愈合之后开始逐渐负重行走。

2)残肢功能锻炼:①下肢伸肌训练;②下肢屈肌训练;③下肢内收肌训练;④下肢外展肌训练;⑤伤口愈合后即可进行残端的按摩、拍打、蹬踩,增加残端的负重能力。制作临时义肢,鼓励患者拆线后尽早使用,为安装义肢做准备。

(4)导管护理。做好伤口引流管等导管的护理。

(5)关节置换术护理,参见第八章第十六节人工髋关节置换术护理或第十七节人工膝关节置换术护理。

3. 并发症护理

(1)出血,参加第八章第一节骨科疾病护理常规概述。

(2)神经损伤,参见第八章第十一节骨软骨瘤护理。

(3)病理性骨折,参见第八章第九节慢性骨髓炎护理。

【出院指导】

1. 自我监测 若出现关节周围疼痛、活动受限,软组织肿块等,应及时就诊。

2. 继续功能锻炼 按个体差异,从被动到主动,循序渐进。

3. 定期复诊 遵医嘱术后1个月、3个月、半年、1年复查。

第十三节 颈椎病护理

颈椎病(cervical spondylosis)是指颈椎间盘退变及其继发性椎间关节退行性变刺激或压迫邻近的脊髓、神经、血管损害而引起各种症状和体征。根据患者的症状和受压组织不同,临床表现不同,分为神经根型、脊髓型、椎动脉型、交感神经型、食管压迫型及混合型。

【治疗原则】

1. 非手术治疗 包括颈椎制动、固定、牵引,轻手法按摩、理疗、药物治疗、保持良好的工作和睡眠体位,以及封闭疗法、针灸及药物外敷等。

2. 手术治疗 诊断明确的颈椎病经非手术治疗无效,反复发作或脊髓型颈椎病症状进行性加重可行手术治疗,可分前路,前外侧及后侧手术入路。常用术式有:微创手术,即显微镜下行神经根和硬膜外减压术、经皮穿刺颈椎间盘切除术;颈椎前路椎间盘摘除椎间融合内固定术;颈椎后路椎管减压加植骨融合内固定术;人工颈椎间盘置换术等。

【护理】

一、术前护理要点

（一）护理常规
按骨科术前护理常规。

（二）与本病相关的其他护理（以脊髓型颈椎病为例）

1. 评估要点

（1）健康史及相关因素

1）有无外伤史、颈椎慢性劳损病史。

2）患者此次发病的诱因和情况;导致疾病症状加重或减轻的因素。

3）既往疾病的情况、治疗过程、效果。

（2）症状体征

1）颈部酸痛可放射至头枕部或上肢。

2）颈部僵硬、活动受限。

3）脊髓神经功能异常表现为四肢的感觉、肌力、反射异常及躯干部的紧束感。如握力减退,持物无力,手部精细动作障碍;下肢无力,行走如踩棉花样步态不稳;严重的排尿、排便功能障碍,甚至四肢瘫痪。

（3）辅助检查,如了解颈椎X片、CT及MRI检查等阳性结果。

（4）心理和社会支持状况,评估患者及其家属精神状态,正确应对治疗过程,积极配合,以取得最佳的治疗效果。

2. 护理措施

（1）术前训练

1）气管、食管推移训练。

2）呼吸功能训练。

3）俯卧位训练:适用于后路手术患者,以适应术中长时间俯卧位。

（2）安全护理,防止烫伤和跌倒。

二、术后护理要点

参见第八章第六节颈椎骨折护理。

【出院指导】

1. 自我监测　若出现颈部压痛,活动受限,肢体麻木、无力,感觉异常加重,大小便功能障碍等,应及时就诊。

2. 活动与休息　根据手术的方式和患者的情况,告知术后佩戴颈托的时间,一般颈椎后路椎管扩大减压术后佩戴颈托2周;颈椎前路人工椎间盘置换术后必要时佩戴颈托,如外出、乘车等;颈前路减压植骨融合内固定术术后佩戴颈托3个月。术后一个月可进行颈背肌锻炼,每天20~30次。

3. 日常生活指导

1)纠正日常生活、工作、休息中的不良姿势,保持颈部平直。尤其伏案工作中要定时改变姿势,避免颈部肌肉劳损。

2)避免颈部受伤,如乘车时抓好扶手,系好安全带,以防紧急刹车扭伤颈部;避免用颈部扛、抬重物。

3)合理用枕,枕高与一侧肩宽相等。

4)颈部注意保暖,预防咽炎和上呼吸道感染。

4. 定期复诊　出院后1个月、3个月、6个月、12个月门诊复查,如有不适及时复查。

第十四节　腰椎间盘突出症护理

腰椎间盘突出症(lumbar disc herniation,LDH)是指腰椎间盘发生退行性改变以后,在外力作用下,纤维环部分或全部破裂,单独或者连同髓核、软骨终板向外突出,刺激或压迫窦椎神经和神经根引起的以腰腿痛为主要症状的一种病变。

【治疗原则】

一、非手术治疗

80%的患者可经非手术治疗缓解或治愈,其目的是使腰椎间盘突出部分和受到刺激的组织水肿加速消退。

(一)适应证

1. 初次发病,病程较短的患者。

2. 休息以后症状可以自行缓解者。

3. 由于全身疾病或有局部皮肤疾病不能实施手术者。

4. 不同意手术者。

（二）治疗方法

1. 休息，急性发作期，卧床休息为主。

2. 腰围适用于轻型或恢复期患者。

3. 卧床加骨盆牵引适用于重型患者。

4. 物理治疗，如局部按摩推拿及热疗、经皮电神经刺激疗法。

5. 药物治疗，消肿止痛，缓解肌紧张。

6. 封闭治疗适用于腰部有明确的局限性压痛的患者。常用2%的利多卡因或普鲁卡因实施痛点封闭。

7. 髓核化学溶解术，将胶原酶注入椎间盘内，或硬脊膜与突出的髓核之间，选择性溶解髓核和纤维环，达到缓解症状的目的。

二、手术治疗

目的是减轻神经根所受的压力，减轻患者的疼痛和神经受损症状。

（一）适应证

1. 腰腿痛症状严重，反复发作，经半年以上非手术治疗无效，且病情逐渐加重，影响工作和生活者。

2. 中央型突出有马尾神经综合征，括约肌功能障碍者，应按急诊进行手术。

3. 有明显的神经受累表现者。

（二）手术方式

1. 传统开放手术包括全椎板切除髓核摘除术、半椎板切除髓核摘除术以及椎板开窗髓核摘除术。

2. 显微外科腰椎间盘摘除术是指利用显微镜辅助手术行椎间盘摘除。

3. 微创椎间盘摘除手术包括微创内镜下椎间盘切除术（microen-doscopic discectomy，MED）、经皮内镜下腰椎间盘切除术（percutaneous endoscopic lumbar discectomy，PELD）等。

4. 人工椎间盘置换术手术适应证尚存在争论，选择此手术须谨慎。

【护理】

一、术前护理要点

（一）护理常规

按骨科术前护理常规

（二）与本病相关的其他护理

1. 评估要点

（1）健康史及相关因素

1）有无外伤史、长期腰部劳损史

2）疾病发生的时间及发展过程，治疗过程及效果。

3）年龄、职业、对运动的喜好。

4）服药史：是否服用止痛药、激素及肌松剂等。

（2）**症状体征**

1）腰痛是最早最常见的症状，可出现在腿痛之前，亦可在腿痛同时或之后出现。发生腰痛的原因是腰椎间盘突出刺激了外层纤维环及后纵韧带中的窦椎神经纤维。

2）坐骨神经痛。由于95%左右的腰椎间盘突出发生在腰4～5及腰5～骶1间隙，故多伴有坐骨神经痛。疼痛从下腰放射到臀部、大腿后方、小腿外侧到足部，并伴有麻木。

3）马尾神经受压可出现鞍区感觉异常、大小便功能障碍等。

4）感觉异常。受压神经支配区域出现麻木、感觉减退或肢体发冷等。

5）运动功能异常。受压神经支配区域的运动减弱或消失，如踝反射、跟腱反射减弱或消失；肛门括约肌功能下降及肛门反射减弱或消失；足趾趾屈或背伸肌力下降等。

6）直腿抬高试验及加强试验。患者仰卧，伸膝，被动抬高患肢，抬高在 60°以内即可出现坐骨神经痛，称为直腿抬高试验阳性。在直腿抬高试验阳性时，缓慢降低患肢高度，待放射痛消失，再被动背屈踝关节以牵拉坐骨神经，如又出现放射痛，称为加强试验阳性。

7）脊柱侧凸、腰部活动受限、腰部压痛叩痛等。

（3）辅助检查，了解腰椎X线平片、CT、MRI检查等阳性结果，对有马尾神经损伤者了解肌电图检查结果。

（4）心理和社会支持状况，腰腿疼和感觉异常会给患者带来巨大的痛苦，患者常担心预后而感到焦虑，尤其是疼痛明显和久治不愈的患者。应了解患者的所思所虑，评估患者对疾病的了解程度以及家庭社会支持系统。

2. 护理措施

（1）体位管理。急性期患者卧床休息为主，保持正确的睡眠姿势，腰部和膝下可垫薄枕；指导轴线翻身；起床活动时佩戴腰围，酌情进行腰背肌功能锻炼。

（2）疼痛管理。评估患者的疼痛程度，给予相应的非药物和药物止痛方法，并做好记录。

（3）药物管理。用甘露醇或激素脱水治疗，做好疗效和副作用的宣教和观察。

（4）心理护理。向患者及其家属讲解手术的相关注意事项，安慰鼓励患者，减少患者焦虑、紧张情绪。根据患者的文化程度及理解能力针对性进行心理疏导。

二、术后护理要点

（一）护理常规

按骨科术后护理常规。

（二）与本病相关的其他护理

1. 评估要点　评估生命体征、水电解质酸碱平衡情况，双下肢感觉、运动及反射情况等。评估各引流管引流液颜色、量、性状，切口及周围敷料情况等。评估有无脑脊液漏、椎间隙感染、脊髓神经根损伤等并发症发生。

2. 护理措施

(1)体位与活动。术后麻醉清醒后就可以进行四肢肢体活动,轴线翻身。病情许可摇高床头从30°开始,如无不适,再逐渐增加角度。根据手术方法和病情,遵医嘱在康复师的指导下佩戴腰围后下床活动。

(2)导管护理。主要是伤口引流管和尿管。密切观察切口有无红肿、渗血、渗液。保持各管道引流通畅、固定好。

(3)饮食护理。全麻手术意识清醒后,患者无恶心呕吐症状,可少量多次饮用温水,无不适从流质开始过渡到正常饮食。鼓励患者进食高蛋白、高维生素食物,防止便秘。

(4)功能锻炼

1)麻醉清醒后就可以开始肢体锻炼,练习股四头肌肌肉力量,踝背伸和跖屈练习。

2)直腿抬高锻炼,指导患者做双下肢直腿抬高锻炼,早期被动锻炼,逐渐过渡到主动锻炼,防止神经根粘连。

3)腰背肌功能锻炼,根据手术方式及医嘱开始行腰背肌功能锻炼,具体锻炼方法为:①五点支撑法,患者先仰卧位,屈肘伸肩,然后屈膝伸髋,同时收缩背伸肌,以双脚双肘及头部为支点,使腰部离开床面,每日坚持锻炼数十次。②三点支撑法,患者双肘屈曲贴胸,以双脚及头枕为三支点,使整个身体离开床面,每日坚持数十次,最少持续4~6周。③飞燕法,先俯卧位,颈部向后伸,稍用力抬起胸部离开床面,两上肢向背后伸,两膝伸直,再从床上抬起双腿,以腹部为支撑点,身体上下两头翘起,每天3~4次,每次20~30分钟。功能锻炼应坚持半年以上。

3. 并发症护理

(1)脊髓神经根损伤。表现为下肢疼痛、麻木,肌力下降,排尿、排便异常或较术前加重等。一旦发生,应及时通知医生,遵医嘱消肿、脱水及营养神经治疗,必要时行手术治疗。

(2)脑脊液漏。引流液量多或伤口渗出液增多,颜色为淡红色或淡黄色,患者自述有头晕、头痛、恶心等症状,即怀疑发生脑脊液漏,立即通知医生,予抬高床尾,去枕平卧位至少7天,遵医嘱将负压引流改为普通引流,间断夹管,必要时拔除引流管缝合伤口。同时加强换药保持切口处敷料干洁,使用抗生素预防逆行颅内感染,维持水电解质的平衡,必要时行裂口缝合或硬脊膜修补手术。

(3)椎间隙感染。表现为腰背部疼痛和肌肉痉挛,并伴有体温升高,MRI是可靠的检查手段。遵医嘱使用抗生素,观察体温、血常规、C反应蛋白、血沉等变化。

(4)血肿多见于术后当天,主要为术后出血多或引流不畅。伤口局部血肿可见切口处皮肤张力增加,挤压有渗血或抽吸出血性液体,容易引起感染和局部不适,椎管内血肿可压迫脊髓。术后要密切观察伤口情况、疼痛变化及下肢的肌力、感觉、活动变化,有较前减弱或障碍,及时通知医生,尽快检查明确,做好清除血肿手术准备。

(5)植骨块滑脱多表现为下肢麻木、疼痛加剧等。要求术后保持轴线翻身,避免扭曲腰部,下床活动前一定要先佩戴好腰围或支具。

【出院指导】

1. 自我监测 若出现下肢疼痛、麻木、肌力下降,排尿、排便异常等,应及时就诊。

2. 活动与休息 出院后卧适合的床垫,避免过硬或过软,以保证腰肌得到充分的休息。患者或家属学会正确佩戴腰围,佩戴好再下床活动,具体佩戴时间遵医嘱。3个月内不进行重体力或负重活动。

3. 日常活动指导

(1)注意腰部及下肢的保暖、防寒、防潮。避免增加腹压的因素,如咳嗽、打喷嚏等。

(2)保持正确的站、坐、走及举物姿势。

1)站立时挺胸,脊背挺直,收缩小腹。

2)坐位时两脚平踏地面,背部平靠椅背,臀部坐满整个椅背面。

3)仰卧时,双膝下置一软枕。

4)起床时,先将身体沿轴线翻向一侧,用对侧上肢支撑床铺,使上半身保持平直起床。

5)捡东西时尽量保持腰背部平直,以下蹲弯曲膝部代替弯腰,物体尽量靠近身体。

6)取高处物品时,用矮凳垫高,避免踮脚取物。

7)生活中尽量减少负重,避免提重物。

8)避免穿高跟鞋,鞋跟高度以3cm为宜,以免增加腰椎负担。

(3)减轻体重,防止肥胖。

4. 功能锻炼 进行腰背肌功能锻炼,应遵循循序渐进,持之以恒,锻炼后身体无明显不适为度的原则。康复锻炼应坚持半年以上。

5. 定期复诊 出院后1个月、3个月、半年、1年门诊复查,如有腰背部不适门诊随访。

第十五节　经皮穿刺球囊扩张椎体后凸成形术护理

经皮穿刺球囊扩张椎体后凸成形术(percutaneous kyphoplasty,PKP)是在影像引导和监测下进行的脊柱微创手术,通过在骨折椎体中置入气囊,扩张气囊的同时恢复椎体的高度,纠正了脊柱后凸畸形,并进一步注入骨水泥恢复椎体的强度,提高脊柱的稳定性,缓解或消除患者疼痛。

【护理】

一、术前护理要点

(一)护理常规

按骨科术前护理常规。

（二）与本病相关的其他护理

1. 评估要点

（1）全身情况，如评估意识、生命体征，心、肺、肝、肾等重要脏器的状况及水电解质酸碱平衡、全身营养状况等。了解患者引起骨折的原因，是否病理性骨折。评估患者能否耐受手术体位，近一周有无使用抗凝药物。

（2）专科情况，如评估患者疼痛情况，双下肢肌力、感觉、活动情况。

（3）辅助检查，如了解凝血功能、CT、MRI、脊柱X线检查等结果。

2. 护理措施

（1）术前训练。为适应手术体位，指导患者俯卧位练习，能够耐受半小时以上。

（2）体位与活动。卧硬质床垫。

（3）疼痛管理。评估疼痛部位、性质、持续时间及强度，了解疼痛原因，遵医嘱使用药物，关注患者生命体征。

二、术后护理要点

（一）护理常规

按骨科术后护理常规。

（二）与本病相关的其他护理

1. 评估要点 评估生命体征、水电解质酸碱平衡情况，双下肢运动、感觉情况及大小便有无异常，评估伤口及周围敷料情况，有无局部疼痛加剧。评估有无骨水泥渗漏、肺栓塞及脊髓压迫等并发症发生。

2. 护理措施

（1）体位与活动。术后第1个小时应仰卧休息，腰下可以垫软枕，保持腰部前屈的生理角度，第2个小时可翻身侧卧，必须轴线翻身，第3个小时可协助床上坐起。以后逐渐训练行走。下床活动根据患者的情况决定是否需要佩戴腰围保护。

（2）疼痛管理。注射骨水泥时患者感到穿刺椎体有轻度酸、胀、痛，部分患者出现沿相应神经根的放射痛，停止注射后消失。少数患者疼痛持续，应用类固醇、水杨酸及抗生素治疗3～4天后逐渐消失。

（3）功能锻炼。尽早进行、循序渐进，一般以不感到疲劳为度。术后即可开始练习股四头肌舒缩活动，俯卧位大腿垫枕抬高下肢练习等。根据医嘱指导患者逐步进行直腿抬高及腰背肌锻炼。脊柱后弯严重患者、肥胖及合并严重心肺疾病的患者不适合俯卧位锻炼。

3. 并发症护理

（1）骨水泥渗漏表现为一过性发热，一侧肢体疼痛加剧、麻木、肌力减退、大小便异常等。遵医嘱使用镇痛剂、激素、抗生素等，必要时手术摘除骨水泥。

（2）肺栓塞，参见第六章第四节布加氏综合征护理。

（3）脊髓压迫表现为双下肢或一侧下肢的感觉、活动及肌力、大小便异常或症状较术前加重。应及时通知医生，遵医嘱使用脱水剂、激素、抗生素等，如用药无效，症状持续性加重，必要时做好急诊手术准备。

【出院指导】

1.自我监测　若再次出现行走困难,髋部及大腿的感觉改变、疼痛,大小便异常等,应及时就诊。

2.活动与休息　避免剧烈、过度活动,预防摔倒,避免提重物,不可过度弯腰。继续腰背肌锻炼。

3.积极治疗原发疾病　如骨质疏松、肿瘤等。

4.定期复诊　根据医嘱定期门诊复诊。一般前半年每1～2个月复查1次,后半年每3个月1次,1年后每半年1次。

第十六节　人工髋关节置换术护理

人工髋关节置换术(total hip replacement)是利用生物相容性与机械性能良好的人工材料将病损的人体股骨头或股骨头和髋臼置换。

【护理】

一、术前护理要点

(一)护理常规
按骨科术前护理常规

(二)与本病相关的其他护理

1.评估要点

(1)全身情况。有无全身隐匿性感染性病灶及其控制情况,如龋齿、中耳炎、鼻窦炎等;有无糖尿病、心脏病、高血压等疾病史,患者能否耐受手术;既往有无血栓形成史;有无使用皮质激素、非甾体药物等。

(2)专科情况,如评估髋关节情况,有无疼痛、活动受限、局部肿块、畸形、功能障碍等。

(3)辅助检查,双下肢全长片、髋关节CT、骨盆X线、髋关节正侧片、动态心电图、心超检查等。

(4)心理和社会支持状况,建立良好的护患关系,鼓励患者说出心理感受,给予心理支持,向患者介绍治疗的概况和手术成功的病例,帮助患者增加信心和安全感,保持心情舒畅。

2.护理措施

(1)功能锻炼,如臀中肌肌力训练、股四头肌肌力训练、踝泵训练。

(2)指导正确使用拐杖或助行器。

二、术后护理要点

(一)护理常规

按骨科术后护理常规。

(二)与本病相关的其他护理

1. 评估要点 评估生命体征、水电解质酸碱平衡情况及各引流管引流液的颜色、量、性状,伤口及周围敷料情况,患肢感觉、运动及血运情况。评估有无脱位、伤口感染、血管和神经损伤、下肢深静脉血栓形成等并发症发生。

2. 护理措施

(1)体位管理。根据麻醉方式取半卧位或平卧位。根据手术方式,后方入路手术患者侧卧时双腿间放置一软枕防止髋部内收及内旋,平卧时患肢保持外展15°～30°中立位,屈髋＜90°。如系前方入路,翻身时两腿间不必夹枕,患侧髋关节避免牵拉、后伸动作。

(2)功能锻炼。主要以肌力、关节活动度和步态训练为主,分三个阶段进行。

1)第一阶段(术后1～3天):①麻醉未消失前进行向心性被动肌肉按摩,麻醉清醒,感觉、运动恢复后,鼓励患者主动进行足趾、踝关节跖屈、背伸和股四头肌的等长收缩运动。②在康复师的指导下,给予循序渐进的持续被动活动练习,髋关节屈曲角度＜90°。在患者可以耐受以上训练的情况下,开始主动髋部屈曲练习,防止髋内收内旋,屈曲幅度由小到大,以免引起髋关节脱位;③从卧位到坐位的训练。

2)第二阶段(术后4～7天):①髋关节外展抗阻训练;②臀肌收缩训练;③屈髋、屈膝运动,屈髋＜90°;④直腿抬高运动;⑤坐位到站位训练;⑥站位到行走训练;⑦助行器协助下练习行走:患者双手扶住助行器,先迈健肢,身体稍向前倾,将助行器推向前,用手撑住助行器,将患肢移至健肢旁。

3)第三阶段(术后8天～3个月):①上、下楼梯拐杖行走法:上楼梯时健肢先上,拐杖和患肢留在原阶;下楼梯时患肢和拐杖先下,健肢跟下。②不宜登高。

(3)导管护理。有引流管和导尿管患者,做好导管的护理,24小时内拔除导尿管,伤口引流管遵医嘱48小时内拔除。

3. 并发症护理

(1)脱位表现为肢体内旋或外旋畸形、局部疼痛、异物突出感及双下肢不等长等,一旦发生,立即通知医生,及时给予复位。

(2)伤口感染表现为伤口红、肿、热、痛,体温持续升高,白细胞、中性粒细胞百分比升高。应保持伤口敷料清洁干燥,遵医嘱使用抗生素,必要时手术清创处理,当严重感染不能控制时需行人工关节翻修术。

(3)血管和神经损伤表现为患肢疼痛、麻木、发绀、发冷、肌力下降等,应通知医生,遵医嘱使用营养神经等药物,必要时做好手术准备。

(4)下肢深静脉血栓形成和肺栓塞,根据医嘱使用抗凝药物,观察药物的副作用。参见第一章第十八节下肢深静脉血栓形成的护理。

【出院指导】

1. 自我监测　若有患肢胀痛，肢体位置异常或髋关节脱臼，局部切口出现红肿、热、痛等情况，应及时就诊。

2. 活动与休息　3个月内避免患侧卧位，向健侧卧位时，两腿间夹一软枕；屈髋＜90°，遵循"三不"原则：即不交叉双腿、不坐矮椅或沙发、不屈膝而坐。坐位时避免前倾，避免弯腰拾物、穿系带的鞋；如厕用坐式而不用蹲式；前路手术无须注意以上内容，避免增加关节负荷的运动，如爬楼梯、跑步、跳跃等，控制体重。

3. 功能锻炼　建议术后第2个月内使用助行器或双拐，第3个月使用单拐，3个月后弃拐或使用手杖，负重的力量逐渐递增，避免跌倒。

4. 定期复诊　术后3个月内，每月复诊一次；6个月内，每3个月复诊一次，以后每6个月复诊一次。

5. 预防血栓　遵医嘱服用抗凝药，如有皮肤黏膜出血、黑便等，及时就诊。

第十七节　人工膝关节置换术护理

人工全膝关节置换术（total knee replacement）是通过手术将病损的膝关节部分或全部由人工制造的关节部件所替代。

【护理】

一、术前护理要点

（一）护理常规

按骨科术前护理常规。

（二）与本病相关的其他护理

1. 评估要点

（1）全身情况，有无全身隐匿性感染性病灶及其控制情况，如龋齿、中耳炎、鼻窦炎等；有无糖尿病、心脏病、高血压等疾病史，患者能否耐受手术；既往有无血栓形成史；有无使用糖皮质激素、抗凝药物等，如有，需通知医生。

（2）专科情况，评估膝关节的情况，了解有无疼痛、活动受限、体温升高等。

（3）辅助检查，双下肢全长片、膝关节CT、骨盆X线、膝关节正侧片、动态心电图、心超检查等。

（4）心理和社会支持状况，建立良好的护患关系，鼓励患者说出心理感受，给予心理支持，向患者介绍治疗的概况和手术成功的病例，帮助患者增加信心和安全感，保持心情舒畅

2. 护理措施

（1）功能锻炼，如膝关节屈伸锻炼、股四头肌肌力训练、直腿抬高运动、踝泵运动。

（2）指导正确使用拐杖或助行器。

二、术后护理要点

（一）护理常规

按骨科术后护理常规。

（二）与本病相关的其他护理

1. 评估要点 评估生命体征，水电解质酸碱平衡情况及各引流管引流液的颜色、量、性状，伤口及周围敷料情况，患肢感觉、运动、血运、足背伸情况。评估有无伤口感染、神经损伤、下肢深静脉血栓形成等并发症发生。

2. 护理措施

（1）体位管理。保持膝关节被动伸直位。

（2）功能锻炼。全膝关节置换术后功能锻炼主要以肌力、关节活动度和步态训练为主。

1）第一阶段（术后1～2天）：①向心性被动肌肉按摩，②主动足趾、踝关节跖屈、背伸和股四头肌的等长收缩运动；③直腿抬高锻炼；④主动屈膝锻炼，角度以患者能耐受为宜。

2）第二阶段（术后3～5天）：①继续第一阶段练习，②遵医嘱进行膝关节持续被动运动（CPM机），循序渐进，尽量在1周内使膝关节的屈曲角度达到90°或以上。③加强膝关节主动屈伸锻炼，④床边坐起站立训练，步态训练。

3）第三阶段（术后6天～2周）：①扶栏杆做下蹲练习；②渐进式膝踝屈伸练习；③扶助行器练习平路行走。

（3）导管护理。做好切口引流管等导管的护理。

3. 并发症护理

（1）伤口感染，同人工髋关节置换术后并发症护理。

（2）神经损伤。主要为腓总神经损伤，表现为胫前肌和踇长伸肌功能障碍等。一旦出现，应立即通知医生，拆除弹力绷带，保持膝关节屈曲20°～30°，保持踝关节中立位，防止足下垂；经常进行踝关节被动功能锻炼；遵医嘱正确使用营养神经的药物；观察神经功能恢复情况。

（3）下肢深静脉血栓形成和肺栓塞。根据医嘱使用抗凝药物，观察药物的副作用。参见第一章第十八节下肢深静脉血栓形成的护理。

【出院指导】

1. 自我监测 若出现患肢胀痛，伤口红、肿、热、痛等，应及时就诊。

2. 功能锻炼指导 继续加强肌力、关节活动度和步态训练。患肢的负重训练，负重力量逐渐递增，直到可以完全负重。

3. 日常生活指导

（1）不可蹲、跪及过度扭曲膝关节。

（2）避免剧烈运动。选择比较适合的运动，如步行，避免跑、跳、背重物等活动，防止膝关节假体承受过度应力。

（3）控制体重，肥胖者劝其减肥。

（4）建议患者使用手杖，避免膝关节过度负重，减少关节磨损。

4. 定期复诊　术后3个月内，每月复诊一次；6个月内，每3个月复诊一次，以后每6个月复诊一次。

第十八节　膝关节镜手术护理

膝关节镜手术（arthroscopic）是关节镜微创外科的重要组成部分，它能进行清除关节内的炎症递质、病变滑膜切除、摘除游离体、修整退变的无功能的关节软骨和半月板、清除影响关节运动的骨赘等操作。运用膝关节镜技术可施行半月板缝合、交叉韧带重建、软骨修复等较复杂手术。

【护理】

一、术前护理要点

（一）护理常规

按骨科术前护理常规。

（二）与本病相关的其他护理

1. 评估要点

（1）专科情况，如评估病变关节情况，有无肿胀、疼痛，局部皮肤颜色、有无瘢痕及活动障碍。

（2）辅助检查，如了解磁共振检查等结果。

（3）心理和社会支持状况，如膝关节伤病直接影响患者的工作和生活，应详细说明手术的必要性，告知微创手术的优点，让患者和家属有充分的思想准备。

2. 护理措施

（1）活动与休息，尽量减少膝关节的负重活动。

（2）功能锻炼，如股四头肌练习、直腿抬高练习等。

二、术后护理要点

（一）护理常规

按骨科术后护理常规。

（二）与本病相关的其他护理

1. 评估要点　评估生命体征、水电解质酸碱平衡情况、伤口及周围敷料情况。评估有无骨筋膜室综合征、关节内血肿、关节内感染、血管和神经损伤等并发症发生。

2．护理措施

（1）体位管理。抬高患肢20cm，保持屈膝15°左右。

（2）冷敷。术后早期冷敷有利于止血、消肿、镇痛。

3．功能锻炼。术后膝关节支具保护下进行康复锻炼。

（1）半月板术后

1）术后第0～2周

消肿、止痛，维持关节活动度，防止肌肉萎缩，无活动时保持膝关节伸直位，膝盖下方除训练外不要垫毛巾类物品。

①踝泵训练：仰卧位，做踝泵练习，间隔1～2小时就可重复活动多次，每日4～5次，每次5～10分钟；

②髌骨内推运动：仰卧位，完全伸直膝关节，用同侧大拇指压在髌骨外侧缘，向内推动髌骨，至最大限度后松开，反复进行。每日2次，每次15分钟；

③股四头肌等长收缩训练：仰卧位，在脚踝下方垫以毛巾卷，使整条腿抬离床面，大腿用力，膝关节用力往下压。每日3次，每次20个；

④直腿抬高训练：仰卧位，膝关节伸直，抬高下肢至30°～45°，维持5秒钟后放下，放松休息5秒，反复进行。每日3次，每次20个；

⑤被动屈膝练习：屈至膝关节微酸痛或者牵拉感，角度从10°开始慢慢增大。每日3次，每次10个；

⑥髋关节内收外展练习：仰卧位，在支具保护下（膝关节伸直位）做髋关节内收外展训练，动作缓慢。每日3次，每次20个。

⑦腘绳肌牵张训练：将患肢足跟部垫高约5cm，保持患肢伸直，用双手尽力去触摸脚尖，每日2次，每次15分钟。

2）术后2～3周

①继续之前的训练；

②膝关节主动伸屈活动度训练：在无痛范围内逐渐增加屈膝角度，主动辅助无痛范围内用力屈曲，每天缓慢增加5°～10°；一般要求在术后第3周膝关节屈曲达到90°。随着滑膜炎症的消退，活动度训练时的痛感会逐渐减轻。伸屈活动的锻炼时间为每日2次，每次30分钟；

③行走活动训练：在疼痛耐受的情况下在室内或室外进行少量行走活动。

3）术后第4周后

①继续之前的训练；

②膝关节主动伸屈活动度训练：进一步加大屈膝活动度，一般要求在术后第4-6周膝关节屈曲能够超过120°。每日2次，每次15分钟。

（2）前交叉韧带重建术后　术后膝关节支具保护下康复锻炼。

1）术后1～4周

①支具制动及负重：在休息时必须锁定于完全伸直位，在支具完全伸直位保护下，撑双

拐根据耐受情况行部分至完全负重活动。

②股四头肌等长收缩：尽量将患肢伸直，脚尖向上勾，使大腿前部肌肉收缩，每日2次，每次15分钟。

③直腿抬高训练：仰卧位，膝关节伸直位支具固定，抬高下肢至30°～45°，维持10秒钟后放下，反复进行。每日2次，每次15分钟。

④膝盖半月内伸直位保护，避免屈曲超过30度。

⑤踝泵训练同半月板术后。

2）术后5～8周

①支具制动及负重：

在休息时必须锁定于完全伸直位，在支具完全伸直位保护下，撑双拐行完全负重。

②直腿抬高训练：仰卧位，膝关节伸直位支具固定，抬高下肢至30°～45°，维持10秒钟后放下，反复进行。每日2次，每次30～60分钟。

③提踵训练：站立位，膝关节伸直，将脚后跟提起，脚尖着地。

④膝关节被动伸屈活动度训练：每日增加膝关节屈曲活动度15°，达到90°及以上每日2次，每次30分钟。

⑤腘绳肌牵张训练：将患肢足跟部垫高约5cm，保持患肢伸直，用双手尽力去触摸脚尖，每日2次，每次15分钟。

（3）侧副韧带重建术后　同交叉韧带重建术

4. 并发症护理

（1）骨筋膜室综合征，参见第八章第一节骨科疾病护理常规概述。

（2）关节内血肿多发于术后6小时内，表现为膝关节剧烈疼痛，患肢不能抬起，浮髌试验阳性。通知医生并配合关节穿刺抽液，再行加压包扎，患肢抬高，制动。也可在关节腔内注射关节润滑剂，防止关节粘连。

（3）关节内感染。伤口局部出现红、肿、热、痛，患者主诉伤口疼痛加重或减轻后又加重伴体温升高、脉快、白细胞增多等。保持伤口敷料干燥清洁，保持引流管通畅，遵医嘱使用抗生素，必要时手术治疗。

（4）血管和神经损伤表现为膝关节以下袜套样感觉、麻木、感觉过敏等，可进行局部按摩、理疗，遵医嘱使用营养神经等药物。

【出院指导】

1. 自我监测　若出现关节疼痛、肿胀等应及时就诊。

2. 日常生活指导　控制体重，避免肥胖。避免引起关节活动过度的锻炼如登山、弹跳、登楼梯，长久行走等。

3. 继续功能锻炼　循序渐进，以利于关节的功能恢复，直至关节活动范围正常、疼痛消失、下肢行走如常为止。

4. 定期复诊　术后1个月复查。

知 识 链 接

截瘫护理

截瘫是瘫痪的一种类型。由于脊髓是支配人体感觉、运动的低级中枢，损伤后若出现受伤平面以下感觉、运动和反射完全丧失，包括括约肌功能完全丧失，称完全性截瘫，部分丧失称不完全截瘫。颈椎骨折、脱位等合并颈髓1到4损伤，称高位截瘫。

【护理】

1. 心理护理 截瘫是一种严重的创伤性损伤，伤情常较严重而复杂，导致患者恐惧、悲哀、绝望的心理。因此，护士应多巡视病房，用鼓励性的语言，多与之交谈，给予安慰和必要的病情解释，稳定其情绪，使他们树立战胜疾病的信心，坚强地生活下去。

2. 加强生活护理 加强患者的基础护理，协助做好生活上的帮助。

3. 体位和活动 瘫痪肢体保持关节功能位放置，可用矫正鞋等固定足部，以防足下垂。对于瘫痪肢体每日做被动的全范围关节活动和肌肉按摩。根据患者的肌力水平、截瘫平面，制定锻炼计划，最大限度恢复患者的生活自理能力。

4. 并发症护理

（1）中枢性体温异常。高位截瘫患者对环境温度的变化，失去调节和适应能力，造成高热或低热，可达40℃以上或35℃以下。

（2）呼吸衰竭和肺部感染是脊髓损伤截瘫患者最严重的并发症，要密切观察和保持气道通畅，维持有效的气体交换，做好抢救准备。

（3）低钠血症多在伤后2~15天发生。

（4）压力性损伤，见外科护理常规

（5）排尿功能异常。脊髓损伤后即可出现，后期患者反复尿路感染、结石、肾盂积水，甚至肾衰竭。早期持续开放导尿，2~3周后开始膀胱训练，每3-4小时开放一次，使膀胱得到充盈和排空锻炼。后期指导患者熟练掌握清洁间歇自我导尿。

（6）肠道功能异常。在脊髓损伤休克期，有的患者有可能出现麻痹性肠梗阻，对此类患者加强护理，胃肠减压。急性期后要在做好饮食护理同时制定早期有效的肠道管理训练进行肠道康复。

（7）下肢深静脉血栓形成及肺栓塞，见外科护理常规

（8）肌肉萎缩及关节畸形，见术后并发症护理

（9）烫伤、冻伤、坠床等伤害，慎用热水袋，应用热水袋时，水温不可超过50℃。擦澡、洗脚等水温应低于正常人。

第九章

手外科疾病护理常规

第一节　手外科疾病护理常规概述

【急救处理】

1. 争分夺秒　争取在最短的时间内稳定病情和恢复肢体的血液循环。

2. 评估　评估患者有无出血性休克,有无合并颅脑、脏器等严重损伤,如有首先应抢救威胁生命的严重创伤。

3. 伤口包扎　应用无菌敷料或洁净的干燥布类包扎,不必用消毒液冲洗或涂抹消毒药剂。

4. 止血　伤口渗血,用加压包扎,抬高伤肢即可止血。最好不用止血带,对必须使用止血带者,应每小时放松一次。每次10～15分钟,有条件者最好使用气压止血泵。

5. 制动　对于大部离断的肢体,在运送前,应用夹板固定伤肢,以免加重损伤。

6. 药物应用　适当给予镇静药物,减少疼痛及缓解紧张情绪。

【入院护理】

1. 病区接到入院通知后,做好新患者入院准备。

2. 热情接待新患者,双人核对患者身份,正确佩戴腕带,责任护士进行自我介绍。

3. 通知主管医生接诊新患者。

4. 进行入院护理评估,包括患者心理、生理及社会状况的评估,测量生命体征、体重等,并按要求书写入院护理记录,进行康复指导和营养筛查

5. 给予入院指导,并进行安全告知。

6. 保持病房安静、整洁、舒适、安全、通风。

【手外科术前护理常规】

1. 病情观察

(1)全身情况,如评估患者心、肺、肝、肾等重要脏器的状况、生命体征、全身营养状况。

(2)专科情况,如评估患者受伤肢体的血液循环情况,评估皮肤温度、皮肤颜色、有无苍

白、发绀、组织张力、有无活动性出血等情况。评估有无关节功能障碍,肢体有无畸形,肿胀,疼痛等。

（3）辅助检查,如完善血型、血常规、凝血功能全套及肌电图、X线、B超、CT、MRI等检查,了解阳性结果。

2. 健康教育 根据患者情况,结合病情进行多种形式的术前教育。

（1）吸烟者应戒烟,避免被动吸烟。

（2）指导肌肉、关节的功能锻炼。

（3）训练床上排尿、排便。

（4）告知疼痛评估方法及应对措施。

（5）介绍手术流程,告知患者注意事项等。

3. 心理护理 评估患者及其家属对手术治疗的心理预期,正确应对恢复过程,帮助患者建立信心。

4. 胃肠道准备 术前都应禁食易消化固体食物或非母乳至少6小时;而禁食油炸食物、富含脂肪或肉类食物至少8小时;如果对以上食物摄入量过多,胃排空时间可延长,应适当延长禁食时间。新生儿、婴幼儿禁母乳至少4小时,易消化固体食物、非母乳或婴儿配方奶至少6小时。所有年龄患者术前2小时可饮少量清水,急症患者也应充分考虑胃排空问题。饱胃而又需立即手术者,无论选择全麻,还是区域阻滞或椎管内麻醉,都有发生呕吐和误吸的危险。

5. 皮肤准备 择期手术者,备皮范围原则手术部位上下两个关节以上。修剪指甲,术前3天温水清洗浸泡双手,每天2次,每次15分钟,以清除皮纹内的污垢,使掌面胼胝软化脱落。

6. 术前一日准备

（1）遵医嘱行药物敏感试验并做好记录如果皮试阳性者做好标识。

（2）遵医嘱配血。

（3）配合医生做好手术部位标记。

（4）核实麻醉科会诊是否落实。

（5）男性患者剃须,女性患者擦去指甲油、口红,去除指甲贴。

（6）术前晚遵医嘱给安眠药,保证患者良好睡眠。

（7）发现有与疾病无关的体温升高、妇女月经来潮、血压升高、血糖异常等情况及时与医生取得联系。

7. 术晨准备

（1）正确更换手术衣裤,取下活动的假牙、手表、眼镜、饰品等,贵重物品交予家属或双人清点保管。

（2）再次核对手术部位标识

（3）检查肠道准备情况。

（4）测体温、脉搏、呼吸、血压、血糖,观察有无病情变化,发现异常及时汇报医生。

（5）遵医嘱术前用药。

（6）进手术室前排空尿液。

（7）备好病历、CT片、X片等特殊用物并选择合适的运送工具送患者至手术室，与手术室护士交接并填写交接单。

8. 病室准备

（1）环境准备。病室安静，空气新鲜，病室内严禁吸烟，室温要求控制在20～25℃。

（2）用物准备。按手术、麻醉方式备好术后用物，如：麻醉床、吸氧装置、心电监护、气压止血泵、局部用40～60W落地灯照射，照射距离30～50cm，下肢垫、楔形枕等。

【手外科术后护理常规】

1. 术后接待患者流程要求

（1）安全搬移患者至病床，安置合适卧位。妥善放置患肢，遵医嘱楔形抬高患肢15～20cm。

（2）评估患者意识及生命体征，评估肢体感知觉恢复情况、四肢活动度、肌力及远端肢体血运情况。

（3）遵医嘱吸氧、心电监护。

（4）检查伤口敷料包扎情况及有无渗血渗液，有效固定引流管并观察引流液颜色、量、性状，按要求做好导管标识。

（5）检查输液通路并遵医嘱调节滴速。

（6）与麻醉师或复苏室护士交接班并签字。

（7）告知患者及其家属术后饮食、伤口引流管、卧位、仪器设备、氧疗、PCA泵、翻身活动、疼痛等注意事项。

（8）双人核对并执行术后医嘱。

（9）做好护理病情记录（重点记录患者返回病房时间、麻醉方式及手术方式、麻醉清醒状态、生命体征、术后体位、伤口敷料情况、引流情况、输液用药、氧疗、饮食、压疮、跌倒/坠床评估等；术后主要医嘱执行情况及重要的告知等；镇痛药使用情况）。

2. 病情观察 监测意识、生命体征，严密观察指（趾）端皮肤温度、色泽、毛细血管反应、组织张力、感觉运动及伤口渗血情况，评估肢体有无感觉异常、肿胀、疼痛等。发现指（趾）皮肤苍白或发绀、皮温降低，肿胀或组织张力下降等，及时报告医生。

3. 观察血液循环 遵医嘱观察患肢的色泽、温度、毛细血管充盈时间及组织张力等。术后24小时内，每1小时观察一次；术后2～7天，每2小时观察一次。

（1）色泽。术后皮肤颜色应红润，色泽较健侧稍红或与健侧相同。观察时应注意三个因素的影响，即光线、供皮区皮肤、消毒剂的影响。如色泽青紫，常提示静脉回流受阻，苍白则表示动脉供血不足。观察色泽变化时，应避免在强烈光照下进行，以免识别不清。

（2）温度。皮温的变化已被证明是判断血液循环情况最为敏感和有效的方法，应等于或略高于健处1～2℃，应在33～35℃以上。如果低于健处3℃以上并伴有色泽的改变，常提示有血液循环障碍，需立即处理。如皮温降低到27℃以下，常提示动脉性血液循环障碍；如皮温降低到27～31℃,常提示静脉性血液循环障碍。术后7天内,应每2小时测量皮温1次,并与健侧对照,测量皮温应尽量在同一温度环境中,定位、定时、定压力。

(3)毛细血管充盈反应。指用手指或玻璃棒压迫移植皮瓣使之苍白,放松压迫时,应在1～2秒内转为红润;如小于1秒,表示静脉回流不畅,如超过3秒,或反应不明显,则都应考虑动脉供血不足。血管栓塞时血液循环停止,毛细血管充盈现象消失。

(4)组织张力。术后组织均有轻微肿胀,这是手术创伤所致的正常组织反应,弹性好,皮纹正常,张力大致同健侧或高于健侧,一般于术后3～7天肿胀逐渐消退。如肿胀明显且持续加重,皮纹消失,出现水泡,表明静脉回流受阻,应立即报告医生进行处理。水肿较轻时,可严密观察抬高患肢,促进静脉回流。必要时可适当拆除部分缝线,达到减压的目的。供血不足时,张力降低,当动静脉同时发生栓塞时,早期张力不发生变化,后期张力逐渐下降。

4. 体液管理

(1)严密监测患者的心率、心律、血压、脉搏、呼吸,必要时监测中心静脉压。

(2)观察患者有无胸闷、心悸、出汗,观察末梢循环。

(3)遵医嘱记录24小时尿量和(或)出入量。

(4)评估水电解质酸碱是否平衡。

(5)合理安排补液速度和顺序。

(6)容量不足的患者应遵医嘱及时有效地输入红细胞,尽可能不用升压药物,以免造成对周围血管的收缩和痉挛,易致再植肢体和肾脏等脏器的缺血,加重再植肢体组织缺氧。

5. 卧位管理

(1)术后早期以卧床休息为主,待全身和局部情况好转后逐渐增加活动。卧床期间应避免大幅度地翻身、坐起。

(2)患肢体位

1)一般术后应将患肢保持功能位,以减少关节僵硬。

a.手的功能位:腕关节背伸20°～25°,轻度尺偏;拇指外展、外旋与其余手指处于对指位,其掌指与指间关节微屈;其余手指略微分开,掌指、近指间关节半屈位,远侧指间关节轻微屈曲,各指间关节的屈曲程度较一致。

b.足部踝关节中立位:以足外缘与小腿垂直为中立位0°,不背伸或跖屈,不外翻或内翻,足底平面不向任何方向偏斜。

2)掌侧神经、肌腱、血管吻合后,应将腕及手制动在屈曲位。若伸侧做这些组织修复后,应将腕及手制动在过伸位,以利组织愈合。

3)卧位时用楔形垫抬高患肢,起床后可用三角巾、前臂吊带、肩颈碗托带等托住患肢。伤口愈合前尽量避免患肢下垂,避免受压。

6. 肢体保护 断肢(指)、断掌、皮管、皮瓣及神经损伤术后,知觉未恢复前要防止压迫、烫伤、冻伤、擦伤和碰伤。

7. 腹部带蒂患者护理 患肢制动,以防蒂部扭曲、受压、牵拉。保持大便通畅,避免感冒咳嗽,以免腹内压增高。保持伤口清洁干燥,每天用5% PVP碘消毒后用无菌纱布覆盖,以防感染。

8. 克氏针固定患者护理 固定4～6周,观察局部的血液循环,避免碰撞,防止克氏针拉出和嵌入皮肤内。局部保持清洁,防止针眼感染,必要时用5%PVP碘消毒。

9. 石膏托外固定患者护理 观察局部皮肤的受压、肿胀情况,避免石膏移位、断裂,保持石膏清洁。

10. 功能锻炼 必须在主管医生和康复师指导下进行自我手功能锻炼。主要是改善关节活动度和肌力,遵循序渐进、量力而行的原则。

(1)手关节的被动锻炼,即用外力伸屈手各关节。按照腕关节,掌指关节,近指间关节,远指间关节的顺序,循序渐进式活动关节,伸屈关节时保持外力20分钟左右,避免暴力活动关节,以尽量将关节活动到正常关节活动范围。

(2)手关节的主动伸屈锻炼,即无外力作用的患手自我活动,关节活动顺序与被动相反,从远指间关节,近指间关节,掌指关节,掌大关节到腕关节循序活动,活动上个关节时,须制动下个关节,并给上个关节在一定阻力下活动屈伸,使关节产生有效的活动。每次屈伸,使其达到最大限度;自由屈伸各关节;作对掌运动;作拇指外展和内收运动。按以上程序循环练习,直到感到关节部有轻微的酸痛为止。

(3)虎口开大训练。可在自己大腿上撑压或用专门的虎口牵引器进行牵引,一日数次,每次10～20分钟。

(4)抗阻练习。可用拉皮筋的方法锻炼增强手指的屈伸、内收及掌肌力,用力要适当,每一动作持续三到四秒,重复10～20次/min,至局部有疲劳感为止,每天1～2次。

(5)日常生活动作训练。根据患者的功能状态和不同生活动作需求进行训练,由简到难,每个动作训练5～10min/次,每天2～3次,包括练习执笔、执筷、系扣子、握杯、拧杯盖、拧毛巾、开门锁、写字等。

11. 疼痛管理 评估引起疼痛的原因、程度、性状、持续时间。常见原因有创伤、炎症、急性缺血、神经性疼痛和幻肢痛等。如为幻肢痛的患者应给予心理安慰,引导其转移注意力,用局部抚摸和按摩、热疗等方法来暂时缓解幻肢痛的程度。遵医嘱使用镇静和止痛剂,以保证吻合血管的稳定,减少因疼痛而诱发痉挛。

12. 伤口/皮肤黏膜护理

(1)评估患者伤口部位及敷料情况。根据手术方式、血管缝合情况、局部血运观察渗出液的量及性状。

(2)评估患者皮肤及口腔黏膜情况,根据病情做好皮肤黏膜护理。

13. 用药护理 根据医嘱使用抗生素、扩血管活性药物、解痉、抗凝药物等,注意每种药物的正确用法及注意事项,及时观察药物疗效及副作用。

14. 导管护理 做好各类导管相关护理。

15. 饮食护理 禁忌烟酒及辛辣刺激性食物,忌饮含有咖啡因的饮料,避免被动吸烟。

16. 心理与社会支持 评估患者和家属正确对待恢复过程,积极配合治疗,帮助患者建立信心。

17. 常见症状护理

（1）疼痛。一般术后24小时内疼痛最为剧烈，以后慢慢缓解。术后的镇痛不仅可以止痛，还可以防止血管痉挛。如：止痛泵可控性持续小剂量给药法止痛、外周静脉留置针给药镇痛；同时转移和分散患者注意力；教会患者用简单的方法逐步放松肌肉或音乐放松等，起到缓解疼痛的作用。把有关疼痛、疼痛的评估、使用药物及其缓解疼痛的方法告诉患者及其家属，纠正患者的错误观念，使患者积极参与疼痛自我护理。

（2）患肢肿胀。评估肢体肿胀程度、末梢循环状况，有无麻木、疼痛、活动受限等，抬高患肢高于心脏水平10～20cm，疑有骨筋膜室综合征者禁忌抬高。如病情允许，应早期进行关节和肌肉的主动运动，上肢手术做患肢掌指关节伸屈活动，下肢手术做患肢踝关节的背伸跖屈活动及趾间关节活动，同时鼓励患者做患肢肌肉的等长舒缩运动，遵医嘱与相应处理。

（3）发热。评估体温及手术后天数，外科吸收热一般术后3～5天即可自行恢复正常。安抚患者，解释原因；遵医嘱选择物理降温或药物降温，保持皮肤清洁干燥；能进食、无心衰者鼓励多饮水。

（4）尿潴留。安慰患者，向患者解释尿潴留的原因，消除紧张心理；创造良好的环境，鼓励患者自行排尿，病情允许时坐起或下床排尿；按摩下腹部，听流水声或者温水冲洗会阴部，应用诱导排尿法；经上述处理仍不能解除尿潴留时，可采用导尿术

（5）便秘。了解患者的排便心态和排便习惯，解释便秘的原因及护理措施，消除患者思想顾虑；提供排便环境：床帘遮挡，以达到视觉隐蔽，并适当调整治疗时间，使患者安心排便；取合适体位、姿势，如病情许可，患者取坐位或抬高上身或扶助下床，利于排便；腹部按摩，用单或双手的示指、中指、无名指重叠在左下腹乙状结肠部深深按下，由近心端向远心端做环状按摩，以刺激肠蠕动，帮助排便；遵医嘱给口服缓泻剂，观察用药疗效；简易通便剂，常用开塞露、辉力。以上方法无效时遵医嘱给予灌肠；进行健康教育，帮助患者重建正常的排便习惯，合理安排膳食，鼓励患者适当活动。

18. 并发症护理

（1）容量不足表现为短时间内引流管引流出较多血性引流液，伤口敷料有较多渗血，患者出现面色苍白、血压降低、心率加快、脉搏细速等低血容量表现。遵医嘱停用抗凝剂，给予止血、补液、输血，监测血常规、凝血功能等，严密监测血压及心率变化。必要时使用气压止血泵。

（2）感染。常见感染部位有伤口、肺部和泌尿系统，做好相应观察及护理。

（3）骨筋膜室综合征可有"5P"表现，即苍白（pallor），感觉异常（paresthesias）、无脉（pulseless）、麻痹（paralysis）以及拉伸骨筋膜间室时产生的疼痛（pain）。表现为早期肢体有持续性疼痛，进行性加剧，缺血30分钟即发生感觉异常，至晚期感觉消失，无疼痛感，指（趾）端呈屈曲状态，皮肤略红、温度增高、肿胀、有压痛，随着病情的发展肢体远侧脉搏逐渐消失。一旦确诊，应立即拆除一切外固定，做好切开减压准备。

（4）静脉血栓栓塞症（venous thromboembolism，VTE）指血液在静脉内不正常地凝结，使血管完全或不完全地阻塞，属于静脉回流障碍疾病。VTE包括深静脉血栓形成（deep vein thrombosis，DVT）和肺血栓栓塞症（pulmonary thromboembolism，PTE）两种类型，即 VTE 在不同部位和不同阶段的两种临床表现。

根据 VTE 风险评估量表确定 VTE 风险等级，采取相应预防措施。

低危（0～2分）采取基础预防措施。

中危（3～4分）采取基础预防措施、物理预防、药物预防。

高危（≥5分）采取基础预防措施、物理预防、药物预防。

1）基础预防：避免下肢静脉穿刺，减少静脉内膜损伤；指导患者做踝泵运动，抬高患肢，促进静脉回流；围手术期适度补液，多饮水，降低血液黏滞度；常规进行 VTE 知识宣教，指导早期康复锻炼。

2）物理预防：间歇充气加压装置、使用弹力袜。

3）药物预防：遵医嘱合理使用抗凝药物、抗血小板药物如低分子量肝素钠、阿司匹林、利伐沙班等。

（5）血管危象

1）动静脉危象易在夜间发生，故夜间的观察不可忽视。①动脉痉挛：好发于术后1～2天，皮肤颜色变灰白是动脉痉挛的最早表现，逐渐变为皮肤苍白、灰暗、皮温降低，指腹张力下降，无毛细血管充盈。②动脉栓塞：大部分发生于术后1～3天，而在术后24小时内多发，表现为皮肤颜色苍白、灰暗、皮温低、指腹张力下降、无毛细血管充盈，指端侧方伤口不出血或缓慢流出暗红色血液。

2）静脉危象表现为皮肤颜色由红润变为紫红或暗红，皮肤温度下降，毛细血管充盈加快，组织张力明显增高，肿胀、有水泡，创缘出血呈暗红色。安抚患者并汇报医生，遵医嘱对症处理，做好血管探查手术的准备。

【出院指导】

1. 自我监测　如患肢（指、趾）出现剧烈疼痛，皮肤温度降低或升高，颜色苍白或暗紫，肿胀明显等情况，必须立即就诊。

2. 肢体保护　术后神经功能恢复比较慢，对冷热刺激不敏感，应避免烫伤或冻伤。冬季注意保暖，可用棉套保护。避免用热水袋取暖。注意保持与锐利、硬物间的距离，谨防擦伤和碰伤。

3. 活动指导　避免患肢（指、趾）受压，指导并教会患者熟练掌握主、被动锻炼的方法。日常采用作业疗法（日常生活活动训练，职业技巧训练如打字、编织，文体治疗如下棋、打台球等）以最大限度恢复患指的功能。定期来院评估手指功能恢复程度并加以指导。

4. 饮食指导　3个月内避免主、被动吸烟，忌辛辣、刺激性食物，少喝咖啡类饮料。

5. 用药指导　按医嘱用药，告知服药的注意事项。

6. 心理护理　保持乐观、稳定的心理状态，避免精神过度紧张、悲观等不良情绪。

7. 定期复诊　有克氏针、石膏固定的患者根据医嘱复诊拆除。一旦出现克氏针嵌入皮肤或拔出、石膏断裂应及时就诊。

第二节　皮瓣移植护理

皮瓣移植(flap transplantation)传统皮瓣移植的定义为:"在身体的一部分切取创面所需要的皮肤和皮下组织,并在切取过程中保留部分组织与身体相连,用于覆盖另一部位创面的方法"。被切取用来覆盖创面的部分称为皮瓣,保留与身体相连的部分称皮瓣蒂,接受移植物的创面称为受区,提供皮肤和皮下组织来源的部位称作供区。目前,较新的概念是"为了覆盖创面并替代组织缺损,用于恢复外观与功能的组织移植方法"。

【适应证】

主要从受区情况、恢复功能与外观考虑。

1. 伤情需要　①肌腱、无骨膜的皮质骨、关节软骨面、较大的血管或神经干裸露的新鲜或陈旧创面需要覆盖;②骨面上紧贴不稳定瘢痕,或溃疡形成久治不愈;③复合性组织缺损,除局部皮缺损以外,其深部的骨、关节或神经、肌腱也需要修复。

2. 功能需要　手及手指的先天性或外伤后缺损需功能重建。手指重要部位感觉丧失时,影响手功能的正常发挥,为改善血液循环和感觉的恢复,需要有感觉的皮瓣移植。

3. 改善外观　①肢体或手指较大的皮肤缺损,创面又不能接受游离植皮,为保全肢(指)体的长度;②伤肢因组织缺损有明显的凸凹不平,颜色不一,需要改善外观。

【治疗原则】

包扎止血;手术治疗。

【护理】

一、术前护理要点

(一)护理常规

按手外科术前护理常规。

(二)与本病相关的其他护理

1. 评估要点

(1)移植组织供区。供区移植组织内的血管无病变,血液循环良好,外观正常,无炎症,无瘢痕,质地优良,有韧性,弹性好,切取范围够大。

(2)移植组织受区。创面是否新鲜;有无慢性溃疡,创面有无分泌物。

(3)辅助检查,如了解心血管、肺、肝肾功能及免疫系统、血液系统功能状况,血管超声检查结果。

2. 护理措施

(1)皮肤准备。包括供区和受区皮肤清洁,避免在供区静脉穿刺。

（2）体位准备。行交腿皮瓣移植患者应练习双腿交叉卧位。

二、术后护理要点

（一）护理常规

按手外科术后护理常规。

（二）与本病相关的其他护理

1. 评估要点　评估生命体征、血氧饱和度及尿量、中心静脉压等。评估肢端血液循环状况，观察皮瓣的色泽、温度、组织张力、毛细血管充盈时间等变化。评估有无皮瓣血液循环障碍、出血、皮瓣撕脱等并发症发生。

2. 护理措施

（1）防止血管痉挛。维持电解质酸碱平衡，纠正血容量不足；有效制动，舒适体位；避免疼痛刺激；保暖；戒烟；保持情绪稳定；保持大便通畅；防止尿潴留。

（2）皮瓣血液循环观察，参见第九章第一节手外科疾病护理常规概述。

（3）体位管理。以不影响移植物的血供，不使移植物受压，防止移植物血管吻合处发生扭曲和张力，有利于局部引流为原则，不同的皮瓣移植术后体位安置不同。一般取平卧位，抬高患肢10～20cm，略高于心脏水平。

（4）局部保温。肢体裸露部位保暖，患处可用40～60W罩灯局部照射，距离30～50cm，灯旁置温度计，温度维持稳定在25～28℃，随时观察局部温度变化，防止烫伤。

（5）疼痛护理，见手外科术后护理常规

（6）防止感染。病室定期通风、消毒，限制陪护及探视人员，防止交叉感染。有条件入住单人房间。严格无菌技术操作，保持敷料清洁干燥，保持皮片引流通畅。

（7）皮肤护理。带蒂皮瓣修复患者，腋下、手指之间皮肤相互接触之处用棉垫或纱布隔开，定时更换。做交腿皮瓣的患者注意观察两腿交叉处的皮肤情况。

3. 并发症护理

（1）皮瓣血液循环障碍

1）皮瓣血管痉挛是皮瓣移植术常见的并发症之一，可造成血管栓塞，导致皮瓣移植手术失败。皮肤颜色变灰白是动脉痉挛的最早表现，继而逐渐变为皮肤苍白、灰暗，皮温降低，组织张力下降，无毛细血管充盈；根据医嘱使用解痉药物，必要时做好手术探查准备。

2）皮瓣水肿常因静脉回流障碍所致。术后适当抬高患肢或皮瓣移植部位，促进静脉回流。必要时可拆除部分缝线或手术探查。

3）皮瓣血管栓塞。动脉栓塞表现为皮肤颜色苍白、灰暗，皮温低、组织张力下降、无毛细血管充盈，指端侧方切口不出血或缓慢流出暗红色血液。静脉栓塞表现为皮瓣肿胀或颜色加深，由红变紫、紫红或紫黑。一旦确诊为血管栓塞，做好手术准备。

（2）皮瓣下血肿。出血不多，严密观察，保持引流通畅，切不可压迫皮瓣止血；出血量较多，皮瓣发生血液循环障碍者，应立即通知医生，根据医嘱做好手术探查准备。

（3）皮瓣撕脱。一旦发生应立即重新缝合固定。

【出院指导】

1. 自我监测　皮瓣及皮瓣周围皮肤出现异常应及时就诊。

2. 保护皮瓣　告知患者出院后皮瓣的感觉尚未恢复正常,仍需注意保护皮瓣,注意保暖,防止烫伤或冻伤。为防止局部瘢痕增生,出院后6个月内皮瓣移植处需用弹性绷带加压包扎。

3. 定期复诊　根据出院记录中复诊时间按时复查,如出现任何不适及时就诊。

第三节　断肢(指)再植护理

断肢(指)再植(replantation of amputated limb/finger)是把完全或不完全断离的肢(指),在手术显微镜的帮助下,彻底清创,将断离的血管重新吻合,并作骨、神经、肌腱及皮肤的整复,以恢复其一定功能的精细手术。

【治疗原则】

一、现场急救

在发生肢体离断伤的现场,首先应注意患者有无出血性休克,有无合并严重的颅脑、内脏损伤等,如有首先抢救威胁生命的严重创伤。

1. 断肢(指)处理　如断肢(指)仍在机器中、车轮下,切勿强行拉出或将机器倒转,应立即关机或停车,拆除机器零件,小心取出。

2. 止血

(1)断端加压包扎。

(2)断端钳夹止血。

(3)止血带止血。

3. 固定　不完全离断伤,应用夹板将离断肢体远近端制动在一起,以避免进一步损伤重要组织和减少患者痛苦。

4. 断肢(指)的保存　冷藏保存,方法因地制宜,将离断的肢体(指、趾)用无菌敷料或清洁干燥敷料包扎,放入塑料袋密封,置于加盖双套盒中,隔层内放入冰块。禁止将断离的肢(指)浸泡于任何液体中,以免血管再次受损。

5. 迅速入院　迅速转送到有条件的医院。

二、手术治疗

断肢(指)再植术。

【护理】

一、术前护理要点

(一)护理常规

按手外科术前护理常规。

(二)与本病相关的其他护理

1. 评估要点

(1)健康史及相关因素

1)有无致伤史。①断离性质：切割性、碾轧性、挤压性、撕裂性等。②断离类型：完全性和不完全性断离。③再植条件：与断离的肢(指)损伤的程度、环境温度、保存方法等因素有关。

2)有无吸烟史。

3)有无血液病史等。

(2)断离类型

1)完全离断：断离肢体的远侧部分完全离体，无任何组织相连。

2)不完全离断：肢体局部组织绝大部分已断离，并有骨折或脱位，残留有活力的相连软组织少于该断面软组织总量的1/4，主要血管断裂或栓塞，肢体的远侧无血液循环或严重缺血，不接血管将引起肢体坏死。

(3)辅助检查，见手外科护理常规。

(4)心理和社会支持状况，如评估患者及其家属心理状态，帮助患者树立战胜疾病的信心。

2. 护理措施

(1)注射破伤风抗毒血清。

(2)急诊手术准备

1)严密监测生命体征及伤口情况。

2)迅速建立静脉通道。

3)配血及送必要的实验室检查等。

4)将患者连同离断肢体送至手术室。

二、术后护理要点

(一)护理常规

按手外科术后护理常规。

(二)与本病相关的其他护理

1. 评估要点 监测生命体征、血氧饱和度、肾功能等变化，监测再植肢体血液循环情况，评估再植肢体色泽、温度、组织张力、毛细血管充盈反应等。评估有无出血、感染、血管危象等并发症发生。

2. 护理措施

(1)活动与休息。卧床休息,尽量减少活动及刺激。术后一周,如再植肢体血液循环良好,可逐渐增加活动量。避免用力排便,必要时遵医嘱服用缓泻剂或灌肠。绝对禁止直接或间接吸烟。适当镇静和止痛,以保证吻合血管的稳定,减少因疼痛而诱发痉挛。

(2)患肢护理

1)患肢制动。患肢用石膏托外固定,肢体维持于功能位,楔形抬高略高于心脏水平。2周内不可频繁活动肢体,避免肢体扭曲、牵拉、受压等,以免影响再植肢体血液循环。

2)患肢保护。禁止在患肢进行输液、抽血、测血压等操作,避免患肢受压。

3)患肢保暖。遵医嘱24小时持续用40~60W罩灯局部照射,距离患肢30~50cm,一般需2周,灯旁置温度计,温度维持稳定在25~28℃,随时观察局部温度变化,防止烫伤。

4)小儿患肢护理。对不合作的婴幼儿或小儿可将双上肢外展70°~80°,用飞机型石膏外固定,必要时遵医嘱采用亚冬眠疗法,使其保持安静,避免躁动。各种操作尽量集中,动作轻柔,减少对患儿的干扰和刺激。

(3)再植肢体血液循环的观察与护理,参见第九章第一节手外科疾病护理常规概述。

(4)功能锻炼,主要是改善关节活动度和肌力。

1)早期康复锻炼。康复重点是通过各种物理治疗以消肿、消炎、软化瘢痕、松解粘连等。术后一周,在医师指导下进行保护性被动运动和轻微的主动屈伸指训练。

2)中期康复锻炼。康复重点是解除固定,防止关节僵硬。术后4~6周,拔除克氏针48小时后,通过作业疗法、使用 CPM 机,在医师指导下加大主动训练力度,使肌腱粘连得到初步松解。进行伤指指间关节和掌指关节主动屈伸、对指、对掌练习。主动运动要轻柔、缓慢,逐渐加大力度,当达到极限角度时,保持10~20分钟,如此反复伸屈。运动幅度由小到大,锻炼初期每次活动10~20分钟,每天3~4次,以后每天或每周增加活动次数及时间,达到每次30分钟,每天6次。

3)晚期康复锻炼。康复重点是通过大强度的训练和手指技巧、灵巧动作训练,提高手功能综合指标。伤指锻炼内容为掌指各方向的活动以及对掌、对指、握拳、伸拳等。着重训练伤指动作的灵活性、协调性和精确性,练习抓、捏、握。日常生活中,尽量做到生活自理。

4)运动量的控制。关节的锻炼程度以达到最大幅度再适当用力或使关节区感到紧张或稍微酸痛为宜。

3. 并发症护理

(1)血管危象,参见第九章第一节手外科疾病护理常规概述。

(2)出血、容量不足,参见第九章第一节手外科疾病护理常规概述。

(3)感染,参见第九章第一节手外科疾病护理常规概述。

【出院指导】

参见第九章第一节手外科疾病护理常规概述。

第四节　足趾移植再造手指护理

足趾移植再造手指(toe-to-hand transfer)是应用显微外科技术,通过血管、神经、肌腱和骨骼的接合,将足趾一次直接移植到缺损部位来再造拇指或其他手指。

【治疗原则】

手术治疗。

【护理】

一、术前护理要点

(一)常规护理

按手外科术前护理常规。

(二)与本病相关的其他护理

1. 评估要点

(1)健康史及相关因素

1)何种物件致伤。

2)受区缺损程度。

3)供区皮肤血管状况。

4)有无血液病史。

5)有无吸烟史。

(2)辅助检查。多普勒血流探测仪检查估计血管外径。

(3)心理和社会支持状况。评估患者及其家属心理状态,帮助患者树立战胜疾病的信心。

2. 护理措施

(1)肢体保护。保护供、受区血管,避免在供、受区进行静脉穿刺、抽血等破坏性操作。供足趾皮肤如有皮癣、炎症、瘢痕情况应积极治疗。

(2)皮肤准备。术前三天用温水彻底清洁皮肤,1:10稀碘伏浸泡双足,每天2次,每次30分钟。

二、术后护理要点

(一)护理常规

按手外科术后护理常规。

(二)与本病相关的其他护理

1. 评估要点　评估再造指的色泽、温度、组织张力、毛细血管充盈反应。评估有无出血、感染、血管危象等并发症发生。

2. 护理措施

（1）参见第九章第三节断肢（指）再植护理。

（2）功能锻炼

1）第一阶段（术后0～2周）：给予患者按摩外露及未加包扎的正常手指。以被动活动为主，手法要温和。对于未加制动的手指各关节，要指导患者自行做轻微的主动伸屈运动。

2）第二阶段（术后3～4周）：进行主动对掌、对指，拇指外展、内收训练。指导患者进行肩部和肘部的锻炼，包括耸肩，肩关节内收、外展，肘关节伸屈运动。动作幅度不宜过大，量力而行。

3）第三阶段（术后5～8周）：术后患肢常有不同程度的虎口挛缩。患者可以手握可乐瓶、水杯，或在大腿上撑压的方法逐步撑大虎口，防止虎口挛缩。技能训练持筷、捡豆子、握笔、系扣子等生活精细动作。

3. 并发症的护理 参见第九章第三节断肢（指）再植护理。

【出院指导】

1. 自我监测 如再造指出现剧烈疼痛，皮温改变，颜色苍白或暗紫，必须立即就诊。

2. 再造指保护 再造指的感觉尚未恢复，故在接触冷热物品时先用正常的皮肤试探温度，待温度可以耐受时，患肢再去接触，防止冻伤和烫伤。注意保暖，宜用宽松棉套或毛巾保暖，忌用热水袋取暖。注意保持与硬物、锐器间的距离，防止擦伤和碰伤。

3. 定期复诊 术后2周拆线。术后4～6周拆克氏针。

第五节 腕管综合征护理

腕管综合征（carpal tunnel syndrome，CTS）是正中神经在腕管内受压而表现出的一组症状和体征。是周围神经卡压综合征中最常见的一种。

【治疗原则】

1. 非手术治疗 当患者仅有手部麻痛不适时，采用非手术治疗，如局部封闭、支具固定、营养神经药物。

2. 手术治疗 切开松解减压术、内窥镜松解减压术。

【护理】

一、术前护理要点

（一）护理常规

按手外科术前护理常规。

（二）与本病相关的其他护理

1. 评估要点

（1）健康史及相关因素

1）有无外伤史及慢性劳损史。

2）女性较多见。

3）有无风湿性关节炎、糖尿病、高血压等病史。

（2）症状体征

1）感觉异常表现为桡侧三个半手指的麻木,以中指最为显著。

2）疼痛。腕掌侧胀痛,拇、示、中指,尤其是中指最为明显,可向肘部、肩部放射。疼痛夜间尤甚。

3）晨僵表现为晨起时患手呈水肿状态,手指活动不灵,尤其是拇指的动作显得笨拙。

4）肌力减弱、肌萎缩严重者可出现神经营养性改变,如拇、示指发绀,间歇性发白等。病变严重者可发生大鱼肌萎缩,拇对掌无力。

5）Tinel征、腕管压迫试验、屈腕试验阳性。

（3）辅助检查,如了解肌电图、X线摄片、MRI或CT检查等阳性结果。

2. 护理措施 患肢护理,如注意保暖,抬高10～15℃,感觉障碍者防止烫伤、冻伤或外伤。

二、术后护理要点

（一）护理常规

按手外科术后护理常规。

（二）与本病相关的其他护理

1. 评估要点 注意观察伤口局部是否肿胀,有无积血或积液。评估神经功能恢复情况。评估有无伤口出血、感染等并发症发生。

2. 护理措施

（1）体位与活动。患肢适当抬高,以防患肢下垂,并经常主动上举患肢或在健肢的帮助下上举患肢。

（2）功能锻炼。术后第一天起即应坚持进行患肢上举和手指主动伸屈活动,可用健肢帮助上举患肢,直至外固定拆除、手部功能完全恢复正常。

3. 并发症护理

（1）伤口出血,参见第九章第一节手外科疾病护理常规概述。

（2）伤口感染,参见第九章第一节手外科疾病护理常规概述。

【出院指导】

参见第九章第一节手外科疾病护理常规概述。

第六节　肘管综合征护理

肘管综合征(elbow tunnel syndrome)是指尺神经在肘部尺神经沟内因慢性损伤而产生的症状和体征。

【治疗原则】

1. 非手术治疗　神经营养药物、局部封闭、支具固定。

2. 手术治疗　尺神经原位松解术、内上髁切除术、皮下前置术、肌内前置术、关节镜下尺神经松解术。

【护理】

一、术前护理要点

(一)护理常规

按手外科术前护理常规。

(二)与本病相关的其他护理

1. 评估要点

(1)健康史及相关因素

1)有无肘部外伤史。

2)有无肘管周围肿瘤及其他病变,如腱鞘囊肿、肘关节的慢性滑膜炎、类风湿性滑膜炎等病史。

(2)症状体征

1)首先表现手背尺侧、小鱼际、小指及环指尺侧半皮肤感觉异常,通常为麻木或刺痛。。

2)查体可见手部小鱼际肌、骨间肌萎缩,环指、小指爪状畸形,前述区域皮肤痛觉减退,夹纸试验阳性及尺神经沟处 Tinel 征阳性,Froment 征阳性。

(3)辅助检查,如了解肌电图、X线摄片、MRI或CT检查等阳性结果。

2. 护理措施

参见第九章第五节腕管综合征护理。

二、术后护理要点

1. 评估要点　注意观察伤口局部是否肿胀,有无积血或积液。评估神经功能恢复情况。评估有无伤口出血、感染等并发症发生。

2. 护理措施

(1)体位与活动。患肢适当抬高,以防患肢下垂,并经常主动上举患肢或在健肢的帮助下上举患肢。

（2）功能锻炼

1）术后第一天起即应坚持进行患肢上举和手指主动伸屈活动，可用健肢帮助上举患肢，直至外固定拆除、手部功能完全恢复正常。

2）术后因尺神经受压有爪形手畸形，可戴动力型尺神经麻痹夹板进行锻炼，在环小指的指间关节伸直时，防止掌指关节过伸。

【出院指导】

参见第九章第一节手外科疾病护理常规概述。

第十章

眼科疾病护理常规

第一节　眼科疾病护理常规概述

【入院护理】

1. 病区接到入院通知后,做好新患者入院准备。

2. 热情接待新患者,核对患者身份,正确佩戴腕带,责任护士进行自我介绍。

3. 通知主管医生接诊新患者。

4. 进行入院护理评估,包括患者心理、生理及社会状况的评估,测量生命体征、体重等,并按要求书写入院护理记录。

5. 给予入院指导,并进行安全告知。

6. 保持病房安静、整洁、舒适、安全。

【眼科术前护理常规】

1. 病情观察

(1)全身情况,如评估生命体征,心、肺、肝、肾等重要脏器的状况,水电解质和酸碱平衡等;评估有无感冒、月经来潮等。了解药物使用情况,如有无使用抗凝剂等,如有异常及时汇报医生。

(2)专科情况,如有无视物模糊、眼痛、眼胀;有无畏光、流泪、异物感等角膜刺激征状;有无眼睑皮肤异常;有无眼红、分泌物增多、泪道阻塞、流脓等外眼感染症状。

(3)辅助检查,如了解视力、眼压、角膜曲率、视野、眼部超声检查等阳性结果。

2. 健康教育　根据患者情况,结合病情进行多种形式的术前教育。

(1)介绍眼科的手术流程。

(2)注意保暖,避免上呼吸道感染,戒烟、戒酒。为防止咳嗽、打喷嚏振动眼部,应教会患者有效咳嗽。有打喷嚏冲动时张口呼吸,用舌尖顶住上颚,以缓解冲动,避免手术意外。

(3)多进食新鲜蔬菜、水果,保持大便通畅。

(4)向患者介绍采取特殊体位的意义及方法。

(5)训练患者在仰卧、头部不动的情况下,按要求向各个方向转动眼球,以便配合手术操作和术后观察效果。

3. 心理护理 眼科手术大多数为局部麻醉,患者术前、术中可能会出现紧张、焦虑心理,通过介绍医疗团队、技术水平、医疗设施、安全措施等,以提高患者的安全感和信任度。

4. 术前一日准备

(1)术前预防用药。详细了解患者的过敏史,术前遵医嘱使用滴眼剂。

(2)核对手术眼别标识。

(3)遵医嘱为患者修剪术眼眼睫毛,泪道冲洗。

(4)全麻患者成人术前禁食12小时,禁饮6～8小时,婴幼儿禁饮4小时。局麻患者术前进食易消化的食物,不可过饱,以免术中发生呕吐。

(5)男性患者剃须,女性患者擦去指甲油、口红,去除指甲贴。

(6)如佩戴接触镜需摘除。

5. 术晨准备

(1)测生命体征。

(2)再次核对手术眼别标识。

(3)以生理盐水冲洗术眼,并以纱布或眼垫遮盖,保持结膜囊清洁。再次检查有无急性结膜炎、角膜炎等。如有异常,及时报告医生。

(4)更衣,取下假牙、手表、眼镜、饰品等,贵重物品交予家属或双人清点保管。

(5)遵医嘱术前用药。

(6)填写眼科手术患者交接单并与手术室护士交接。

6. 病室准备 全麻手术备好术后用物,如:麻醉床、吸氧装置、心电监护仪等。

【眼科术后护理常规】

1. 术后接待患者流程要求

(1)安全搬移患者至病床,根据手术方式指导合适的体位。

(2)测量生命体征。

(3)全麻患者与麻醉医师交接。

(4)核对并执行术后医嘱。

(5)术眼用保护眼罩或纱布遮盖,防止碰撞。评估局部伤口的渗血情况,以及眼垫、绷带有无松脱。

(6)注意观察有无术眼胀、痛,头痛,恶心、呕吐等眼压增高的症状。

(7)做好病情护理记录(重点记录患者返回病室时间、麻醉方式及手术方式、麻醉清醒状态、生命体征、术后体位、伤口敷料情况、输液用药、氧疗、饮食、皮肤、跌倒/坠床评分等;术后主要医嘱执行情况及重要的告知等。)

2. 病情观察 遵医嘱监测血压、眼压、血糖等。观察有无术眼胀、痛,头痛,恶心、呕吐等眼压增高的症状。

3. 用药护理 遵医嘱局部用药或全身用药。

4. 伤口护理 评估局部伤口的渗血情况,以及眼垫、绷带有无松脱。

5. 预防眼压增高

(1)多食新鲜蔬菜、水果,保持大便通畅,避免用力屏气。必要时遵医嘱服用缓泻药。

(2)保持情绪稳定,避免情绪激动导致眼压增高。

6. 注意眼部卫生 指导患者避免用手及其他物品揉擦眼睛,滴眼药水前洗净双手,手和眼药水瓶不可触及眼球。术后1周内洗头、洗澡时避免脏水进入眼内。

7. 卧位管理 根据患者的手术方式、疾病性质和医嘱选择合适的卧位,以不压迫术眼为宜。

8. 活动与安全 注意环境安全,去除障碍物,避免单独活动,防止坠床/跌倒等。

9. 饮食管理 全麻术后应禁食禁饮6小时。指导患者避免进食辛辣、刺激性饮食。

10. 心理护理 告知患者术后注意事项、配合要点、可能出现的不适症状和并发症,以缓解患者不良情绪,提高患者的治疗配合度。

11. 常见症状护理

(1)术眼疼痛。评估患者术眼疼痛的性质、程度、部位、持续时间。遵医嘱给予对症处理。

(2)视物模糊。评估术眼情况。根据眼部检查情况,高眼压患者可遵医嘱予脱水剂降眼压及减轻角膜水肿。密切观察视力变化。

12. 并发症护理

(1)感染多发生在术后早期,表现为术眼疼痛、结膜充血水肿、角膜混浊、切口出现灰黄色浸润、房水混浊甚至积脓等。一旦发生,遵医嘱使用抗生素,密切观察眼部分泌物情况,监测体温变化。根据培养结果,决定是否需要接触隔离。

(2)眼内出血表现为患者诉视物模糊伴眼胀明显。应密切观察患者视功能,倾听患者主诉;少量出血可自行吸收,密切观察,必要时服用止血药物;大量出血可行前房冲洗或玻璃体切割手术。

(3)眼压增高表现为患者眼压高于正常。主诉眼痛、眼胀,同侧头痛等。注意观察患者视力有无改变,遵医嘱给予局部或全身降眼压药物。

【出院指导】

宣教自我监测、活动与休息、饮食、服药及复诊等注意事项。

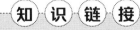

眼底血管造影检查护理

眼底血管造影是将造影剂从肘静脉注入,利用特定滤光片和眼底照相机,拍摄其随血液在眼底血管内流动及灌注的过程。分为荧光素血管造影(fundus fluorescence angiography,FFA)及吲哚青绿血管造影(indocyanine green angiography,ICGA)两种。

【护理】

一、检查前护理要点

1. 护理评估

(1)评估患者全身病史,包括高血压史、心脏病史、过敏史及肝肾疾病史等。

(2)建议检查前肾功能化验;有明显过敏体质、全身严重疾病者应禁忌或慎行检查。

2. 检查前准备

(1)造影前向患者解释检查的基本过程和注意事项,以取得理解和配合。

(2)造影时需要将造影剂从肘静脉注入体内,可引起皮肤黏膜黄染、小便变黄、视物变黄等症状,饮水可促进其排出,通常24小时后可以消退。

(3)荧光素钠皮试排除过敏。

(4)充分散大瞳孔。

(5)检查室内备氧气、抢救物品、药品等。

二、检查过程配合

(1)检查时嘱患者眼睛睁大,少眨眼,非检查眼注视造影机中红色指示灯,固定眼球,勿讲话。

(2)将患者头部固定在支架上,自然、舒适保持一定的姿势,待医生将镜头对准瞳孔后,再进行静脉穿刺。

(3)将受检者上臂置于小桌上,常规消毒后,进行静脉穿刺,将荧光素钠溶液3ml在3~5秒内快速推入,在开始注入荧光素钠的同时,开动造相机的计时器,记录造影时间。

(4)拍摄过程中,指导患者按要求转动眼球,使病变部位充分暴露。

(5)造影时随时观察受检者反应,如果发生恶心,应嘱患者保持平静,进行深呼吸。若发生严重过敏反应立即停止造影,进行抢救。

三、检查后护理要点

(1)检查后,嘱患者4~6小时内尽可能不要直视强光(由于瞳孔散大)。

(2)告知患者出现皮肤、尿发黄等现象,不要紧张,只要多喝开水,通常在24小时内染色剂可完全排出体外。

(3)造影后如果出现眼胀痛、虹视等情况请及时就诊。

第二节　白内障护理

　　任何先天性或者后天性因素,如遗传、代谢异常、外伤、辐射、中毒、营养障碍等引起的晶状体混浊、透明性下降,称为白内障(cataract)。

【治疗原则】

1. 药物治疗　白内障初发期可用药物治疗控制发展,如滴眼药、口服抗氧化剂及中药等。

2. 手术治疗　白内障超声乳化吸除加人工晶状体植入术、飞秒激光辅助白内障超声乳化吸除加人工晶状体植入术、白内障囊外摘除加人工晶状体植入术。

【护理】

一、术前护理要点

(一)护理常规

按眼科术前护理常规。

(二)与本病相关的其他护理

1. 评估要点

(1)健康史及相关因素

1)有无糖尿病、高血压、冠心病等病史。

2)有无高度近视,有无眼部外伤史等。

3)有无白内障家族史。

4)有无长期服用激素、抗凝药物史。

5)有无长期接触辐射及有害物质等。

(2)症状体征

1)缓慢进行性视力下降及视物模糊,严重者只剩光感。

2)固定性黑影。

3)单眼复视或多视。

4)屈光状态改变。

(3)辅助检查,如了解视力、对比敏感度、眼前节、眼底及角膜内皮计数、角膜地形图、眼部超声波、视觉电生理、眼压检查等阳性结果。

(4)心理和社会支持状况,评估患者的心理状态,老年患者因视力障碍,影响外出活动和社交,往往会产生孤独感。了解患者年龄、性别、职业、生活、工作环境,如在海拔高、纬度小的地方,或因户外工作接触紫外线时间过长,使白内障发病率增加,发病年龄也会提前。

2. 护理措施

(1)血压、血糖的监测。高血压、糖尿病患者密切观察血压、血糖变化,严格控制血压、血糖水平。

(2)眼部准备。需明确有无慢性泪囊炎、睑腺炎、睑缘炎等影响眼科手术的疾患;术前三日开始遵医嘱滴抗生素眼液于患眼,保持结膜囊的清洁;使用散瞳剂充分散大瞳孔。

(3)药物准备。停用抗凝药物,如阿司匹林,波立维等。

二、术后护理要点

（一）护理常规

按眼科术后护理常规。

（二）与本病相关的其他护理

1. 评估要点　评估患者的视力及眼压变化,评估有无角膜水肿、浅前房及低眼压、高眼压和继发性青光眼、眼内出血、感染性眼内炎、人工晶状体脱位等并发症发生。

2. 护理措施

(1)体位与活动。避免剧烈活动,活动时避免头部碰撞或长时间弯腰、低头等动作。

(2)用药护理。遵医嘱正确滴用眼药水、全身或局部使用糖皮质激素及抗生素,不可随意停药或增减剂量,注意观察眼压变化。

3. 并发症护理

(1)角膜水肿表现为患者视力下降及异物感,轻度者一般数日自行恢复,无需特殊治疗。重度可遵医嘱局部使用润滑剂、高渗液、角膜上皮营养剂等。

(2)浅前房及低眼压表现为患者眼压低于正常。应通知医生,寻找病因,根据病因采取切口修补或加压包扎等相应的治疗措施。

(3)高眼压和继发性青光眼表现为患者眼压高于正常,主诉眼痛、胀,头痛等。遵医嘱使用降眼压药物,必要时需前房穿刺放液。

(4)眼内出血表现为患者诉视物模糊伴眼胀明显。少量出血可自行吸收,告知患者制动、休息,必要时服用止血药物。大量出血可作前房冲洗或玻璃体切割手术。

(5)感染性眼内炎表现为患者突然发生眼球疼痛,结膜水肿、充血,眼睑水肿,可见前房积脓。应立即遵医嘱局部和全身使用抗生素。

(6)人工晶状体脱位表现为患者自觉视物模糊、单眼复视等症状。如果偏位较小,患者症状轻时可不必处理,症状明显时需手术治疗。

【出院指导】

1. 自我监测　若术眼出现视物不清、剧烈疼痛或视力突然下降并伴头痛、恶心、呕吐应立即来院就诊。

2. 饮食指导　避免辛辣刺激性食物,保持大便通畅。

3. 活动与休息　术后2周内避免剧烈咳嗽、打喷嚏,不做剧烈活动、重体力劳动及低头、弯腰等幅度较大的动作,避免碰伤术眼,以免引起植入的人工晶状体移位、术眼出血等。

4. 保持眼部卫生　指导患者避免用手及脏物擦眼,滴眼药水前洗净双手,手和眼药水瓶不可触及眼球及角膜。洗脸、洗澡时注意避免脏水进入眼内。

5. 用药指导　遵医嘱正确用药,教会患者正确的滴眼药水方法,不可擅自更改激素剂量及停药。

6. 定期复诊　术后1周、1个月复诊。

第三节 青光眼护理

青光眼(glaucoma)是一组以特征性视神经萎缩和视野缺损为共同特征的疾病,病理性眼压升高是其主要的临床表现。青光眼通常可分为原发性、继发性和发育性。

【治疗原则】

1. **药物治疗** 急性发作期应迅速降低眼压,控制炎症,保护房角。
2. **激光治疗** 周边虹膜切除术、周边虹膜成形术
3. **手术治疗** 小梁切除术、复合式小梁切除术、非穿透性小梁切除术、小梁切开术、引流阀植入术、睫状体冷凝术。

【护理】

一、术前护理要点

(一)护理常规

按眼科术前护理常规。

(二)与本病相关的其他护理

1. 评估要点

(1)健康史和相关因素

1)有无病理性高眼压。

2)有无青光眼危险因素,如高度近视、远视、家族史等。

3)有无全身性疾病,如糖尿病、高血压、低血压等。

4)有无使用类固醇皮质激素。

5)有无劳累过度、睡眠不足、情绪波动等。

6)有无眼部外伤史。

(2)症状体征

1)突发性的视力下降。

2)眼痛、眼胀、眼压明显升高。

3)结膜充血、畏光、流泪。

4)瞳孔散大、角膜水肿、虹视。

5)头痛、恶心、呕吐。

(3)辅助检查,如了解视力、眼压、视野、裂隙灯、检眼镜、房角镜、超声生物显微镜、视网膜激光断层扫描检查等阳性结果。

(4)心理和社会支持状况,急性闭角型青光眼发病急,患者视力下降明显且反复发作后视力很难恢复,因此,患者心理负担较重,易产生紧张、焦虑心理。应注意评估患者的年龄、

性别、性格特征、文化层次、情绪状态和对本病的认知程度。

2. 护理措施 控制眼压,避免增高眼压的因素。

(1)眼压监测。每日监测眼压变化,遵医嘱使用降眼压药物。

(2)稳定情绪。消除患者紧张及焦虑情绪,学会自我调节和控制情绪。保持良好的睡眠。

(3)饮食管理。多食粗纤维食物和蔬菜、水果,避免浓茶、咖啡等刺激性食物,戒烟忌酒。保持大便通畅,必要时遵医嘱口服缓泻剂或通便灌肠。指导患者少量分次喝水,每次量不超过 200ml。

二、术后护理要点

(一)护理常规

按眼科术后护理常规。

(二)与本病相关的其他护理

1. 评估要点 评估眼压变化,有无眼痛、视物模糊等情况。评估有无高眼压、浅前房、出血、化脓性眼内炎等并发症发生。

2. 护理措施

(1)饮食管理。同术前护理措施。

(2)用药护理。遵医嘱正确滴用眼药水,每日监测眼压,根据眼压遵医嘱调整药物剂量,密切观察药物不良反应。

3. 并发症护理

(1)高眼压表现为患者眼压较高并伴有头痛、眼痛。早期进行眼球按摩,效果不佳时需联合降眼压药物或再次手术。

(2)浅前房分为低眼压性浅前房和高眼压性浅前房,表现为视力明显下降,前房变浅,角膜水肿,眼压过低或过高,过低者可合并有脉络膜脱离。低眼压性浅前房需通知医生给予加压包扎,无效可考虑手术修复。高眼压性浅前房见于恶性青光眼,遵医嘱使用阿托品扩瞳治疗的同时使用降眼压药物,必要时考虑手术。

(3)出血

1)前房积血表现为患者主诉眼胀、视物模糊。少量出血嘱患者高枕卧位,一般可自行吸收,大量出血需行前房冲洗术。

2)暴发性脉络膜上腔出血表现为患者术眼剧痛,应立即通知医生,切开巩膜,放出血液。

3)眼底出血表现为患者突发性的视物不清。一般可自行吸收,如出血量较大则需手术。

(4)化脓性眼内炎表现为患者眼痛明显。遵医嘱局部和全身使用广谱足量抗生素。玻璃体受累者,必要时需行玻璃体注药,严重者应进行玻璃体切割术。

【出院指导】

1. 自我监测 若术眼出现视物不清、剧烈疼痛或视力突然下降并伴头痛、恶心、呕吐等应立即就诊。

2. 避免眼压升高

(1)生活有规律,劳逸结合。避免在暗处久留,以免瞳孔长时间处于散大状态而诱发眼压升高。

(2)保持心情舒畅,不宜激动,保证良好的睡眠。

(3)恢复期应避免食用刺激性食物,选择含丰富维生素、蛋白质的饮食以增强体质,促进疾病的康复,注意粗细粮食搭配。避免饮用浓茶和浓咖啡。保持大便通畅。控制每次的饮水量。

(4)不可随意按摩或触碰术眼,以免由于不当的按摩或触碰造成滤泡破裂。做滤过手术的患者应遵照医生的要求,定时按摩眼球,保证房水的正常流通,维持正常眼压。如需对眼部进行按摩,必须在医生指导下进行。

3. 保持眼部卫生　指导患者避免用手及脏物擦眼,滴眼药水前洗净双手,手和眼药水瓶不可触及眼球及角膜。洗脸、洗澡时注意避免脏水进入眼内。

4. 用药指导　遵医嘱正确滴用眼药水,预防感染,不能自行停药或增减激素剂量。

5. 定期复诊　术后1周复查。按医嘱终身定期复查眼压。

第四节　视网膜脱离护理

视网膜脱离(retina detachment,RD)是指视网膜的神经上皮层和色素上皮层之间的脱离。可分为孔源性(原发性)、牵拉性及渗出性(又称继发性)三类。

【治疗原则】

1. 药物治疗　针对不同病因,可用激素、散瞳眼药水进行辅助治疗。

2. 激光治疗　如视网膜裂孔可用激光光凝封闭裂孔。

3. 手术治疗　主要手术方法有巩膜扣带术和玻璃体切割术。

【护理】

一、术前护理要点

(一)护理常规

按眼科术前护理常规。

(二)与本病相关的其他护理

1. 评估要点

(1)健康史及相关因素

1)患者有无高度近视。

2)白内障摘除术后的无晶状体眼和眼外伤史。

3）有无中心性浆液性脉络膜视网膜病变，葡萄膜炎，后巩膜炎。

4）有无玻璃体积血、糖尿病视网膜病变等病史。

5）有无妊娠高血压综合征，恶性高血压以及特发性葡萄膜渗漏综合征等疾病。

6）有无高血压、心脏病、糖尿病等病史。

（2）症状体征

1）初发时有"飞蚊症"或眼前闪光感和黑影飘动。

2）视力下降可表现为中心视力下降、周边视力下降、视野缺损或视力急剧下降。

3）视野缺损。

4）眼压偏低。

5）眼底改变。

（3）辅助检查

1）了解患者视力、眼压、眼部B超、荧光造影、视觉电生理检查、超声生物显微镜（UBM）、光学相干断层扫描仪（OCT）等检查的阳性结果。

2）裂隙灯显微镜检查了解患者的眼底改变，如是否发现一个或多个裂孔、黄斑部改变、骨细胞样色素沉着、血管有无闭塞、视网膜的出血、渗出等。

（4）心理和社会支持状况，多数患者担心预后不好，故焦虑、悲观。应注意评估患者的年龄、性别、职业、性格特征、对视网膜脱离的认知程度等。

2. 护理措施

（1）安全护理。强化安全意识，慎防患者跌倒、烫伤、坠床、迷路。提供生活上必要的照顾。

（2）体位及活动。新鲜视网膜脱离及巨大裂孔视网膜脱离应减少活动，尽量卧床休息，以防视网膜脱离范围增大。术前应教会患者正确卧位姿势，并讲明必要性。

（3）眼部准备。术前遵医嘱患眼滴抗生素眼液，保持结膜囊的清洁；滴散瞳眼药，充分散大瞳孔。

二、术后护理要点

（一）护理常规

按眼科术后护理常规。

（二）与本病相关的其他护理

1. 评估要点 评估有无眼痛、眼胀、头痛、恶心、呕吐情况，监测眼压变化。有无高眼压、感染、反应性葡萄膜炎、角膜上皮缺损、脉络膜脱离等并发症发生。

2. 护理措施

（1）体位及活动

1）单纯视网膜复位术后，平卧休息，双眼制动，减少眼球运动，促进视网膜下液的吸收，确保视网膜复位。

2）术中注气或填充硅油的患者，要求患者采取头低俯卧位、侧卧位等体位以利于气体或硅油向上顶压视网膜,使视网膜复位。也可根据裂孔部位酌情采取坐着头低位交替来促进视网膜复位。

3)1周内严格控制好体位。每日保持体位不少于12～16小时。

(2)疼痛护理。关心安慰患者,根据病情遵医嘱应用止痛剂或降眼压药物或激素治疗,以减轻疼痛,避免眼压过高导致视网膜中央动脉阻塞。

(3)保持眼部清洁。指导患者勿用手及其他物品揉眼睛,洗脸时注意避免脏水进入眼里,以免眼部细菌感染。

3. 并发症护理

(1)高眼压表现为患者术眼痛,伴同侧头痛、恶心、呕吐。立即通知医生及时按医嘱使用降眼压药或协助医生做好前房穿刺。

(2)感染,参见第十章第一节眼科疾病护理常规概述。

(3)反应性葡萄膜炎表现为患者眼痛或头痛加重,眼球压痛明显,视力未恢复或下降,结膜混合性充血。指导患者安静休息,给予术眼包扎,散瞳。局部或全身应用糖皮质激素。

(4)角膜上皮缺损表现为患者眼痛剧烈难忍,角膜充血明显,畏光、流泪。通知医生,予局部用药,去除诱因,必要时用绷带作双眼加压包扎。

(5)脉络膜脱离表现为患者视力下降,多数患者眼压偏低,个别患者眼压可升高。指导患者安静休息、散瞳,加强抗炎及止血,可联合加压包扎。

【出院指导】

1. 自我监测　指导患者及其家属,若术眼出现眼前黑影,剧烈疼痛或视力突然下降并伴头痛、恶心、呕吐者立即到医院就诊。

2. 饮食指导　按日常普通饮食,适当增加蛋白质,给高热量、高维生素易消化的饮食,注意饮食均衡,避免进食辛辣、煎炸等刺激性食物。多食新鲜蔬菜、水果,保持大便通畅。

3. 休息与活动

1)硅油填充患者出院后长时间需要取头低俯卧位,1个月内每天需持续头低俯卧位12～16小时,以后根据视网膜复位情况减少头低俯卧位的时间,3个月后头低俯卧位每天不少于8小时至硅油取出。

2)指导患者坐车时尽量在车的前部,使头部平稳,避免颠簸震荡再次发生视网膜脱离。

3)惰性气体填充者,1个月内禁止坐飞机,以免高空中大气压的降低引起眼内气泡体积增加而致眼压升高,造成视功能损害。

4)半年内避免激烈运动、重体力劳动、眼球受撞击。

4. 保持眼部卫生　滴眼药前要洗净双手,将眼药滴在下穹隆部,尽量不要淋浴,洗头采用仰位。洗脸时动作轻柔,不可揉眼,保持眼部清洁,预防感染。

5. 用药指导　按医生要求按时滴眼药水和定量服药,不可擅自停药或随意更改服药剂量。滴扩瞳药后注意压迫泪囊区,避免出现毒副作用。

6. 定期复诊　1周复查,注入硅油者每月复查1次,根据病情确定硅油取出的时间。

第五节　化学性眼外伤护理

眼化学性烧伤由化学物品的溶液、粉尘或气体接触眼部所致。

【治疗原则】

1. 现场急救　立刻分秒必争现场就地取材,用大量清水或其他水源彻底冲洗,冲洗时应翻转眼睑,转动眼球,暴露穹隆部,将结膜囊内的化学物质彻底洗出。冲洗时间大于30分钟,送至医院再行冲洗及进一步治疗。

2. 药物治疗　按医嘱使用抗生素、激素等药物抗感染治疗。

3. 手术治疗　如手术矫正睑外翻、睑球粘连分离、羊膜移植、角膜缘干细胞移植、角膜移植术等。

【护理】

一、护理常规

按眼科护理常规。

二、与本病相关的其他护理

(一)评估要点

1. 健康史及相关因素

(1)有无化学物质进入眼部。

(2)了解患者受伤经过:包括受伤时间,致伤的物质、浓度、量与眼部的接触时间。

(3)有无经过眼部冲洗或其他处理。

2. 症状体征

1)局部症状。轻者眼部灼热刺痛,畏光流泪、异物感;重者伤眼剧烈疼痛,畏光难睁,流泪如泉,视力急剧下降。

2)局部体征。轻者眼睑潮红、肿胀。结膜轻度充血、水肿,角膜上皮缺损,角膜点状或小片状混浊。严重者眼睑皮肤水疱、糜烂、水肿,结膜血管收缩、闭塞呈苍白色,甚至呈瓷白色坏死,角膜慢性灰白色混浊,前房纤维性渗出,瞳孔缩小。若治疗不及时,可发展为角膜穿孔,睑球粘连,角膜白斑,严重损害视力。

3. 并发症　角膜穿孔、睑球粘连、感染。

4. 辅助检查

(1)了解患者视力、眼压、眼前节检查的阳性结果。

(2)结膜囊试纸试验确定化学物质的性质。

(3)眼部B超。

5. 心理和社会支持状况 通过与患者交流,评估其对化学伤的认知程度,了解患者是否有焦虑、悲伤和紧张等心理表现。注意评估患者的年龄、性别、职业、家庭状况及对本病的认识。

(二)护理措施

1. 急救护理

(1)结膜囊试纸试验确定化学物质的性质。

(2)立即用生理盐水冲洗结膜囊,冲洗时应翻转眼睑,转动眼球,充分暴露上下穹隆部,持续冲洗15分钟以上。如有固体颗粒石灰、漂白粉等,用棉签或小镊子清除颗粒,注意彻底充分冲洗干净。直至冲洗至PH为中性。

(3)冲洗时患眼保持低位,以免冲洗出化学物损伤健眼。

2. 心理护理 眼球化学伤直接影响视功能和眼部外形,患者一时难以接受,多有焦虑及悲观心理,应耐心向患者解释病情及治疗情况,消除患者的恐惧、悲观等心理障碍,使患者情绪稳定,配合治疗。如患者双眼视力受损,应协助生活护理。

3. 用药护理

(1)结膜下注射给药时,注射量严格按照医嘱,准确选择注射部位,多次注射时注意更换注射部位,防止注射量太大或注射部位太接近创面,增加结膜下张力而导致切口渗漏。

(2)1%阿托品滴眼液滴药时除仔细观察角膜、前房外,应动作轻柔,将滴眼液滴于下穹隆部。禁止几个手指同时按在眼球上,避免引起结膜瓣破裂、房水渗漏,滴药后用干棉球按压泪囊区5分钟,防止药物在鼻黏膜吸收后引起中毒及延长药物作用时间。

4. 眼部护理

(1)每日按时滴眼药,动作轻柔,勿压迫眼球,以免引起角膜损伤。

(2)每日结膜囊涂眼膏,用圆头玻璃棒沾眼膏做上下穹隆部分离或放置睑球隔离器,以防睑球粘连。

(3)对眼睑皮肤烧伤处应采取暴露干燥,如有干痂可用生理盐水湿敷,眼睑闭合不全者,眼角膜涂眼膏或用眼罩罩住眼部,以预防或减轻暴露性角膜炎的发生。

5. 日常生活指导

(1)指导患者养成生活用品固定位置的习惯,走路时应家人扶助,避免意外磕碰伤的发生。

(2)预防感冒,避免因咳嗽、擤鼻或过度弯腰和背负重物增加头部静脉压,导致前房积血、脉络膜渗漏或出血。

(3)少食辛辣食物、浓茶、咖啡及烟酒等。多食新鲜蔬菜、水果及高蛋白、低脂、高碳水化合物、高维生素饮食,保持大便通畅。

(三)并发症护理

1. 角膜穿孔 表现视力下降、视物模糊、泪涌、浅前房、睫状充血等。对症处理,必要时角膜移植。

2. 睑球粘连 严重者可出现眼球运动障碍和视功能丧失。指导患者做眼球运动:拉开下睑眼球向左上、右上方向转动;拉开上睑眼球向左下、右下转动,每天3～4次,每次10～15分钟。

3.感染　参见第十章第一节眼科疾病护理常规概述。

4.倒睫　及时拔除倒睫毛。

【出院指导】

1.自我监测　指导患者及其家属若受伤眼出现视物不清,剧烈疼痛或视力突然下降并伴头痛、恶心、呕吐者立即与医生联系或来院对症处理。

2.饮食管理　指导患者注意营养的摄入,促进伤口的愈合,避免进食辛辣、刺激性食物,戒烟、戒酒。

3.保持眼部卫生　指导患者勿用手及其他物品揉擦眼睛,滴眼药前洗净双手,手和眼药水瓶不可触及眼球及角膜。洗脸、洗澡时注意避免脏水进入眼内。

4.用药指导　指导患者按医嘱正确用药,教会患者正确的点眼药水方法,并告知各类药物的作用及注意事项。

5.定期复诊　出院1周、1个月、3个月、半年定期复诊。

第六节　机械性眼外伤护理

机械性眼外伤(mechanical ocular trauma)指暴力冲击所致的损伤,以及锐器或高速异物的刺伤或弹击伤。包括眼钝挫伤,穿通伤和异物伤等。

【治疗原则】

1.急症处理　对眼球穿通伤及眼内异物的患者,应积极抢救,及时做好止血、止痛、封闭伤口及抗感染治疗,尽量减少不必要的局部检查和治疗操作,不宜冲洗眼部和涂眼膏。

2.药物治疗　遵医嘱使用激素、抗生素等药物抗感染治疗。

3.手术治疗　眼球修补术、眼内异物取出术等

【护理】

一、术前护理要点

(一)护理常规

按眼科术前护理常规。

(二)与本病相关的其他护理

1.评估要点

(1)健康史及相关因素

1)受伤时间。

2）受伤地点和周围环境。

3）致伤物体的特性：①性质：固体、气体等。②大小。③形状。④数目。⑤作用方向。⑥距离和力量的大小。

4）受伤的性质。

（2）症状体征

1）眼挫伤：眼痛、畏光、流泪、眼睑痉挛，伴有视力下降。

2）眼球穿通伤：明显的眼痛、流泪、视力下降。严重者可有眼内容物的脱出。

3）异物伤：异物进入角膜引起角膜混浊、溃疡和白斑，影响视力和外观。

（3）辅助检查，如了解眼前节、前房角镜、眼部B超、超声生物显微镜、视网膜电图、视觉诱发电位检查、CT、MRI检查等阳性结果。

（4）心理和社会支持状况，通过与患者交流，了解患者是否有焦虑、悲伤和紧张等心理表现。注意评估患者的年龄、性别、职业、家庭状况及对本病的认识。

2. 护理措施

（1）心理护理。眼外伤多为意外损伤，直接影响视功能和眼部外形，患者一时难以接受，多有焦虑及悲观心理，应给予心理疏导，使患者情绪稳定，配合治疗。如患者双眼视力受损，应协助生活护理。

（2）术前准备

1）监测生命体征。

2）根据病情术前做好血交叉、备血。

3）做好药物过敏试验。

4）眼部机械性损伤应在24小时内进行破伤风抗毒素血清针注射。

5）清洗伤口，清洗时避免压迫眼球，牵拉眼内脱出的组织。应用眼罩保护眼球。

二、术后护理要点

（一）护理常规

按眼科术后护理常规。

（二）与本病相关的主要护理

1. 评估要点 评估患者生命体征及眼压的情况。评估伤口、敷料有无渗血渗液，有无松脱。评估有无出血、感染等并发症的发生。

2. 护理措施

（1）体位及活动。以卧床休息为主，遵医嘱采取合适的体位。不要用力挤眼及大声说笑。

（2）疼痛护理。患者诉眼部胀痛、刺痛明显，应及时汇报医生，必要时遵医嘱给予止痛剂治疗。

3. 并发症护理

（1）出血表现为伤口敷料渗血较为明显，通知医生给予适当的处理。

（2）感染,参见第十章第一节眼科疾病护理常规概述。

【出院指导】

1. 自我监测 指导患者及其家属若术眼出现视物不清,剧烈疼痛或视力突然下降并伴头痛、恶心、呕吐者,立即与医生联系或来院对症处理。

2. 饮食管理 指导患者注意营养的摄入,促进伤口的愈合,避免进食辛辣、刺激性食物如:浓茶、咖啡等,戒烟、戒酒。

3. 保持眼部卫生 指导患者避免用手及其他物品揉擦眼睛,滴眼药前洗净双手,手和眼药水瓶不可触及眼球及角膜。洗脸、洗澡时避免脏水进入眼内。

4. 用药指导 指导患者按医嘱正确用药,教会患者正确的点眼药水方法,并告知各类药物的作用及注意事项。

5. 定期复诊 术后1周复诊。

第七节　眼眶肿瘤护理

眼眶肿瘤可原发于眼眶,常见的有皮样囊肿、海绵状血管瘤、脑膜瘤、横纹肌肉瘤等;也可由邻近组织包括眼睑、眼球、鼻窦、鼻咽部和颅腔内等的肿瘤侵犯所致或远距离转移而来。

【治疗原则】

1. 手术治疗 无论良性或恶性眼眶肿瘤,手术摘除肿瘤是最常用且行之有效的方法。

2. 手术治疗配合放疗及化疗 主要适用于眼眶的恶性肿瘤及转移癌,手术后进行放化疗,控制疾病扩散。

3. 化疗 适用于不能够耐受手术,通过化疗控制病情。

【护理】

一、术前护理要点

（一）护理常规

按眼科术前护理常规。

（二）与本病相关的其他护理

1. 评估要点

（1）健康史及相关因素

1）有无眼部感染病史、外伤史。

2）有无肿瘤家族史。

（2）症状体征

1）眼球突出、眼球移位和运动受限:眼球突出可提示病变位置,如眼球向前下方突出,病变多位于球后的眶上部泪腺肿瘤使眼球向内下方突出。

2)视力下降,眼眶疼痛,眼睑闭合不全,畏光、流泪。

3)头痛,恶心,呕吐。

(3)辅助检查,如了解患者眼部 X 线检查、眼部 B 超、CT、MRI 检查等阳性结果。

(4)心理社会支持状况,通过与患者交流,了解患者是否有紧张、焦虑、悲观等心理表现。注意评估患者的年龄、性别、职业、家庭状况及对本病的认识。

2. 护理措施

(1)心理护理。向患者讲解疾病的相关知识,指导患者保持稳定的情绪,积极乐观地面对生活,树立战胜疾病的自信心,积极配合治疗,从而提高疾病的缓解率和治愈率,减轻患者和家属的痛苦,为生命的延续带来希望。

(2)术前准备。患眼颞侧至额头发际皮肤备皮。

二、术后护理要点

(一)护理常规

按眼科术后护理常规。

(二)与本病相关的其他护理

1. 评估要点 评估术眼有无疼痛及眼球运动、眼压、视力变化。评估有无感染、眶内出血、视力丧失、眼球运动障碍、上睑下垂、感觉障碍等并发症发生。

2. 护理措施

(1)饮食护理。全麻术后禁食 6 小时,半流饮食一天,不宜进硬质食物,避免用力咀嚼影响手术切口愈合。多进高蛋白,高热量,高维生素,营养丰富易消化食物。

(2)伤口护理。保持伤口敷料清洁干燥,观察伤口有无活动性出血,观察敷料和引流条有无渗血渗液。眼眶肿瘤摘除术后应观察绷带有无松脱、移位。观察敷料及碘仿纱条有无异常分泌物或臭味,若有异常及时报告医生处理。

(3)疼痛护理。遵医嘱给予止痛药物。如有明显的头痛伴有恶心、呕吐,立即通知医生,遵医嘱使用 20% 甘露醇。

3. 并发症护理

(1)感染,参见第十章第一节眼科疾病护理常规概述。

(2)眶内出血表现为术眼敷料有较多新鲜渗血,通知医生,遵医嘱应用止血药。

(3)视力丧失表现为患者诉视物不见,立即通知医生,给予吸氧、扩血管等治疗,并进行视力监测。

(4)眼球运动障碍表现为患者的眼球运动受限,采用药物治疗恢复眼外肌功能,必要时手术治疗。

(5)上睑下垂表现为患者的上睑无法抬举,考虑手术恢复。

(6)感觉障碍表现为患者眼周皮肤感觉麻木,遵医嘱给予营养神经的药物。

【出院指导】

1. 自我监测 如出现术眼疼痛明显,敷料有新鲜的渗血、渗液,视力明显下降应及时到医院就诊。

2. 饮食指导 进食高蛋白,高热量,高维生素豆类及各种蔬菜、易消化食物。避免进食辛辣、煎炸、刺激性较强的食物。

3. 保持眼部卫生 注意用眼卫生,勿用脏物及脏手揉擦眼睛。教会患者及其家属安装义眼的方法及清洗的方法。

4. 用药指导 按医嘱正确使用滴眼液、眼膏及按时服药。

5. 定期复诊 术后1周复诊。

第八节 糖尿病视网膜病变护理

糖尿病视网膜病变(diabetic retinopathy)是指在糖尿病的病程中引起的视网膜循环障碍,造成一些毛细血管无灌注区的局限性视网膜缺氧症。

【治疗原则】

(1)积极控制糖尿病。

(2)视网膜激光光凝或玻璃体腔注射抗血管内皮生长因子(VEGF)的药物,预防新生血管性青光眼和玻璃体大出血的发生。

(3)药物或手术治疗玻璃体视网膜出血、牵引性视网膜脱离。

(4)治疗并发症。

【护理】

一、护理常规

按眼科护理常规。

二、与本病相关的其他护理

(一)评估要点

1. 健康史及相关因素 了解糖尿病病史及血糖控制情况,有无高血压、心脏病、动脉硬化等病史。

2. 症状体征

(1)眼部出现不同程度的视力下降,常双眼发病,先后发生玻璃体积血而致视力极差,甚至失明。

(2)视网膜动脉硬化,静脉扩张。

（3）后极部视网膜散在呈红色圆形小斑点的微动脉瘤和不规则的点、片状出血，并有黄白色、边缘清晰或不清晰的片状渗出物。

（4）晚期可发生玻璃体积血、增殖性玻璃体视网膜病变、继发性视网膜脱离等。

3. 并发症　新生血管性青光眼和并发性白内障等。

4. 辅助检查　了解患者视力、眼压、眼底、眼部B超、荧光造影、视觉电生理检查、超声生物显微镜（UBM）、光学相干断层扫描仪（OCT）等检查的阳性结果。

5. 心理和社会支持状况　本病病程长，患者长期患病，晚期严重损害视力，甚至失明，易产生悲观，焦虑情绪。注意评估患者的情绪状态，还应评估患者的年龄、饮食习惯、生活习惯，经济状况，对疾病的认知等。

（二）护理措施

1. 控制血压、血糖　监测血压、血糖变化。

2. 饮食护理　糖尿病饮食，指导患者合理控制总热量，控制饮食，控制淀粉类食物摄入，少量多餐，控制血糖。

3. 急性眼底出血的控制　糖尿病视网膜病变患者一旦发生眼底严重出血，绝对卧床休息，取仰卧位。在严格控制血糖和血压的基础上，遵医嘱给予止血药。

4. 玻璃体视网膜出血、牵引性视网膜脱离　需手术治疗，按视网膜脱离护理常规。

（三）并发症护理

（1）新生血管性青光眼表现为眼压升高可达60mmHg以上，伴眼痛、畏光、角膜水肿，中度到重度睫状充血，视力下降常为数指至手动。立即通知医生，遵医嘱使用降眼压、消炎等药物或协助医生做好激光、手术治疗，按青光眼术后护理常规护理。

（2）并发白内障表现为患者自觉视力明显下降，对比敏感度下降，屈光改变等。遵医嘱严格控制血糖，在血糖控制正常的情况下行白内障手术，按白内障术后护理常规护理。

【出院指导】

1. 自我监测　指导患者如果突然出现视物模糊或眼前大面积黑影飘动，应及时来医院就诊。

2. 饮食指导　协助制定饮食计划，调整饮食结构，限制淀粉和糖类食品，如多吃豆腐和豆芽及富含纤维的食物。做到"四忌"：过饱、过咸、过油腻、过甜。

3. 活动与休息　适当休息，避免急、剧烈活动，避免高空作业，搬运重物，勿用力大便。

4. 保持眼部卫生　滴眼药前要洗净双手，将眼药滴在下穹隆部。洗脸时动作轻柔，不可揉眼，保持眼部清洁，预防感染。

5. 用药指导　指导患者遵医嘱继续用药。

6. 定期复诊　术后1周复诊。

第九节　视网膜中央动脉阻塞护理

视网膜中央动脉阻塞(Central retinal artery occlusion,CRAO)是由于栓塞、血栓形成、动脉痉挛等因素造成视网膜中央动脉血流中断,引起视网膜组织缺血、缺氧的致盲性疾病,能引起瞬间失明,是一种严重的眼科急危重症。

【治疗原则】

扩张血管,改善微循环,降低眼压,吸氧联合高压氧治疗。

【护理】

一、护理常规

按眼科护理常规。

二、与本病相关的其他护理

(一)评估要点

1. 健康史及相关因素

(1)有无高血压、心脏病、糖尿病、动脉硬化等病史。

(2)发病前有无诱因,如饱餐、过度劳累、情绪激动、用力排便等。

(3)有无不良生活习惯,如吸烟等。

2. 症状体征

(1)单眼无痛性急剧的视力下降。发病前可有一过性黑矇病史。

(2)外眼检查正常,患者瞳孔直接反射消失,而间接反射正常。

(3)眼底检查所见,视网膜灰白色,黄斑部可透见其深面的脉络膜红色背景,与其周围灰白色水肿的视网膜形成鲜明对比,称为樱桃红。

3. 辅助检查　了解患者视力、眼压、裂隙灯、检眼镜检查、眼部 B 超、荧光造影、视野检查等阳性结果。

4. 心理和社会支持状况　本病起病急,患者视力突然丧失或视野突然出现遮挡,一时很难接受这一现实,尤其是短时间内视力恢复不明显者,因此患者的焦虑、紧张心理比较严重。应注意评估患者的年龄、性别、性格特征,受教育程度,对疾病的认知。

(二)护理措施

1. 急救措施

(1)一旦确诊,争分夺秒配合医生抢救视力,立即遵医嘱给予硝酸甘油舌下含化,以扩张视网膜中央动脉及解除痉挛。

(2)吸氧。白天每小时吸入 10 分钟的 95% 氧与 5% 二氧化碳混合气体,晚上每 4 小时吸入一次,能增加脉络膜毛细血管血液的氧含量,从而缓解视网膜的缺氧状态,二氧化碳还可扩张血管。

（3）按摩眼球,遵医嘱使用降眼压药物。按摩眼球的方法:闭眼后用手掌大鱼际肌在上眼睑压迫眼球5～10秒,压力不要太大,然后立即松手10～15秒,重复5～10次,改善灌注。

（4）遵医嘱予静脉输注低分子右旋糖酐,改善微循环。

2. 病情观察　监测视力、血压、血糖等病情变化,必要时心电监护。

3. 心理护理　关心患者,解释疾病的有关知识和治疗效果,做好患者的心理疏导,稳定患者情绪,协助其正常生活,树立战胜疾病的信心。

4. 饮食指导　嘱患者保持饮食营养均衡,少食过咸、过油食物,应进食高维生素、高营养、低脂、低盐易消化饮食。

【出院指导】

1. 自我监测　指导患者及其家属若有视力突然无痛性下降,应及时到医院就诊。

2. 饮食指导　低盐低脂,忌食辛辣刺激性食品,少量多餐,避免过饱。戒除烟酒,禁食咖啡、浓茶等刺激性食物。多食新鲜蔬菜、水果,保持大便通畅。

3. 活动与休息　生活规律,锻炼身体,增强机体抵抗力,避免过度劳累,积极治疗各种原发病。

4. 保持眼部卫生　滴眼药前要洗净双手,将眼药滴在下穹隆部。洗脸时动作轻柔,不可揉眼,保持眼部清洁,预防感染。

5. 用药指导　指导患者遵医嘱继续用药。

6. 定期复诊　一周复诊。

第十节　视神经炎的护理

视神经炎(optic neuritis)是指能够阻碍视神经传导功能,引起视功能一系列改变的视神经病变,如感染、非特异性炎症、退变及炎性脱髓鞘疾病等。临床上常分视盘炎(papilitis)和球后视神经炎(retrobulbar optic neuritis)两类。

【治疗原则】

1. 病因治疗　通过化验、磁共振等检查方法明确病因,采取针对性治疗。

2. 药物治疗　全身应用抗生素、糖皮质激素、神经营养药、血管扩张剂等对症治疗。

3. 支持疗法　多吃清淡易消化、富含维生素B_1的食物,少吃甜食,保持情绪稳定。

【护理】

一、护理常规

按眼科护理常规。

二、与本病相关的其他护理

(一)评估要点

1. 健康史及相关因素

(1)有无流行性感冒、麻疹、伤寒、结核等疾病。

(2)发病前有无眼眶、鼻窦、牙齿炎症或葡萄膜炎等。

(3)是否接触过有毒物质,有无家族史。

(4)有无酗酒、营养不良、长期特殊用药史。

2. 症状体征

(1)视力急剧下降,甚至无光感,可伴有球后、眼眶和头部疼痛、眼球转动痛。

(2)视野出现中心暗点或向心性缩窄。

(3)眼底改变

1)视乳头充血、轻度隆起,境界模糊不清,生理凹陷消失及附近视网膜水肿,围绕视乳头可见放射状条纹。

2)后极部的视网膜静脉怒张、迂曲、颜色深。血管附近可有渗出及出血,并可遮蔽血管。

3. 辅助检查　了解患者视力、眼压、眼底、眼部B超、视野、视觉电生理、荧光血管造影检查等阳性结果。了解患者头颅CT、MRI等检查的阳性结果,并请神经内科会诊,综合判断全身情况。

4. 心理和社会支持状况　视神经炎患者视力骤降或丧失,视神经受损后不易恢复,因担心预后,患者心理负担重,焦虑不安。应注意评估患者的年龄、性别、职业、性格特征、对视神经炎的认知程度等。

(二)护理措施

1. 心理护理　主动和患者沟通,告知视神经炎的发病机制、疗效和治疗方案,使患者有充分的思想准备,客观对待疾病,保持良好的心理状态。

2. 用药护理

(1)患者大剂量应用糖皮质激素时,注意观察药物副作用。

(2)密切注意视力变化,特别是在应用皮质类固醇治疗显效后,药物减量时应尤为注意。

(3)哺乳期妇女,应立即停止哺乳。

3. 安全护理　应在指定的场所适当活动。指导患者通过转头、转体,扩大视野,避免因视野小而造成不必要的伤害。协助患者起居饮食,帮助患者尽快熟悉周围环境,提高其听、触、摸、辨别环境的能力。

【出院指导】

1. 自我监测　指导患者及其家属若有视力下降,眼球转动痛,及时就诊。

2. 饮食指导　恢复期应选择含丰富维生素、蛋白质和钙的饮食以增强体质,促进疾病康复,如瘦肉、鸡蛋、鱼类、新鲜蔬菜和水果。

3. 活动与安全　治疗期间患者可适当活动以增强抵抗力,保证充足的睡眠,必要时睡前给予镇静药。生活应有规律,注意劳逸结合。指导患者通过转头、转体,扩大视野,避免因视野小而造成不必要的伤害。活动时注意安全。

4. 保持眼部卫生　滴眼药前要洗净双手,将眼药滴在下穹隆部。洗脸时动作轻柔,不可揉眼,保持眼部清洁,预防感染。

5. 用药指导　由于患者疗程较长,出院后常需继续服药3～6个月,以巩固疗效。所以应给带药出院的患者详细介绍服药方法及可能出现的药物副反应,说明坚持按时、按量服药的重要意义,不可擅自停药。

6. 定期复诊　1个月内,每周到医院复查1次,以后视病情1～2个月复查1次,坚持随访半年以上。

第十一章

耳鼻咽喉科疾病护理常规

第一节 耳鼻咽喉科疾病护理常规概述

【入院护理】

1. 病区接到入院通知后,做好新患者入院准备。

2. 热情接待新患者,双人核对患者身份,正确佩戴腕带,责任护士进行自我介绍。

3. 通知主管医生接诊新患者。

4. 进行入院护理评估,包括患者心理、生理、社会状况及疼痛的评估,测量生命体征、体重等,并按要求书写入院护理记录。

5. 给予入院指导,并进行安全告知。

6. 保持病房安静、整洁、舒适、安全,病区空气清新,避免花粉、有害气体的刺激。

【耳鼻咽喉科术前护理常规】

1. 病情观察

(1)全身情况,如评估意识、生命体征,心、肺、肝、肾等重要脏器的状况及水电解质酸碱平衡、全身营养状况。

(2)专科情况

1)耳部。评估有无听力下降、流脓、耳痛、耳漏、耳鸣、耳聋、眩晕等。

2)咽喉部。评估有无咽喉痛、咽异物感、声嘶、喉喘鸣、吞咽困难、饮食反流、呼吸困难及咽喉部充血、出血等。

3)鼻部。评估患者有无鼻塞、流涕、鼻漏、鼻出血、鼻源性疼痛、嗅觉障碍、共鸣障碍等。

4)头颈部。评估有无呼吸困难、咽异物感、声嘶、吞咽困难、鼻塞、流涕、涕中带血、头面部疼痛、淋巴结肿大、颈部脓肿等。

(3)辅助检查,如了解电耳镜、鼻内镜、间接喉镜、喉动态镜、CT、MRI检查等阳性结果。

2. 健康教育 根据患者情况,结合病情进行多种形式的术前教育。

(1)简单介绍手术流程。

(2)共同制定术后活动锻炼计划,说明术后早期活动的重要性。

(3)与患者沟通术后疼痛评估方法及疼痛的应对措施。

(4)告知术后体位、吸氧及引流管情况。

(5)指导患者学会深呼吸、有效咳嗽的方法,吸烟者应戒烟。

3. 心理护理 心理护理贯穿于整个治疗过程,做好心理评估,了解患者的心理状况,及时缓解患者的紧张,焦虑,悲观,抑郁等不良情绪,从而提高临床治疗效果,促使患者早日康复。

4. 胃肠道准备 术前禁食12小时,禁饮6~8小时,必要时灌肠。

5. 口腔护理 术前1天口腔漱口液漱口,喉癌患者术前3天口腔漱口液漱口。

6. 术前一日准备

(1)遵医嘱行药物敏感试验并做好记录和标识。

(2)遵医嘱配血。

(3)检查手术部位是否做好标记。

(4)核实麻醉科会诊是否落实。

(5)女性患者擦去指甲油、口红,去除指甲贴。

(6)术前晚遵医嘱给安眠药,保证患者良好睡眠。

(7)发现有与疾病无关的体温升高、妇女月经来潮、血压升高、血糖异常等情况及时与医生取得联系。

7. 术晨准备

(1)遵医嘱备皮。鼻部手术行鼻腔冲洗、剪鼻毛;行鼻外侧切开术,需剃眉毛;耳部手术剃发;男性患者剃须。

(2)更衣,取下假牙、手表、眼镜、饰品等,贵重物品交予家属或双人清点保管。

(3)再次核对手术部位标识。

(4)检查禁食禁饮情况。

(5)测体温、脉搏、呼吸、血压,观察有无病情变化,发现异常及时汇报医生。

(6)遵医嘱术前用药。

(7)进手术室前排空大小便。

(8)备好病历、CT片、MRI片、术中用药等,填写手术交接单及相关记录,送患者至手术室,与手术室护士交接。

8. 病室及物品准备 按手术部位、麻醉方式备好术后用物,如:麻醉床、吸氧装置、心电监护仪、引流袋、吸引器、气管切开包等。

【耳鼻咽喉科术后护理常规】

1. 术后接待患者流程要求

(1)安全搬移患者至病床,安置合适卧位。

(2)评估患者意识及生命体征,评估感知觉恢复情况和四肢活动度。

(3)根据医嘱吸氧、心电监护。

(4)检查切口部位及敷料情况,有效固定引流管并观察引流液颜色、量、性状,按要求做好标识。

(5)检查输液通路并调节滴速。

(6)与麻醉师或复苏室护士交接班并签字。

(7)告知患者及其家属注意事项。

(8)完成手术交接单。

(9)核对并执行术后医嘱。

(10)做好护理病情记录(重点记录患者返回病房时间、麻醉方式及手术方式、麻醉清醒状态、生命体征、术后体位、切口敷料情况、引流情况、输液用药、氧疗、饮食、皮肤、跌倒/坠床评分等;术后主要医嘱执行情况及重要的告知等;镇痛药使用情况等。)

2. 病情观察 严密监测意识、生命体征等情况。

3. 体液管理

(1)严密监测生命体征,必要时监测中心静脉压。

(2)观察患者有无胸闷、心悸、出汗,观察末梢循环。

(3)遵医嘱记录24小时尿量和/或出入量。

(4)评估水电解质酸碱是否平衡。

(5)合理安排输液速度和顺序。

4. 呼吸道管理 行气管切开和气道造瘘术的患者做好相应的护理。

5. 切口/皮肤黏膜护理

(1)耳部切口。评估患耳切口有无肿胀、渗血;耳郭有无红肿、触痛等。

(2)鼻部切口。评估鼻部及面颊部有无肿胀、鼻腔有无渗血、鼻腔分泌物的量、颜色、性状等。

(3)咽喉部切口。评估咽部有无充血、红肿、脓点、渗血;喉部有无触痛、咯血等。

(4)颈部切口。评估颈部切口敷料是否渗血、渗液,切口有无肿胀、皮下气肿,引流管固定是否牢固、引流液的量及颜色性状等。

(5)评估患者皮肤及口腔黏膜情况,根据病情做好皮肤黏膜护理。

6. 疼痛管理

(1)鼻源性头痛表现为额部、枕部、鼻根部、颞侧疼痛及闷胀感。取半卧位,减轻鼻腔及鼻窦黏膜肿胀;遵医嘱使用滴鼻剂改善鼻腔通气、引流;避免咳嗽、低头、突然用力、情绪激动引起头部静脉压升高而致头痛加重;禁烟酒。评估头痛的程度,遵医嘱使用镇痛药。

(2)耳痛系耳内或耳周疼痛,多为炎性疾病所致。分析引起疼痛的原因,配合医生采取相应措施,如取出少量耳内填塞物,以减轻压迫所致的疼痛;评估疼痛的程度,遵医嘱使用镇痛药。

(3)咽痛分为自发性咽痛、激发性咽痛。评估疼痛的程度;予颈部冷敷或口含冰块;遵医嘱使用镇痛药。

7. 导管护理 妥善固定导管,按要求做好标识,定时挤压,保持导管引流通畅,并密切观察引流液的颜色、量和性状。

8. 卧位管理 病情稳定后,根据麻醉方式、患者的全身情况、术式、疾病性质和医嘱选择合适的卧位。

9. 活动与安全 根据患者的病情循序渐进增加活动量,鼓励患者早期活动。眩晕、年老体虚、出血等患者不宜早期活动。加强护理安全防护措施,防止坠床跌倒等。

10. 饮食管理 术后饮食恢复根据手术和患者具体情况遵医嘱执行,做好饮食宣教,评估进食后反应。

11. 心理护理 心理护理贯穿于整个治疗过程,做好心理评估,了解患者的心理状况,及时缓解患者的紧张,焦虑,悲观,抑郁等不良情绪,从而提高临床治疗效果,促使患者早日康复。

12. 术后常见症状护理

(1)发热。评估体温及术后天数,是否为外科手术破坏、组织分解及局部渗液、渗血吸收后引起的外科热,外科热患者体温一般不超过38.5℃,无须特殊处理,术后3~5天即可自行恢复正常。向患者解释原因,安抚患者,及时擦干汗液,保持皮肤清洁干燥,能进食者鼓励多饮水。必要时遵医嘱物理降温或药物降温。

(2)恶心、呕吐。评估恶心、呕吐原因及伴随症状体征,记录并汇报医生,及时处理。

(3)眩晕。卧床休息。创造安静环境,避免声光刺激。做好安全护理,使用床档。起床时遵循三步法,如床上坐起、床边坐下、床下站立各30秒,确定无明显眩晕的情况下,协助患者活动。体位训练:指导患者闭眼,从坐位到侧卧位,当眩晕消失后坐起,30秒后再向另一侧侧卧,两侧交替进行直至症状消失为止,每3小时进行一次。

13. 并发症的护理

(1)出血

1)口咽部出血。轻者表现为痰中带血丝、少量鲜红色液体吐出,重者持续口吐鲜血。观察口腔及鼻腔内分泌物的性质、量及颜色,小儿有无不断做吞咽动作。轻者可取半卧位,用冰袋敷前颈或口含冰块止血;出血量较多时,保持呼吸道通畅,以免窒息,迅速建立两路静脉通路,遵医嘱配血,协助医生止血。

2)耳部出血。少量出血表现为敷料上有少量渗血,严重时切口持续性渗血,量多。应密切观察切口渗血情况,及时汇报医生,遵医嘱处理。

3)鼻部出血,参见第十一章第三节鼻出血护理。

(2)窒息表现为烦躁不安、出汗、口唇发绀、鼻翼煽动、呼吸困难、出现"三凹征"、血氧饱和度低于90%或持续下降等。如分泌物堵塞,予充分吸引;如痰栓血块堵塞,予痰液稀释液充分鼓肺后吸引;如套管部分滑出,予顺位插入;如套管全部滑出,重新置管;如为频繁吸痰后气管痉挛所致,立即遵医嘱使用解痉剂;颈部血肿引起,则立即拆除缝线,清除血块;如症状不能缓解或继续加重,配合医生建立人工气道,并做好人工气道的护理。

【出院指导】

宣教自我监测、活动与休息、饮食、服药及复诊等注意事项。

第二节　慢性鼻窦炎护理

慢性鼻窦炎(chronic sinusitis)是鼻窦黏膜的慢性化脓性炎症,多因急性鼻窦炎反复发作未彻底治愈迁延所致,双侧或多窦发病常见。常表现为鼻塞、流脓涕、头痛、嗅觉减退、记忆力减退、注意力不集中等。

【治疗原则】

控制炎症,改善鼻窦的通气和引流功能。

1. 药物治疗　抗生素;使用血管收缩剂和糖皮质激素滴鼻,改善鼻腔通气和引流;协助患者使用0.9%生理盐水清洗鼻腔,清除鼻腔内分泌物,以保持鼻腔清洁通畅。

2. 手术治疗　经鼻内窥镜下手术,如鼻息肉切除术、鼻窦(单窦、双窦)开放术、鼻息肉切除、鼻窦开放术;经口途径手术,如上颌窦根治术等。

3. 其他治疗　激光、射频和微波治疗。

【护理】

一、术前护理要点

(一)术前护理常规

按耳鼻咽喉科术前护理常规。

(二)与本病相关的其他护理

1. 评估要点

(1)健康史及相关因素

1)有无急慢性鼻炎、急性鼻窦炎、邻近器官感染。

2)有无呼吸道变态反应和免疫性疾病、变应性鼻炎、鼻息肉等。

3)有无鼻腔鼻窦解剖异常如鼻中隔偏曲、鼻甲肥大等。

4)有无遗传和先天性疾病,如囊性纤维化、原发性纤毛运动障碍等

5)有无其他因素,如鼻腔填塞物放置过久、长期留置胃管、胃食管反流、放射性损伤等。

(2)症状体征,如常有鼻阻塞、流脓涕、嗅觉减退或丧失、头痛、记忆力减退等症状,鼻前镜可见鼻甲肿胀、鼻道脓性分泌物等表现。

(3)辅助检查,如了解鼻前镜、鼻内镜、鼻纤维镜、鼻窦X线、MRI、CT检查等阳性结果。

(4)心理和社会支持状况,如评估患者的心理状态和家庭社会支持情况。

2. 护理措施

（1）用药护理。遵医嘱使用糖皮质激素、抗生素、血管收缩滴鼻剂,观察药物作用及副作用。

（2）饮食管理。避免辛辣刺激性食物,以免鼻腔分泌物增多。

（3）正确擤鼻的方法。告知患者手指捏着一侧鼻翼,轻轻用力擤对侧鼻腔。擦除鼻腔分泌物后,再擤另一鼻腔。

二、术后护理要点

（一）术后护理常规

按耳鼻咽喉科术后护理常规。

（二）与本病相关的其他护理

1. 评估要点 评估生命体征、血氧饱和度变化,有无胸闷、气促等。评估有无鼻腔出血、眶周并发症、脑脊液鼻漏等并发症发生。

2. 护理措施

（1）体位与活动。取半卧位,6小时后可下床活动。

（2）饮食管理

1）经鼻手术者,遵医嘱予温凉无刺激的半流质饮食。

2）经口手术者,遵医嘱予温凉无刺激的流质饮食,逐渐过渡为软食。

（3）口腔护理

1）及时清除口腔血性分泌物,保持口腔清洁。

2）漱口液饭后漱口3～5天。

3）鼻内镜术者,术后1天可刷牙。经口手术者,待口腔伤口拆线后方可刷牙。

（4）鼻腔填塞的护理

1）评估鼻腔填塞物有无松动、滑脱。

2）上颌窦根治术者评估四头带固定是否正确、系带有无松动、水囊有无漏水。

3）遵医嘱吸氧。

4）张口呼吸者,可用湿纱布盖住患者口部,或告知患者多饮温水,以减轻口腔干燥。

5）面颊部肿胀明显者,术后24小时内予冷敷,术后24小时后无出血情况可以热敷,以减轻肿胀。

6）告知患者避免打喷嚏的方法,以免填塞物松动。感觉要打喷嚏时,用舌尖抵住上颚轻轻呼气或迅速用食指按住人中穴。

3. 并发症护理

（1）鼻腔出血,参见第十一章第三节鼻出血护理。

（2）眶周并发症包括视神经损伤、中央眼动脉痉挛、内直肌损伤、泪道损伤等。表现为视力减退、视野缺损、眼球突出、眼球固定、眶内血肿或气肿、复视、溢泪等。遵医嘱进行相应处理。

（3）脑脊液鼻漏表现为鼻腔间断或持续性流出清亮、水样液体,如流出血性液体在手帕或纸上的痕迹中心呈粉红色而周边色淡、清澈。一旦发生,可行以下处理:

1）取头高卧位。

2）低盐饮食,限制饮水量。

3）遵医嘱予抗感染、降颅内压、止咳通便治疗。

4）禁止鼻腔填塞、鼻腔冲洗,避免打喷嚏、用力擤鼻、捏鼻鼓气。

【出院指导】

1. 自我监测 若出现头痛、发热、鼻塞、流脓涕、涕中带血等,应及时就诊。

2. 鼻部护理

1）告知患者鼻腔冲洗的方法,正确掌握观察鼻腔分泌物的方法。

2）避免挤压、碰撞鼻部,避免挖鼻,正确擤鼻。

3. 饮食指导 避免辛辣刺激性食物,进富含维生素、蛋白质的饮食。戒烟酒。

4. 活动与休息 避免过度紧张和劳累,术后3周内避免弯腰、抬举等动作,以免鼻腔出血。

5. 用药指导 遵医嘱使用糖皮质激素鼻喷剂,掌握正确的喷鼻方法。

6. 定期复诊 按医嘱要求到医院进行复诊。

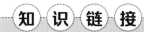
知 识 链 接

滴鼻方法

常采用仰卧头低位,肩下垫枕或头伸出床沿下垂,也可采用侧卧位,应患侧向下。滴入药液3～5滴,并轻轻捏鼻翼,使药液与鼻腔黏膜广泛接触,5～10分钟后恢复正常体位。另外,也可使用喷雾器将药液喷入鼻腔。

剪鼻毛方法

1. 患者取坐位,头后仰,鼻孔朝向光源或操作者的额镜反光。

2. 涂金霉素眼膏于眼科钝头弯剪的刀刃上,以便剪下的鼻毛粘在其上,不被吸入鼻腔。

3. 一手拇指将患者鼻尖轻轻向上抬起,暴露鼻前庭,其余手指固定于患者额部;另一手持剪刀,凸面贴近鼻前庭皮肤,沿鼻毛根部剪断鼻毛,避免损伤鼻黏膜。

4. 用金霉素眼膏涂在棉签上,将剪下的鼻毛全部粘出,检查鼻毛是否剪尽。

鼻腔冲洗法

1. 用生理盐水300～500ml倒入鼻腔清洗器,携至患者床旁。

2. 做好解释,说明鼻腔冲洗的方法和作用,取得患者配合。

3. 取坐位或站立位,头部位于洗脸盆上方,向前下倾。

4. 患者张口自然呼吸,将橄榄头(鼻塞)置入患侧鼻前庭,并密闭,然后打开调节器,使盐水缓慢冲入鼻腔并由对侧鼻孔排出(部分流入咽部,吐出即可)。

5. 在两侧交替进行时,先冲洗鼻腔堵塞较重的一侧,再冲洗对侧。

6. 若冲洗时出现咳嗽、呕吐、喷嚏应暂停冲洗,稍候片刻再进行。

7. 洗毕,排出鼻腔内残余盐水,然后一侧一侧分别轻轻擤鼻,以助排尽。

脉冲式鼻腔水疗仪的操作方法

1. 做好解释,取得患者配合.

2. 水杯中倒入500ml生理盐水,温度为33～35℃。

3. 调节水柱的高度不超过2.5cm。

4. 先关掉电源开关。

5. 患者取坐位或站立位。

6. 将冲洗头轻轻放入患侧鼻前庭,手臂位置高于鼻腔。

7. 头向下弯,以能见到自己脚趾为宜,经口呼吸。

8. 打开电源开关,进行冲洗。

9. 若冲洗时出现咳嗽、呕吐、喷嚏应暂停冲洗,稍候片刻再进行,避免吞咽。

10. 冲洗完毕,关掉电源。

11. 轻擤鼻腔分泌物,观察鼻腔分泌物的量、颜色、性状。

12. 在两侧交替进行时,先冲洗鼻腔堵塞较重的一侧,再冲洗对侧。

第三节　鼻出血护理

鼻出血(noosebleed)是临床常见症状之一,由于病因很多,以致临床表现不一,轻者仅涕中带血,重者大量出血,可引起休克。出血可发生在鼻腔的任何部位,但多见于鼻中隔前下方的利特尔动脉丛或克氏静脉丛。

【治疗原则】

1. **全身治疗**　镇静剂、止血药应用,纠正贫血或抗休克治疗。
2. **局部治疗**　填塞、烧灼、血管结扎、血管栓塞等。

【护理】

1. 评估要点

（1）健康史及相关因素

1）有无鼻、鼻窦外伤。

2）有无鼻、鼻窦疾病。

3）有无鼻腔异物。

4）有无高血压、血管硬化、充血性心力衰竭等疾病。

5）有无凝血功能障碍。

6）有无遗传性出血性毛细血管扩张症。

7）有无系统炎症性疾病。

8）有无急性发热性传染病。

9）有无营养障碍或维生素 C、维生素 K、磷、钙缺乏。

10）有无内分泌失调等。

（2）症状体征

1）轻者，涕中带血、回吸血涕、少量血从鼻孔滴出。

2）中者，一侧或双侧鼻腔不停流出鲜血或反复出血，出血量可达 500ml。

3）重者，一侧或双侧鼻腔血流如注，同时经口涌出，出血量可达 500～1000ml，可引起低血容量性休克。

（3）辅助检查，如了解血常规、凝血酶原时间、鼻内镜、鼻窦 CT 检查等阳性结果。

（4）心理和社会支持状况，如评估患者的心理状态和家庭社会支持情况。

2. 护理措施

（1）出血的处理

1）监测生命体征，注意血压变化。

2）观察出血量、性状，指导患者将血液吐入杯中，以便统计血液量，避免将血咽下。

3）少量出血者，可行简易止血法：

①取坐位，头略向前倾，用手指捏紧两侧鼻翼 10～15 分钟，同时用冷水袋或湿毛巾敷前额，以促使血管收缩，使出血减少或停止。

②可用 1% 麻黄碱或 0.1% 肾上腺素棉片置入鼻腔暂时止血。

4）大量出血者，采取以下措施：

①使用吸引器吸出血液，保持呼吸道通畅。

②快速建立两路静脉通道，备血。

③遵医嘱输血输液。

④立即准备填塞材料，协助医生做好鼻腔填塞。

⑤如出现休克，见失血性休克护理。

（2）体位与活动。卧位休息，取半卧位或坐位，出血量大有休克征象时取平卧位或休克体位。避免突然低头、弯腰、上举重物等动作。

（3）饮食管理。富含蛋白质、维生素、铁的温凉半流质或软食,出血较多或后鼻孔填塞者予温凉的流质。保持大便通畅。

（4）口腔护理。及时清除口腔内血性液体,每天口腔漱口液漱口4次。

（5）鼻腔填塞的护理,参见第十一章第二节慢性鼻窦炎护理。

（6）鼻内窥镜下止血术,参见第十一章第二节慢性鼻窦炎护理。

（7）心理护理。予心理疏导,消除患者紧张情绪及恐惧感,以免加重出血或诱发出血。

【出院指导】

1. 自我监测 若出现涕中带血、回吸有血涕等,应及时就诊。

2. 鼻部护理

1）避免用力擤鼻、挖鼻,避免鼻外伤。

2）指导患者及其家属掌握简易止血的方法。

3. 活动与休息 避免突然低头、弯腰、上举重物等动作。

4. 饮食指导 戒烟酒、避免刺激性强的饮食,保持大便通畅。

5. 用药指导:高血压患者,遵医嘱正确服用降血压药,定时监测血压。

6. 定期复诊 按医嘱要求到医院进行复诊。

第四节　阻塞性睡眠呼吸暂停低通气综合征护理

阻塞性睡眠呼吸暂停低通气综合征(obstructive sleep apnea hypopnea syndrome, OSAHS)是指睡眠时上气道塌陷阻塞引起的呼吸暂停和通气不足、伴有打鼾、睡眠结构紊乱,频繁发生血氧饱和度下降,白天嗜睡等病症,鼻、口内空气流通停止10秒以上,在7小时的夜间睡眠期内,至少有30次呼吸暂停发作。可发生在任何年龄段,以中年肥胖男性发病率高。

【治疗原则】

1. 非手术治疗 调整睡眠姿势、药物治疗、减肥、鼻腔持续正压通气等。

2. 手术治疗 悬雍垂腭咽成形术、腭咽成形术等。

【护理】

一、术前护理要点

（一）护理常规

按耳鼻咽喉科术前护理常规。

（二）与本病相关的其他护理

1. 评估要点

（1）健康史及相关因素

1）有无上呼吸道狭窄或堵塞、张力异常。

2）有无肥胖。

3）有无内分泌紊乱。

4）有无感染、基因遗传。

5）有无老年期组织松弛、肌张力减退等。

（2）症状与体征

1）晨起头痛、倦怠、过度嗜睡、记忆力减退、情绪紊乱等。

2）夜间高调鼾声、张口呼吸、呼吸暂停、不能安静入睡，容易从噩梦惊醒等。

3）可并发高血压、心律失常、心肺功能衰竭等。

（3）辅助检查，如了解多导睡眠描记仪、纤维鼻咽镜检查、口咽镜、CT、MRI 等阳性结果。

（4）心理状态及家庭支持状况，如评估患者的心理状态和家庭社会支持情况。

2. 护理措施

（1）呼吸道管理。注意观察血氧饱和度的变化，观察呼吸的频率、节律、深浅度。

（2）体位护理。半卧位或侧卧位。

二、术后护理要点

（一）护理常规

按耳鼻咽喉科术后护理常规。

（二）与本病相关的其他护理

1. 评估要点　评估生命体征、血氧饱和度的变化，评估呼吸频率、节律、深浅度，评估有无出血、呼吸困难、口腔内感染等并发症。

2. 护理措施

（1）卧位管理。全麻清醒后，取侧卧位或半卧位。

（2）饮食管理。术后 6 小时进冷流质，14 天内进温凉流质，14～30 天进半流质，30 天后恢复正常饮食，避免坚硬、油炸、刺激性食物，以免伤口出血，鼓励患者多饮水，增加咽部运动，防止伤口粘连及瘢痕挛缩。

（3）呼吸道管理。评估呼吸频率、节律、深浅度，关注血氧饱和度的变化，保持呼吸道通畅，遵医嘱进行氧疗。

（4）疼痛护理。表现为咽痛。评估疼痛的程度和性质，予颈部冷敷或口含冰块，遵医嘱使用镇痛药。

（5）口腔管理。保持口腔清洁，术后第一天起可清水刷牙，三餐后用碱性漱口液漱口。

3. 并发症护理

（1）口咽部出血。轻者表现为痰中带血丝、少量鲜红色液体吐出，重者持续口吐鲜血。

观察口腔及鼻腔内分泌物的性质、量及颜色,轻者可取半卧位,用冰袋敷前颈或口含冰块止血;出血量较多时,保持呼吸道通畅,以免窒息,迅速建立两路静脉通路,遵医嘱配血,协助医生止血。加强巡视,尤其是夜间睡眠时,观察患者有无频繁吞咽动作,一旦发现,立即叫醒。

(2)呼吸困难。注意观察血氧饱和度的变化,观察呼吸的频率、节律、深浅度,及时清除呼吸道的分泌物。床边备好吸引器、气切包等。

(3)伤口感染。术后体温持续在38.5℃以上或术后3天体温突然升高,软腭和腭弓肿胀,创面白膜污秽或白膜不生长。遵医嘱使用抗生素,加强口腔护理。

(4)鼻咽反流。进食时有食物反流到鼻腔,进食时使用汤勺喂入,动作轻慢,勿用吸管,以免增加反流,加强口腔卫生。

【出院指导】

1. **自我监测**　如出现夜间高调鼾声、张口呼吸、呼吸暂停等应及时就诊。

2. **饮食与营养**　术后14天内进温凉流质,14～30天进半流质,30天后恢复正常饮食,避免坚硬、油炸、刺激性食物,以免伤口出血。

3. **日常生活指导**　睡眠体位取侧卧位;控制体重;禁烟、酒。

4. **用药指导**　术后2周内不能服用阿司匹林等药物,以免出血。

5. **定期复诊**　按医嘱要求到医院进行复诊。

第五节　慢性扁桃体炎护理

慢性扁桃体炎(chronic tonsillitis)多由急性扁桃体炎反复发作或因扁桃体隐窝引流不畅,窝内细菌、病毒滋生感染而演变成的慢性炎症。

【治疗原则】

1. **非手术治疗**　免疫治疗、药物治疗。

2. **手术治疗**　扁桃体切除术。

【护理】

一、术前护理要点

(一)护理常规

按耳鼻咽喉科术前护理常规。

(二)与本病相关的其他护理

1. 评估要点

(1)健康史及相关因素

1)有无急性扁桃体炎反复发作。

2)有无急性传染病,如流行性出血热、流行性腮腺炎等。

(2)症状体征

1)扁桃体有不同程度的肿大。

2)咽痛、咽异物感、刺激性咳嗽。

3)扁桃体过度肥大可出现吞咽不畅、呼吸不畅、睡眠时打鼾、吞咽或言语共鸣障碍。

(3)辅助检查,如了解出凝血时间、血常规、间接喉咽镜检查等阳性结果。

(4)心理及社会支持状况,如评估患者的心理状态和家庭社会支持情况。

二、术后护理要点

(一)护理常规

按耳鼻咽喉科术后护理常规。

(二)与本病相关的其他护理

1. 评估要点　评估生命体征、唾液的颜色、创面白膜生长情况。评估有无出血、伤口感染等并发症发生。

2. 护理措施

(1)饮食管理。术后4小时无出血者予冷流质饮食,1～3天内进温凉流质饮食,4～6天进半流质,7～14天逐渐进食软食,2周后根据情况进食普食,避免坚硬、油炸、刺激性食物,以免伤口出血,鼓励患者多饮水,增加咽部运动,防止伤口粘连及瘢痕挛缩。

(2)疼痛管理。可出现咽部痛,吞咽、说话时加剧,可予冰袋冷敷前颈或口含冰块,必要时遵医嘱使用止痛药物。

(3)伤口管理

1)24小时内予冰袋冷敷患者前颈,止血止痛。

2)告知患者随时吐出口内唾液,以便观察。

3)有阵发性咳嗽或打喷嚏时,指导患者张口深呼吸,以防出血。

4)儿童出现不断吞咽动作,提示伤口出血可能,应立即检查。

3. 并发症护理

(1)口咽部出血多发生在术后24小时内,如术后5～6天出血常因进食不当引起。可取半卧位,用冰袋敷前颈或口含冰块止血;保持呼吸道通畅,以免窒息。

(2)伤口感染。术后体温持续在38.5℃以上或术后3天体温突然升高,软腭和腭弓肿胀,创面白膜污秽或白膜不生长,咽痛加剧。遵医嘱使用抗生素,加强口腔护理。

【出院指导】

1. 自我监测　指导患者观察创面脱落的白膜,如白膜污秽、颜色为黄白色或唾液中带血、儿童睡眠时频繁做吞咽动作等,应立即就诊。

2. 预防出血　指导患者如有阵发性咳嗽或打喷嚏,应张口深呼吸;术后2周内禁止使用阿司匹林等抗凝药物。

3. **饮食指导**　温凉半流质、软食。避免过热、过硬、辛辣刺激性食物。

4. **定期复诊**　按医嘱要求到医院进行复诊。

第六节　急性会厌炎护理

急性会厌炎(acute epiglottitis)是多种原因所致以会厌为主的声门上区喉黏膜的急性炎症,表现为咽喉疼痛、吞咽困难、呼吸困难、晕厥、休克等。起病急剧,可分为急性会厌炎和急性变态反应性会厌炎。

【治疗原则】

抗炎、抗过敏,保持呼吸道通畅。

【护理】

1. 评估要点

(1)健康史及相关因素

1)有无病毒、细菌感染史。

2)有无异物、创伤、刺激性食物、有害气体、放射线损伤等。

3)有无邻近组织感染。

4)有无变态反应。

(2)症状体征

1)起病急剧,常在半夜突感咽喉疼痛或呼吸困难而惊醒。

2)畏寒、发热、食欲减退。

3)咽喉疼痛、吞咽时疼痛加剧。

4)吞咽困难。

5)呼吸困难。

6)晕厥、休克。

7)颈淋巴结肿大。

(3)辅助检查,如了解间接喉镜、血常规检查等阳性结果。

(4)心理及社会支持状况,如评估患者的心理状态和家庭社会支持情况。

2. 护理措施

(1)体位与活动。静卧休息,减少体力消耗,呼吸困难者取半卧位。

(2)呼吸道管理

1)严密观察呼吸频率、深浅度等。

2)遵医嘱持续低流量吸氧,监测血氧饱和度。

3)床边备好气管切开包、吸引器等。

4)协助患者做好雾化吸入治疗,呼吸困难者,遵医嘱立即予盐酸肾上腺素针0.5mg、地塞米松 5mg 雾化吸入。

5)如出现烦躁不安、发绀、三凹征、晕厥、休克等呼吸道梗阻症状,应立即协助医生行气管切开,做好气管切开的护理。

（3）咽痛护理。口含冰块或颈前冰袋冷敷,遵医嘱使用止痛药。

（4）口腔护理。保持口腔清洁,每天口腔漱口液漱口3次。

（5）饮食管理。予温凉的流质或半流质饮食,进食宜慢,避免呛咳、呕吐。

（6）用药护理。遵医嘱使用抗生素、糖皮质激素,注意药物的作用及副作用。

3. 并发症护理　窒息,参见第十一章第一节耳鼻咽喉科疾病护理常规概述。

【出院指导】

1. 自我监测　若出现咽痛、发热、呼吸困难等,应及时就诊。

2. 日常生活指导

1)保持口腔卫生,养成早晚刷牙、餐后漱口的良好习惯,戒烟酒,远离有害气体,远离过敏源。

2)饮食清淡、富含维生素,避免辛辣、肥腻、易过敏食物。

3)适当体育锻炼,增强机体抵抗力。

4)遵医嘱使用糖皮质激素和抗生素,注意药物的副作用,避免擅自停药或更改剂量。

3. 定期复诊　按医嘱要求到医院进行复诊。

第七节　喉癌护理

喉癌（caicinoma of larynx）是喉部最常见的恶性肿瘤,以喉鳞状细胞癌为多见。病因不明,好发于50~70岁之间,男多于女。根据肿瘤所在部位不同,可分为声门上癌、声门癌、声门下癌、声门旁癌。

【治疗原则】

1. 手术治疗　喉部分切除术、喉全切除术、喉全切除加发音重建术、喉全切除加颈淋巴清扫术、内镜下 CO_2 激光喉肿瘤切除术。

2. 辅助治疗　放疗、化疗及免疫治疗。

【护理】

一、术前护理要点

（一）护理常规

按耳鼻咽喉科术前护理常规。

（二）与本病相关的其他护理

1. 评估要点

（1）健康史及相关因素

1）有无长期吸烟、饮酒史。

2）有无粉尘或废气等长期吸入史。

3）有无性激素及体内微量元素的改变。

4）有无长期接触放射线。

5）有无癌前病变，如喉白斑病、喉角化症、喉乳头状瘤、慢性喉炎等。

6）有无病毒感染。

（2）症状体征

1）早期症状根据肿瘤发生的部位表现不一。声门上型表现为喉部不适或异物感。声门型表现为声音嘶哑。声门下型及声门旁型早期症状不明显。

2）中晚期常见的临床表现为声嘶进行性加重、咽喉疼痛、吞咽困难、咯血、吸气性呼吸困难、颈部转移性肿块等。

（3）辅助检查，如了解喉动态镜、喉 CT、MRI 等阳性结果。

（4）心理和社会支持状况，如评估患者的心理状态和家庭社会支持情况。

2. 护理措施

（1）营养支持。高热量、高蛋白、高维生素饮食，避免辛辣刺激性饮食，禁烟酒。晚期喉癌患者遵医嘱予静脉营养支持。

（2）呼吸困难的护理。监测患者的生命体征，密切观察患者呼吸情况，卧床休息，减少耗氧量。遵医嘱合理氧疗，超声雾化吸入或静滴抗生素、糖皮质激素治疗。床边备气切包、吸引器等，做好气管切开的准备。

（3）心理护理。正确判断患者的心理承受能力，施行全喉切除者，常因术后永久性失语而导致情绪低落，甚至拒绝治疗，向患者介绍语言沟通的替代方法，共同选择适合患者及其家属的交流方式，如写字、手势等，消除患者的顾虑，使患者配合治疗。

二、术后护理要点

（一）护理常规

按耳鼻咽喉科术后护理常规。

（二）与本病相关的其他护理

1. 评估要点　评估生命体征、水电解质酸碱平衡情况以及伤口引流管引流液的颜色、量、性状。评估伤口敷料有无渗血、颈部有无肿胀、气管套管内有无血性液体吸出。评估有无伤口出血、窒息、误咽、咽瘘、皮下气肿、纵隔气肿、肺部感染等并发症发生。

2. 护理措施

（1）体位与活动

1）术后 6 小时取仰卧头高位，次日可取半卧位。

2)水平半喉切除者,头保持前屈位30°～45°,以减轻伤口张力。

3)坐位或站立位时注意防止头部后仰。

4)患者起床或翻身时用手托着颈部,减轻伤口疼痛,避免伤口渗血。

（2）气管切开护理。妥善固定气管套管;至少4小时一次监测气囊压力,保持在25～30cmH$_2$O;做好气道湿化;及时吸除气道分泌物。

（3）导管护理。做好颈部伤口引流管护理,保持有效负压。

（4）营养支持

1)术后1日起鼻饲高热量、高蛋白、富含维生素、易消化的流质饮食及营养要素。

2)全喉切除伤口愈合良好者,一般于术后14天左右拔除鼻饲管,自行进食,由流质逐渐过渡至普食。

3)部分喉切除伤口愈合良好者,一般于术后10天左右拔除鼻饲管,自行进食,由软食逐渐过渡至流质。

4)遵医嘱静脉营养支持。

（5）失语的护理。帮助患者尽快建立新的交流方式,伤口愈合后即可练习食管发音、气管食管瘘发音或人工喉发音。

（6）吞咽训练。喉部分切除术患者术后需做吞咽训练。方法:患者取半卧位,堵住气管套管口,深吸气后屏气,含一小口糊状食物并用舌将食物推至咽部,吞咽3次后做咳嗽清喉动作,通过训练消除误咽。观察有无呛咳、呛咳的程度,及时清除气道内食物,防止肺部感染。

3. 并发症护理

（1）伤口出血。负压引流出血性液体,24小时引流量超过200ml或每小时超过50ml,血液从伤口间断或持续渗出,或者从气管套管内吸出或喷出,则提示活动性出血,应立即取侧卧位,吸尽气管套管内的血性液体,保持呼吸道通畅,充盈气管导管的气囊以压迫止血,遵医嘱予输液止血治疗。

（2）窒息,见耳鼻咽喉科术后并发症护理。

（3）误咽见于喉部分切除术后,表现为患者经口进食时发生呛咳、呕吐、憋气、气促等。指导患者做吞咽训练,重度误咽者在进食前15分钟充盈气管套管的气囊,进食后15分钟放开气囊,未能咽下的食物可能会流入下气道,需要经气管套管及时吸出。

（4）咽瘘见于喉全切除术后,表现为进食后出现发热及颈部伤口肿胀、渗液。一旦发生,立即禁食,遵医嘱鼻饲流质,增加营养摄入。密切观察体温变化,遵医嘱使用抗生素,颈部予红外线照射,必要时做好手术准备。

（5）皮下气肿表现为套管周围肿胀,触之有捻发音,重者可波及胸壁或后颈部。轻者可自行吸收,重者行皮下穿刺抽气、切开排气。

（6）肺部感染表现为发热、咳嗽、咳痰、胸闷、气促、肺部听诊啰音等,应遵医嘱用药,增加雾化吸入次数,指导患者有效咳嗽咳痰并及时吸痰。

【出院指导】

1. **自我监测** 若出现发热、呼吸困难、气管套管内出血、痰中带血、痰量增多、痰液黄白色等,应及时就诊。

2. **套管护理** 学会套管清洗、消毒、更换方法,学会观察痰量、性质、黏稠度,避免去人多的地方,以防感染。

3. **发音训练** 继续进行发音训练。

4. **定期复诊** 1个月内,每2周1次;3个月内,每月1次;1年内,每3个月1次;1年后,每半年1次。

第八节 声带息肉护理

声带息肉(vocal cord polyps)好发于一侧声带的前、中1/3交界处边缘,为半透明、白色或粉红色表面光滑的肿物,多为单侧,主要表现为声嘶。

【治疗】

1. **手术治疗** 声带息肉摘除术。

2. **其他治疗** 雾化吸入、行为干预与嗓音治疗等。

3. **药物治疗** 糖皮质激素、抗生素、维生素等。

【护理】

一、术前护理要点

(一)护理常规

按耳鼻咽喉科术前护理常规。

(二)与本病相关的其他护理

1. 评估要点

(1)健康史及相关因素

1)有无用声不当或过度。

2)有无喉慢性炎症史。

3)有无变态反应史等。

(2)症状体征

1)轻者:间歇性声嘶、发声易疲劳、音色粗糙、发高音困难。

2)重者:音色沙哑、失声。

3)巨大息肉:失声、喘鸣、呼吸困难。

(3)辅助检查,如了解喉镜检查等阳性结果。

（4）心理及社会支持状况，如评估患者的心理状态和家庭社会支持情况。

2. 护理措施

（1）发声管理。告知患者正确用声，避免高音及快节奏的发音，避免突然尖叫、用声过度，避免假声说话。

（2）饮食管理。清淡、富含维生素饮食，避免辛辣刺激性食物，戒烟酒，戒浓茶及咖啡。

二、术后护理要点

（一）护理常规

按耳鼻咽喉科术后护理常规。

（二）与本病相关的其他护理

1. 评估要点　评估生命体征、发音和音色情况。评估有无出血等并发症发生。

2. 护理措施

（1）饮食护理。全麻清醒6小时后可进软食，次日起予普食，避免刺激性食物。

（2）发声管理。术日禁声，术后休声2周，1月内少讲话、说话时轻柔慢，避免假声说话。

3. 并发症护理　出血，参见第十一章第一节耳鼻咽喉科疾病护理常规概述。

【出院指导】

1. 自我监测　若出现声嘶加重、发声疲劳或困难等，应立即就诊。

2. 日常生活指导

（1）正确发声，避免高音发声、快速讲话、用声过度。

（2）戒烟酒及浓茶浓咖啡。

（3）避免辛辣刺激性食物，保持口腔清洁。

（3）避免过度紧张和劳累。

3. 定期复诊　按医嘱要求到医院进行复诊。

第九节　慢性化脓性中耳炎护理

慢性化脓性中耳炎（chronic suppurative otitis media）是中耳黏膜、骨膜或深达骨质的慢性化脓性炎症，按病理可分为单纯型、骨疡型、胆脂瘤型。临床上以耳内长期间断或持续性流脓、鼓膜穿孔和听力下降为特点，可引起颅内外并发症。

【治疗原则】

通畅引流，控制感染，清理病灶，恢复听力，清除病因。

1. 手术治疗　鼓室成形术、乳突改良根治术。

2. 药物治疗　抗生素、滴耳液。

【护理】

一、术前护理要点

（一）护理常规

按耳鼻咽喉科术前护理常规。

（二）与本病相关的其他护理

1. 评估要点

（1）健康史及相关因素

1）有无急性化脓性中耳炎。

2）有无急性坏死性中耳炎。

2）有无咽鼓管长期阻塞或功能不良。

3）有无鼻部和咽部的慢性病变史。

（2）症状体征，如耳内长期或间断流脓、听力下降、耳鸣、鼓膜穿孔等。

（3）辅助检查，如了解耳内镜、X线、CT、MRI检查等阳性结果。

（4）心理及社会支持状况，如评估患者的心理状态和家庭社会支持情况。

2. 护理措施

耳部护理遵医嘱正确使用滴耳液。

外耳道滴药的方法：

（1）协助患者取坐位或卧位，头偏向健侧，患耳朝上。

（2）清除外耳道的分泌物。

（3）滴耳液的温度与体温相近，以免刺激鼓膜引起眩晕。

（4）轻轻牵拉耳郭，滴药时顺外耳道后壁缓慢滴入药液，按压耳屏数次使药液进入中耳腔。

（5）滴药后，患耳朝上继续保持5～10分钟。

3. 并发症护理

（1）常见颅外并发症

1）迷路炎表现为阵发性或激发性眩晕、自发性眼震、恶心、呕吐。遵医嘱使用糖皮质激素，注意水电解质酸碱平衡，做好安全护理。

2）耳后骨膜下脓肿表现为耳内及耳后疼痛、发热、红肿及局部压痛。遵医嘱使用抗生素，做好切开引流护理。

3）周围性面瘫表现为患侧额纹消失、不能抬眉、眼睑不能闭合、鼓腮漏气、口角歪斜等。做好心理护理；眼部护理：睡觉时可戴眼罩或盖纱块保护，遵医嘱使用眼药水；指导患者做皱额、闭眼、吹口哨、示齿等动作；遵医嘱使用神经营养剂。

（2）常见颅内并发症

1）耳源性脑膜炎表现为高热、头痛、呕吐、脑膜刺激征、躁动、嗜睡、昏迷等。遵医嘱使用足量有效抗生素及糖皮质激素,注意水电解质平衡。做好腰穿护理,减少不良刺激,做好心理护理等。

2)耳源性脑脓肿起病期表现为发热、畏寒、头痛、呕吐;隐伏期表现为低热、纳差、便秘、烦躁或抑郁少语,嗜睡等;显症期表现为中毒症状、颅内高压症状、局灶性症状;终期可形成脑疝。若出现头痛剧烈、频繁呕吐、呼吸快、缓脉、血压升高以及眼底水肿等,即为颅内压增高的表现,及时报告医生,给予脱水、降压等紧急对症治疗,遵医嘱使用抗生素,注意水电解质平衡,做好心理护理,保持大便通畅等。

3)脑脊液耳漏表现为耳内有大量的清水样液体流出,其中混有少量血液和脓液;耳鸣、听力下降、耳内闭塞感;头痛、头晕。观察生命体征。避免打喷嚏、用力咳嗽,保持大便通畅,以免腹压升高引起耳漏增加。禁止耳内冲洗、耳内滴药、外耳道填塞,以免造成逆行感染。遵医嘱使用抗生素。

二、术后护理要点

(一)护理常规

按耳鼻咽喉科术后护理常规。

(二)与本病相关的其他护理

1. 评估要点 评估意识、生命体征情况,评估患者有无眩晕、眼震、剧烈头痛、发热等。评估有无出血、周围性面瘫、颅内感染等并发症发生。

2. 护理措施

(1)体位与活动。全麻清醒后,取健侧卧位或半卧位,如无眩晕、体弱等,次日可起床活动。对于植入人工听小骨患者要根据医嘱给予头部制动,避免过度活动,卧床休息3天,防止植入体移动。

(2)饮食管理。对植入人工听小骨患者进流质或半流质饮食3天,后进软食,健侧咀嚼食物。

(3)预防耳部感染

1)保持耳部清洁、干燥。保持口、鼻清洁。

2)避免擤鼻、捏鼻鼓气。

3)防止上呼吸道感染。

4)遵医嘱使用抗生素。

3. 并发症护理

1)出血,参见第十一章第一节耳鼻咽喉科疾病护理常规概述。

2)周围性面瘫,参见本节术前并发症护理。

3)颅内并发症,参见本节术前并发症护理。

【出院指导】

1. 自我监测 若出现耳痛、耳闷、耳道流脓、听力下降等,应立即就诊。

2．日常生活指导

（1）保持耳道干燥、清洁；洗澡、洗头时避免污水流入患耳。

（2）术后半年禁止游泳，以免水进入耳道，2周内不宜乘飞机，避免到高山、低压区，近期少开车或不开。

（3）正确擤鼻，避免挖耳。

（4）进清淡软食，患侧避免咀嚼食物。

（5）适当活动，注意劳逸结合。

3．用药指导　避免使用耳毒性的药物，遵医嘱正确使用滴耳液及抗生素。

4．定期复诊　按医嘱要求到医院进行复诊。

第十节　突发性耳聋护理

突发性耳聋（sudden hearing loss deafness）简称突聋，是一种突然发生的原因不明的感音神经性耳聋，可伴有耳鸣、眩晕，听力在数小时或数日内迅速丧失达到高峰，在至少3个相邻的听力测试频率内听力下降大于30dB以上。常常是单耳发病，以40～60岁发病率最高。

【治疗原则】

早期发现，早期诊断，早期治疗，争取恢复或部分恢复已丧失的听力。

1．药物治疗　糖皮质激素、营养神经药物等。

2．其他治疗　高压氧治疗、化学性迷路切除术等。

【护理】

1．评估要点

（1）健康史及相关因素

1）有无病毒感染、迷路水肿、血管病变。

2）有无外伤、肿瘤、免疫性疾病等。

3）有无长期佩戴耳机、过度疲劳、潜水、乘飞机等。

（2）症状体征，如突发性听力损失、耳鸣、眩晕、恶心、呕吐等。

（3）辅助检查，如了解纯音测听、声导抗测试、脑干听觉诱发电位检查等阳性结果。

（4）心理及社会支持状况，如评估患者的心理状态和家庭社会支持情况。

2．护理措施

（1）饮食管理。富含维生素、清淡饮食，避免辛辣刺激性食物，戒烟酒。

（2）眩晕，见梅尼埃病护理常规。

（3）用药护理。遵医嘱使用低分子右旋糖酐、血管扩张剂、糖皮质激素等药物，注意观察药物疗效与副作用。

（4）高压氧治疗。排除治疗禁忌证，行治疗前更换高压氧提供的专用的全棉无袋衣物，不可化妆,取下所有配饰及随身携带物品,治疗前一小时,避免饱腹,排空大小便,禁止服用碳酸饮料,禁止吸烟。

【出院指导】

1. **自我监测** 若出现听力下降、耳鸣、恶心等情况,应立即就诊。
2. **日常生活指导** 少用手机,禁用耳机,避开噪声环境,去除诱因。保持情绪稳定,饮食清淡。
3. **用药指导** 遵医嘱正确使用药物,避免使用耳毒性的药物。
4. **定期复诊** 按医嘱要求到医院进行复诊。

第十一节 梅尼埃病护理

梅尼埃病(meniere disease)是一种原因不明的、以膜迷路积水为主要病理特征的内耳病,其病程多变,主要表现为发作性眩晕、波动性耳聋、耳鸣、耳闷胀感。

【治疗原则】

调节自主神经功能,改善内耳微循环,解除迷路积水。

1. **药物治疗** 前庭神经抑制剂、抗胆碱能药、血管扩张药剂、钙离子拮抗剂、利尿脱水药等。
2. **手术治疗** 如前庭神经切断术、迷路切除术等。
3. **其他治疗** 化学性迷路切除术、前庭康复治疗等。

【护理】

1. **评估要点**

(1)健康史及相关因素

1)有无精神紧张、过度疲劳。

2)有无免疫反应与自身免疫疾病史。

3)有无内分泌功能障碍、自主神经功能紊乱、病毒感染史。

4)有无家族史。

(2)症状体征

1)发作性旋转性眩晕、单侧或双侧耳聋、间歇性或持续性耳鸣、耳闷胀感。

2)Tumarkin耳石危象患者突然倾倒、意识清楚,偶伴眩晕。

3)Lemoyez发作患者出现耳鸣及听力下降,在一次眩晕发作之后,耳鸣及眩晕自行缓解消失。

(3)辅助检查,如了解纯音测听、前庭功能检查、甘油试验、影像学检查等阳性结果。

(4)心理及社会支持状况,如估患者的心理状态和家庭社会支持情况。

2. 护理措施

(1)饮食管理。高蛋白、高维生素、低脂低盐饮食,禁烟酒及浓茶、咖啡。

(2)体位与活动。发作期间应绝对卧床休息,以免活动加重眩晕,症状缓解后尽早下床活动,环境保持安静,光线柔和。间歇期应适当活动,避免重体力及体育活动。

(3)用药护理。遵医嘱使用脱水剂、抗组胺药、镇静剂、血管扩张剂,观察药物疗效,使用血管扩张剂时注意血压变化。

(4)眩晕的护理

1)观察意识、面色及眩晕发作的次数、持续时间,有无恶心、呕吐等情况。

2)静卧休息,避免光和噪声刺激。

3)遵医嘱使用镇静药及抗眩晕药,观察药物疗效及副作用。

4)体位疗法:指导患者闭眼,从坐位到侧位,当眩晕消失后坐起。

5)安全护理:床栏保护,发作时避免活动,缓解后下床活动时注意防止跌倒。

(5)手术治疗患者术前、术后护理,参见第十一章第九节慢性化脓性中耳炎护理。

【出院指导】

1. 自我监测 若出现眩晕、耳鸣等应及时就诊。

2. 日常生活指导

(1)不宜从事高空、潜水的工作。

(2)发作期就地休息,请求帮助。

(3)避免骑车、登高、水边作业等。

(4)清淡饮食。

(5)劳逸结合,坚持锻炼身体,保持良好心态。

3. 用药指导 遵医嘱正确用药,避免使用耳毒性药物。

4. 定期复诊 按医嘱要求到医院进行复诊。

第十二章

口腔颌面外科疾病护理常规

第一节　口腔颌面外科疾病护理常规概述

【入院护理】

1. 病区接到入院通知后,做好新患者入院准备。

2. 热情接待新患者,双人核对患者身份,正确佩戴腕带,责任护士进行自我介绍。

3. 通知主管医生接诊新患者。

4. 进行入院护理评估,包括患者心理、生理及社会状况的评估,测量生命体征、体重等,并按要求书写入院护理记录。

5. 给予入院指导,并进行安全告知。

6. 保持病房安静、整洁、舒适、安全。

【口腔颌面外科术前护理常规】

1. 病情观察

(1)全身情况,如评估生命体征,心、肺、肾等重要脏器的状况及水电解质和酸碱平衡、全身营养状况。

(2)专科情况

1)评估颌面部有无畸形、比例是否协调、左右是否对称、关节运动是否正常等。

2)评估颌面部皮肤色泽、质地、弹性的变化及有无瘢痕、瘘口、炎症等。

3)评估牙齿的排列、数目、有无龋齿和唇、舌、口腔黏膜有无出血、炎症、增生、萎缩、溃疡、坏死等。

4)评估肿块和淋巴结的部位、大小、数目、硬度、活动度,有无压痛、波动感以及与皮肤或基底部有无粘连等情况。

(3)辅助检查,如了解口腔全景片、胸片、B超、CT、MRI检查等阳性结果。

2. 健康教育　　根据患者情况,结合病情进行多种形式的术前教育。

(1)简单介绍手术流程。

(2)共同制定术后活动锻炼计划,说明术后早期活动的重要性。

(3)与患者沟通术后疼痛评估方法及疼痛的应对措施。

(4)告知术后体位、吸氧及可能留置的各种管道(如伤口负压引流管、气管导管、导尿管、胃管等)。

(5)告知患者学会深呼吸、有效咳嗽的方法,吸烟者应戒烟。

(6)练习床上大小便。

(7)讲解术后饮食治疗的重要性。

3. 心理护理 患者口腔颌面部术后影响咀嚼功能、破坏面部形态、影响社交与生活等,护士针对患者心理状态,及时进行疏导和安慰,应用通俗易懂的语言、直观的图片宣教疾病相关知识、手术过程、注意事项等,使患者消除紧张、恐惧情绪,保持情绪稳定。

4. 胃肠道准备 成人术前禁食8小时,禁饮透明液体4小时;婴幼儿母乳喂养禁食4小时、禁水2小时。保持口腔清洁,必要时遵医嘱予洁治。

5. 口腔准备 保持口腔清洁,必要时遵医嘱予口腔洁治。口内手术者术前一天晚和晨起刷牙后用0.02%呋喃西林液或0.5%PVP-I漱口并含漱3分钟。

6. 术前一日准备

(1)男性患者剃须,女性患者擦去指甲油、口红,去除指甲贴。

(2)遵医嘱行药物敏感试验并做好记录和标识。

(3)遵医嘱配血。

(4)配合医生做好手术部位标记。

(5)术前晚遵医嘱给安眠药,保证患者良好睡眠。

(6)发现与疾病无关的体温升高、血压升高、血糖异常、女患者月经来潮等及时通知医生。

7. 术晨准备

(1)根据手术方式备皮,有需要者理发。

(2)更衣,取下假牙、手表、眼镜、饰品等,贵重物品交予家属或双人清点保管。

(3)再次核对手术部位标识。

(4)检查禁食禁饮情况。

(5)测体温、脉搏、呼吸、血压,观察有无病情变化,发现异常及时汇报医生。

(6)遵医嘱术前用药。

(7)进手术室前排空尿液。

(8)备好病历、CT片、X片、术中用药等并送患者至手术室,与手术室护士交接并填写交接单。

8. 病室及物品准备 按手术部位、麻醉方式备好术后用物,如气管切开包、心电监护仪、电动吸引器、氧气、张口器、拉舌钳、弯盘等。

【口腔颌面外科术后护理常规】

1. 术后接待患者流程要求

(1)安全搬移患者至病床,安置合适卧位。

（2）评估患者意识及生命体征,评估感知觉恢复情况和四肢活动度,有无面瘫。

（3）根据医嘱吸氧、心电监护。

（4）检查术区及供区的伤口情况,有效固定引流管并观察引流液颜色、量、性状,按要求做好标识。

（5）检查输液管路并调节滴速。

（6）与麻醉师或复苏室护士交接班并签字。

（7）告知患者及其家属注意事项。

（8）核对并执行术后医嘱。

（9）做好护理病情记录(重点记录患者返回病室时间、麻醉方式和手术方式、麻醉清醒状态、生命体征、术后体位、伤口敷料情况、伤口出血肿胀情况、引流情况、有无面瘫症状、输液用药、氧疗、饮食、皮肤、跌倒/坠床评估等;术后主要医嘱执行情况和重要的告知等)。

2. 病情观察 监测意识、生命体征等,观察有无面瘫等。

3. 呼吸道管理 做好呼吸道管理,保持呼吸道通畅。

（1）观察舌体牵引线固定是否良好,避免松脱,以便发生舌后坠时及时将舌拉出口外。

（2）头颈部伤口加压包扎松紧度适宜,以颌下伸进一指、张口度一横指为宜,不影响呼吸为原则。

4. 伤口管理 密切观察伤口出血和愈合情况,保持伤口敷料清洁干燥。观察口内碘仿纱包固定是否妥善,有无松脱;舌体有无肿胀、抬高、活动受限,有无舌根后坠等,发现异常及时通知医生。

5. 导管护理

（1）观察负压引流装置有无漏气,保持有效负压。

（2）伤口引流管一般放置3天,引流量逐日减少,24小时引流量＜10ml即可拔除引流管。

6. 活动与安全 病情稳定后,根据麻醉方式、患者的全身情况、术式、疾病性质和医嘱选择合适的卧位。鼓励患者早期活动,循序渐进增加活动量。施行特殊固定、有制动要求、休克、心力衰竭、严重感染、出血等情况的患者不宜早期活动。躁动患者使用床栏、约束带等,防止坠床、跌倒、抓脱敷料、拔除导管等意外事件的发生,必要时遵医嘱使用镇静剂。

7. 饮食管理 根据医嘱和病情给予鼻饲或流质、半流质和普食,饮食宜高热量、高蛋白质、高维生素,避免辛辣刺激性食物,做好饮食宣教,评估进食后反应。

8. 口腔护理 根据不同手术方式选用合适的口腔护理方法,常用的口腔护理方法有口腔冲洗法(参见第十二章第七节知识链接口腔冲洗技术)、口腔擦洗法和含漱法(含漱法方法同术前)。

9. 疼痛管理 评估患者疼痛的原因、性质、部位和疼痛评分;向患者宣教疼痛评分及积极止痛必要性,根据疼痛评分做好疼痛护理,遵医嘱使用止痛药,观察药效及不良反应。

10. 常见症状护理

（1）发热。评估体温及术后天数,是否为外科手术破坏、组织分解及局部渗液、渗血吸收后引起的外科热,外科热患者体温一般不超过38.5℃,无须特殊处理,术后3～5天即可自行恢复正常。安抚患者,解释原因,能进食、无心衰者鼓励多饮水,及时擦干汗液,保持皮肤清洁干燥。必要时遵医嘱选择物理降温或药物降温。

(2)咽痛。评估咽痛的原因、程度及伴随症状。

1)进食温凉流质或半流质,采用连续吞咽的方法进食,以减轻疼痛的感觉,避免进食干硬刺激性食物,以免加重疼痛症状。

2)遵医嘱对症处理,如雾化吸入,病情允许尽早拔除气管导管。

11. 并发症护理

(1)窒息表现为烦躁不安、出汗、口唇发绀、鼻翼扇动、呼吸困难、血氧饱和度低于90%或持续下降、出现"三凹征"等。一旦发生,行以下处理:

1)迅速、正确判断引起窒息的原因。

2)立即通知医生。

3)及时清除口、鼻腔及咽喉部异物。

4)舌后坠者抬高床头,头偏向一侧或俯卧位,颈部无损伤者也可面部向下,牵拉舌牵引线,将舌牵出口外固定。使用口咽通气管,解除气道阻塞,必要时配合医生行气管插管术或气管切开术。

5)因头颈部敷料加压包扎过紧引起,应立即剪开头颈部加压包扎敷料。

6)因血肿造成的急性呼吸道梗阻,给予打开伤口缝线,清除淤血、止血及消肿等处理,有窒息风险的严重患者进行紧急气管切开术等处理。

7)实施颌间结扎者,及时剪断结扎钢丝,清除口、鼻腔及咽喉部异物。

8)选择合适的氧疗方法。

(2)出血。评估出血为口内出血还是口外出血。

1)口内出血表现为口腔内持续渗血,患者口中不断吐出血性分泌物或涌出血液,或口内填塞的纱布不断渗血。一旦发生,行以下处理:

①摇高床头或半卧位。

②保持呼吸道通畅。

③用棉球或纱布压迫出血点,并协助医生用吸收性明胶海绵或碘仿纱布填塞出血部位。

④鼓励将血液吐出,不可屏气、吞下和用力咳嗽。

⑤避免进食过热食物,必要时口内含冰块或冰水。

2)口外出血。头颈部伤口出现敷料明显渗血或者伤口局部肿胀变硬,范围不断扩大,有时患者伴有刺激性咳嗽、窒息感、喉头阻塞等表现。一旦发生,行以下处理:

①评估伤口敷料渗出情况,及时通知医生换药,保持敷料干燥,根据出血部位给予加压包扎。

②颈淋巴清扫术后出血、血肿形成者,立即拆除缝线,敞开伤口,清除血肿。

③遵医嘱使用止血药。

④监测意识、生命体征、血氧饱和度、尿量等。

⑤保持病室安静,稳定患者情绪。

⑥必要时做好再次手术准备。

（3）感染表现为伤口出现红、肿、热、痛同时存在炎症反应,可予抗感染治疗加定时伤口换药。

【出院指导】

宣教自我监测、口腔卫生、活动与休息、饮食、服药及复诊等注意事项。

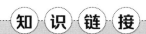

口腔颌面外科的常用备皮范围

一、备皮时间

手术当日。

二、备皮范围

1. 口腔颌面部患者术前,男性剃除胡须。

2. 下颌骨手术:上至颧弓,下至锁骨下3～5cm,左右至耳屏前垂直线,术侧耳后发际2～3cm。

3. 腮腺区手术:术侧腮腺区,术侧耳屏前,耳上后发际上3～5cm。

4. 颈淋巴清扫术、锁骨瓣:同侧耳后发际上3～5cm,耳前毛发,下至乳头水平线,前后至中线,包括腋窝。

5. 冠状切口:全冠状切口是自一侧耳轮向上经头顶至对侧耳轮,距前额发际上约3～4cm,两侧对称;半冠状切口是从患侧耳轮向上呈弧线止于中线。备皮以切口线为中心向两侧各旁开1～2cm。

6. 股动脉造影:一般选择右侧股动脉,备皮范围包括右腹股沟、会阴,上至平脐水平线,下至右大腿上1/2,左至中线,右至右腋前线。

7. 前臂皮瓣:术侧上肢及腋窝。

8. 腹部取皮植皮:上至肋缘水平,下至大腿上1/3,左右至术侧腋后线,对侧锁骨中线。

9. 腓骨瓣:术侧足背至膝关节上20～30cm。

10. 髂骨瓣:上至脐平面,下至术侧膝关节,前后至中线,会阴部。

11. 股前外侧肌皮瓣、大腿取皮植皮:肋缘至膝关节,前后过正中线,会阴。

12. 颞下颌关节手术:术侧耳屏前,耳后发际上3～5cm。

13. 上颌骨手术:口周、剪鼻毛。

14. 腭部手术:口鼻周围、剪鼻毛。

15. 颧骨手术:距手术野3～5cm毛发。

第二节　口腔颌面部恶性肿瘤护理

　　口腔颌面部恶性肿瘤（malignant tumors of the oral and maxillofacial region）上皮来源为最常见，肉瘤较少。上皮源性中鳞状细胞癌为多见。其次为腺性上皮癌和未分化癌。临床好发于舌部、颊部以及牙龈，发生在舌前2/3属舌癌（鳞状细胞癌多见），后1/3属口咽癌（淋巴上皮癌及未分化癌多见），舌癌男性多于女性。

【治疗原则】

　　根据肿瘤的发生部位、临床表现、病理类型、恶性程度和转移部位的不同而治疗方法各异。

　　1. 手术治疗　恶性肿瘤切除加相应区域颈淋巴清扫术、组织瓣移植修复术。

　　2. 辅助治疗　放疗、化疗、中医中药及其他特殊治疗，如冷冻、激光治疗等。

【护理】

一、术前护理要点

（一）护理常规

按口腔颌面外科术前护理常规。

（二）与本病相关的其他护理

1. 评估要点

（1）健康史及相关因素

1）有无外来物理性因素的刺激，如热、损伤、紫外线、X线及其他放射性物质等，以及长期慢性刺激，如残根、锐利的牙尖、不良修复体等。

2）有无致癌化学因素的刺激，如烟草、酒精、槟榔等。

3）有无致癌生物性因素的刺激，如病毒感染等。鼻咽癌、恶性淋巴瘤与EB病毒有关，鳞癌与人乳头状病毒有关。

（2）症状体征

1）舌癌和口咽癌。多为溃疡型、浸润型或外生型，主要表现为疼痛、出血、流涎、张口受限、舌运动受限，语言、咀嚼、吞咽功能障碍等，易发生区域淋巴结转移。

2）颊黏膜癌。常发生于磨牙区附近，呈溃疡型或外生型，生长较快，向深层浸润。穿过颊肌及皮肤，可发生溃破，亦可蔓延至上、下牙龈及颌骨。如向后发展可波及软腭及翼下颌韧带，引起张口困难。

3）牙龈癌。下牙龈癌较上牙龈癌为多见，男性多于女性，生长较慢，以溃疡型为最多见。早期向牙槽突及颌骨浸润，使骨质破坏，引起牙松动和疼痛。上牙龈癌可浸入上颌窦及腭部；下牙龈癌可侵及口底及颊部，如向后发展到磨牙后区及咽部时，可引起张口困难。

4）上颌窦癌。早期无明显症状,以后可出现鼻阻塞、分泌物增多、鼻泪管阻塞、眼球突出、疼痛、张口受限等,易发生区域淋巴结转移。

5）中央性颌骨癌。早期无明显症状,以后可出现牙痛、局部疼痛、牙松动、下唇麻木、张口受限等,可发生区域淋巴结和血液循环转移。

6）软组织肉瘤。好发于成年人,病程进展较快,多为实质性肿块,表皮或黏膜扩张充血,晚期伴有溃疡、出血、功能障碍症状等,常发生血液循环转移,较少淋巴结转移。

7）骨源性肉瘤。发病年龄轻,多见于20～40岁,以上下颌骨最常见,病程进展较快,皮肤表面血管扩张及充血,影像学检查示不同程度、不同骨质破坏,远处转移以肺、脑为多。

（3）辅助检查,如了解X线、CT、MRI、血管造影、B超、组织活检等阳性结果。

（4）心理和社会支持状况,如了解患者对疾病相关知识、手术方式、麻醉方式的认知程度、对术前准备及家属的支持情况等。

2. 护理措施

（1）口腔护理。术前3天给予0.02%呋喃西林漱口液漱口,三餐后和睡前共4次,如有牙垢、牙结石应予牙周洁治。

（2）供区皮肤保护。避免在供区静脉注射。

二、术后护理要点

（一）护理常规

按口腔颌面外科术后护理常规。

（二）与本病相关的其他护理

1. 评估要点

（1）评估生命体征、血氧饱和度、水电解质酸碱平衡情况。

（2）评估组织瓣供区与受区伤口有无渗血、肿胀,口内纱包固定情况。

（3）评估伤口引流管、气管导管情况。

（4）前臂瓣、腓骨瓣、股前外侧肌瓣供区患者,密切观察肢端末梢循环,包括感觉、运动、足背动脉搏动、肢体肿胀情况及皮肤温度、色泽等。

（5）评估组织瓣受区皮瓣颜色、皮肤温度、毛细血管充盈度及肿胀情况等。

（6）评估有无窒息、出血、移植组织瓣血管危象和涎瘘等并发症发生。

2. 护理措施

（1）呼吸道管理。保持呼吸道通畅,观察患者呼吸及血氧饱和度,床边备吸引器、氧气、呼吸皮囊、气切包、口咽通气管等急救物品,气管切开患者做好气管切开护理。

（2）体位与活动。移植瓣修复术后3～5天,头部正中制动或偏向患侧15°～30°,避免牵拉、受压。供区术肢抬高15°～30°,适当制动,避免受压。髂骨瓣、腓骨瓣供区患者卧床休息7天,第7天开始循序渐进下床活动。髂骨瓣供区24小时内予沙袋或棉垫压迫、腹带包扎、同侧肢体制动。

（3）导管护理。做好伤口引流管的护理,保持伤口引流管有效负压,观察负压引流装置有无漏气,固定妥,观察引流液性状、颜色、量等。

(4)移植组织瓣护理。手术当日每30分钟观察并记录1次,术后72小时内每1小时观察并记录1次,72小时后每2小时观察并记录一次,术后第6天每天观察2～3次。重点观察组织瓣颜色、皮温、肿胀程度及毛细血管充盈度等。如有异常及时通知医生。

(5)饮食管理。温凉饮食,逐渐从流质过渡到软食,避免辛辣刺激性食物,保持口腔清洁。皮瓣移植患者术后鼻饲7天,做好肠内营养护理。

(6)口腔护理。术后患者口腔自洁作用减弱,应做好口腔护理,进食后漱口,必要时可用口腔冲洗(参见第十二章第七节知识链接口腔冲洗技术),保持口腔清洁。

(7)心理护理。患者不仅担心肿瘤切除后复发、颌面部缺损影响咀嚼功能、破坏面部形态、影响社交与生活等,还担心取组织瓣后会影响肢体功能。护士应加强与患者及其家属沟通,针对患者心理状态,引导患者正确认识疾病,及时进行疏导和安慰,应用直观的图片宣教疾病相关知识、手术过程、注意事项等,使患者消除紧张、恐惧情绪,保持情绪稳定,避免因情绪紧张而导致外周小血管痉挛,而影响组织瓣血供。

(8)功能锻炼

1)舌癌术后第3周开始,进行伸舌、缩舌、顶舌、弹舌运动,3次/d,每次4个动作循环练习30分钟,同时进行语音练习。

2)胸锁乳突肌锁骨瓣患者术后适当进行肩功能训练,循序渐进。

①术后第一天:患侧肘部屈伸、屈腕运动,患侧手握拳或握弹力橡胶圈,5～10min/次,5次/d。

②术后第二天:患侧手梳头运动,颈部直立,肘部自然抬高,手触及枕部,5～10min/次,5次/d;用患侧手刷牙洗脸。

③术后第三天:用健侧手握住患侧手弯曲肘关节,触及健侧肩部,10～20min/次,每间隔2小时练习一次。

④术后第四天:患侧手越过头顶触摸健侧耳,10～20min/次,每间隔2小时练习一次。

⑤术后第五天:练习肩前屈、肩关节环转活动,进行前举、后伸、侧举、内收、内旋和外转运动,10～20min/次,5次/d。

⑥术后第六天:颈部运动,包括前屈、后仰、左右侧弯、转动头部等动作,每个动作做5～10次,10～20min/次,5次/d。

3)腓骨瓣供区术肢。术后第6天起逐步完成床边双下肢下垂坐立、健侧下肢支撑身体,以患侧脚部轻踩地站立、扶床行走、拄拐行走活动,4～5次/d,5～10min/次,直至可独立行走,训练后将患肢抬高。如活动后伤口及脚部肿胀明显者,应减少或暂停活动,拆线当日应减少活动。

4)髂骨瓣供区术肢。主要为运动功能恢复,术后第6天开始做辅助行走至渐进性行走的训练,第3周可进行爬楼梯练习。

3. 并发症护理

(1)窒息,参见第十二章第一节口腔颌面外科疾病护理常规概述。

（2）出血，参见第十二章第一节口腔颌面外科疾病护理常规概述。

（3）移植组织瓣血管危象，参见第九章第一节手外科疾病护理常规概述。

（4）涎瘘表现为部分或全部唾液不经导管系统排入口腔却流向面颊皮肤表面，瘘口周围皮肤常有潮红、糜烂、湿疹等，伤口引流管内流出大量清亮液体。协助医生拔除伤口引流管，伤口加压包扎，遵医嘱服用阿托品，避免进食酸性或刺激性食物，必要时做好手术准备。

【出院指导】

1. 自我监测　告知患者学会头颈部淋巴结自检，用双手食指与中指，从两侧耳前、耳后、枕后、下颌、颏下、颈部、锁骨上依次检查有无椭圆形或圆形肿块，如有异常，及时就诊。

2. 功能锻炼　按循序渐进的原则继续坚持锻炼。

3. 饮食指导　术后一月后可逐步过渡至软食，戒除烟酒，避免辛辣刺激性食物，多食营养丰富、易消化的食物，保证营养均衡。

4. 心理护理　保持乐观，稳定的心理状态，避免精神紧张等不良情绪。因患者说话吐词不清，吞咽不便，鼓励患者加强功能锻炼，树立生活的信心和勇气。

5. 口腔卫生　早晚刷牙，进食后漱口，保持口腔清洁。

6. 定期复诊　术后1个月、3个月、半年、一年各复查一次，此后每年复查一次。

第三节　脉管性疾病护理

血管瘤与脉管畸形是来源于脉管系统的肿瘤或发育畸形，统称为脉管性疾病（vascular anomalies），约60%发生于头颈部。

【治疗原则】

1. 血管瘤的治疗方法　主要有药物、激光、手术切除，对于复杂病例，主张采用综合治疗。婴幼儿血管瘤除生长在非美观部位、处于稳定期、不影响美观和功能的中、小型病变可以采用"等待观察"策略外，其他情况下，均应积极治疗。

2. 脉管畸形的治疗方法　主要有激光、硬化剂、栓塞和手术治疗的综合运用。对颌骨动静脉畸形目前倾向于尽量采用介入治疗，即无水乙醇和弹簧圈联合的"双介入"治疗，不仅能够根治病变，而且保留了颌骨的连续性和功能，手术切除或刮治仅作为介入栓塞补充治疗手段。

【护理】

一、术前护理要点

（一）护理常规

按口腔颌面外科术前护理常规。

（二）与本病相关的其他护理

1．评估要点

（1）健康史及相关因素

1）有无家族史、既往史。

2）母亲妊娠初期有无行绒毛膜穿刺检查、是否早产及胎儿缺氧应急、孕期是否服用大量黄体酮等因素。

3）胎儿发育期有无频繁接触放射线、微波等。

（2）症状体征

1）血管瘤大部分发生于面颈部皮肤、皮下组织，极少数见于口腔黏膜。血管瘤的病程可分为增生期、消退期及消退完成期。增生期表现为红斑高出皮肤，高低不平似杨梅（草莓）状。静止消退期，病损由鲜红变为暗紫、棕色，皮肤可呈花斑状。消退完成期，大面积的血管瘤完全消退以后遗留局部色素沉着、浅瘢痕、皮肤萎缩下垂等体征。

2）脉管畸形属于先天性发育畸形，出生时即已发生，但可能一开始不太明显而待体积增大后方被发现。脉管畸形的体积增大是脉管结构的渐进性缓慢扩张所致，而不是血管内皮细胞异常增生所致。

①静脉畸形，好发于颊、颈、眼睑、唇、舌或口底部。表浅病损呈蓝色或紫色，如果位置较深则皮肤或黏膜颜色正常。

②微静脉畸形，俗称胎记、鲜红斑痣或葡萄酒色斑。多发于颜面部皮肤，常沿三叉神经分布区分布，口腔黏膜少见。出生后即有，呈鲜红或紫红色，与皮肤表面平，周界清楚。其外观不规则，大小不一。以手指压迫病损，表面颜色退去；解除压力后，血液立即又充满病损区，恢复原有大小和色泽。

③动静脉畸形，即传统分类中的蔓状血管瘤，在脉管畸形中所占比例较低，约为1.5%。是由动脉与静脉间交通的多个瘘管所构成的先天性畸形。病损高起呈念珠状，表面温度较正常皮肤高。患者可能自己感觉到搏动，触之有震动感，听诊有吹风样杂音。若将供血的动脉全部压闭，则病损区的搏动和杂音消失。病变可侵蚀基底的骨质，也可突入皮肤或黏膜，使其变薄，甚至溃烂、坏死、出血。

④淋巴管畸形，过去称为淋巴管瘤，是淋巴系统的发育畸形。常见于儿童及青少年。好发于舌、唇、颊及颈部。按其临床特征及组织结构，可分为微囊型与大囊型两类。微囊型：包括传统分类中的毛细管型及海绵型淋巴管瘤。大囊型即传统分类中的囊肿型或囊性水瘤。

⑤混合型脉管畸形，存在一种类型以上的脉管畸形时，都可称为混合型脉管畸形。如前述的微静脉畸形与微囊型淋巴管畸形并存，血管瘤与脉管畸形、微静脉畸形与静脉畸形并存等。

3）体位试验阳性。脉管畸形需做体位试验。当头低位时，病损区充血膨大，恢复正常位置后，肿胀亦随之缩小恢复原状，此称为体位试验阳性。

（3）辅助检查，如了解血管瘤穿刺、B超、CT、MRI、DSA检查等阳性结果。

（4）心理和社会支持状况，如了解患者对疾病相关知识、手术方式、麻醉方式的认知程度、对术前准备及家属的支持情况等。

2. 护理措施

（1）自身防护。用软毛牙刷刷牙，动作轻柔，防止咬破或划破瘤体，避免剧烈运动，损伤病变处。

（2）饮食护理。脉管畸形患者忌食辛辣等刺激性食物及干果、骨头等较硬食物。

（3）发热护理。瘤体注射平阳霉素6～12小时后，患者可出现寒战、体温升高、全身酸痛、乏力等。按发热护理常规。

（4）选择性血管造影数字减影检查护理，参见第四章第十节脑血管介入治疗护理。

3. 并发症护理

（1）溃疡是血管瘤的常见并发症，常伴发于上唇。表现为皮肤或黏膜表面组织的局限性缺陷、溃烂，其表面常覆盖有脓液、坏死组织或痂皮，愈后遗有瘢痕。密切观察溃疡的部位、范围、深度，分泌物的颜色、量、性质，按时换药，遵医嘱使用抗生素，必要时做好手术准备。

（2）出血。多数情况下出血量较少，表现为血管瘤表面渗血，也可引起大出血，甚至休克。出血量少时配合医生进行瘤体缝扎术，出血量多时行瘤体缝扎术或颈动脉结扎术。

（3）色素改变和瘢痕形成是激光治疗的常见并发症。应避免阳光直接照射，配合医生处理。

二、术后护理要点

（一）护理常规

按口腔颌面外科术后护理常规。

（二）与本病相关的其他护理

1. 评估要点 评估生命体征、水电解质酸碱平衡情况，评估伤口有无渗血、肿胀，颈动脉体瘤患者评估意识及四肢活动情况。评估有无出血、窒息、感染等并发症发生。

2. 并发症护理

（1）出血，参见第十二章第一节口腔颌面外科疾病护理常规概述。

（2）窒息，参见第十二章第一节口腔颌面外科疾病护理常规概述。

（3）感染，参见第十二章第一节口腔颌面外科疾病护理常规概述。

【出院指导】

1. 自我监测 拆线后观察伤口区有无红肿、肿胀、液体流出等，如有异常，及时来院就诊。

2. 口腔卫生 早晚刷牙，饭前饭后漱口，保持口腔清洁。

3. 饮食指导 戒烟酒，避免辛辣、过冷、过热等刺激性食物，加强营养，宜进食营养丰富、软烂易消化的食物。

4. 活动与休息 保持充分休息，避免劳累和过度活动。注意不要磕碰伤口，结痂未完全脱落者不要撕、抠，避免出血。

5. 定期复诊 术后3个月复查，如出血或复发及时就诊。

第四节　唾液腺肿瘤护理

唾液腺(旧称涎腺)包括腮腺、下颌下腺、舌下腺三对大涎腺,以及位于口腔、咽部、鼻腔及上颌窦黏膜下层的小唾液腺。唾液腺肿瘤(salivary gland tumor)以腮腺肿瘤发病率最高,大部分为良性,舌下腺肿瘤很少见,但一旦发生,很可能是腺样囊性癌。任何年龄均可发生,但有明显性别差异。

【治疗原则】

1. **手术治疗**　肿瘤加腺体切除术、肿瘤加腺体切除加颈淋巴结清扫术。
2. **辅助治疗**　放疗、化疗。

【护理】

一、术前护理要点

(一)护理常规

按口腔颌面外科术前护理常规。

(二)与本病相关的其他护理

1. 评估要点

(1)健康史及相关因素,如有无吸烟史、家族史、涎腺肿瘤史。

(2)症状体征

1)腮腺恶性肿瘤表现为耳前区、耳前下或腮部出现肿块,伴有不同程度的面瘫症状。

2)下颌下腺恶性肿瘤表现为下腺三角区肿块,恶性者常有自发痛、触痛和神经受累症状,如舌痛、舌麻木、伸舌时舌尖歪向患侧、口角下垂等。

3)舌下腺恶性肿瘤。部分患者可自觉一侧舌痛或麻木、舌运动受限,影响说话及吞咽。

4)小涎腺肿瘤,以腭部为最常见,一般发生于一侧腭后部及软硬腭交界区,肿瘤固定而不活动,恶性肿瘤可伴有疼痛或灼痛感、上腭麻木不适、患侧眶下区或上唇麻木、进食障碍等。

(3)辅助检查,如了解 B 超、CT、细针吸取活检(腮腺和下颌下腺禁忌作活检)等阳性结果。

(4)心理和社会支持状况,如了解患者对疾病的相关知识,手术方式、麻醉方式的认知程度、对术前准备及家属的支持情况等。

二、术后护理要点

（一）护理常规

按口腔颌面外科术后护理常规。

（二）与本病相关的其他护理

1. 评估要点

1）评估患者生命体征和水电解质酸碱平衡状况。

2）评估伤口有无渗血、肿胀，伤口加压包扎者评估伤口包扎松紧度。

3）评估伤口皮片引流管或负压引流管引流液颜色、量、性状。

4）腮腺肿瘤患者评估面神经损伤情况，颌下腺肿瘤患者评估颌下区肿胀情况，舌下腺肿瘤患者评估舌体有无抬高。

5）评估有无窒息、出血、涎瘘、面神经麻痹，舌神经、舌下神经受累及耳大神经损伤，面部畸形等并发症发生。

2. 护理措施

（1）饮食管理。清淡饮食，避免进食酸辣刺激性食物，以减少唾液腺分泌，预防涎瘘发生。

（2）伤口引流护理。术后伤口留置引流皮片或负压引流管3天，观察伤口敷料渗出情况，必要时通知医生及时换药，做好伤口引流管的护理，保持伤口引流管有效负压，观察负压引流装置有无漏气，固定妥，观察引流液的性状、颜色、量等。

（3）加压包扎管理。观察加压包扎松紧度是否合适。松紧度以颌下伸进一指张口度一横指为宜，不影响患者呼吸。

（4）心理护理。对术中牵拉神经导致的术后暂时性面神经损伤，经应用神经营养药物、面肌功能训练等，一般3个月后可恢复正常，做好相关疾病知识解释工作，增加患者治愈的信心。

3. 并发症护理

（1）窒息，参见第十二章第一节口腔颌面外科疾病护理常规概述。

（2）出血，参见第十二章第一节口腔颌面外科疾病护理常规概述。

（3）涎瘘，参见第十二章第二节口腔颌面部恶性肿瘤护理。

（4）面神经麻痹是最常见并发症之一，表现为患侧额纹消失，眼睑闭合不全，鼻唇沟变浅，口角歪斜、下唇运动减弱、下唇偏斜等。未切断面神经者，可望在术后3～6月恢复，遵医嘱给予激素、B族维生素等营养神经，配合针灸、理疗促进神经功能的恢复，指导患者进行面肌功能训练。患者眼睑不能闭合者，睡眠时戴眼罩，患眼涂抹金霉素眼膏保护眼角膜。

（5）舌神经、舌下神经受累及耳大神经损伤。舌神经、舌下神经受累表现为舌部运动受限、舌痛、舌麻木，遵医嘱对症处理；耳大神经损伤表现为耳垂下区对疼痛不敏感，感觉迟钝，一般3个月自行恢复，无须处理。

【出院指导】

1. 自我监测 若有伤口区红肿、渗液等应及时就诊。

2. 用药指导 遵医嘱饭前半小时服用抑制腺体分泌的药物,如阿托品片,不得擅自停药或增减剂量。

3. 口腔卫生 早晚刷牙,饭前饭后漱口,保持口腔清洁。

4. 饮食指导 术后一月内给予半流质或软食,腮腺手术者三个月内禁止辛辣刺激性食物。

5. 伤口管理 拆线后腮腺区继续加压包扎3天,以防涎瘘形成。

6. 定期复诊 术后1个月、3个月、6个月复诊。

第五节　颌骨囊肿护理

颌骨囊肿(jaw cysts)是指在颌骨内出现一含有液体的囊性肿物,逐步增大、颌骨膨胀破坏,根据组织来源可分为牙源性及非牙源性以及临床上比较少见的假性囊肿(囊壁无上皮衬里,仅为一层纤维组织)。

【治疗原则】

1. 根管治疗 通过清除根管内的炎症和坏死物质,并进行适当消毒,充填根管,以去除根管内容物对根尖周围组织的不良刺激,防止根尖周病变的发生或促进根尖周病变的愈合。

2. 手术治疗 颌骨囊肿刮除术、根管治疗及根尖切除术、颌骨巨大囊肿摘除术时加自体骨植入修复术。

【护理】

一、术前护理要点

(一)护理常规

按口腔颌面外科术前护理常规。

(二)与本病相关的其他护理

1. 评估要点

(1)健康史及相关因素

1)有无颌面部损伤史、炎症史。

2)有无家族史。

3)有无牙齿倾斜、深龋、残根、多牙或死髓牙等。

(2)症状体征。颌骨进行性无痛性肿大,较大者扪及乒乓球样压弹感,常有牙的病变(根尖囊肿)或缺牙,可伴有牙齿胀痛、移动、松动、发热和全身不适。

(3)辅助检查,如了解囊肿穿刺、口腔全景片、颌骨CT、牙髓活力测定检查等阳性结果。

(4)心理和社会支持状况,如了解患者对疾病相关知识、手术方式、麻醉方式的认知程度、对术前准备及家属的支持情况等。

2. 护理措施 饮食管理。清淡饮食,避免酸辣刺激性食物。

二、术后护理要点

(一)护理常规

按口腔颌面外科术后护理常规。

(二)与本病相关的其他护理

1. 评估要点 评估生命体征、水电解质酸碱平衡状况,评估碘仿纱条有无松脱。评估有无出血、感染等并发症发生。

2. 护理措施

(1)填塞护理。一般在术后3天开始抽除纱条,术后7天抽完,观察纱条抽出后局部有无疼痛、渗血等。

(2)取骨区护理。髂骨取骨植骨术者沙袋或棉垫压迫取骨区24小时,术肢制动6小时,腹带包扎,观察取骨肢体的运动、感觉、血液循环状况。术后卧床休息7天,7天后可逐渐下床活动。

(3)饮食管理。温凉饮食,逐渐从流质过渡到软食,避免辛辣刺激性食物,保持口腔清洁。髂骨移植患者术后鼻饲7天,做好肠内营养护理。

3. 并发症护理

(1)出血,参见第十二章第一节口腔颌面外科疾病护理常规概述。

(2)感染,参见第十二章第一节口腔颌面外科疾病护理常规概述。

【出院指导】

1. 自我监测 若伤口红肿、渗液、碘仿纱条脱落等应及时就诊。

2. 口腔卫生 早晚刷牙,饭前饭后漱口,保持口腔清洁。

3. 饮食指导 戒烟酒,避免辛辣、过冷、过热等刺激性食物,加强营养,宜进食营养丰富、软烂易消化的食物。

4. 定期复诊 口内碘仿纱条填塞患者,术后1周门诊换药或去除,1个月、3个月、半年复诊。

第六节　颌面部骨折护理

颌面部骨折(fracture of the maxillofacial region)是多因颌面部损伤而引起的颌面部骨断裂,包括下颌骨骨折、上颌骨骨折、颧骨及颧弓骨折、鼻筛骨骨折和眼眶骨折,多发生在下颌骨,可引起面部畸形和正常咀嚼功能的丧失。

【治疗原则】

患者应及时进行治疗,为避免骨折错位愈合,尽早进行骨折的精确复位。颌骨骨折复位的标准是恢复患者原有的咬合关系。

1. 手法复位 主要用于新鲜骨折并且移位不大的线性骨折,复位后应妥善的颌间牵引固定,属于非手术治疗。

2. 牵引复位 主要用于手法复位效果不满意,或伤后2～3周骨折已发生纤维性愈合的患者。分为颌间牵引及口外牵引两种。

3. 手术切开复位 主要用于有开放性创口的骨折闭合性颌骨复杂骨折或已有错位愈合的陈旧性骨折。切开复位内固定术是目前最常用的手术方法。

【护理】

一、术前护理要点

(一)护理常规

按口腔颌面外科术前护理常规。

(二)与本病相关的其他护理

1. 评估要点

(1)健康史及相关因素,如有无暴力、损伤、撞击史。

(2)症状体征

1)下颌骨骨折主要表现为骨折段移位、咬合错乱、下唇麻木、张口受限等。

2)上颌骨骨折主要表现为面型改变、咬合关系错乱、眶周瘀斑、眼睑及球结膜下出血、视觉障碍、失明、口鼻腔出血等,常伴发颅脑损伤。

3)颧骨及颧弓骨折主要表现为颧面部塌陷畸形、张口受限、复视、神经症状眼睑闭合不全、眶周皮下眼睑和结膜下出现出血性瘀斑。

4)鼻眶筛骨折主要表现为鞍鼻畸形、鼻出血、鼻通气障碍、嗅觉障碍、眼睑部瘀斑以及脑脊液漏等。

5)眼眶骨折主要表现为骨折移位、眼球内陷、复视、眶周淤血肿胀、眶下区麻木等眼部症状。

(3)辅助检查,如了解CT三维重建、口腔全景片检查等阳性结果。

(4)心理和社会支持状况,如了解患者对疾病相关知识、手术方式、麻醉方式的认知程度、对术前准备及家属的支持情况等。

2. 护理措施

(1)呼吸道管理。保持呼吸道通畅,观察患者呼吸及血氧饱和度,床边备吸引器、氧气、呼吸皮囊、气切包、口咽通气管等急救物品,气管切开患者做好气管切开护理。

（2）伤口管理。已发生感染的伤口不宜缝合,常行创面湿敷、清洗以控制感染,待创面清洁、肉芽组织健康生长后进一步处理;清创缝合的伤口可予暴露或加压包扎,观察伤口缝合处有无炎症或异常分泌物渗出。

（3）体位与活动。头偏向健侧,以免骨折处受压,伴有脑脊液漏的患者按神经外科术后并发症之"脑脊液漏"护理。

3. 并发症护理

（1）出血,参见第十二章第一节口腔颌面外科疾病护理常规概述。

（2）窒息,参见第十二章第一节口腔颌面外科疾病护理常规概述。

（3）脑脊液漏,参见第四章第一节神经外科疾病护理常规概述。

二、术后护理要点

（一）护理常规

按口腔颌面外科术后护理常规。

（二）与本病相关的其他护理

1. 评估要点 评估呼吸频率、节律和幅度,血氧饱和度变化,评估咬合关系是否恢复正常、颌间牵引是否合适。评估有无出血、窒息、感染等并发症发生。

2. 护理措施

（1）保持呼吸道通畅。留置气管插管者,有效固定,严格掌握拔管指征,病情稳定后协助医生拔除气管插管,拔管后密切观察呼吸情况。实施颌间结扎者,床旁备钢丝剪,患者口鼻分泌物或呕吐物不能清除时及时吸出,必要时剪断结扎钢丝,防止窒息。

（2）饮食管理。颌骨骨折患者除咀嚼功能障碍外,食欲及循环功能均正常,应给予高能量和营养丰富的流质饮食或软食,每日应增加进食次数,维持机体需要,促进伤口愈合。不能张口或颌间牵引的患者可将吸管置于磨牙后区经口进流质,颌间牵引一般保留2周,拆除后可进半流质饮食,半年内禁止咬硬物。留置气管插管患者术后鼻饲7天,做好肠内营养护理。

（3）口腔护理。术后患者口腔自洁作用减弱,应做好口腔护理,进食后漱口,必要时可用口腔冲洗(参见第十二章第七节知识链接口腔冲洗技术),保持口腔清洁。

（4）功能锻炼

1）髁状突骨折患者张口训练方法:

①术后7天开始指导患者张口练习,刚开始时张口度以患者有酸胀感为宜,不宜张口过大,以防伤口裂开或出血。

②术后10天开始进行正常训练,每天5次以上,被动张口度以被动张口至有疼痛感为止,保持5~10分钟,每次训练15~20分钟。

③训练应循序渐进,逐渐增加张口度,张口度是指上下中切牙切缘间的距离,每周至少应增大1mm,成人张口度应练习到35mm以上,儿童视年龄一般到30mm以上。

④张口训练至少需进行6个月,一般进行12个月,在不应用张口器被动开口情况下,可

张口达35mm为训练成功的标准。

⑤练习中应定期复查,一般在术后3个月、6个月时复查。

2)颌骨骨折患者张口训练方法:

①颌间牵引的患者术后第3周起,进食时可逐渐去除牵引的橡皮圈,允许适当的活动,以锻炼咀嚼功能;餐后挂上橡皮圈,以维持牵引状态。

②术后第4周可完全去除牵引的橡皮圈,缓慢进行张口练习,张口度由小逐渐增大。

③术后第6周可拆除固定的牙弓夹板,张口练习逐渐至正常张口度。

3. 并发症护理

(1)出血,参见第十二章第一节口腔颌面外科疾病护理常规概述。

(2)窒息,参见第十二章第一节口腔颌面外科疾病护理常规概述。

(3)感染,参见第十二章第一节口腔颌面外科疾病护理常规概述。

【出院指导】

1. 自我监测　拆线后观察伤口区有无红肿、疼痛等不适,或发现结扎钢丝脱落、松懈、断裂,咀嚼时颌骨、牙齿疼痛等,应及时就诊。

2. 口腔卫生　进食后清洁口腔。颌间固定患者可用儿童牙刷清洁口腔。如使用颌间弹性牵引的患者,在3周后,即骨折处已发生纤维性愈合时,可在饭前取下颌间牵引的橡皮圈,饭后用漱口液漱口后,重新悬挂橡皮圈,位置和方向应与摘除前保持一致。

3. 饮食指导　颌间牵引予流质饮食;拆除后可进半流食;半年内禁咬硬物,以免再次发生骨折。

4. 功能锻炼　继续按照循序渐进的原则进行张口训练。

5. 活动与休息　3个月内避免剧烈运动,避免挤压、碰撞患处,颧弓颧骨骨折患者术后10天内限制大张口活动。

6. 定期复诊　出院后1个月复查。根据病情需要,医生决定是否拆除术中固定用钛板,若需拆除则于术后半年行手术拆除。

第七节　先天性唇腭裂护理

唇腭裂(cleft lip and palate)是口腔颌面外科最常见的先天性畸形,发病率高达1.62‰。唇腭裂畸形可以引起口腔和颌面部多个器官形态与功能异常,并可以导致患者的身心障碍,影响患者的生存质量。

【治疗原则】

目前对唇腭裂最有效的治疗就是以外科手术为中心的多学科共同参与的综合序列治疗,就是在患者从出生到长大成人的每一个生长发育阶段,治疗其相应的形态、功能和生理缺陷。

【护理】

一、术前护理要点

(一)护理常规

按口腔颌面外科术前护理常规。

(二)与本病相关的其他护理

1. 评估要点

(1)健康史及相关因素

1)遗传因素:有无遗传史。

2)感染和损伤:母亲在妊娠初期有无损伤、病毒感染(风疹)史。

3)营养因素:妊娠期间有无维生素的缺乏。

4)其他因素:母亲在妊娠初期是否服用环磷酰胺等药物、有无频繁接触放射线、微波、吸烟、酗酒等。

(2)症状体征

1)单侧或双侧唇裂。

2)单侧或双侧唇裂,部分患者伴牙槽嵴裂。

3)单侧或双侧唇裂,部分患者伴腭裂。

4)大部分腭裂伴腭裂语言、吸吮功能障碍、牙列错乱、听力功能影响、颌骨发育障碍和口鼻腔自洁作用的改变。

5)部分患儿进食时易从鼻孔溢出或鼻腔逆流。

6)全身情况,如患儿体重、营养较正常人差,经常伴有上呼吸道感染的症状等。

(3)辅助检查,如了解咽腔造影、听力检测、语音评估检查等阳性结果。

(4)心理和社会支持状况,如了解患者对疾病相关知识、手术方式、麻醉方式的认知程度、对术前准备及家属的照护支持系统情况等。

2. 护理措施

(1)心理护理。唇腭裂不仅影响咀嚼、吞咽、吸吮、语言,而且还影响美观,患者与家属均有不同程度的害羞、自卑心理,部分可能产生终生的心理障碍。评估患者及其家属的心理需求,帮助家长正确认识疾病,避免过分担忧,并鼓励他们积极参加社会活动和人际交往。

(2)术前准备

1)注意保暖,防止感冒,上呼吸道感染的患儿经治疗后方可手术。

2)术前一天清洁鼻腔、必要时剪鼻毛,男性患者刹胡须。

(3)饮食管理。练习使用匙羹喂食患儿,腭裂患者喂食时应取端坐卧位。

二、术后护理要点

(一)护理常规

按口腔颌面外科术后护理常规。

(二)与本病相关的其他护理

1. 评估要点　评估呼吸频率、节律和幅度,血氧饱和度变化,评估口内碘仿纱条有无松脱。评估有无窒息、出血、感染、咽喉部水肿、伤口裂开或穿孔(腭瘘)等并发症发生。

2. 护理措施

(1)体位与活动。唇裂手术麻醉清醒后,父母即可抱起患儿,以减轻患儿的疼痛及恐惧,减少哭吵,防止伤口裂开。头侧位或头低位,以便口内血液或涎液流出,防止误吸。

(2)饮食管理

1)温凉流质饮食,避免过热、过硬及残渣过多的食物。

2)汤勺喂食,防止吸吮造成伤口出血及开裂。喂食不可过急,以免发生呛咳。

3)腭包拆除后2小时应避免进食,以免引起伤口出血。

4)对因伤口或咽喉部疼痛而不敢吞咽的患儿,应向其及家属耐心讲解术后进食与疾病恢复的重要性,鼓励进食。

(3)伤口管理

1)避免患儿大声哭叫、大口吞咽、进食过硬或过烫食物,避免碰撞、搔抓伤口,注意保暖、防止感冒,唇裂患儿必要时安放唇弓,以免伤口裂开。

2)唇部伤口每天用0.5%PVP-I擦拭,保持伤口清洁。

3)腭裂患者喂食后进食少量温开水以清洁口腔或予0.02%呋喃西林液含漱。吸痰时,吸痰管应避免接触伤口,放置腭包者密切观察固定是否妥善,避免松脱。

3. 并发症护理

(1)窒息,参见第十二章第一节口腔颌面外科疾病护理常规概述。

(2)出血,参见第十二章第一节口腔颌面外科疾病护理常规概述。

(3)感染,参见第十二章第一节口腔颌面外科疾病护理常规概述。

(4)咽喉部水肿表现为声音嘶哑、吞咽困难、呼吸加快等。遵医嘱给予激素,必要时行气管切开,以保持呼吸道通畅。

(5)伤口裂开或穿孔(腭瘘)。腭裂术后伤口裂开或穿孔,多发生于术后7天左右。表现为伤口全部裂开或部分坏死。一般不急于立即再次手术缝合,以术后12个月行二期手术为好。

(6)打鼾或睡眠时暂时性呼吸困难。由于局部组织肿胀引起,可随肿胀消退而呼吸逐渐恢复正常,如发生永久性鼻通气障碍,需再次手术矫治。

【出院指导】

1. 自我监测　若出现伤口裂开等情况应及时就诊。

2. 饮食指导　术后维持流质1周,半流质1周,2周后可进普食。

3. 伤口管理　保持伤口清洁,避免碰撞、搔抓伤口。

4. 指导后续治疗　唇腭裂患儿往往还需要根据个体情况选择性地增加咽成形术、牙槽植骨术、正颌手术、正畸治疗等,还须让家长了解序列治疗步骤及时机,指导家长定期带患儿复诊,按时进行下一阶段治疗。指导患者进行语音训练,腭裂术后3个月建议患儿练习发"啊"音或高声唱歌练习、水泡训练等加强腭咽闭合功能,增加呼气功能锻炼,让患儿练习吹口琴、笛子等吹气乐器,训练患儿持续而有节制地呼气。

5. 心理指导　唇腭裂患儿在人格发育上与一般正常孩子无异,只是必须配合长期的、多项的、复杂的治疗计划,因此患儿父母必须花费更多的心血,尽量克服愧疚和同情的情绪,把他当作正常的孩子哺养,培养患儿内在的能力与信心,以面对外在的挫折与压力。

6. 定期复诊　1个月、3个月、半年定期复诊。

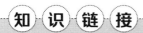

口腔冲洗技术

口腔冲洗技术是将冲洗液利用一定的冲击力冲洗至口腔内的护理技术,它通过水流在口腔内不断冲洗,不仅能将口腔各部位以及口腔深部的各种污垢清除,并利用液体的作用及顺位引流,使细菌在黏膜、口咽部的吸附能力明显下降,随着不断冲洗吸引而排出,达到彻底有效清洁口腔的目的。

【常用冲洗液】

1. 过氧化氢溶液(3%)　为强氧化剂,有防腐、防臭和抑制厌氧菌繁殖的作用。

2. 呋喃西林液(0.02%)　为广谱抑菌、杀菌消毒剂,对革兰氏阳性和阴性菌均有效。

3. 生理盐水　对口腔无刺激,无异味,患者易接受。

【护理】

1. 评估要点

(1)患者的年龄、病情、手术方式、口腔清洁度、口腔黏膜及伤口情况等。

(2)患者意识状态、自理能力、对口腔冲洗的耐受及合作程度等。

2. 用物准备　手套、手电筒、液体石蜡、棉签、口腔冲洗器、一次性治疗碗、治疗巾、呋喃西林溶液或过氧化氢溶液、生理盐水、吸痰管、吸引器、口镜。

3. 操作要点

(1)核对医嘱,人员、物品准备。

(2)携用物至患者右侧,核对床号、姓名;解释目的,说明操作配合方法和注意事项。

(3)协助患者取舒适体位,病情允许的情况下抬高床头30°,颌下铺治疗巾,头偏向一侧。

(4)生理盐水棉球湿润口角,用口镜拉开口角或请患者张口,检查口腔黏膜及伤口情况。

(5)甲护士在患者患侧,准备冲洗液。乙护士在患者健侧,准备吸引器。

(6)告知患者闭合双眼,甲、乙护士同时用口镜向斜上方拉开患者口角,暴露冲洗视野,甲护士将冲洗液注入口内冲洗(顺序:从健侧颊部沿上龈颊沟、上牙齿间隙冲至患侧颊部,再从健侧颊部沿下龈颊沟、下牙齿间隙冲至患侧颊部,然后冲洗上腭、舌、口底等部位)。乙护士将吸引器头放置在口腔最低点(注意避开伤口),吸尽口腔内冲洗液。

(7)用生理盐水按以上同样方法和顺序再次冲洗,以冲净为标准。

(8)冲洗完毕,为患者擦净面部、口周。口角有溃烂者,涂抗生素软膏,协助患者取舒适卧位,用快速手消毒液消毒双手。

(9)整理用物,洗手。

4. 注意事项

(1)冲洗过程中请患者闭合双眼,避免将冲洗液溅入眼内。

(2)冲洗前固定好冲洗头,避免将冲洗头掉入口内;冲洗液要及时吸净,以免引起误吸或误吞。

(3)冲洗速度要均匀,应调节电动吸引器负压在0.013～0.026MPa,宜距离冲洗点2～4cm进行冲洗。避免用力冲洗伤口;吸引时避开缝合线头,以免引起伤口疼痛或因牵拉使伤口裂开。

(4)冲洗顺序应遵循自上而下,由健侧至患侧的原则。

(5)过氧化氢等消毒液冲洗后,立即用生理盐水冲洗干净,以免引起不适。

(6)甲乙护士配合要默契,动作要轻柔,牵拉力以充分暴露伤口但尽量不引起伤口疼痛为宜。

(7)整个操作过程中密切观察病情变化,如有异常,停止冲洗,及时通知医生。

(8)长期应用抗生素者要注意口腔黏膜有无真菌感染,口腔破溃处遵医嘱用药。

第十三章

烧伤护理常规

第一节　热力烧伤护理

热力烧伤(thermal injury)是指由于热力如火焰、热液(水、油、汤)、热金属(液态和固态)、蒸汽和高温气体等所致的人体组织或器官的损伤。

【治疗原则】

现场急救、防治休克、创面处理和防治感染。

【护理】

一、现场急救

1. 迅速脱离热源　火焰烧伤者应尽快脱离火场,脱去燃烧衣物,就地翻滚或跳入水池灭火,助救者可用非易燃物品(如棉被、毛毯)覆盖,以隔绝灭火。切勿奔跑呼叫或用双手扑打火焰,以免助燃和导致吸入性损伤。若附近有凉水,可冲淋或浸浴以降低局部温度。

2. 保护创面　剪开取下伤处的衣裤,不可剥脱;创面可用干净敷料或布类简单包扎后送医院处理,避免受压。避免用有色药物涂抹,以免影响对烧伤深度的判断。

3. 维持呼吸道通畅　随时注意面颈部烧伤和疑有吸入性损伤患者的呼吸状况,出现呼吸困难时要及时给予氧气,必要时行气管插管或气管切开。合并一氧化碳中毒者,按一氧化碳中毒处理,给予高流量吸氧或高压氧治疗。

4. 积极处理危及生命的创伤　若合并大出血、开放性气胸、硬脑膜外血肿、严重中毒等,则应迅速按照相应专科处理和急救。

5. 防治休克和感染　高度口渴、烦躁不安常提示患者休克严重,应建立静脉通路,加快补液,只可少量口服淡盐水或烧伤饮料;疼痛剧烈者可酌情使用镇静剂、镇痛剂等。中、重度烧伤者使用抗生素。

6. 妥善转运　在现场急救后,轻患者即刻转送。烧伤面积较大者,如不能在伤后1~2小时内送到附近医院,应在原地积极进行抗休克治疗,待休克控制后再转送。转运途中应建立静脉输液通道,保持呼吸道通畅。

二、重度烧伤和特重度烧伤护理

重度烧伤指烧伤总面积大于体表面积30%,或Ⅲ度烧伤面积大于体表面积10%,或总面积不足31%,但有以下情况之一者:①全身情况严重或有休克;②有复合伤或合并伤(如严重创伤、化学中毒等);③中、重度吸入性损伤;④婴幼儿头面烧伤超过5%。

特重度烧伤指烧伤面积大于体表面积50%,或Ⅲ度烧伤面积大于体表面积20%,或存在较重的吸入性损伤、复合伤等。

(一)休克期

烧伤后48小时内为休克期,严重者可延至72小时,尤其在前8小时更为重要。

1. 评估要点

(1)评估受伤的原因、受伤环境,与烧伤因子接触时间,烧伤后现场急救经过,受伤当时有无意识改变及其他并发症,伤后尿量及抢救经过。

(2)评估烧伤的面积、深度及烧伤严重程度,检查有无声嘶、鼻毛烧焦,排除吸入性损伤。

(3)评估意识、生命体征及有无口渴、恶心、呕吐等情况;评估尿液的色、质、量,有无血红蛋白尿和沉淀出现;评估疼痛的程度、性质,确定疼痛的原因;评估末梢血液循环。

(4)评估有无血钾升高、血钠下降、代谢性酸中毒。

(5)评估有无合并伤,如骨折、颅脑外伤等。

(6)评估心理社会支持状况。

2. 护理措施

(1)保持环境安静、清洁,定时消毒,冬季室温维持在30~32℃,夏季维持在28~30℃,相对湿度不超过40%~50%。治疗、护理集中进行,减少对患者的刺激;严格执行消毒隔离制度,限制探视,接触患者前后加强手卫生。

(2)有头、面、颈烧伤,吸入性损伤未建立人工气道者需密切注意呼吸情况,做好呼吸道管理,必要时做好气管切开准备。

(3)休克期补液管理:

1)迅速建立2~3条能快速输液的静脉通路,必要时行深静脉穿刺置管。

2)根据烧伤早期体液渗出的规律估计补液总量。通常按患者烧伤面积和体重计算补液量。每1%烧伤面积(Ⅱ度、Ⅲ度)每公斤体重,应补充胶体液和电解质液共1.5ml(儿童为1.8ml,婴儿为2ml),另加每日生理需要量2000ml(儿童60~80ml/kg,婴儿100ml/kg)。即第1个24小时补液量=体重(kg)×烧伤面积×1.5ml(儿童为1.8ml,婴儿为2ml)+2000ml(儿童60~80ml/kg,婴儿100ml/kg)。

伤后第1个24小时,补液总量的一半应在伤后8小时内输入,延迟复苏者应尽快补足。

伤后第2个24小时,电解质液和胶体液补液总量为第1个24小时的1/2,再加每日生理需要量2000ml。

3)胶体液和电解质液的比例为1:2,大面积深度烧伤者与小儿烧伤其比例可改为1:1。胶体液首选血浆,紧急抢救时可用人血白蛋白,Ⅲ度烧伤患者可适量输全血。电解质溶液首选平衡盐液,并适当补充碳酸氢钠溶液。生理需要量选用5%或10%葡萄糖注射液。

4)液体复苏的有效指标。尿量:成人30～50ml/h,小儿每公斤体重每小时不低于1ml;患者安静,无烦躁不安;无明显口渴;脉搏、心跳有力,心率＜120次/min,小儿脉率＜140次/min;收缩压维持在90mmHg、脉压在20mmHg以上,中心静脉压5～12cmH$_2$O;呼吸平稳。

5)有心力衰竭、呼吸道烧伤、老年人或小儿患者,在补液时速度勿过快,必要时用输液泵控制滴速,防止短时大量液体输入。

(4)**创面护理** 保持创面包扎敷料清洁干燥;患肢抬高外展,保持功能位;注意保护创面,定时翻身,避免长时间受压,注意观察肢端末梢血运。

(5)**饮食管理** 尽早开始肠内营养,既可补充液体,又可保护肠道,以30～50ml/h速度持续用营养泵均衡输入。

(6)**疼痛管理** 正确评估患者的疼痛状况,及时给予镇痛措施;换药前预防性镇痛镇静管理,可有效缓解疼痛,指导患者转移注意力以缓解紧张疼痛感觉。

(二)感染期

皮肤黏膜烧伤后48小时至创面愈合均为感染期。烧伤感染有外源性感染和内源性感染,常见致病菌有铜绿假单胞菌、金黄色葡萄球菌、大肠埃希菌、白色念珠菌等。近年来,真菌感染逐渐增多。

1. 评估要点

(1)评估生命体征和意识。①体温:患者出现体温骤然升高、降低或持续高热,经药物或物理降温处理,效果不明显或下降后很快再次上升,并伴有寒战,尤其体温＞39℃或＜36℃,持续3日,常提示出现烧伤脓毒症。②成人心率＞120次/min,小儿心率＞140次/min,呼吸浅快,频率＞30次/min,对诊断全身感染有重要价值。③血压:血压下降一般预示情况严重,常提示出现感染性休克。④意识:精神症状的改变是烧伤脓毒症及创面脓毒血症等全身感染的早期表现之一;早期出现脾气性格改变,烦躁、梦呓、语无伦次,继而出现幻觉、谵妄、迫害妄想、定向障碍,表情淡漠、反应迟钝等,均为脓毒症的表现。

(2)评估创面情况。①观察创面颜色,有无分泌物和异味。②检查创面焦痂是否提前溶解、脱落。若创面出现干枯、黑暗或坏死斑,或迅速加深等改变,则应警惕创面侵袭性感染发生。③出现以下情况时,应警惕创面脓毒症:烧伤早期创面水肿消退很慢,或迟迟不消退,或者正在消退的创面,水肿又加重,已经消退的创面又发水肿;创面创缘凹陷干枯;创面健康皮肤上有出血点或坏死斑;创面痂下组织中细菌计数＞10^{5}CFU/g,并向邻近正常组织或深部未烧伤组织侵袭。

(3)评估尿量变化。尿量改变多在血压变化之前,往往和低血压伴行,血压低、尿少或无尿,结合全身其他症状,如高热、脉速、呼吸快、白细胞计数高等,警惕感染性休克可能。

(4)评估消化道症状。患者出现不明原因腹胀,表现为食欲减退、腹部膨隆、肠鸣音减弱或消失、叩诊呈鼓音、大便次数多、稀溏便、无臭味,警惕因全身感染引起的中毒性肠麻痹。

2. 护理措施

(1)病室管理。保持环境洁净、干燥,相对湿度在40%～50%,温度在28～32℃。

（2）呼吸道管理。①保持呼吸道通畅,定时帮助患者翻身、叩背、改变体位,以利于气道分泌物排出,及时清除呼吸道分泌物。②遵医嘱正确执行给氧,并做好相关记录。③密切观察呼吸情况,若患者出现刺激性咳嗽,呼吸困难、浅快,氧饱和度及氧分压下降等表现,应积极做好气管插管或气管切开术准备。

（3）创面护理。

1）包扎疗法护理:①抬高肢体并保持各关节功能位;②保持敷料清洁和干燥,敷料潮湿时,立刻予以更换;③密切观察创面,及时发现感染征象,如发热、伤口异味、疼痛加剧、渗出液颜色改变等,需加强换药及抗感染治疗,必要时可改用暴露疗法;④包扎松紧适宜,压力均匀,达到要求的厚度和范围,注意观察肢体末梢血液循环情况,如肢端动脉搏动、颜色及温度。

2）暴露疗法护理:①严格消毒隔离制度。保持病室清洁,空气流通,室内温度维持在28~32℃,湿度适宜,离子空气消毒机人机同场同步作业持续空气消毒。床单、被套等均经高压蒸汽灭菌处理,其他室内物品每日用消毒液擦拭消毒,便器用消毒液浸泡;接触创面时要戴无菌手套,接触另一烧伤患者创面时要更换手套或洗手,防止发生医院内交叉感染。②保持创面干燥,渗出期应定时消毒,清除创面过多的分泌物,表面涂以抗菌药物,以减少细菌繁殖,避免形成厚痂。若发现痂下感染,应立即去痂引流,清除坏死组织。③定时翻身或使用翻身床,交替暴露受压创面,避免创面长时间受压而影响愈合。也可选择悬浮床。④创面已结痂时,注意避免痂皮裂开引起出血或感染。极度烦躁或意识障碍者,适当约束肢体,加强安全护理。

3）植皮手术护理:深度烧伤创面愈合慢或难以愈合,且瘢痕增生可造成畸形并引起功能障碍,应早期采取切痂、削痂和植皮,做好植皮术前后的护理。①术前准备:受皮区术前用生理盐水湿敷。取皮当日剃除供皮区毛发,勿损伤皮肤;用肥皂、清水清洁皮肤。②术后护理:供皮区包扎,如有渗血、异味、剧烈疼痛应及时检查;受皮区包扎,保持清洁,防止受压;植皮区部分应适当固定制动,若需移动植皮肢体,应以手掌托起,切忌拉动;大腿根部植皮区要防止大小便污染。

（4）用药护理。遵医嘱尽早合理应用抗生素,反复做创面细菌培养以掌握菌群动态和药物敏感情况,注意药物不良反应。

（5）安全管理。床栏保护,必要时给予四肢约束,防止坠床。

（三）修复期

烧伤修复期有两层含义,即创面修复和功能锻炼。前者大部分在烧伤感染期的治疗与护理之中,后者则针对瘢痕及由瘢痕引起的功能障碍。

1. 评估要点

（1）评估烧伤的部位、面积、深度和治疗经过,创面修复时间,瘢痕防治方法等。

（2）评估有无皮肤充血或瘢痕形成,有无疼痛、瘙痒、灼热、反复溃疡等不适。

（3）评估家族史、疾病史、是否为瘢痕体质、心理反应、对瘢痕的认知及自我护理能力、社会支持程度等。

2. 护理措施

（1）随时注意患者心理变化，防止患者过激情绪，加强警惕，防范患者轻生。

（2）避免进食刺激性食物。

（3）保持功能位，协助患者进行功能锻炼。卧床期间可以练习闭眼，张口，双臂上举、外展，屈伸肘、腕，前臂旋前旋后，握拳，伸指，双下肢练习肌肉收缩、外展、直腿抬高，屈伸髋、膝、踝，尤其注意练习足背屈。活动各个部位时，应循序渐进，每天2次，每次15～30分钟。下地活动前，下肢绑弹性绷带，首先练习站立，继而走路，弯腰，下蹲，爬楼梯，利用康复器械，进行各种锻炼。

（4）指导患者选择棉质透气性好的衣物，不用碱性肥皂清洗皮肤。

三、特殊部位烧伤护理

（一）吸入性损伤

烟雾、化学物质和（或）高温空气、蒸汽、热粉尘等吸入呼吸道，导致呼吸道甚至肺实质损伤，主要是化学性损伤，可伴有毒物质吸收中毒，多发生在密闭或有限空间内。损伤的种类与严重程度，依吸入烟雾的种类、浓度及暴露的时间长短而定。

治疗原则为解除呼吸道梗阻，保持呼吸道通畅，补液，抗感染，抗休克。

1. 评估要点

（1）询问病史，受伤时环境是否密闭，是否喊叫，确定受伤原因，评估头面部烧伤程度。

（2）评估患者意识，有无头晕、头痛、烦躁、谵妄、昏迷等神经系统症状。

（3）评估有无呼吸急促、呼吸困难、呼吸窘迫、刺激性咳嗽、声音嘶哑、喘鸣声、胸闷、胸痛等呼吸系统症状。评估痰中是否带炭黑样物质。

（4）评估有无心律不齐。

（5）评估动脉血气、胸部X线、支气管镜等检查结果。

（6）评估心理社会支持状况。

（7）药物作用及副作用。

2. 护理措施

（1）严密观察意识、生命体征。

（2）吸入性损伤多有不同程度缺氧，一般用鼻导管或面罩给氧，氧浓度40%左右，氧流量4～5L/min。合并一氧化碳中毒者可经鼻导管给高浓度氧或纯氧吸入，有条件者应积极采用高压氧治疗。

（3）保持呼吸道通畅，指导有效咳嗽，必要时吸痰。如患者有鼻毛烧焦、声音嘶哑，床旁备气管切开包、吸引器，发现患者面颈部水肿严重伴呼吸困难，立即通知医生并协助行气管切开术。

（4）气管切开后护理，严格无菌操作，规范气管内吸痰，保持呼吸道湿润，根据患者颈部水肿及消退情况调节气切套管系带松紧程度。

（5）遵医嘱使用支气管扩张剂。

（二）头、面、颈部烧伤

（1）严密观察病情，注意意识、瞳孔、生命体征的变化。面部烧伤早期，要注意观察有无因上唇外翻与肿胀的鼻孔相接触而造成的通气障碍。

（2）伤后48小时内，全面部烧伤禁止口服，局限性烧伤口服亦应慎重，但不禁忌早期肠内营养，严密监测胃内容物是否潴留，防止发生急性胃扩张。

（3）休克期禁忌俯卧位。首次翻身时间不宜过长，以30分钟为宜。

（4）头部烧伤无论深浅，均应剃除毛发。

（5）保持鼻腔清洁和鼻黏膜湿润。

（6）面部烧伤患者在水肿或结痂期，口腔不易张大，予细软饮食。喂食时注意不可将食物残渣流到创面上。每日晨晚和饭后用复方氯己定漱口液清洁口腔。

（7）面部Ⅲ度烧伤，注意保持焦痂完整性，溶痂时多由眼部、口周向四周扩展，易造成感染，应经常用消毒棉签或棉球拭干创面渗出物。颈部烧伤应固定于后仰位，两肩胛垫高，使创面充分暴露，促进浅度创面早期愈合，防止深度创面挛缩畸形。

（8）头部深度烧伤创面植皮后多用帽式或绷带法包扎固定，早期头部两侧放置沙袋，减少头颈活动，以免皮片移动。

（9）做好心理护理，面部烧伤患者担心自我面容改变，思想负担重，及时给予必要的解释安慰。

（三）眼部烧伤

1. 眼睑烧伤

（1）浅度烧伤行暴露疗法，保持创面干燥，及时清除分泌物，防止感染和促进创面愈合。

（2）睑外翻者经常清除眼周分泌物，用凡士林油纱覆盖外翻眼睑，保护角膜，遵医嘱正确使用眼药水。

（3）眼睑Ⅲ度烧伤，焦痂切除及睑缘缝合、植皮后制动5～7天，以保证皮片的成活。

2. 眼球烧伤

（1）化学烧伤应立即用大量生理盐水冲洗眼睛，冲洗时间不得少于15分钟。

（2）角膜烧伤护理重点在于预防感染。及时用消毒棉棒擦去分泌物，遵医嘱滴入抗生素眼药水，每日睡前可涂抗生素眼膏。

（3）眼部用物单独隔离、眼药专用，操作前洗手，先处理未感染侧，以防交叉感染。角膜已有溃疡时，切忌挤压眼球，以防角膜穿孔。

（4）俯卧时，眼部可给予暂时的加压包扎，以免眼压增高，加重眼睑外翻，促使角膜溃疡和穿孔。

（四）外耳烧伤

（1）护理外耳烧伤患者时，动作轻柔，防止碰撞。清创、换药时注意防止液体进入外耳道。

（2）擦净外耳烧伤后渗液，保持创面干燥。

（3）耳周部烧伤应用无菌纱布铺垫，尽量避免侧卧，以免耳郭受压，防止发生中耳炎或耳软骨炎。

（五）口部烧伤

（1）密切观察呼吸情况,准备好气管切开用品。一旦发现呼吸困难,立即报告医生、配合急救。

（2）每4小时进行口腔护理。每次进食后给予少量饮水清洁口腔,保持口腔黏膜湿润,预防口腔炎。如发现口咽部有真菌,局部涂制霉菌素液。

（3）保持口周清洁干燥。口唇易干裂、出血,后期可用消毒液体石蜡涂擦口唇,以软化痂皮,保持湿润。

（六）手部烧伤

（1）浅度烧伤,清创后采用包扎疗法,包扎时指间应以纱布隔开,抬高患肢,以利静脉回流、水肿消退。

（2）深度烧伤,注意观察指端血液循环,如有环形焦痂应及时切开减压,以防肢体缺血加重坏死。

（3）Ⅲ度创面每日2～4次用5%碘伏涂擦,以保护焦痂完整,亦可防止霉菌生长。

（4）手部固定于功能位,协助患者进行早期的手部锻炼。

（5）切痂植皮后护理

1）保持安全位:腕部略背屈,掌指关节屈曲75°～90°,指间关节屈曲20°或完全伸屈,拇指外展,指蹼张开。注意敷料包扎是否过紧,并观察指端血液循环的情况,有无因包扎过紧引起充血,注意植皮区、供皮区的渗血情况。术后手背朝下抬高,以利引流。

2）严禁在患侧肢体测血压、扎止血带。

3）用翻身床翻身时注意手的保护,防止植皮片移位。

（七）会阴部烧伤

（1）剃除阴毛。

（2）双下肢充分外展,两大腿间成60°角,保证外阴充分暴露,防止臀沟两侧粘连愈合而形成蹼状瘢痕,避免造成肛门狭窄或闭锁。

（3）根据病情采取平卧或俯卧,或交替翻身每日2～4次,并加强安全护理,防止坠床。

（4）臀部肛周有创面的患者,便后及时用温水清洗。

（5）会阴部烧伤有阴茎及阴囊水肿者,俯卧位时应托起阴茎及阴囊。女性外生殖器烧伤,应注意分开阴唇,防止粘连及愈合的阴道闭锁。

第二节　电烧伤、化学烧伤护理

人体被电所致的损伤统称电烧伤。可分为电击伤、电弧烧伤和闪电烧伤。电击伤是人体与电源接触,人体构成电路的一部分,电流在体内转为热能致组织损伤。

化学烧伤是由于人体接触化学物品,如强碱、强酸、糜烂性毒气等引起局部皮肤、黏膜的损伤,有时还可以产生中毒、吸入性损伤。

【治疗原则】

电烧伤治疗包括现场急救、早期液体复苏、血(肌)红蛋白尿处理、改善微循环、预防厌氧菌感染、创面处理、处理合并伤、截肢手术等,并监测肝肾功能、凝血时间和凝血酶原时间;其中创面处理包括焦痂和筋膜切开减压术、扩创手术、游离皮片或皮瓣修复等。

化学烧伤治疗包括清除化学物质、及时发现与解除中毒、抗休克、抗感染等。

【护理】

一、电烧伤

(一)评估要点

(1)询问受伤史,若受伤时有心肺复苏史,应评估心率、心律及呼吸情况。若受伤时有昏迷史,应评估意识、瞳孔及有无定向障碍、痉挛性抽搐、癫痫、肢体异常等。

(2)评估局部损伤的面积、深度及程度,注意其"入口""出口""多发性""节段性""跳跃性"及肌肉的"夹馅状"坏死、骨周围"套袖状"坏死等。

(3)评估有无合并伤,如脑外伤、骨折、脊髓损伤等。

(4)观察尿液,评估有无血肌红蛋白尿。

(5)评估心理社会支持状况。

(二)护理措施

(1)严密观察意识、生命体征。

(2)保持呼吸道通畅,给予合适的氧疗。

(3)建立静脉通路,监测中心静脉压。

(4)留置导尿,监测尿量及尿色。成人不少于100ml/h。

(5)遵医嘱碱化尿液,使血红蛋白或肌红蛋白迅速从尿中排除,以减少肾脏的损害。

(6)严密观察患肢水肿程度、肢体末梢循环、皮肤颜色,如肢体肿胀严重,应尽早行深筋膜切开,减低压力,以改善肢体远端血液循环,并探查坏死肌肉的位置,进行切开引流,尽可能减轻肢体进行性肌肉坏死,为挽救肢体创造条件。

(7)预防继发性大出血:加强巡视。床旁备止血带、大纱布、扩创手术包,一旦发生出血,肢体先应用止血带,其他部位压迫止血,并遵医嘱补液止血治疗。保持大便通畅,严禁高压灌肠。

二、化学烧伤

(一)常见化学烧伤的处理

1. 酸烧伤 硫酸、盐酸、硝酸、氢氟酸等无机酸造成的烧伤较常见。大量清水冲洗伤处,可用5%碳酸氢钠溶液湿敷30分钟,之后再用清水冲洗。其他处理同热力烧伤。氢氟酸烧伤除用大量清水冲洗外,可外用氧化镁软膏,氯化钙或硫酸镁湿敷等。

2. 碱烧伤

（1）苛性碱烧伤伤后立即用大量清水长时间持续冲洗。深Ⅱ度烧伤应争取早期切、削痂植皮，以防止碱性物质加深组织损害。

（2）生石灰烧伤应先将创面上的生石灰粉末擦拭干净，再用大量清水冲洗。

3. 磷烧伤

（1）无机磷烧伤

1）立即脱去被污染的衣物，用大量清水冲洗，小面积者可用1%洗衣粉溶液清洗创面，再用水冲洗，冲洗时间半小时以上，必要时反复冲洗。

2）磷具有溶于油不溶于水的性质，在处理创面时，严禁用油质敷料，以免加速磷的吸收。清创后的创面多采用包扎疗法。

3）休克期补液量应比热力烧伤时多，并以碳酸氢钠溶液碱化尿液，维持尿量在每小时50ml以上。

4）给予高热量、高蛋白、高碳水化合物、低脂肪饮食。

（2）有机磷烧伤合并中毒

1）烧伤创面用大量冷水或3%～5%碳酸氢钠溶液清洗。

2）应用特殊解毒药：阿托品、胆碱酯酶复能剂。

3）保持呼吸道通畅。

（二）评估要点

（1）询问受伤史，确定受伤原因，化学物质的浓度、强度、接触时间，判断有无中毒。

（2）评估烧伤的面积与深度、及时清除化学物质的程度等。

（3）评估创面色泽，判断化学物质的种类。硫酸使组织脱水炭化，创面呈现深褐色、黑色；硝酸与组织中某些氨基酸发生蛋白反应而呈黄色、黄褐色；盐酸烧伤是皮肤呈淡白色或灰棕色；苯酚烧伤皮肤呈白色，以后呈黄褐色痂。碱烧伤创面一般较酸烧伤深，早期创面潮红、湿润，有黏滑感，焦痂软，易被感染，焦痂脱落后创面凹陷，经久不愈。磷烧伤创面呈棕褐色。

（4）评估有无眼烧伤、吸入性损伤。

（5）评估心理社会支持状况。

（三）护理措施

（1）尽快除去污染衣服，现场即时、大水量、时间足够长的冲洗。化学物质不明确，不予以冲洗。如磷粉烧伤，禁用任何溶液冲洗，以免造成组织腐烂，禁忌创面暴露在空气中和禁用油质敷料，而应将患部浸入水中或创面湿布包裹。

（2）密切注意有无化学中毒，包括意识、重要脏器的功能、呼吸状况、尿液性质及量的变化。对头面部酸碱烧伤的患者，注意观察有无吸入性损伤的征象，准备好抢救用物；出现肺水肿时要按肺水肿的急救原则进行处理。

（3）残留的化学物质及化学烧伤所具有的延续性损伤特点会导致疼痛，应最大限度地减轻操作给患者带来的疼痛与不适。

（4）眼烧伤时按眼部烧伤的护理。

（5）吸入性损伤按吸入性损伤护理。

（6）其他按烧伤各时期护理。

参考文献

2020版乳腺癌诊疗指南发布.中国肿瘤临床与康复,2020,27(7):884.

Chess中国门静脉高压诊断与监测研究组,中华医学会消化病学分会微创介入协作组,中国医师协会介入医师分会急诊介入专业委员会,等.中国肝静脉压力梯度临床应用专家共识(2018版).中华放射学杂志,2018,52(11):811-822.

Gianpaolo Zanetti, Stefano Paparella, Mario Ferruti, et al. High burden stones: the role of SWL.Arch Ital Urol Androl.2010, 82(1):4 3-44.

Haugen B R, Alexander E K, Bible K C, et al. 2015 American Thyroid Association Management Guidelines for Adult Patients with Thyroid Nodules and Differentiated Thyroid Cancer: The American Thyroid Association Guidelines Task Force on Thyroid Nodules and Differentiated Thyroid Cancer.Thyroid, 2016, 26(1): 1-133.

James B.Snow Jr., P. Ashley Wackym.耳鼻咽喉头颈外科学.17版.李大庆,主译.北京:人民卫生出版社,2012.

JeMe Cioppa-Mosca, Janet B. Cahill, John T. Cavanaugh,et al. 骨科术后康复指南.陈芸,周谋望,李世民,主译.天津:天津外语音像出版社,2009.

Kottner J, Cuddigan J, Carville K, et al. Prevention and treatment of pressure ulcers/injuries: The protocol for the second update of the international Clinical Practice Guideline 2019. J Tissue Viability, 2019, 28(2): 51-58.

Sandra I Berríos-Torres, Craig A Umscheid, Dale W Bratzler, et al. Centers for Disease Control and Prevention Guideline for the Prevention of Surgical Site Infection, 2017. JAMA Surg. 2017, 152(8): 784-791.

The VCU Pressure Ulcer Summit.The Search for a Clearer Understanding and More Precise Clinical Definition of the Unavoidable Pressure Injury.J Wound Ostomy Continence Nurs, 2016, 43(5): E1.

编写组.中国中枢神经系统胶质瘤诊断与治疗指南(2015).中华医学杂志,2016(7):485-509.

曹伟新,李乐之.外科护理学.4版.北京:人民卫生出版社,2006.

陈孝平,石应康,段德生.外科学.北京:人民卫生出版社,2002.

陈孝平,汪建平,赵继宗.外科学:9版.北京:人民卫生出版社,2018.

陈孝平,汪建平.外科学.8版.北京:人民卫生出版社,2013.

陈孝平.外科学.北京:人民卫生出版社,2008.

丁淑贞,丁全峰.骨科临床护理.北京:中国协和医科大学出版社,2016.

董强,罗德毅,曾浩.前列腺癌根治术后阴茎勃起功能障碍的治疗.中华男科学杂志,2015,21(6):483-488.

范上达.活体肝脏移植.香港:大公报出版有限公司,2008.

高春锦,杨捷云,翟晓辉.高压氧医学基础与临床.北京:人民卫生出版社,2008.

高亮.美国第四版《重型颅脑损伤救治指南》解读.中华神经创伤外科电子杂志,2017,3(6):321-324.

高小雁,陈雅芬,韩冰.积水潭脊柱外科护理.北京:北京大学医学出版社,2015.

高小雁,彭贵凌.积水潭创伤骨科护理.北京:北京大学医学出版社,2014.

郭艳红,马莉.优质护理服务在高压氧治疗中的应用.中华航海医学与高压氧医学杂志,2016,23(4):326-327.

国家卫生计生委医管中心加速康复外科专家委员会.中国肝移植围手术期加速康复管理专家共识.中华普通外科杂志.2018,33(3):268-272.

韩杰,杜晓霞.耳鼻咽喉头颈外科护理工作指南.北京:人民卫生出版社,2014.

韩杰.眼科临床护理手册.北京:科学技术文献出版社,2009.

韩玉芳,陈小雨,韩丹,等.风险管理在高压氧护理管理中的应用.中国医药指南,2015,13(22):220-221.

胡爱玲,郑美春,李伟娟.现代伤口与肠造口临床护理实践.北京:中国协和医科大学出版社,2010.

胡淑云,冯雪艳.18例经口咽及后路治疗寰枢椎脱位的围术期手术.中华护理杂志,2011,46(1):33-34.

黄建萍,魏冰,等.我国高压氧专科的护理新进展.中华护理杂志,2003,38(2):127-129.

黄健,王建业,孔垂泽.中国泌尿外科和男科疾病诊断治疗指南(2019版).北京:科学出版社,2020:226-228.

蒋琪霞.伤口护理实践原则.3版.北京:人民卫生出版社,2017.

孔磊,许立民,宋献丽,等.35例重型颅脑损伤气管切开患者行高压氧治疗的护理.中华护理杂志,2012,47(9):808-810.

孔维佳.耳鼻咽喉科学.北京:人民卫生出版社,2001.

李春雨.肛肠病学.北京:高等教育出版社,2013.

李凤鸣.中华眼科学.2版.北京:人民卫生出版社,2005.

李宏军.勃起功能障碍的诊治进展与共识.中国性科学,2011,20(1):4-6.

李进,程颖.中国临床肿瘤学会乳腺癌诊疗指南.北京:人民卫生出版社,2018.

李乐之,路潜.外科护理学.6版.北京:人民卫生出版社,2017.

李乐之,路潜.外科护理学.7版.北京:人民卫生出版社,2021.

李乐之,路潜.外科护理学.5版.北京:人民卫生出版社,2015.

李乐之,路潜.外科护理学.6版.北京:人民卫生出版社,2017.

李乐之,路潜.外科护理学.北京:人民卫生出版社,2014.

李麟荪,徐杨,林汉英,等.介入护理学.北京:人民卫生出版社,2015.

李森恺.尿道下裂学.北京:科学出版社,2008

李秀娥.实用口腔颌面外科护理及技术.北京:科学出版社,2008.

李玉欣.精细化操作与优质护理服务规范化管理及考评指南.北京:人民卫生出版社,2011.

梁卫洁,黄小萍,马庆欢.勃起功能障碍患者行夜间阴茎勃起监测的护理.护理学杂志,2008,
23(8):25-26.

廖小林,刘锐,黄有荣.腰椎骨软骨瘤1例报告并国内135例文献复习.实用骨科杂志,2016,
22(9):98-100.

刘青乐,郑成刚.高压氧临床应用技术.北京:人民卫生出版社,2015.

逯传凤,孙延文,顾爱霞.神经科临床护理与实践.北京:军事医学科学出版社,2010.

吕青,王爱兰,丁自海.现代创伤显微外科护理学.北京:人民军医出版社,2001.

马燕兰,韩杰.实用耳鼻咽喉——头颈外科护理及技术.北京:科学出版社,2008.

木冬妹,王晓红,黄笑捷.2例男性假两性畸形患者围手术期的护理.护理与康复,2003,2(5):
305-306.

那雁群,叶章群,孙光,等.中国泌尿外科疾病诊断治疗指南.北京:人民卫生出版社,2011.

倪叶彬,陈亚梅,朱晓萍等.糖尿病患者围手术期血糖管理的证据总结.中华护理杂志,2021,
56(7):1079-1085.

秦薇,择期手术患者术前禁食禁饮时间的研究.中华口腔护理,2014,49(1):6-78.

任蔚虹,王惠琴.临床骨科护理学.北京:中国医药科技出版社,2007.

赛小珍.骨伤科护理技术.北京:人民卫生出版社,2008.

石汉平,詹文华.围手术期病理生理与临床.北京:人民卫生出版社,2010.

覃峰.五官科护理质量安全控制规范与现代护理.北京:卫生科技出版社,2007.

唐中华,李允山.现代乳腺甲状腺外科学.长沙:湖南科学技术出版社,2011.

滕艳华,马宁.跌倒危险因素评估的研究进展.护士进修杂志,2016,31(19):1748-1750.

田伟.实用骨科学.北京:人民卫生出版社,2008.

田勇泉.耳鼻咽喉头颈外科学.7版.北京:人民卫生出版社,2008.

屠芳兰,贾彦霞,刘丽荣.普外科患者不同备皮方法对术后感染的影响研究.中华医院感染学
杂志,2015,25(16):3771-3773.

王泠,郑小伟、马蕊,等.国内外失禁相关性皮炎护理实践专家共识解读.中国护理管理,
2018,18(1):3-6.

王梅利,宋鲁杰,卢洪凯.干细胞治疗阴茎勃起功能障碍的研究进展.中华男科学杂志,2012,
18(9):827-830.

王珊珊,刘彦慧,Shake Ketefian,等.中文版老年住院患者跌倒风险评估量表的信效度研究.
中华护理杂志,2012,47(10):927-929.

王澍寰.手外科学.北京:人民卫生出版社,2007.

王素芬,雷雯霏.手术前葡萄糖酸氯己定局部擦浴对降低手术部位感染的效果观察.中国消
毒学杂志,2015,32(9):953-954.

王忠诚.神经外科学.2版.武汉:湖北科学技术出版社,2015.

吴孟超,吴在德,吴肇汉,等.外科学.8版.北京:人民卫生出版社.2013.

吴南,陈志.神经外科疾病分册.北京:中国医药科技出版社,2006.

吴素虹.临床眼科护理学.北京:人民卫生出版社,2007.

吴文铭,陈洁,白春梅,等.中国胰腺神经内分泌肿瘤诊疗指南(2020).协和医学杂志,2021,
12(4):460-480.

吴欣娟.骨科护理工作指南.北京:人民卫生出版社,2016.

席淑新.眼耳鼻咽喉口腔科护理学.2版.北京:人民卫生出版社,2006.

席淑贞.临床五官科护理细节.北京:人民卫生出版社,2008.

肖平田.高压氧治疗学.北京:人民卫生出版社,2009.

辛钟成,郭应禄.阴茎假体植入术治疗勃起功能障碍546例分析.中华泌尿外科杂志,2000,
21(3):755-757.

叶志霞,李丽.肝胆胰外科护理常规.上海:上海科学技术出版社,2017.

尤黎明,吴英.内科护理学.6版.北京:人民卫生出版社,2017.

俞光岩,王慧明.口腔医学口腔颌面外科分册.北京:人民卫生出版社,2016.

张聪聪.Hendrich跌倒风险评估量表的汉化及信效度评价.北京:中国协和医科大学,2010.

张建锋,马洪庆,米阳等.新型冠状病毒肺炎期间肠造口患者居家管理策略.中华护理杂志,
2020,55(z1):400-402.

张启瑜,钱礼,腹部外科学.3版.北京:人民卫生出版社,2017.

张秀华,吴越.脊柱外科围术期护理技术.北京:人民卫生出版社,2011.

张雨晴.中国胃肠胰腺神经内分泌肿瘤的十年回顾性临床流行病学研究.北京:北京协和医
学院,2016.

张志愿,俞光岩.口腔颌面外科学,7版.北京:人民卫生出版社.

章梅云,冯志仙,邵凤玲,等.约翰霍普金斯跌倒风险评估量表应用于住院患者的信效度分
析.护理与康复,2015,14(3):203-206,210.

赵继军.疼痛护理学.北京:人民军队出版社,2010.

赵淑盼,李海燕.外科手术前皮肤准备的研究进展.护理研究,2017,31(11):1281-1284.

赵玉沛,陈孝平,外科学.3版.北京:人民卫生出版社,2015.

赵玉沛,李宁,杨尹默,等.中国加速康复外科围术期管理专家共识(2016版).中华消化外科
杂志,2016,15(6):527-533.

郑树森.肝移植.2版.北京:人民卫生出版社,2012.

郑树森.肝脏移植围手术期处理.北京:人民卫生出版社,2005.

郑树森.外科学.2版.北京:高等教育出版社,2011.

郑素芬,骆凌燕,韩志辉,等.尿道下裂患儿围术期留置尿管的护理.护理研究,2014,28(3):1108-1109.

中国垂体腺瘤协作组.中国垂体腺瘤外科治疗专家共识.中华医学杂志,2015,95(5):324-329.

中国门静脉高压诊断与监测研究组(CHESS),中华医学会消化病学分会微创介入协作组,中国医师协会介入医师分会急诊介入专业委员会等.中国肝静脉压力梯度临床应用专家共识(2018版).中华消化外科杂志,2018,17(11):2526-2536.

中国医师协会肛肠医师分会临床指南工作委员会.肛瘘诊治中国专家共识(2020版).中华胃肠外科杂志,2020,23(12):1123-1130.

中国医师协会介入医师分会临床诊疗指南专委会.中国肝细胞癌经动脉化疗栓塞(TACE)治疗临床实践指南(2021年版).中华医学杂志,2021,101(24):1848-1862.

中华人民共和国卫生和计划生育委员会医政医管局,中华医学会肿瘤学分会.中国结直肠癌诊疗规范(2017年版).中华外科杂志,2018,56(4):241-258.

中华医学会肠外肠内营养学分会加速康复外科协作组.结直肠手术应用加速康复外科中国专家共识(2015版).中国实用外科杂志,2015,35(8):841-843.

中华医学会器官移植学分会.中国肝移植术后并发症诊疗规范(2019版).中华移植杂志(电子版),2019,13(4):269-272.

中华医学会神经外科学分会神经介入学组.颅内动脉瘤血管内介入治疗中国专家共识.2013,92(39):3093-3105.

中华医学会外科学分会疝与腹壁外科学组,中国医师协会外科医师分会疝和腹壁外科医师委员会.成人腹股沟疝诊断和治疗指南(2018年版).中国实用外科杂志,2018,38(7):704-706.

中华医学会外科学分会胰腺外科学组,中国研究型医院学会胰腺病专业委员会,中华外科杂志编辑部.胰腺术后外科常见并发症诊治及预防的专家共识(2017).中华外科杂志,2017,55(5):328-334.

中华医学会消化内镜学分会ERCP学组,中国医师协会消化医师分会胆胰学组,国家消化系统疾病临床医学研究中心,等.中国经内镜逆行胰胆管造影术指南(2018版).临床肝胆病杂志,2018,34(12):2537-2554.

周君桂.中文版Morse跌倒评估量表用于住院老年患者跌倒风险评估的初步研究.南方医科大学,2010.

周淑琴,孙晓岚,张桂林.2例女性假两性畸形患者围手术期的护理.中华护理杂志,2001,36(9):716-717.

朱海英,徐红,杨怡菁,等.Humpty Dumpty儿童跌倒风险量表的初步评价.护理研究,2012,26(19):1817-1820.

朱色,王瑾瑾,吴娟.中文版托马斯跌倒风险评估工具在我国老年住院患者中应用的信效度评价.中国实用护理杂志,2014,30(33):67-68.

朱选文,方丹波.阴茎外科学.杭州:浙江大学出版社,2010.